U0867531

全国名老中医 首都国医名师

魏执真

诊治心血管病学术经验钩玄

魏执真　李雅君　苏敬泽

主编

中医古籍出版社
Publishing House of Ancient Chinese Medical Books

图书在版编目（CIP）数据

全国名老中医首都国医名师魏执真诊治心血管病学术经验钩玄 / 魏执真，李雅君，苏敬泽主编. -- 北京 : 中医古籍出版社，2024. 8

ISBN 978-7-5152-2762-7

Ⅰ. ①全… Ⅱ. ①魏… ②李… ③苏… Ⅲ. ①心脏血管疾病-中医临床-经验-中国-现代 Ⅳ. ①R259. 4

中国版本图书馆CIP数据核字（2023）第190212号

全国名老中医首都国医名师魏执真诊治心血管病学术经验钩玄

魏执真　李雅君　苏敬泽　主编

出 版 人： 李　淳
责任编辑： 张　楚
封面设计： 王青宜
出版发行： 中医古籍出版社
社　　址： 北京市东城区东直门内南小街 16 号（100700）
电　　话： 010-64089446（总编室）010-64002949（发行部）
网　　址： www.zhongyiguji.com.cn
印　　刷： 水印书香（唐山）印刷有限公司
开　　本： 889mm × 1194mm　1/16
印　　张： 38
字　　数： 620 千字
版　　次： 2024 年 8 月第 1 版　2024 年 8 月第 1 次印刷
书　　号： ISBN 978-7-5152-2762-7
定　　价： 138.00 元

编委会

主　编：魏执真　李雅君　苏敬泽

副主编：李　景　申子龙　赵春杰

主　审：刘红旭　易京红　张大炜

编　委：（以姓氏笔画为序）

王　越　王　辉　申子龙　田　伟　吕文戈　刘红旭　苏敬泽　李　景　李　璐
李云虎　李雅君　吴江丽　宋　冰　张大炜　易京红　周旭升　周燕青　赵含森
赵春杰　桂亚梅　曹新福　章红英　韩　垚　褚福永　翟军鹏　戴　梅　魏执真

序　言

魏执真教授，中医学家、中医临床家、教育家。我与魏学长同年入读北京中医学院，曾编在同班同一学组，学长勤奋读书、执着钻研的学风在吾辈学人中表现突出，是我敬重、学习的楷模。魏学长曾师承中医学界大师秦伯未先生，尊师谦诚，深得孟河沪上医派真传。学长业医之后，作为三位作者之一参与编著《中医临证备要》一书，该书以症状学为纲目，阐释证候病因病机及治法方药，是一本近现代中医临床医师执业的案头书，对青年中医求学问道发挥了重要作用。魏学长业医、执教、治学、科研于北京中医医院五十七载，着力于中医内科心血管病、糖尿病临床研究，尤其对心律失常创建的“以脉为主，四诊合参，以寒热为纲，分为两类、十型、三证候的系统辨证论治纲领和诊疗方案及系列方药的理论基础和诊疗框架体系”，是民之需、国之用、嘉惠医林、具有国际学术影响力的科技成果。魏学长系全国名老中医、首都国医名师，欣闻近著《魏执真诊治心血管病学术经验钩玄》，该书系阐述、诠释、解析、发挥魏执真教授学术思想、教学、科研成果系列丛书的一册。“钩玄”是勤求国学哲理与临床经验的整合，可贵之处在于求真、求异、互融，“道”与“术”相辅相成而殊途同归。魏学长一生为学科建设始终坚持在临床一线，由一心向学、求真求实的好学生，进而成为尽心尽责、功力深厚、储善为民的好医生，又是尊师重教、淡泊明志、诲人不倦的好导师。学长团队邀请我作序，实则是对我的鼓励和信任。

当今，随着中华民族的伟大复兴与文化强国、全民健康战略的实施，国学国医迎来重振的良好机遇，让已年迈的吾辈学长们企盼真正春天的到来。追忆往昔，我们一代学人所处的时代，有领袖们制订的中医政策的支持鼓励，亦有时代布置的泥泞、坎坷带来的内心的压抑和伤痛，中西医并重尚有政策落实的缺位，我们背负着“中医药是非主流医学”的包袱，走过来的一生有许多“难为”的事情，在师长教育与学长们的共同努力下，已完成中医药学者职称评审、项目课题投招标、科技成果申报、学位授权、评聘导师、进行以中医师为主医疗事故鉴定等等，基本上初步完成了学科建设体系。如今中医药法已颁布，更为争取中医药学的稳定发展面向社会、面向世界、面向未来创造了条件。

我想对年轻中医师说几句话：中华文明是五千年一脉相承、从未断裂的文明，中医药学是全世界唯一全面系统传承的民族药学，冀望你们敞开仁德胸怀，秉持开放姿态，吸纳东西方一切文化精髓与科技成就，古为今用、洋为中用，笃力前行，实现创造中国新医药学派的宏伟大业，建设团结和谐开放创新的学术团队，为团队修身，为事业出力。草创诗一首呈祝魏执真学术团队首善长青：“读经至尚不畏难，育仁崇贤敬与谦。信诚业医积德厚，义利事功需恬淡。人生苦短顺天年，青山绿水复依然。切盼后薪续前薪，时空转换心如愿。”《全国名老中医首都国医名师魏执真诊治心血管病学术经验钩玄》一书付梓，谨致祝贺，乐观厥成。

中央文史研究馆馆员
中国工程院　院士　　王永炎
北中医六二届毕业生

己亥仲春

首都国医名师

魏执真教授新著出版

承古求用

纳新求好

国医大师吕仁和贺

二〇一九年春

继承传统　驰汇当代

魏执真教授心血管病专著出版志贺

陈可冀谨题

二〇一九年三月

前　言

本书是对全国名老中医、首都国医名师、著名中医心血管病和糖尿病专家，我国现代中医心病学学科奠基者、学术带头人魏执真教授学术思想、临床经验、教学科研工作及成果的阐述、诠释、解析、发挥之系列丛书中的一册。

正如2017年出版的《名老中医魏执真诊治心脑血管病经验发挥》，其主要内容一是魏执真教授的临床经验，二是学生的继承发扬，故书名选用了“经验”和“发挥”两个主题词。本书内容与既往出版之魏执真教授主编的以临床经验为主的专著不同，主要内容是科研工作及成果，即魏执真教授及其指导的传承团队对魏老独特的诊治心血管病学术体系的研究，故本书书名选用的是《全国名老中医 首都国医名师 魏执真诊治心血管病学术经验钩玄》。

总之本书通过选录魏执真教授及其指导团队对诊治心血管疾病及糖尿病方面的中医理论研究、中西医结合临床研究、实验研究等文章，阐述、诠释、解析魏执真教授的学术思想、临床经验等独特的理论及诊疗体系，以期对从事中医及中西医结合医、教、研工作的同仁和学习中医的青年才俊在继承发扬中医学的宏伟事业中有些许参考和学习的价值，同时希望医学爱好者和心血管病及糖尿病患者阅读本书也能有所收获。

本书多数选录文章业已发表，凡已发表之作品，均在结尾注明出处；部分年代久远者，保留其术语、数据、单位原貌。本书虽经多次修改、校正，仍难免疏漏、不足之处，欢迎大家批评指正，以便不断完善。

作者介绍

魏执真，1937 年生，主任医师、教授、博士生导师，全国名老中医，首都国医名师，著名中医心血管病专家，现代中医心病学学科奠基者、学术带头人，国务院政府特殊津贴享受者，中央保健局会诊专家，北京医学会医疗事故技术鉴定专家库专家，第三、四、五批全国名老中医药专家学术经验继承工作指导老师，北京中医药“薪火传承 3+3 工程”两室一站及全国名老中医药专家传承工作室老中医药专家。

魏执真教授 1962 年毕业于北京中医学院（现北京中医药大学），为 1949 年以后第一批国办高等中医院校的首届毕业生，师从著名临床家、教育家、中医学大家秦伯未先生，颇得秦氏之妙，是秦老的得意门生。毕业次年即作为主编之一参与编写了《中医临证备要》一书，该书系统总结了秦先生的学术思想及治疗经验，作为我国第一部中医临床手册多次再版重印，并被日本学者译为日文于日本发行而畅销海外。该书现仍为研究中医基础理论和秦先生学术思想的重要文献资料，近年再次重印畅销。

魏执真教授毕业后就职于北京中医医院内科及心血管科，并随西医著名心血管病专家汪家瑞教授学习工作 8 年之久，至今从事医、教、研工作 57 年，曾任心血管科主任及内科副主任，硕士及博士生导师，是中医心血管病学学科奠基人、学术带头人，在医、教、研、学科建设、人才培养方面均取得优异成绩，为发展中医药事业做出了突出贡献，在国内外产生了重要影响，因而荣获国务院政府特殊津贴奖励。现已建立全国及北京市名老中医传承工作室、工作站，并被授予“首都国医名师”荣誉称号。

魏执真教授在长期临床实践中，遵从经典古训，谨承师教，通晓进展，熟知现状，勤于临床，勇于探索，悉心观察，反复总结，在内科疾病尤其是心脑血管疾病和糖尿病的诊治方面积累了丰富经验，诊治了大量心脑血管疾病患者，尤其是对心律失常、糖尿病之疑难病症疗效显著，深受国内外患者欢迎，在海内外获得良好社会声誉。《北京日报》《光明日报》《中国工商报》《中国英才杂志》等报刊以及中央电视台、北京电视台、北京人民广播电台等媒体都曾进行相关报道，中国台湾《大成报》、中国香港《文汇报》也进行了报道，特别是中国台湾《大成报》记者以“神医”称之，并出版专著介绍魏教授之临床疗效、经验和学术思想。日本东京都立丰岛医院小高修司主任医师以《魏氏调脉汤治疗心律不齐》（《魏氏調脈湯による不整脈の治療》）为题发表文章于日本《中医临床》杂志，报告了他将魏老的经验运用于临床取得的良好效果，社会反响热烈。

魏执真教授在心脑血管疾病及糖尿病临床诊治方面取得显著疗效的基础上，对心律失常、糖尿病性心脏病、脑动脉硬化、脑供血不足以及心功能不全，特别是心脏舒张功能不全等方面做了更加深入系统的研究。魏执真教授遵从秦老教导，主张突出辨证论治思想，中医理论与临床实践紧密结合，严格掌握运用西医诊断标准及疗效判断标准，在全国率先创建了心律失常“以脉为主，四诊合参，以寒热为纲，分为两类、十型、三证候”的系统辨证论治纲领和诊疗方案及系列方药的独特理论诊疗体系，对快速型心律失常首创“心气阴虚、血脉瘀阻、瘀郁化热”的病机新学说，创立了“益气养心、理气通脉、凉血清热”的治法，并组创了调脉系列方药，其中的主要有效方剂“调脉饮”已开发为北京中医医院院内制剂并获专利保护，临床广泛使用30余年，疗效显著，受到广大患者好评。魏执真教授以“益气养阴、理气通脉、凉血清热”法治疗糖尿病性心脏病，在临床取得良好疗效的基础上，20世纪80年代初即在全国率先以“糖心宁治疗糖尿病性心脏病的临床及实验研究”为题于北京市立项进行科研观察，其成果达国内外领先水平并具开创性，获北京市科技进步二等奖。1988年魏教授以“调脉饮治疗快速型心律失常临床及实验研究”为题立项进行科学研究，其成果达国内外领先水平，1991年荣获北京市中医管理局科技进步一等奖。1998年魏执真教授编著了《心律失常中医诊治》一书，专门阐发对于各型心律失常的中医辨证诊疗规律的独特认识，是其心律失常诊治学术思想和临床经验的总结，获2000年度北京市中医管理局科技著作一等奖，收录于《20世纪中国医学首创者大辞典》及《中国实用科技成果大辞典》。2018年魏执真教授的“凉血清热法治疗快速型心律失常的临床与基础研究”获中国中西医结合学会心血管病专业委员会授予的2018年度科学技术奖一等奖。

魏执真教授以“柔肝降逆养阴法”为主治疗高血压和缺血性脑血管病及心脏舒张功能不全的学术理论，在临床取得了较其他治则更为满意的疗效，其验方“柔肝清眩汤”已广泛应用于临床，以此为理论基础的相关临床观察和经验总结在近年已经发表于多个专业期刊，实验研究也在有序开展，并取得理想结果。

魏执真教授长期坚持承担主持国家科学技术委员会攻关课题及国家中医药管理局、北京市中医管理局等各级研究课题，荣获科技进步奖共12项，2次荣获科技工作突出贡献奖。在国内外专业期刊以第一作者身份发表学术论文30余篇，文章多次获优秀论文奖，出版主要论著17部。指导学生撰写总结、研究其学术思想临床经验的论文，以及科研协作单位运用其研究成果合作撰写发表的论文共近百篇。多年来承担中医内科教学任务，指导本科生、硕士生、博士生、博士后、师承弟子、进修生及留学生百余名，为中医事业培养了大批优秀人才。曾受邀于日本东京都立丰岛医院讲学，其教学态度及效果均获好评，受到学员一致称赞，荣获日本“星火中医研究会优秀教师”奖。近5年来指导传承团队人员发表传承相关文章30余篇，出版论著近10部，进行传承科研项目10余项。

目录

CONTENT

第三章 魏执真教授诊治心血管病特色学术体系实验研究文章选录

附

第一章

魏执真教授诊治心血管病特色学术体系理论研究文章选录

第一节 诊治心血管病研究文章选录

一、恩师秦伯未谈心病辨证论治

著名中医临床家、教育家、中医学大家秦伯未老先生，中华人民共和国成立之初被任命为卫生部中医第一顾问及北京中医学院（现北京中医药大学）教授，自沪举家迁京，居住在东城区海运仓中医学院大院专家别墅。秦老满怀激情、夜以继日地投入到繁重的医教研工作之中，为新中医学之医教研工作奠定了坚实牢固的基础，为祖国中医事业做出了巨大贡献。我是北京中医学院建院时的首批学员，有幸在学期间拜师于秦老，成为秦老之传承人，毕业后于工作期间继续学习，而且始终在医教研工作中切实以秦老的学术思想和临床经验作为指南及规范，因而取得了丰硕的成果。现将秦老关于心病的辨证论治学术思想和经验整理介绍如下，希冀与同道共享。

（一）脏腑辨证分析心病

秦老认为中医基本理论以脏腑为核心，主张中医各种病症也应以脏腑辨证为核心。“心脏”在五脏中的地位尤为重要，因为“心为君主之官”，且“心病”又为临床常见病。现在西医诊断的心血管疾病，如临床常见的冠心病（即冠状动脉粥样硬化性心脏病）、心绞痛、充血性心力衰竭、心律失常等，用中医脏腑理论分析，其病位都在“心”。

秦老主张用脏腑辨证分析疾病应从以下三个方面入手：①脏腑本身的“体”和“用”的性质；②与身体其他器官的关系；③与其他脏腑的关系。

这里仅把秦老对“心脏”的分析介绍如下：

1. 心脏“体”和“用”的性质及其病理表现

（1）心生血

心血虚表现为面色不华、少气、心悸。

（2）心主血脉

心气不足表现为脉象细、弱、结代等；血脉痹阻表现为左胸疼痛，息不自如，手臂酸麻。

（3）心司君火

火旺则心烦，甚则发狂；火衰或受寒使阳气内郁，表现为心痛、面青、形寒怕冷，甚则手足发青至节。

（4）心藏神

血虚则神不得藏故而不安，常表现为心悸或怔忡，失眠健忘，多有头晕。热毒侵扰心神，使君主受损，神明失灵，出现神昏谵语。

2. 与心脏相关的其他器官及其出现的生理病理表现

（1）心开窍于舌

心火旺表现为舌尖红刺、重舌；若风痰阻络可致舌强、语謇。

（2）汗为心液

心气亏虚汗不得敛，常有自汗。

3. 心经循行部位及其出现的病理变化

心手少阴之脉，起于心中，出属心系，下膈，络小肠；其支者，从心系，上夹咽，系目系；其直者，复从心系，却上肺，下出腋下，循臑内后廉，行太阴、心主之后，下肘内，循臂内后廉，抵掌后锐骨之端，入掌内后廉，循小指之内出其端。

心经病变可出现手心热，手臂挛急疼痛。

4. 心与其他脏腑的关系

（1）心与小肠相表里

心热为膈肠不利。

（2）心与肺为君相

心病影响肺则可出现营卫不和，胸闷气促。

（3）心与肝脾相生

木可生火，若肝血虚则可出现心气衰弱。火能生土，若心阳虚则可出现脾不健运的脾虚证候。

（4）心与肺肾相克

心与肺的关系为火克金，心火旺则肺失清肃。肾与心的关系为水与火的关系，心火不能下交于肾而肾寒，心火独炽；又心为君火，肾司相火，命门火衰则心阳虚惫。

5. 心病的治疗

心苦缓，急食酸以收之，心欲软，急食咸以软之；以咸补之，以甘泻之。这是治疗心病的用药法则。

（1）心病治疗三法

心生血，血行脉中。心主火，火即心阳。凡血虚和阳气太过、不足，均能影响心血循行，致心用失常。故心病以和血、清心、通阳为常用治法。

和血：包括补心通脉，药如川芎、生地黄、麦冬、炙甘草、当归、龙眼肉、丹参、三七、红花、琥珀、血竭。

清心：亦称泻心，药如黄连、栀子、连翘、竹叶、灯心草、莲子心。

通阳：人参、桂枝、远志、益智仁、紫石英。

（2）心病主症治法

心病常见主症有心悸、多汗、胸痹、昏迷，均可在治疗心病的法则基础上（根据辨证选择适当治法）加入适当药物。

心悸失眠加炒酸枣仁、柏子仁、茯神、龙齿、合欢花、朱砂以养心安神。多汗加浮小麦、麻黄根、糯稻根敛汗。胸痹加薤白、郁金、瓜蒌以通阳宣痹。神昏发狂加牛黄、石菖蒲以清心开窍。

（二）举例论治心病

下面借以充血性心力衰竭、冠心病和心绞痛为例，进一步阐明秦老对心病的治疗。

1. 充血性心力衰竭

（1）“心衰”的概念

秦老说，“充血性心力衰竭”这个西医的病名，中医也可叫作“心衰病”。该病的根本关键是“心体受损”“心用衰微”，即心气的衰微。由于各种原因导致心体发生损害后，若久不恢复，心用沿着虚、损、劳、衰、竭的方向发展。直到衰微阶段时，则心气也就衰微，气衰不能帅血畅行，遂引起各脏腑、肢体、经脉等处出现血脉瘀阻、气机壅塞、水饮停聚，甚则气机逆乱等一系列危重证候，此即心衰病的表现。此病若不及时救治，则会使阴阳离决而导致死亡。

（2）病因

各种心体病，如心痹病、心痛病、真心痛、心热病及禀赋素亏的心体病等，复感六淫之邪、七情太过、饮食不节、劳倦过度、跌打损伤等，再伤心体，可使心用进一步损减，病情迅速加剧，成为导致心衰的诱因。

（3）病机分析

心主血脉，心为血脉流畅的动力。各种心体病变久不痊愈，均可使心用沿着虚、损、劳、衰、竭的方向发展下去。一旦进入心衰阶段则心用失常，此时也就是“心气衰微”。气衰不能行血畅行，使各脏腑血脉瘀阻，气机壅塞，诸脏之“用”皆有减损。心衰后影响他脏的程序，大体上是按照心—肺—肝—脾—胃—肾顺序发展。正如《黄帝内经》（简称《内经》）所述“病先发于心，一日而之肺，三日而之肝，五日而之脾”“心病先心痛，一日而咳，三日胁支痛，五日闭塞不通身体痛重”。临床表现：心用失司则心悸且烦，动则耗气，加重心用负担，更使血瘀增加，故易出现气喘、汗出、口唇紫暗、爪甲发绀。肺脉瘀阻则肺失肃降，治节失司，不能通调水道下输膀胱，而水饮停聚，出现胸闷气急、咳逆倚息不得卧、尿少、肢肿。肝脉瘀阻则胁下痛，积聚成。脾胃脉络瘀阻则胃脘胀满不适、纳呆、恶心、腹胀、便溏。肾脉瘀阻则关门开阖不利，二便闭塞不通、腰酸肢冷、耳鸣头晕、阳痿、遗精等。

（4）辨证要点

该病本于心体，心气衰微是其关键。心气衰微则血行不畅，遂引起各脏腑血脉瘀阻、气机壅塞。由于该病在不同阶段各脏腑受损的程度不同，因而不同阶段出现的各脏腑受损的证候也不相同。因此该病在辨证时既要抓住“心气虚衰，血脉瘀阻”这个根本，又要分清各脏腑功能受损不同程度而出现的不同证候，从而在益气养心、通脉和血的基本治法的基础上，分别加用不同的治法。

（5）治法

基本治法：益气养心，通脉和血（秦老认为“和血”有活血养血之意）。

基本方是生黄芪、太子参（或人参）、麦冬、五味子、丹参、川芎。

加减法：

1）肺失肃降，治节失司，不能通调水道，出现咳逆倚息不得卧、尿少、水肿时，加用清肃肺气，甚则逐水之药，常选用葶苈子、桑白皮、车前子、泽泻，甚至甘遂。

2）肝脉瘀阻，胁胀满痛，胁下痞块明显时，加行气活血、养肝柔肝药，常选用香附、乌药、大腹皮、青皮、郁金、白芍、当归等。

3）脾胃脉络瘀阻，胃失和降，脾失健运，加用健脾和胃利水之品，选用白术、茯苓、干姜、陈皮、半夏等。

4）肾脉瘀阻，开阖不利，加温肾利水之药，选用附子、肉桂、胡芦巴等。

5）根据其他心用失常出现的证候加减。如心液不敛，汗出多时，可加养心敛汗之剂，选用浮小麦、麻黄根、生龙齿等；若由于血脉瘀阻，郁瘀化热而出现心悸、脉数时，可佐清热凉血通脉宁心之法，选用牡丹皮、赤芍、黄连、莲子心、牛黄、朱砂等。

6）若气机逆乱，阴阳将要离绝的危急时刻，则急宜敛阴回阳救逆，选用独参汤、四逆汤加大量五味子、山茱萸等。

2. 冠心病、心绞痛

关于“心绞痛”，秦老认为与中医《内经》所述“臂厥”相似。《灵枢·经脉》云：“心手少阴之脉……是动则病嗌干心痛，渴而欲饮，是为臂厥。是主心所生病者……”秦老认为，心绞痛属于中医心脏病变。据《素问·脏气法时论》所述“心病者，胸中痛，胁支满，胁下痛，膺背肩甲间痛”，其病理主要是气血不通，不通则痛。根据《灵枢·口问》“忧思则心系急，心系急则气道约，约则不利”，《灵枢·经脉》“手少阴气绝则脉不通，脉不通则血不流”的记载，心主血脉，脉为血之府，血液充盈，循行脉内，周流不息，而血液的周流全赖于心阳的鼓动，如果心阳衰弱便使心用阻碍，血行不利。心脏以血为本，以阳为用，心血不和，心阳不足则心体、心用受损，均能发生不通则痛的病变。

关于心绞痛的治疗，秦老认为必须两面兼顾，也就是一方面补养心血，一方面扶助心阳以促进血脉循行通畅，此外，还必须活血化瘀，即和血。治疗方药，秦老多用复脉汤、丹参饮及手拈散加减。选用生地黄、麦冬、阿胶养心血；人参、桂枝扶助心阳；丹参入心与心包，通活血脉；檀香散胸中气滞而无香燥耗散的流弊；五灵脂、延胡索、乳香入血止痛；另外三七、西红花温通活血散瘀定痛；郁金入心，系为气中之血药，兼有破宿生新功能。秦老还特别强调说：川芎在本病中的作用非常重要。川芎辛温，为血中之气药，专走心经，既能扶助心阳，通活血脉，又能祛瘀生新，活血、养血，既利于心体，也利于心用。但毕竟性味辛温，久用可能稍有耗气伤阴之弊，可适当配入太子参、生地黄等益气养阴之品。

（魏执真撰，石国壁主编，《医门真传》，1990 年）

二、魏执真教授问道、治学、从医之路

（一）成长经历

魏执真教授1937年出生于天津市的一个书香之家，从小接受良好的家庭教育，喜读诗书，因而形成了真诚、执着、勤奋和严谨的治学态度。受祖父影响，立志在中医学上要有所成就。1956年于河北师范学院附中毕业后考入北京中医学院（现北京中医药大学），1962年作为首届中医学学士毕业，是中华人民共和国培养的第一批接受现代中医药学高等教育的专业人才。在校就读期间，受教于秦伯未、任应秋、施今墨等当代中医大师，潜心求学，孜孜不倦，问道解惑，从无懈怠，精研《内经》《难经》《伤寒杂病论》《神农本草经》，于诸家之言也广有涉猎。毕业前拜我国著名的现代中医学临床家、教育家秦伯未先生为师，1963年9月作为主编之一参与编写了《中医临证备要》一书。

大学毕业后就职于北京中医医院，从事内科临床、教学和科研工作，至今已50余个春秋。魏老作为该院心血管、糖尿病专业的中西医结合治疗的先行者之一，为学科建设、发展和培养心血管内科中医专业人才做出了贡献。长期以来，魏老非常重视医学发展前沿，重视引入现代医学研究方法，始终能以治学严谨、不断求新、锐意进取的敬业风范要求自己，以保证自己能及时了解并掌握心血管系统疾病如高血压、心律失常、冠心病、糖尿病等的新进展，以求站在学科的最前沿。临床工作中遇到复杂疑难的病例，必深究其发病过程、诊治经过，用心思考，果断用药，以中医药为主，在中医学思想体系的指导下中西医结合以解决临床问题。对于罕见病例，必亲自查阅相关文献。经长期临床实践，不断刻苦钻研，反复总结，在内科疾病，尤其是心脑血管疾病和糖尿病的诊治方面，积累了丰富的临床经验。

（二）学术成果与为人之道

要成为中医学大家，必须具备现代医学思维，应该善于在将蔚为大观的祖国传统医学继承并加以合理运用的同时，主动结合现代医学的诊疗技术和研究方法，在临床工作中坚持理论与实践相结合，本着以中学为体、西学为用的原则，以继往开来，促进中医药学术进步。魏老长期扎根临床，重视引入现代医学研究方法，开展中医临床科研，所以取得了一系列成果。治学方面，魏老主张古为今用、洋为中用、中西结合，但特别突出“辨证论治”，强调中医理论与实践密切结合。曾提出心律失常独特的“以脉为主、四诊合参”“两类、十型、三证候”的辨证思路和方法，对快速型心律失常，首先提出“益气养心、理气通脉、凉血清热”的治法，并研制出高效无毒的调脉系列方药。曾以“调脉饮治疗快速型心律失常临床及实验研究”为题于北京市立项进行科研观察，治疗200例患者，总有效率达到97%，显效率69.5%，与西药普罗帕酮对照组对比无明显差异，但对功能性心律失常的疗效优于普罗帕酮，且无不良反应。对实验动物乌头碱诱发猫、大鼠和小鼠的心律失常分别在药后5～30分钟（猫）、5分钟（大鼠）和5～10分钟（小鼠）出现作用；分别在药后20～60分钟（猫）、10～25分钟（大鼠）和10～20分钟（小鼠）恢复正常，而空白对照组180分钟（猫）、60分钟（大鼠）、100分钟（小鼠）心电图仍未恢复正常，具有显著性差异（$P<0.001$）。证实该药对实验动物乌头碱诱发心律失常具有良好疗效，且以见效迅速为特征。经急性毒性实验和长期毒性实验未出现毒性作用。文章于国内外专业刊物及学术会议发表后，深受同行专家重视并引用。近年来，抗心律失常西药的致心律失常作用已被证实，给国内外心血管专家在心律失常的治疗上带来一个非常棘手的难题，因此，这一高效、无不良反应的中医疗法的出现，确实对心律失常的防治有重要意义。日本东洋医学专家小高修司先生于日本《中医临床》杂志，以《魏氏调脉汤治疗心律不齐》（《魏氏調脈汤による不整脈の治療》）为题报告了他运用于临床取得的良好效果，社会反响热烈。我国台湾《大成报》也做了相关跟踪报道。此后，魏教授对调脉饮进行了更深入的研究。“调脉饮注射液对大鼠心肌细胞功能不应期（FRP）的影响”的实验选取健康大鼠30只，随机分为3组各10只。对照组使用生理盐水，实验组使用调脉饮注射液，阳性对照组使用普罗帕酮注射液。

采用在大鼠测定调脉饮注射液对 FRP 的影响。结果表明，调脉饮能够减慢窦性心律，并且能够明显延长 FRP 的绝对值，与生理盐水对照组比较有显著性差异（$P < 0.01$）。用药前后自身对照也有显著性差异（$P < 0.01$）。但调脉饮对 FRP/（Q–Tr 间期）比值的影响与对照组比较无显著性差异，说明调脉饮对FRP并无直接延长作用，用药后FRP绝对值增加与动物心率减慢有关。在“调脉饮注射液抗心律失常的实验研究”中，采用了几种动物模型，乌头碱诱发大鼠心律失常、氯仿所致小鼠室颤、毒毛花苷诱发豚鼠心律失常和缺血再灌注诱发的大鼠心律失常，探讨调脉饮注射液抗心律失常的作用机制。实验表明，调脉饮注射液对毒毛花苷诱发的心律失常对抗作用较弱，其抗心律失常作用可能与抑制 Ca^{2+} 内流无关。氯仿诱发的心律失常和交感神经系统活性增高及心脏 β－受体激活有关，乌头碱直接促进心肌细胞 Na^{+} 内流，促使膜去极化，提高心肌细胞自律性，调脉饮注射液对它们诱发的心律失常均有对抗作用。调脉饮注射液对心肌缺血再灌注损伤所致的心律失常有明显的保护作用，能轻微减少丙二醛（MDA）含量，明显提高超氧化物歧化酶（SOD）活性，提示其抗心律失常作用可能与其抑制脂质过氧化、减少自由基损伤有关。

自 20 世纪 80 年代起，心血管病临床中糖尿病引起的心脏病逐渐增多。糖尿病性心脏病在心脏病中所占比例迅速增加，至今已占主要地位。魏老及时抓住这一动向，对糖尿病性心脏病也率先进行了长期系统的中医诊治研究，在取得了良好临床疗效的基础上，以“糖心宁治疗糖尿病性心脏病的临床及实验研究”为题于北京市立项进行科研观察，结果从临床和实验两方面证实糖心宁能明显改善糖尿病性心脏病的症状及冠状动脉和心肌及微血管病变，提高功能，并有调节心脏自主神经病变的功效，且无肝肾功能损害及其他不良反应。糖心宁对糖尿病性心脏病临床疗效显著，治疗组共 300 例，总有效率达 92.3%，显效率 70.7%，对照组共 100 例，总有效率 79.0%，显效率 56.0%，两组对比有显著性差异（$P< 0.01$）。实验研究方面，经形态学方法观察证实，糖心宁可治疗实验性糖尿病性心脏病大鼠的心脏微血管和冠状动脉及心肌病变；减少血浆血管紧张素、心钠素的大量分泌，降低血黏度；减慢心率，治疗心脏自主神经损害导致的心动过速，并可改善胰岛 β 细胞功能及降低血糖，提高血浆 C 肽水平。经分子生物学实验证实，含糖心宁药物血清对于高糖和外源内皮素 –1

刺激下的血管平滑肌细胞增殖有较好的抑制作用，且能显著拮抗高糖和外源内皮素 -1 协同的促平滑肌细胞血小板衍化生长因子自分泌作用，并显著抑制 C-myc 及 C-fos 基因的表达，是其重要的作用机制。因此项研究在系统研究中医治疗糖尿病性心脏病方面为首例，具有开创性，获北京市科技进步二等奖。

对于中医事业的未来，传承是基础。长期以来，魏老重视中医人才培养和中医药海外传播。在繁重的医疗和科研工作之余，长期承担中医内科教学任务，作为研究生导师和国家级名老中医药专家学术经验继承工作指导老师，为国内外本科生、研究生、进修生进行课堂讲授和临床指导。对后辈中青年医师，一贯严格要求，强调疗效是硬道理，疗效是中医药生存和发展的基石。正是看到了魏老运用传统中医学的思维方式辨证论治取得了极好的临床疗效，才使得许多中青年中医工作者献身中医事业的决心更加坚定，在临床实践中逐步提高了诊疗水平。魏老认为：一个好的中医不仅应该医术高超，医德更应该足为后辈垂范。魏老对生活不求享乐，清贫淡泊；对医道锲而不舍，甘之如饴。目前每周仍坚持出 3 个上午门诊，对每一位患者均仔细询问病情，不放过每一个能反映病情线索的蛛丝马迹。辨证施治则四诊详参唯恐不周，遣方用药则增减损益岂止再三，或温言抚慰以安其心，或痛切直陈以规其失，魏老临诊始终让患者如沐春风，为后学做出表率。

魏老长期身体力行，不辞辛劳参与支持科普教育工作，参加义诊活动，撰写科普文章，通过电视节目、广播节目进行科普讲座，使广大的患者和基层医务人员获益。魏老曾多次为日本访问学者授课或带教，荣获日本“星火中医研究会优秀教师”称号，并被授予奖状。1992 年还被邀请赴日本东京都立丰岛医院讲学及指导临床和教学工作，其临床疗效、学术水平、教学效果和严谨的工作态度均受到日本学员及当地同行认可。

（三）学术特色

辨证论治是中医的特色。魏老在临床上特别强调辨证论治，因为只有正确地“辨证论治”，才能提高临床疗效，同时临床辨证时，应该善于抓主证。如心律失常辨治时首先要“以脉为主、四诊合参”，根据脉象所主之病进行辨证。

再如治疗脑动脉硬化、椎基底动脉供血不足、高血压所致头晕时，应将患者头晕的特点作为辨证的关键所在。辨证论治的4个环节，即理、法、方、药，必须做到丝丝入扣。首先要辨证立法准确，然后遣方、选药、酌量。

具体处方用药，尤其是心系疾病处方用药，魏老非常重视“行气调气”，因为心系疾病的主要病机为心脏亏虚，血脉瘀阻或流通不畅，而气为血之帅，气行则血行，理气药的应用有助于活血通脉。丹参、川芎等活血化瘀药，并非每方必用，但香橼、佛手轻清之品，还有香附、乌药等疏肝理气药却非常常用。一般来说，临床上应根据气滞部位合理选择理气药。如胸闷不舒，选用香橼、佛手行气宽胸；若气滞重，兼有血瘀，胸闷胸痛，则加郁金行气解郁，活血止痛。胃脘堵闷者，常选枳壳行气宽中，而作用较枳实缓和。腹胀者，香附、乌药共用可直奔下焦，行气除胀；若腹胀较重，则加大腹皮下气宽中；若大便干，腹胀甚，则以槟榔行气消积导滞。若患者舌苔厚腻，脘腹胀满，常加厚朴行气燥湿，消除胀满。当然，为防止理气药耗气伤阴，应该注意配合太子参、麦冬、五味子等药。

治血之药，有“和血”“活血”“破血”之分。心系疾病的主要病机为心脏亏虚，血脉瘀阻或流通不畅，但需分清“血瘀”和“血脉流通不畅”。血瘀证常可见疼痛，痛如针刺，痛处固定、入夜尤甚，或见肿块、出血，或见面色黧黑、肌肤甲错，舌质紫暗或见瘀斑瘀点。血脉流通不畅则不一定有疼痛表现，且舌质紫暗的程度相对较轻，瘀斑瘀点也并非必见之象。对于血脉流通不畅者，魏老主张治以“和血”。和血药，秦伯未先生常选生地黄、麦冬、炙甘草、当归、龙眼肉、丹参、三七等。魏老临床常将秦先生所用之和血药，又分为“和血”和“活血”。“和血”，即选用生脉散益气养心，并以香附、乌药、香橼和佛手理气，俾气机调畅，则血脉流通。“活血”，即是对于血瘀证之轻者，常用丹参、川芎、三七、鸡血藤。“破血”，则是针对血瘀证之重者，可选三棱、莪术，甚至水蛭、土鳖虫等虫类药以破血逐瘀。由于这类药多性烈峻猛，非必要时不可孟浪用之，且需注意勿多服久服，免伤正气。

临床观察发现多数心血管疾病的病位在心，同时又常涉及其他脏腑；基本病机为心脏亏虚，血脉瘀阻或流通不畅，所以治法当以“益气养心，理气活血通脉”大法，如下基本方临床常用：太子参（或沙参），麦冬，五味子，丹参，川芎，香附，香橼，佛手，乌药。

方中太子参味甘微苦，性平，功能补气生津，为补气药中的清补之品，补而不燥。麦冬味甘微苦，性微寒，滋补肺胃之阴，兼养心阴，补而不腻。五味子味酸性温，可生津止渴，养心敛汗。三味药共用，又寓“生脉散”之意，既可补气，又能养阴，不燥不腻，对于心之气阴亏虚所致诸症，尤为适宜。丹参味苦，性微寒，善祛瘀生新，调养血脉。川芎乃血中气药，味辛性温，可上行头目，下行血海，行气活血，走而不守。二药一寒一温，相互配合，活血通脉而不伤正，并使药性不至于过寒或过温。另一方面，血属阴主静，血不能自行，需赖于气的推动。气机郁滞则血行不利，流通不畅，故又当重视理气药的应用，通过理气以助活血通脉。香橼、佛手轻清之品，理气而不能破气，最为恰当。而配以香附、乌药，四药共用，可使气机调畅，血行流通，而不流于耗气破气之弊。方中的太子参有时也用沙参，或太子参、沙参同用。一般而言，气虚明显者选用太子参，阴虚明显者选用沙参。若患者虽有气虚，但气短、乏力不著，且患者平素易“上火”，如常咽痛、牙痛等，常用沙参。沙参虽以养阴为主，但亦有补气之功。《神农本草经》言其可“补中，益肺气”，可以从两方面加以理解：一方面提示沙参有“益气之功”，另一方面，肺主一身之气，肺气足，则全身之气可以得到补充。若患者气虚表现明显，而平素不容易咽痛、牙痛，口干亦不明显，即使舌苔黄，也可选用太子参。若患者气虚明显，但平素又易“上火”，用沙参后还经常乏力、气短，因单纯用沙参毕竟补气之力不著，此时则太子参、沙参合用，使补气而不助热。实际上，此方亦是魏老临床治疗冠心病心绞痛的基本方，对于其他如心律失常、糖尿病性心脏病、充血性心力衰竭和心肌病，魏老每在此“益心通脉”的基础上，根据不同疾病，加入相应治法，如快速型心律失常加凉血清热法；充血性心力衰竭则按照影响肺、肝、脾胃、肾的不同，分别加泻肺利水、养阴柔肝、健脾利湿、温肾利水之法；糖尿病性心脏病分消渴病胸痹、消渴病心悸、消渴病心衰分别论治，在胸痹、心悸、心衰治法的基础上，更重用养阴清热之品，如石斛、黄精、玉竹、生地黄、玄参；心肌病则根据表现心衰、心律失常的不同，而分别施治。

此外，临床上还常遇到一类患者，即湿邪内蕴，阻滞心脉，或湿邪郁久化热，湿热胶结难除，血脉阻滞，热扰心神。这类患者常因饮食失节，或嗜食肥甘厚味，或饮浓茶，或烟酒过度，致脾胃受损；或思虑过度，心脾受伤；或脾胃本虚；或因外淫湿邪内侵等，致脾失健运，湿邪停聚，阻滞心脉，或湿邪郁久化热，热扰心神。患者多有纳差腹胀，大便黏而不爽，苔白厚腻或兼淡黄，或黄厚腻，魏老常治以化湿理气，活血通脉，方药如下：紫苏梗、半夏、陈皮、白术、茯苓、川厚朴、香附、乌药、丹参、川芎、太子参。方中半夏、陈皮、茯苓相伍取“二陈汤”之意，半夏辛温，燥湿化痰，降逆和胃，为治湿痰之要药；陈皮辛苦温，理气调中，燥湿化痰，《本草纲目》中载“其治百病，总是取其理气燥湿之功。同补药则补，同泻药则泻，同升药则升，同降药则降”；茯苓甘淡平，健脾利湿，使湿去脾旺，痰无由生。太子参、白术、茯苓共用则取“四君子汤”之意，太子参甘微苦平，可补脾肺之气；白术苦甘温，为补气健脾之要药，且可燥湿利水；茯苓健脾利湿。紫苏梗、川厚朴、香附、乌药理气化湿，丹参、川芎活血通脉。诸药共用，健脾化湿，理气活血，使脾健得运，湿邪得化，血脉流通。临证运用此方时，应该根据患者湿热之邪孰轻孰重而有所变化，一是白术和太子参的用量；二是是否选用太子参。若患者脾虚明显，湿邪偏重，尚未化热，或热象不著，舌偏淡红，或舌体胖大，或边见齿痕，脉细，此时往往白术用至30g，并用太子参补气健脾。若患者湿邪蕴久化热，热邪偏重，口苦，苔黄厚腻，舌质偏红，而又有气短乏力、脉细等气虚表现，则白术仅用10g，太子参用15g，以防量大反化燥助热。若患者热象很重，口苦口臭，舌红苔黄，脉象弦滑，且不觉气短乏力，此时则暂不选用太子参，待热邪得清，脾虚之象显露之时，再酌加太子参以补气健脾。这些变化看似细小，实则蕴藏深意，魏老在辨证、立法、遣方、用药之中的每一步皆缜密思考，推敲再三，以法统方，方中有法，随证加减，灵活变化。

（四）临证经验

1. 治疗心律失常

以脉为主，四诊合参，分为两类、十型、三证候。

验案举例

（1）阳热类心律失常验案

1）窦性心动过速（数脉）

XX，女，52岁，退休工人。初诊日期：2003年4月23日。

患者近3个月来自觉心悸、心率快，自测心率常在100次/分，活动时则达120次/分，于西医院系统检查未发现器质性病变依据，也未发现甲亢、高血压及糖尿病等疾病。诊断心律失常，窦性心动过速。予服β受体阻滞剂，未见明显效果。遂来求治。现症见：心悸气短，胸闷，乏力，口干，大便干，日1次，睡眠欠安。查体：血压110/75mmHg，双肺未闻及干湿啰音，心率110次/分，心律齐，各瓣膜听诊区未闻及病理性杂音，腹软，肝脾未及，双下肢不肿。舌质暗红、苔薄黄，脉细数。心电图示：窦性心动过速（心率120次/分）。动态心电图示：窦性心动过速。超声心动图示：未发现异常。西医诊断：心律失常，窦性心动过速。中医诊断：心悸。辨证：心气阴虚，血脉瘀阻，瘀而化热。立法：益气养心，活血通脉，凉血清热。方用自拟清凉滋补调脉汤。处方：太子参30g，麦冬15g，五味子10g，丹参30g，川芎15g，香附10g，香橼10g，佛手10g，牡丹皮15g，赤芍15g，黄连10g。水煎服，日1剂。

服药1周后，患者心率有所下降，自测心率95次/分左右，心悸气短、胸闷、乏力明显减轻，大便转通畅，但仍睡眠欠安，上方加莲子心1.5g。3周后患者自测心率80次/分左右，心悸气短、胸闷、乏力基本消失，大便畅，睡眠安。5周后患者心动过速未再发生，诸症消失，大便畅，睡眠安。查体：心率72次/分，律齐，脉舌正常。

按：该患者为窦性心动过速，脉属数脉。根据笔者在心律失常辨证方面要以脉为主、四诊合参的经验，辨证时，首先抓住数脉这一主症，因数脉主热，故可考虑“热”为该患者发病的关键因素，再结合心悸、气短、胸闷、乏力，舌质暗红、苔薄黄所显示出的心气阴虚、血脉瘀阻以及瘀而化热的表现分析，患者热的产生是由于血脉瘀阻，因血脉瘀阻而瘀郁化热，而血脉瘀阻乃因心气阴虚所致，所以热是该患者发病的关键，血脉瘀阻是其必要环节，心气阴虚是发病的根本原因。若从心律失常分“两类、十型、三证候”方面分析，则属阳热类、第一型，即心气阴虚、血脉瘀阻、瘀而化热型。选用益气养心、活血通脉、凉血清热之法，其中凉血清热又是该患者治法中之关键，因患者之热为血脉瘀郁之热，而非气分之热，所以选用凉血清热之牡丹皮、赤芍，而不用栀子、黄芩、生石膏等清气分热的药。方中黄连是佐药，因为根据笔者临床所见，牡丹皮、赤芍用量达到治疗心律失常有效的剂量，必须较常用量10g要大，但因其性寒凉，若遇脾胃功能较弱之人，则可能出现便溏、腹泻，故加用厚肠之黄连为佐药。方中太子参、麦冬、五味子益心气养心阴；丹参、川芎活血通脉；香附、香橼、佛手理气以助通脉。诸药共用则心气阴足，血脉通，而瘀热清，数脉平，心悸止。

2）房性早搏（促脉）

XX，男，44岁，干部。初诊日期：2004年1月5日。

患者近2个月来因工作繁忙出现阵发心悸，伴胸闷憋气、气短乏力，遇劳则甚。早搏持续存在，8～15次/分，睡眠欠安，口干欲饮，便略干，日1次。于某医院做心电图示：窦性心律，频发房性期前收缩。超声心动图检查心内结构正常。动态心电图示：窦性心律，频发房性早搏，12 537次/24小时。既往史：否认肝炎等传染病、高血压、糖尿病病史。查体：血压110/75mmHg，神清，精神可，双肺未闻及干湿啰音，心率82次/分，心律不齐，早搏8～12次/分，腹软，肝脾未及，双下肢不肿。舌质暗红，苔薄黄，脉细促。心电图示：窦性心律，心率77次/分，频发房性早搏。西医诊断：心律失常，频发房性早搏。中医诊断：心悸。辨证：心气阴虚，血脉瘀阻，瘀郁化热。立法：益气养心，活血通脉，凉血清热。方用自拟清凉滋补调脉汤。处方：太子参30g，麦冬15g，五味子10g，丹参30g，川芎15g，香附10g，香橼10g，佛手10g，牡丹皮15g，赤芍15g，乌药10g，炒酸枣仁30g。水煎服，日1剂。

服药1周后，心悸、胸闷、气短、乏力减轻，但早搏无明显变化。服药3周后，心悸、胸闷、气短、乏力明显减轻，睡眠改善。早搏不再呈持续状态，而呈时发时止，有时可4～5小时无间歇心悸感，出现时4～6次/分。1个半月后，早搏次数明显减少，早搏中断的时间延长，有时一天仅出现心悸早搏2～3次，自感体力明显增加。2个半月后，心悸早搏发作3次，每次瞬时即缓解。3个半月后，仅发作1次心悸早搏，数分钟即缓解。继续守方服2周，早搏未再发作。

按：患者因工作繁忙出现阵发心悸、频发房性早搏2个月，伴胸闷憋气，气短乏力，影响正常生活和工作。其脉搏数而有间歇属促脉，其主病是主阳、主热、主火，为阳热极盛，阴液欲亡，故该患者属阳热类心悸。气短乏力、睡眠欠安为心气不足、心神失养所致，胸闷憋气、口干、大便略干为气机郁阻、阴液亏虚之征。舌质暗红、苔薄黄为血脉瘀阻、瘀而化热之象。若从心律失常分“两类、十型、三证候”方面分析，则属阳热类、第一型，即心气阴虚、血脉瘀阻、瘀而化热型，选用益气养心、活血通脉、凉血清热之法。方中太子参、麦冬、五味子益心气养心阴；丹参、川芎活血通脉；牡丹皮、赤芍清热凉血；香附、香橼、佛手、乌药理气以助通脉；加炒酸枣仁养心安神。全方共奏益气养心、活血通脉、凉血清热之功，使心气阴充足，血脉通，瘀热清，而促脉平。

3）阵发性室上性心动过速（疾脉）

XX，男，40岁，自由职业者。初诊日期：2003年12月23日。

患者近3年来无明显诱因发作性心悸，呈突发突止，发作时自数脉搏每分钟200多次，每次发作持续4～10分钟后自行缓解，发作不规律，有时3～4天发作1次，有时发作频繁，每天10余次。刻下症：气短，乏力。诉心悸发作时伴有胸闷、憋气，出汗，头晕。纳可，胃脘胀满，眠安，大便易溏。既往史：否认肝炎等传染病、高血压、糖尿病病史。查体：血压120/70mmHg，双肺呼吸音清，心界不大，心率80次/分，律齐，各瓣膜听诊区未闻及病理性杂音，腹软，肝脾未及，双下肢不肿。舌质暗红，苔薄黄，脉细弦。发病时脉为疾脉。2003年12月15日在他医院食道调搏诱发心动过速，以房室折返性心动过速（AVRT）可能性大。2003年12月12日心电图及心脏超声示：正常。西医诊断：心律失常，阵发性室上性心动过速。中医诊断：心悸。辨证：心气阴虚，血脉瘀阻，瘀郁化热。立法：益气养心，活血通脉，凉血清热。方用自拟清凉滋补调脉汤加减。处方：太子参30g，麦冬15g，五味子10g，丹参30g，川芎15g，香附10g，乌药10g，牡丹皮15g，赤芍15g，黄连10g，诃子肉10g，白术30g。水煎服，日1剂。

服药1周，患者心悸发作2次，持续4～10分钟，自数脉搏150～180次/分。胃脘胀好转，大便尚调。3周后心悸发作2次，持续1～5分钟，心率150

次/分左右，1个月后心悸发作1次，持续约1分钟即缓解。服药3个月后，病情基本控制，阵发室上速未发作。随后守方服药2个月，随访半年阵发室上速未发作。

按：患者3年来无明显诱因出现阵发心悸，从脉象上分析，发作心悸（阵发室上速）时脉属疾脉，疾脉主阳热极盛，阴液将竭，再结合心悸、胸闷憋气、头晕，舌质暗红、苔薄黄等表现分析，该患者辨证为心气阴虚，血脉瘀阻，瘀而化热。尽管该病例与房性早搏案例辨证均为“心气阴虚，血脉瘀阻，瘀而化热”，属阳热类、第一型，同样选用益气养心、活血通脉、凉血清热法，但该患者大便易溏，为防止过于寒凉伤脾引起腹泻，牡丹皮、赤芍用量仍为常量10g，未加量，同时佐以诃子肉、白术健脾涩肠。药后大便调，未出现腹泻，且阵发室上速好转，未口服抗心律失常西药及行射频消融而痊愈。

4）室性早搏（促脉）

XX，男，43岁，工人。初诊日期：2003年2月12日。

患者6年来阵发心悸，外院就诊查心电图为室性早搏，曾服用中成药治疗，效果不显。半月来心悸加重，感心悸频繁发作，有心悸感时自测脉搏偏快，100次/分，脉间歇10次/分左右，无感觉时脉间歇亦有，约5次/分，几乎呈持续状态。现症见：心悸气短，疲乏无力，寐少梦多，头晕目眩，胸闷憋气，口干口苦，纳呆恶心，脘腹胀满，大便黏而不爽，日1行。既往史：脂肪肝10年，未经治疗。查体：血压130/90mmHg，神清，精神可，双肺未闻及干湿啰音，心率100次/分，律不齐，各瓣膜听诊区未闻及病理性杂音，腹软，肝脾未及，双下肢不肿。舌质暗红，苔白厚腻兼黄，脉促。心电图示：窦性心动过速，频发室性早搏，轻度ST－T改变。西医诊断：心律失常，窦性心动过速、频发室性期前收缩。中医诊断：心悸。辨证：心脾不足，湿停阻脉，瘀而化热。立法：健脾化湿，理气通脉，凉血清热。方用清凉化湿调脉汤加味。处方：紫苏梗10g，陈皮10g，半夏10g，白术30g，茯苓15g，川厚朴10g，香附10g，乌药10g，太子参30g，川芎15g，丹参30g，牡丹皮15g，赤芍15g，黄连10g，石菖蒲10g，远志10g。水煎服，日1剂。

服药1周后，患者心率快有所下降，心悸明显减轻，恶心、脘腹胀满好转，大便已然通畅。查体：心率90次/分，心律不齐，早搏4次/分。心电图示：ST－T改变，偶见室性早搏。舌脉如前。服药2周后，心率快好转，心悸偶有发作，胃纳改善，脘腹胀满减轻，大便成形且通畅，入睡较难。查体：心率80次/分，心律不齐，早搏2～3次/分。前方加莲子心1.5g，服药3周后，仍间有心悸发作，于方中加三七粉3g活血通脉。5周后患者病情明显减轻，仅发作1次心悸，睡眠改善。查体：心率80次/分，心律齐。7周后，心悸已无发作，前述诸症已消失，恢复正常工作。查体：心率80次/分，心律齐。继服2周后早搏基本未再出现（2年后患者因感冒来诊时叙述）。

按：患者心悸、窦性心动过速、室性早搏已6年，辨证首先从脉象入手。其脉象数而时止，为促脉，主热，故“热”为该患者发病的关键因素。心悸气短、疲乏无力、胸闷憋气、纳呆恶心、口干口苦、脘腹胀满、大便黏腻不畅及舌质暗红、苔白厚腻兼黄为心脾不足，脾失健运，湿邪停聚化热，湿热阻脉之象；头晕目眩为痰湿上扰清窍所致。因此可见该患者之热的产生乃因中土受伤，湿邪阻脉，致使心脉瘀阻，瘀而化热所致。热是该患者发病的关键，血脉瘀阻是其必要环节，心脾不足是发病的根本原因。若从心律失常分“两类、十型、三证候”方面分析，则属阳热类、第二型，即心脾不足、湿停阻脉、瘀而化热型，选用健脾化湿、理气通脉、凉血清热之法。方中白术、茯苓健脾化湿；陈皮、半夏温化痰湿；紫苏梗、川厚朴、香附、乌药理气宽胸，以助湿化；丹参、川芎活血通脉；牡丹皮、赤芍凉血清热；石菖蒲、远志化痰通心窍，以安神志；太子参补益心脾，黄连厚肠。全方共奏理气化湿、凉血清热、补益心脾之功，使心脾气充足，停湿消退，心脉通畅，瘀热化解而促脉得以恢复。方中随症加入莲子心清热安神；三七粉活血通脉。随症加减，共服药2月余早搏基本未再出现。

5）室性早搏，交界区性早搏（促脉，兼有三证候之风热化毒候）

XX，男，58岁，干部。初诊日期：2004年6月5日。

患者7个月前开始无明显诱因发作心悸，3天前外感后心悸加重，伴有咽痒咳嗽，于外院查心电图示：窦性心律，频发室性早搏，房室结区早搏。予口服西药治疗，效果不好，遂来就诊。现症见：咽干咽痒，时有轻咳，痰少，多晨起有痰，心悸频繁，常感心跳间歇，基本呈持续状态，并觉乏力、气短，平素易感冒，纳少，寐尚安，大便干溏不定，日 1 次，小便黄。既往史：否认肝炎等传染病、高血压、糖尿病病史。查体：血压 135/60mmHg，神清，精神可，双肺未闻及干湿啰音，心率 84 次 / 分，心律不齐，早搏 6 ～ 10 次 / 分，各瓣膜听诊区未闻及病理性杂音，腹软，肝脾不大，双下肢不肿。舌质暗红，苔薄黄，脉细促。心电图示：窦性心律，频发室性早搏。超声心动图示：左室舒张功能减低。西医诊断：心律失常，频发室性早搏，频发结性早搏。中医诊断：心悸。辨证：心气阴虚，血脉瘀阻，瘀而化热兼风热化毒证候。立法：急则治标，先予疏风清热、宣肺止咳、解毒利咽之法。处方：前胡 10g，白前 10g，炙枇杷叶 10g，紫菀 10g，金银花 15g，连翘 15g，板蓝根 10g，锦灯笼 10g，钩藤 10g（后下），蝉蜕 10g，浙贝母 10g，黄芩 10g，杏仁 10g。水煎服，日 1 剂。

服药 5 天后，外感风热症状已愈，咳嗽已除，心悸减轻，早搏减少，改用益气养心、理气通脉、凉血清热法。用自拟清凉滋补调脉汤。处方：太子参 30g，麦冬 15g，五味子 10g，丹参 30g，川芎 15g，香附 10g，香橼 10g，佛手 10g，乌药 10g，牡丹皮 15g，赤芍 15g，黄连 10g。水煎服，日 1 剂。

服药 3 周后，心悸、气短、乏力明显改善，早搏开始减少，出现早搏时自数 4 ～ 6 次 / 分。服药 1 个半月后，早搏基本消失，偶有，自测心率 74 次 / 分，早搏每分钟不到 4 次，心悸不甚。服药 3 个半月后，心悸早搏无发作。随访半年未复发。

按：该患者心律失常为频发室性早搏、交界区性早搏，辨证首先从脉象入手，其脉细促，促脉是数而有间歇，主病是主阳、主热、主火，为阳热极盛，阴液欲亡，为阳热类心悸；从舌象看，其舌质暗红、苔薄黄，为血脉瘀阻、瘀而化热之征；乏力、气短，易感冒，为心气阴虚、卫表不固所致。故必须抓住“火热”这一核心予以立法处方，因本次心悸发作由 3 天前外感后引发，现除心悸外，咽干、咽痒、咳嗽咯痰为主要症状，故从心律失常分“两类、十型、三证候”方面分析，则属阳热类、第一型，即心气阴虚、血脉瘀阻、瘀而化热型，兼风热化毒证候。急则治标，先予疏风清热、宣肺止咳、解毒利咽方。药用金银花、连翘、蝉蜕疏风清热，前胡、白前、炙枇杷叶、紫菀、浙贝母、杏仁、黄芩清热宣肺止咳，钩藤、板蓝根、锦灯笼解毒利咽。全方共用可使表证解、风热清、咽喉利，心悸减轻。待风热基本消退，则改用益气养心、理气通脉、凉血清热法。方中太子参、麦冬、五味子益心气养心阴；丹参、川芎活血通脉；牡丹皮、赤芍清热凉血；黄连厚肠；香附、乌药、香橼、佛手理气以助通脉。全方共奏益气养心、理气通脉、凉血清热之功，使心气阴足，血脉通，瘀热清，诸症好转，早搏消失。

6）阵发性心房扑动，阵发性心房颤动，房性早搏（涩而数脉及促代脉）

XX，男，69 岁，退休干部。初诊日期：2004 年 12 月 10 日。

患者 1 年前无明显诱因出现心悸，于外院查心电图示频发房性早搏。4 个月来心悸加重，在外院查动态心电图示：房性早搏二联律，2400 次 /24 小时；房扑部分未下传，房扑 6 阵 /24 小时，每次心室率 90 次 / 分；阵发性心房颤动，心房颤动 2 次，每次心室率 100 次 / 分。房扑、心房颤动时心悸明显，持续 1 ～ 2 小时自行缓解，房性早搏时亦感心悸，平时心房颤动不发作时脉间歇约 10 次 / 分。经治疗效不显，遂来就诊。刻下症：心悸阵发，时气短，疲乏无力，无胸闷，口干咽痒，纳少，寐少梦多，便干，日 1 次，小便略黄。既往史：糖尿病病史 13 年，一直服药治疗，血糖控制良好。查体：血压 145/85mmHg，神清，精神可，双肺未闻及干湿啰音，心率 78 次 / 分，心律不齐，早搏 10 次 / 分，各瓣膜听诊区未闻及病理性杂音，腹软，肝脾未及，双下肢不肿。舌质红暗碎裂，苔薄黄有剥脱，脉细促，发病时脉象涩而数或促代脉。心电图示：窦性心律，频发房性早搏，时呈二联律。超声心动图示：左室顺应性减低，射血分数（EF）59%。西医诊断：心律失常，阵发性心房扑动，阵发性心房颤动，房性早搏二联律。中医诊断：心悸。辨证：心气阴血俱虚，血脉瘀阻，瘀而化热。立法：益气养心，滋阴养血，理气通脉，凉血清热。处方：太子参 30g，玄参 30g，生地黄 30g，麦冬 15g，五味子 10g，丹参 30g，川芎 15g，香附 10g，佛手 10g，牡丹皮 20g，赤芍 20g，槟榔 10g。水煎服，日 1 剂。

服药 1 周后，心房颤动发作 2 次，持续约 20 分钟自行缓解，较前持续时间明显减少，无心悸时自测脉搏时有间歇，4 ～ 6 次 / 分，大便仍干。服药 3 周后，发作心悸 1 次，自测为心房颤动，发作程度明显减轻，持续 2 ～ 3 分钟即缓解，平素无心悸时常测脉，脉律齐，无间歇，患者及家属喜甚，大便转畅。

服药1个半月后，心悸发作2次，发作程度极轻，持续1～2分钟即缓解，偶有脉间歇。服药2个月后，心悸发作1次，瞬间即缓解。2个半月后，患者心悸已无发作，体力显著好转，可以料理家务。查体：血压130/80 mmHg，心率78次/分，心律齐。心电图示：窦性心律。舌质红暗，苔薄黄无剥脱，脉细略弦。继服药1个月巩固疗效，患者心悸无发作，自测脉搏无间歇。随访半年未复发。

按：患者糖尿病病史13年，久病消渴，阴津亏虚、肾阴暗耗。其发作心悸1年，加重4个月，心律失常为频发房性早搏时呈二联律、阵发性心房颤动、房扑，为快速型心律失常。辨证首先从脉象入手，发病时脉象涩而数或促代脉，故属“阳热类”心悸。涩脉的主病是心阴津血亏虚，加之寒湿之邪痹阻血脉，如脉象数而叁伍不调，则病机为心阴精血亏虚而不能濡润心脉，致血脉瘀阻，瘀郁化热；促脉主阳、主热、主火，促代脉则气虚程度更重，达到衰微的程度。再结合心悸、气短、疲乏无力、口干、大便干、小便黄，舌质红暗碎裂、苔薄黄有剥脱等症状及舌象分析，该患者辨证为气阴血虚、血脉瘀阻、瘀而化热。若从心律失常“两类、十型、三证候”方面分析，该型介于阳热类第三、四型，即心气阴血俱虚甚、血脉瘀阻、瘀而化热型。予益气养心、理气通脉、凉血清热之法。方中重用滋养阴血之品。太子参补气以生阴血；麦冬、五味子、生地黄、玄参养阴滋补心血；丹参、川芎活血通脉；牡丹皮、赤芍清热凉血；香附、佛手理气以助活血通脉；槟榔行气通腑。全方共奏益气、滋养阴血、理气活血通脉、凉血清热之功，使心气阴血足，心脉通，瘀热清，涩数、促代脉愈。心律失常房性早搏、心房颤动、房扑很快得到控制，逐渐好转，最终消失。

7）心房扑动，心功能不全（数脉）

XX，女，52岁，退休工人。初诊日期：2005年1月30日。

患者心悸、动则气喘、夜间不能平卧2月余。2个月前开始出现心悸诸症，在外院就诊诊断为心功能不全，持续心房扑动，服西药治疗，仍心悸阵发。刻下症：心悸，动则气喘，气短乏力，夜间不能平卧，上三层楼则气喘明显，咳嗽，咯黄痰，无咽痛，无发热，小便略少，下肢肿，纳少，大便偏软。既往史：先天性心脏病（三尖瓣下移畸形）。查体：血压120/80mmHg，双肺底可闻及湿啰音。心率 100 次 / 分，心律齐，三尖瓣听诊区可闻及 4/6 级收缩期吹风样杂音，腹软，双下肢肿。舌质暗红，苔黄，脉细数。心电图示：心房扑动（呈 2 ∶ 1 下传），心室率 103 次 / 分。超声心动图示：先心病，三尖瓣下移畸形，EF 51%。西医诊断：先天性心脏病，三尖瓣下移畸形，心房扑动，心功能Ⅲ级（NYHA 分级）。中医诊断：心悸。辨证：心气阴虚，肺瘀生水，瘀而化热。立法：补气养心，肃肺利水，凉血清热。方用自拟清凉补利调脉汤加减。处方：太子参 30g，麦冬 15g，五味子 10g，丹参 30g，川芎 15g，香附 10g，佛手 10g，桑白皮 15g，葶苈子 15g，泽泻 30g，青黛 10g（包煎），浙贝母 10g，牡丹皮 15g，赤芍 15g，黄连 10g。水煎服，日 1 剂。

服药 2 周后，患者心悸、气短、乏力改善，咳嗽止，夜间已能平卧，上三层楼气喘较前减轻，尿量正常，仍大便软。心电图仍为心房扑动（呈 2∶1 下传），心室率 100 次 / 分。前方去桑白皮、葶苈子、青黛、浙贝母，加白术、茯苓、生黄芪。服药 1 个半月后，患者诸症明显改善，体力明显增加，从事较重的体力活时觉心悸、气短，上三层楼已不喘息，下肢不肿，大便成形。心电图仍为心房扑动（呈 2 ∶ 1 下传），心室率 90 次 / 分，较前心率下降。

按：本例患者为先天性心脏病、三尖瓣下移畸形，属于先天心气不足，至年老则心气衰微，心用失常，出现心功能不全，持续心房扑动。患者脉为数脉，根据笔者在心律失常辨证方面要以脉为主、四诊合参的经验，辨证时，首先抓住数脉这一主症，再结合心悸、动则气喘、气短乏力、夜间不能平卧、咳嗽、咯黄痰、小便略少、下肢肿，舌质暗红、苔黄等症状及舌象分析，该患者是由于心气阴两虚，血脉瘀阻，瘀而化热；又有肺失肃降，水饮停聚，阻滞血脉，使血脉更加瘀阻，瘀热更甚。若从心律失常分“两类、十型、三证候”方面分析，则属阳热类、第五型，即心气阴虚，肺瘀生水，瘀而化热。予补气养心、肃肺利水、凉血清热之法。方中太子参补益心气；麦冬、五味子滋养心阴；牡丹皮、赤芍清热凉血；丹参、川芎活血通脉；香附、佛手理气以助活血通脉；桑白皮、葶苈子、泽泻泻肺利水；黄连厚肠；青黛、浙贝母清热化痰。服药 2 周后，水饮停聚之象明显减轻，咳嗽已除，故去桑白皮、葶苈子、青黛、浙贝母，加白术、茯苓、生黄芪健脾益气化湿。全方共奏补气养心、肃肺利水、凉血清热之功，使心气阴充足，肺脉流通，水道通利，瘀热消退，而心悸、气喘平复，心功能改善，房扑的心室率亦下降。

8）持续心房颤动转复窦性心律

XX，女，42岁。初诊日期：2006年4月5日。

患者反复心悸14年，加重1个月。患阵发性心房颤动14年，2个月来转为持续心房颤动。持续心房颤动心室率不快，一般在70次/分左右。现症见：心悸，伴乏力，气短，睡眠差，多梦易醒，胸闷，纳可，口干欲饮，脘腹胀，大便欠畅。查体：血压130/80mmHg，双肺呼吸音清，未闻及干湿啰音，心界不大，心率74次/分，心律绝对不齐，各瓣膜听诊区未闻及病理性杂音，腹平软，肝脾未及，双下肢不肿。舌质红暗碎裂，苔薄，脉细涩。心电图示：心房纤颤（心室率74次/分）。超声心动图示：心内结构未见异常。动态心电图示：心房纤颤，最小心率63次/分，最大心率117次/分，平均心率72次/分。西医诊断：心律失常，持续心房颤动。中医诊断：心悸。辨证：心阴血虚，心脉涩滞。治以滋阴养血，理气通脉。方用清凉养阴调脉汤加减。处方：太子参30g，麦冬15g，五味子10g，北沙参30g，香附10g，香橼10g，佛手10g，乌药10g，枳壳10g，阿胶10g（烊化），当归10g，白芍15g，炒酸枣仁30g，夜交藤30g。水煎服，日1剂。

服药2周后，患者自觉心悸、胸闷、气短、乏力改善，大便已通畅，精神亦好转，查心电图仍为心房纤颤。服药2个半月后，患者持续心房颤动转为阵发性心房颤动。3个月后，患者心房颤动未发作，查心电图示窦性心律。半年后随访未复发。

按：该患者持续心房颤动2月余，其心室率一般在70次/分左右，脉属涩脉。根据笔者在心律失常辨证方面要以脉为主、四诊合参的经验，辨证时首先抓住涩脉这一主症。涩脉的特点是细而迟，叁伍不调，主血少及伤精，结合该患者心悸、胸闷、乏力、气短，舌红暗碎裂、苔薄，则属心气阴血亏虚，心脉涩滞流通不畅，治以滋养阴血、益气养心、理气通脉之法。方中北沙参、麦冬、五味子、阿胶、当归、白芍滋阴养血；太子参补气以生阴血；香附、香橼、佛手、乌药、枳壳理气以助通脉；炒酸枣仁、夜交藤养心安神。全方共用，使心气阴血充足，心脉得以濡养，患者持续心房颤动转复。

9）持续心房颤动转复窦性心律

XX，男，55岁，干部。初诊日期：2006年8月12日。

患者近2月余持续心悸。于某医院系统检查，诊断为持续心房颤动，但未发现心脏器质性病变。刻下症：自觉心悸气短，乏力，胸闷，口干欲饮，多梦，纳可，小便调，时大便溏。查体：血压120/70mmHg，神清，精神可，双肺呼吸音清，未闻及干湿啰音，心界不大，心率101次/分，心律绝对不齐，各瓣膜听诊区未闻及病理性杂音，腹平软，肝脾未及，双下肢不肿。舌质红暗，苔薄黄，脉细涩。心电图示：心房纤颤。西医诊断：心律失常，持续心房颤动。中医诊断：心悸。辨证：心阴血虚，血脉瘀阻，瘀而化热。立法：滋养阴血，理气通脉，清热凉血。方用自拟清凉养阴调脉汤加减。处方：太子参30g，麦冬15g，五味子10g，香附10g，香橼10g，佛手10g，牡丹皮15g，赤芍15g，川黄连10g，诃子肉10g，白术30g，乌药10g。水煎服，日1剂。

服药1周后，患者心悸气短减轻，大便软好转，查心电图示心房颤动，心室率98次/分。服药1个月后，患者诸症明显减轻，心房颤动转为阵发性，偶有发作，于方中加入阿胶、西洋参以增强养血补气之力。1个半月后，心悸未作，心率54次/分，心律齐。2个月后，患者未发作心房颤动。2个半月后，病情稳定，心房颤动未作。随访半年未再复发。

按：该患者为持续心房颤动，心率偏快，脉属涩脉，再结合患者心悸、气短、乏力、口干，舌红暗、苔薄黄等表现分析，该患者辨证应为心阴血虚，血脉瘀阻，瘀而化热。若从心律失常“两类、十型、三证候”方面分析，则属阳热类、第四型，即心阴血虚，血脉瘀阻，瘀而化热。与上一病例比较，该患者心室率偏快，故从病机上分析，热象更为突出，因此以滋养阴血、理气通脉、清热凉血之法。方中太子参补气，麦冬、五味子滋补阴液；牡丹皮、赤芍清热凉血；香附、香橼、佛手、乌药理气以助活血通脉；黄连、诃子肉、白术厚肠涩肠健脾以防寒凉致泻。全方共用，使心气阴血足，血脉通畅，瘀热清解，药后持续心房颤动转为阵发性，又予阿胶、西洋参加强养血补气，最终心房颤动消失。随访半年未再发作心房颤动。

10）心房扑动转复窦性心律

XX，女，54岁，退休工人。初诊日期：2006年3月20日。

患者心悸、气短2月余，在外院就诊诊断为持续心房扑动（不纯性心房扑动）。刻下症：心悸，气短乏力，口干欲饮，纳可，大便易溏。既往史：冠心病史。查体：血压120/80mmHg，双肺呼吸音清，未闻及干湿啰音。心率142次/分，心律绝对不齐，腹软，肝脾未及，双下肢无浮肿。舌暗红，苔薄黄，脉涩而数。心电图示：不纯心房扑动，心室率142次/分。西医诊断：心律失常，不纯性心房扑动。中医诊断：心悸。辨证：心阴血虚，血脉瘀阻，瘀而化热。立法：滋阴养血，理气通脉，凉血清热。方用自拟清凉养阴调脉汤加减。处方：太子参30g，麦冬15g，五味子10g，香附10g，香橼10g，佛手10g，牡丹皮15g，赤芍15g，黄连10g，诃子肉10g，阿胶10g（烊化）。水煎服，日1剂。

服药2周后，患者心悸、气短、乏力减轻，大便尚成形，心电图仍为不纯房扑。1个半月后，转为阵发房扑。2个半月后，患者房扑未再发作，诸症平复。

按：该患者为不纯性房扑，脉为涩兼数脉，其主病为心之气阴血虚，血脉瘀阻，瘀而化热，与单纯数脉比较，其阴血不足更为突出。再结合心悸、气短、乏力、口干，舌暗红、苔薄黄等表现分析，该患者证属心阴血虚，血脉瘀阻，瘀而化热。若从心律失常“两类、十型、三证候”方面分析，则属阳热类、第四型，即心阴血虚，血脉瘀阻，瘀而化热，该患者心气阴血皆虚，但阴血不足更为突出。治法为滋养阴血，理气通脉，清热凉血。方中麦冬、五味子、阿胶滋阴养血；太子参补气；牡丹皮、赤芍清热凉血；香附、香橼、佛手理气以助通脉；黄连、诃子肉厚肠涩肠。全方共用，使心之气阴血充足，血脉通，瘀热清，涩兼数脉得愈。

11）心室颤动

XX，男，74岁，工人。住院时间：1986年5月—1986年6月。

患者冠心病史6年，伴频发室性早搏呈三联律8个月，因心悸、胸闷而急诊。在急诊室时出现心室颤动，经抢救复律后入院。入院后予心电监护，吸氧，扩冠药物及抗心律失常药物利多卡因等持续静脉点滴，心电示波仍为反复出现频发室性早搏，时呈“RonT”继而室颤，均经电除颤复律。入院2天来共出现心室颤动近20次，遂加用中药治疗。当时患者心烦少寐，自觉胸闷憋气，心悸，气短，乏力，口干，大便干，3天未行，纳食尚可，观其舌质暗红，苔薄黄，脉细促。证属心气阴虚，血脉瘀阻，瘀而化热。治以益气养阴、活血通脉、凉血清热之法。处方：太子参30g，麦冬15g，五味子10g，沙参30g，白芍30g，丹参30g，川芎15g，香附10g，香橼10g，佛手10g，牡丹皮30g，赤芍30g，黄连10g。水煎服，日1剂。

服药1天后室性早搏明显减少，未出现“RonT”现象，未出现室颤。服药3天后室性早搏消失，2周后可下地活动，患者感觉良好，病情稳定，住院1月余出院。出院后仍于门诊继服中药治疗，追踪观察3年未见室颤发作。

按：该患者为频发室性早搏基础上出现心室颤动，病情危重。气阴耗伤，瘀热扰心，心烦少寐；气阴不足，心失所养则乏力、气短、胸闷；阴虚则口干、大便干。舌脉均为气阴两虚、瘀热内生之象。故治以益气养阴、清热凉血、活血通脉。方中沙参、白芍、太子参、麦冬、五味子共用以益气养阴，丹参、川芎活血通脉；以大剂量牡丹皮、赤芍、黄连清热凉血；以香附、香橼、佛手疏肝和中，理气以助活血通脉散郁热。全方共奏益气养阴、清热凉血、活血通脉之功。

（2）阴寒类心律失常验案

1）窦性心动过缓（缓脉）

XX，女，65岁，退休工人。初诊日期：2003年12月27日。

患者无明显诱因出现阵发心悸3月余，加重1个月。发作时伴胸闷、憋气、乏力，曾查心电图示窦性心动过缓。刻下症：心悸，恶心，脘腹胀，口干，易饥，眠差，大便不爽。既往史：既往体健。查体：血压120/70mmHg，双肺呼吸音清，未闻及干湿啰音，心界不大，心率56次/分，心律齐，各瓣膜听诊区未闻及病理性杂音，腹软，肝脾未及，双下肢不肿。舌质暗，苔白厚腻，脉细缓。心电图示：窦性心动过缓，心率56次/分，T波V5低平、双向。超声心动图未见异常。动态心电图示：最慢心率36次/分，最快心率76次/分，平均心率52次/分，结论：窦性心动过缓；ST-T改变。食道调搏心电图未见异常。西医诊断：心律失常，窦性心动过缓。中医诊断：心悸。辨证：心脾气虚，湿邪停聚，心脉受阻。立法：化湿理气，活血升脉。方用自拟理气化湿调脉汤加减。处方：紫苏梗 10g，陈皮 10g，半夏 10g，白术 30g，茯苓 15g，香附 10g，乌药 10g，太子参 30g，川芎 15g，丹参 30g，羌活 15g，石菖蒲 10g，远志 10g。水煎服，日 1 剂。

服药 1 周，症状改善不明显，2 周后，心悸、胸闷、憋气、乏力均减，口干、恶心、腹胀、易饥等症亦改善。查体：心率 63 次 / 分，律齐。3 个半月后，患者心率在 60 ～ 62 次 / 分，偶有心悸、气短，大便已调，舌苔转薄白，病情平稳。4 个半月后，患者心率升至 66 次 / 分左右，无特殊不适，诸症除。随访半年未复发。

按：该患者为窦性心动过缓，脉为缓脉，根据笔者在心律失常辨证方面要以脉为主、四诊合参的经验，辨证时首先抓住缓脉这一主症。缓脉的主病是脾虚及营阴不足，湿证及风证，再结合心悸、胸闷、乏力、恶心、脘腹胀，大便不爽，舌暗、苔白厚腻等表现分析，心脉瘀阻是该患者发病的必要环节，心脾气虚是发病的根本原因。从心律失常“两类、十型、三证候”方面分析，证属阴寒类、第二型，即心脾气虚，湿邪停聚，心脉受阻。予以化湿理气、活血升脉之法，其中化湿理气又是该患者治法中的关键。方中白术、茯苓、陈皮、半夏健脾化湿，紫苏梗、香附、乌药理气化湿，羌活祛风以助化湿，川芎、丹参活血通脉，太子参补益心脾，远志、石菖蒲化湿安神。全方共奏化湿理气、活血升脉之功，使心脾气充足，湿邪渐化，心脉通畅而缓脉愈。

2）窦性心动过缓（缓脉）

XX，男，64 岁，退休工人。初诊日期：2003 年 10 月 11 日。

患者心悸反复发作 3 年，加重 1 个月。3 年前始发作心悸，时伴有胸闷，胸闷发作与体力活动无关，无胸痛，于某医院就诊，诊为“冠心病”（未行冠脉造影检查）。1 个月前，无明显诱因心悸、胸闷加重，查心电图示窦性心动过缓，ST-T 改变，心率 52 次 / 分。刻下症：心悸、胸闷，乏力、气短，大便干。既往史：否认高血压、高脂血症、糖尿病等病史。查体：血压 120/80mmHg，神清，精神可，双肺未闻及干湿啰音，心率 50 次 / 分，心律齐，各瓣膜听诊区未闻及病理性杂音，腹软，肝脾未及，双下肢不肿。舌质暗淡，苔薄白，脉缓略沉。心电图示：窦性心动过缓，ST-T 改变。超声心动图示：左室顺应性减低。西医诊断：心律失常，窦性心动过缓。中医诊断：心悸。辨证：心脾气虚，心脉瘀阻，血行不畅。立法：健脾补气，活血升脉。方用健脾补气调脉汤加减。处方：太子参 30g，生黄芪 30g，白术 15g，陈皮 10g，丹参 30g，川芎 15g，香附 10g，乌药 10g，羌活 15g，槟榔 10g。水煎服，日 1 剂。

服药 1 周，心率升为 58 次 / 分，心悸、胸闷、气短减轻，大便干好转。1 个半月后心率增至 64 次 / 分，于方中加入三七粉以加强活血通脉之力。3 个月后患者心率增至 74 次 / 分，无自觉不适。随访半年无复发。

按：该患者为窦性心动过缓，脉为缓脉，根据笔者在心律失常辨证方面要以脉为主、四诊合参的经验，辨证时首先抓住缓脉这一主症。缓脉的主病是脾虚及营阴不足，湿证及风证。再结合心悸、胸闷、乏力、气短，舌淡暗、苔薄白等表现分析，该患者由于心脾气虚，心脉失养，血流缓慢，滞而不畅，出现缓脉。与前一病例比较，该患者并无明显的湿邪停聚，而主要是心脾气虚。若从心律失常“两类、十型、三证候”方面分析，则属阴寒类、第一型，即心脾气虚，心脉瘀阻，血行不畅。予健脾补气、活血升脉治法，其中健脾补气是该患者治法中的关键。方中太子参、黄芪补气升阳；白术、陈皮健脾理气；丹参、川芎活血通脉；羌活祛风以助化湿；香附、乌药、槟榔理气通腑。全方共奏健脾补气、活血升脉之功，使心脾气充足，心脉得养，血流通畅而缓脉愈。

3）病态窦房结综合征（慢 - 快综合征，缓脉、疾脉）

XX，男，73 岁。初诊日期：2003 年 9 月 4 日。

患者阵发心悸 5 年，发作频繁 2 个月。5 年前偶有心悸，体检发现频发室性早搏，曾短时间口服莫雷西嗪。2 个月前阵发心悸频繁，于专科西医院诊断为“病态窦房结综合征”，建议在安装心脏起搏器的前提下，继续服用莫雷西嗪控制室上性心动过速。因患者不愿安装起搏器，故来诊治。刻下症：阵发心悸，晨起自数脉搏 38 ~ 40 次 / 分，活动后多为 50 ~ 60 次 / 分。口干，怕冷，气短，乏力，腰酸，纳可，眠安，大便溏。心悸发作时为疾脉。既往史：否认高血压、冠心病、糖尿病史。查体：血压 130/80mmHg，神清，精神可，双肺呼吸音清，未闻及干湿啰音，心界不大，心率 55 次 / 分，心律齐，各瓣膜听诊区未闻及病理性杂音，腹软，肝脾未及，双下肢无浮肿。舌质暗红，苔白淡黄，脉细缓。心电图示：Ⅰ度房室传导阻滞。动态心电图示：最慢心率38次/分，最快心率170次/分，平均心率54次/分，室性异位搏动4次，室上性异位搏动124次，阵发房性心动过速3组。西医诊断：病态窦房结综合征（慢-快综合征）。中医诊断：心悸。辨证：心肾阴阳俱虚，血脉瘀阻，瘀而化热。立法：益气温阳，理气通脉，凉血清热。方用自拟清凉滋补调脉汤加减。处方：太子参30g，麦冬15g，五味子10g，桂枝10g，丹参30g，川芎15g，香附10g，香橼10g，佛手10g，牡丹皮15g，赤芍15g，黄连10g，诃子肉10g。水煎服，日1剂。

服药2周后，阵发心悸减轻，阵发室上速发作1次。晨起自数脉搏45～48次/分。服药1个半月后，晨起自数脉搏50～54次/分，活动后达60次/分以上，阵发室上速发作1次。2个半月后，阵发室上速未再发作，晨起自数脉搏54～57次/分，活动后达65次/分以上。患者见缓脉，舌质暗红，苔薄白。患者热象不著，故于方中去牡丹皮、赤芍、黄连、诃子肉，加生黄芪、白术、茯苓、肉桂。服药2个月后，患者晨起自数脉搏60次/分左右，活动后达74次/分。阵发室上速无发作。

按：该患者为病窦综合征（慢-快综合征），晨起自数脉搏38～40次/分，日间一般都在50～60次/分，就诊时心率55次/分。室上速发作时脉当为疾脉，平日脉则见迟脉、缓脉。再结合心悸气短、乏力、腰酸、口干、怕冷，舌暗红、苔白淡黄所显示出的心肾阴阳俱虚、血脉瘀阻及瘀而化热的表现分析，综合考虑，该患者为心肾阴阳皆虚，心脉失于温煦濡养，血脉瘀阻，而见迟、缓脉。而血脉瘀阻，日久化热，则时而出现热象，脉见疾脉。总之，该患者辨证应为心肾阴阳俱虚，血脉瘀阻，瘀而化热，治法益气温阳养心，理气通脉，凉血清热。方中太子参、麦冬、五味子益心气养心阴；桂枝温通心阳；川芎、丹参活血通脉；香附、香橼、佛手理气以助通脉；牡丹皮、赤芍凉血清热；黄连、诃子肉厚肠涩肠。药后瘀热渐清，阵发室上速不再发作，则气虚阳虚为主，于方中去掉牡丹皮、赤芍、黄连、诃子肉，再加入生黄芪、肉桂等以益气温阳，提高心率。经逐步调理，患者迟、缓脉得以恢复。

2. 治疗心力衰竭——重在“益气养心、理气通脉”兼调整其他脏腑

心衰的病机，是各种心体病变日久不愈，心体受损，心用衰微，其病位在“心”，心用衰微是该病的关键。心主周身之血脉，心气衰微不能帅血畅行，进而引起其他脏腑经脉瘀阻，气机壅塞，脏用失常。心衰影响他脏大体上是沿着肺—肝—脾—胃—肾的顺序发展。因此，在心衰的治疗方面，应该以“益气养心、理气通脉”为基本法则，同时根据其他脏腑受损情况，分别加用调整相应受损脏腑功能的治法。常用基本方组成：生黄芪，太子参，麦冬，五味子，丹参，川芎，香附，香橼，佛手，乌药。方中生黄芪、太子参、麦冬、五味子益气养阴，丹参、川芎活血通脉，香附、香橼、佛手、乌药理气以助通脉。该方适于心衰属心气衰微、血脉瘀阻、心用失司证，病位在心者，症见心悸，气短，乏力，动则气喘，舌暗红，苔薄白，脉细无力。魏老临床治疗心衰常以此方为基本方，再依据他脏受损情况而分别施治。

兼肺脉瘀阻者，除见心悸、气短、乏力等症外，并见胸闷气憋、咳逆倚息不能平卧、尿少肢肿，乃心气衰微不能帅血畅行，进而引起肺脉瘀阻、肺失肃降、治节失司，不能通调水道下输膀胱，致水饮停聚，上逆凌心射肺。舌质暗红，苔腻，脉多见弦滑或兼数。治以益气养心、理气通脉、泻肺利水，于基本方中加用桑白皮、葶苈子、泽泻、车前子，以清肃肺气，泻肺利水。

兼肝脉瘀阻者，临床常兼见胁胀痛或胁下痞块，舌质紫暗，脉细弦或兼数，为影响至肝之脉络瘀阻，肝失疏泄。治以益气养心、行气活血、养阴柔肝，常于基本方中加用郁金、青皮、当归、白芍、桃仁、红花、赤芍等以行气活血，养阴柔肝。

兼脾胃脉络瘀阻者，临床常兼见脘腹胀满、纳呆、恶心、便溏，舌质暗、舌体偏胖、苔腻，脉细弦或滑或兼见数脉，为影响至脾、胃之脉络瘀阻，脾失健运，胃失受纳，则出现脘腹胀满、纳呆等症。治以益气养心、理气通脉、健脾利湿。常于基本方中加用白术、茯苓、陈皮、半夏、泽泻、车前子、川厚朴、大腹皮等以健脾和胃，利水渗湿，行气消胀，且气行亦有助于湿化。

兼肾脉瘀阻者，临床常见心悸、气短、头晕、耳鸣、腰酸肢冷、面色黧黑、二便闭塞不通，舌质暗红、苔薄白腻，或舌光红而瘦，脉细滑数。此为心气衰微，血脉瘀阻，影响至肾脉瘀阻，肾失开合。治宜益气养心、理气通脉、温肾

利水，在基本方中加用制附子、肉桂、胡芦巴以温肾阳；山茱萸既能补肾益精，又能温肾助阳；山药健脾补虚，滋精固肾，治诸虚百损；泽泻、车前子利水，且泽泻可泄肾经浊邪。而方中制附子、肉桂、山茱萸、山药、泽泻同用，又寓有“肾气丸”制方之义，“善补阳者，必于阴中求阳”，阴阳双补，补中有泻，补而不滞，泻而不伤。

此外，心衰晚期出现肾脉瘀阻，肾阴耗竭，肾阳衰竭，阴竭阳绝，阴阳将脱的垂危状态之时，急宜回阳救逆，用独参汤、四逆汤，加五味子、山茱萸等以治疗。

验案举例

XX，男，65岁。初诊日期：2010年7月5日。

患者冠心病，缺血性心肌病，陈旧心梗（前壁、下壁）病史。1年前行埋藏式心脏转复除颤器（ICD）植入术。平日时感胸闷，气短，稍走路则需休息。平卧觉憋气，需高枕卧位。平日并有口干，咽干。牙痛间作。时咯痰。大便偏干。舌红边齿痕，苔薄黄，唇暗，脉细弦。既往糖尿病、高血压、脑梗病史。辅助检查：2009年3月冠脉造影示三支病变，右冠近端100%闭塞，左前降支近中段100%闭塞，左回旋支近端100%闭塞。无法行支架及搭桥。超声心动图示LVEF 37%。今日心电图示：Ⅱ、Ⅲ、aVF、V4-V6可见异常Q波，V1-V3呈QS型，V1-V3 ST段抬高，室壁瘤？西医诊断：充血性心力衰竭，心功能Ⅲ级（NYHA分级），冠心病，缺血性心肌病，陈旧心梗（前壁、下壁），ICD植入术后。中医诊断：心衰病。辨证：心气阴虚，血脉瘀阻，心用失司。立法：益气养阴，理气通脉。处方：太子参30g，沙参30g，麦冬15g，五味子10g，香附10g，香橼10g，佛手10g，乌药10g，牡丹皮10g，升麻10g，黄连10g，黄芩10g，葶苈子10g，杏仁10g。水煎服，日1剂。

服药1周，病情无明显变化。仍时感胸闷憋气，夜间需高枕卧位。咽干，咽中有痰。仍牙痛时作，遇冷热刺激而痛。大便2～3日1行。舌脉如前，心率72次/分。超声心动图示：左心房室扩大，左室壁运动普遍减低，后室间隔及后壁节段性运动异常。主动脉硬化，主动脉瓣退行性改变。二尖瓣、主动脉瓣轻度关闭不全。左心功能减低，LVEF 45%。前方加槟榔 10g，桑白皮 15g，泽泻 30g。服该方 2 周，仍觉气短、牙痛、有痰不易咯出，大便 2 日 1 行，欠畅。减太子参。1 周后来诊，患者诉胸闷憋气减轻。原经常夜间憋醒，现夜间无憋气。气短减，牙痛除，觉咽痒，大便 3 天 2 次。加瓜蒌 30g，钩藤 10g，蝉蜕 10g。1 周后，患者觉病情明显减轻，甚为高兴。诉天好时可慢走 100 ~ 200 米，闷热天可慢走 50 ~ 60 米，安静时无气短胸闷，活动时觉气短。牙痛未作，大便可，仍觉咽中有痰。心率 60 次 / 分。减牡丹皮、升麻、黄连，加板蓝根 10g，锦灯笼 10g，青黛 10g，浙贝母 10g，太子参 30g。继服 2 周，咽不适好转，痰减少。近几日洗澡时亦未出现喘憋，平日可慢走 500 ~ 600 米，曾提 2 袋面（约 15kg）走近百米无喘憋。去槟榔、葶苈子、桑白皮、泽泻、杏仁。再服 2 周巩固疗效。

按：该患者冠心病、缺血性心肌病、陈旧心梗（前壁、下壁），超声心电图示 LVEF 37%。平日胸闷，气短，稍走路则需休息。结合舌边齿痕，脉细，其心气衰微可知。口干、咽干、苔薄黄，乃阴虚之征。平卧觉憋气，需高枕卧位，时咯痰，为心气衰微不能帅血畅行，引起肺脉瘀阻，肺失肃降所致。辨证心气阴虚、血脉瘀阻、心用失司，治以益气养心、理气通脉。方中太子参、沙参、麦冬、五味子益气养阴，香附、香橼、佛手、乌药理气以助通脉，黄芩、葶苈子、杏仁清肺化痰牡丹皮、赤芍凉血清热，黄连厚肠涩肠。因患者无尿少及肢体浮肿，可知肺脉瘀阻尚不严重，没有影响到肺通调水道之能，故仅用葶苈子，未用桑白皮、泽泻等药。药后 1 周，胸闷憋气无明显变化，且大便偏干，虽肺脉瘀阻尚不为重，考虑药后症状缓解不明显，故加入桑白皮、泽泻泻肺利水，槟榔以行气通腑。服药 4 周后，胸闷憋气减轻。原经常夜间憋醒，现夜间无憋气。气短减轻，牙痛除。后又随症加瓜蒌、钩藤、蝉蜕等药。5 周后，天好时可慢走 100 ~ 200 米，闷热天可慢走 50 ~ 60 米，安静时无气短胸憋，活动时觉气短。7 周后，可慢走 500 ~ 600 米，提 2 袋面（约 15kg）走近百米无喘憋，且洗澡时亦未出现喘憋。病情明显缓解。

3. 治疗冠心病心绞痛——注重“和血”

冠心病心绞痛属中医“胸痹”“心痛病”之范畴。临床治疗冠心病心绞痛，应该注意区分“血瘀证”与“血脉流通不畅证”，针对冠心病心绞痛、胸闷痛的特点，选用“活血”和“和血”之法。

《内经》中有关冠心病心绞痛有如下记载，“心病者，胸中痛，胁支满，胁下痛，膺背肩甲间痛，两臂内痛”“心手少阴之脉……是动则病嗌干心痛，渴而欲饮，是为臂厥，是主心所生病者……”“忧思则心系急，心系急则气道约，约则不利”“手少阴气绝则脉不通，脉不通则血不流”。根据这些记载分析，冠心病心绞痛的病位在心，病理是心脉不通，不通则痛，病性属本虚标实。心主血脉，脉为血之府，血液充盈方可循行脉内周流不息。而血液的周流又赖于心阳气的鼓动，心为阳中之太阳，以阳气为用。心的阳气具有温煦和推动的作用，只有心阳气充沛，方能使血液正常运行，通达全身。如果心阳气衰弱，便使心用障碍，血行不利。心脏以血为体，心阳气的温煦和推动正常，有赖于心阴血的濡养和滋润，正所谓“阴在内，阳之守也；阳在外，阴之使也”。若心阴血及心阳气不足，则心体、心用受损，均能引起血流不通的心痛。所以，心阳气或心阴血不足是冠心病心绞痛的根本原因。另外，忧郁思虑等情志因素伤及心脏，而致心脉气机阻滞。饮食不节，痰湿内生，阻滞心脉；寒邪内侵，阻滞心脉等，也是心脉不通的原因。

对于冠心病心绞痛的治疗，必须标本兼顾。治本，即补养阴血，扶助心阳，以促进血脉循行流畅。通过长期观察总结，临床所见患者常表现为心之气阴不足，单纯心阳虚者不多见，因此在药物选择上常用太子参、麦冬、五味子以扶正。太子参甘、微苦，性平，补气生津，且补而不燥。麦冬甘、微苦，性微寒，能滋补肺胃之阴，兼养心阴，补而不腻。五味子酸、温，生津止渴，并能养心敛汗。三药共用，既可补气，又能养阴，不燥不腻，对于心之气阴亏虚所致诸症，尤为适宜。此外，气属阳，补气亦可扶助阳气。治标，即调理气机，活血通脉，魏老用药的特点是“和血”。冠心病心绞痛的病理为心脉阻滞，血流不畅，即血液在经脉之中流通不畅，并不等同于“瘀血”。瘀血致病的特点可见痛如针刺、痛处固定不移、入夜尤甚，或见肿块、出血，或见面色黧黑、肌肤甲错等，与心绞痛所见之症不同。所以用药应该注重和血，以太子参、麦冬、五味子养心，香附、乌药、香橼、佛手理气，丹参、川芎、三七、鸡血藤活血。避免应用三棱、莪术、水蛭、虻虫等破血之品，以免损伤正气。丹参苦、微寒，善于祛瘀生新，调养血脉。川芎辛、温，为血中气药，可上行头目，下行血海。二药相伍，一寒一温，活血通脉而不伤正，且使药性不至于过寒或过温。三七甘、苦，性温，善化瘀血而不伤新血。鸡血藤苦、微甘，性温，行血补血，舒筋活络，对于血瘀、血虚或血虚兼有瘀滞之证，皆可应用。血属阴主静，血不能自行，需赖于气之推动。气机郁滞则血行不利，流通不畅，故需要特别重视理气药的应用，通过理气达到助血脉流通之功。关于理气药的选择，因该病之本为“虚”，所以当理气而不能破气，魏老喜用香橼、佛手、香附和乌药。香橼辛、酸、苦，性温，可调气、宽胸、化痰；佛手辛、苦、酸，性亦温，能理气和中，疏肝解郁。此二味药皆药性平和，久用而不致伐伤正气。香附辛、微苦、微甘，性平，善于疏肝解郁，调理气机，且兼入血分，为“血中气药”。乌药辛、温，善于疏通气机，能顺气畅中，散寒止痛。香橼、佛手、香附、乌药四药共用，使气机调畅，血行流通，且药力适中，无破气之弊。因现在多数患者服用西药抗血小板药物，只用调气之品，不用活血之药，也能获效，即“气行则血行”之理。此外，川芎性偏温，香附前人有“苦燥而能耗血散气”之说，二者久用稍有耗气伤阴之弊，配合太子参、麦冬、五味子，则可佐制其温燥之性。另外，饮食不节、痰湿内生，或寒邪内侵，亦可阻滞心脉，致心脉不通，故临床上还当相应选用化痰湿、逐寒邪等法则。

魏老长期临床观察发现，冠心病心绞痛临床最为常见以下两型：

（1）心气阴虚，郁瘀阻脉 症见心痛时作，心悸气短，胸闷憋气，疲乏无力，口干喜饮，大便欠畅。舌质略红或嫩红有裂，苔少或薄白，脉细弦。治以益气养心，理气通脉。方用魏老自拟之通脉理气汤（太子参、麦冬、五味子、香附、香橼、佛手、乌药、丹参、川芎等）。方中太子参、麦冬、五味子益心气养心阴；丹参、川芎活血通脉；香附、香橼、佛手、乌药理气以助通脉。全方共奏益气养心、理气通脉之功。

（2）心脾不足，痰湿阻脉 症见心痛时作，心悸气短，乏力，胸胁苦满，脘腹痞胀，大便不爽，纳食不香。舌淡暗、胖，苔白厚腻，脉弦滑。治以疏气化痰，益气通脉。方用魏老自拟之疏化活血汤（紫苏梗、半夏、陈皮、白术、茯苓、香附、乌药、川厚朴、太子参、丹参、川芎等）。方中白术、茯苓、半夏、陈皮健脾祛湿化痰；紫苏梗、香附、乌药、川厚朴理气宽胸，以助痰湿之邪得化；丹参、川芎活血通脉；太子参补益心脾。全方共奏疏气化痰、益气通脉之功。

验案举例

XX，女，77岁。初诊日期：2010年9月30日。

患者12年前因冠心病，在本市某医院行经皮冠状动脉介入治疗术（PCI），术后胸闷、胸痛明显缓解。近2年患者胸闷、胸痛又时有发作。近1周阵发胸痛，发作较频繁，于做家务时出现，每次持续5～10分钟。于西医院就诊，医生建议复查冠脉造影。患者不希望再行该项检查，遂来我院求诊。诉平日乏力，口干口臭，纳可，大便秘，口疮时作。查体：血压120/70mmHg，心率68次/分。舌红，苔薄黄，脉细。既往史：高血压史，现服降压药，血压控制可。

西医诊断：冠心病，不稳定性心绞痛。中医诊断：胸痹心痛病。辨证：心气阴虚，郁瘀阻脉。立法：益气养心，理气通脉。处方：沙参30g，麦冬15g，五味子10g，香附10g，香橼10g，佛手10g，乌药10g，牡丹皮10g，升麻10g，黄芩10g。水煎服，日1剂。

服药1周，患者仍觉气短、乏力，阵发胸痛。口干减轻，舌脉如前。上方易沙参为太子参，以加强补气之力。继服药2周，患者口疮已愈，仍口苦，大便每日均有，但欠畅，仍时觉左腋下、左胸、后背疼痛，与活动有关。因口疮已愈，于前方去牡丹皮、升麻，加延胡索、橘叶各10g，服该方1周后，胸痛减轻。效不更方，继服药2周，患者胸痛发作减少，诉原晨起觉胸闷，现亦减少。大便可。继服药2周巩固疗效。

按：该患者冠心病、支架术后，就诊前1周阵发胸痛，属中医“胸痹心痛病”范畴。患者年过七旬，五脏之气已虚，心气不足，不能帅血运行，气虚血瘀，不通则痛，故做家务时出现胸痛。再结合患者乏力、口干、大便秘，舌红、苔薄黄，脉细，综合分析，辨证当为心气阴虚、郁瘀阻脉。因患者初诊时正值口疮发作，故以沙参易太子参，与麦冬、五味子共同养阴，以香附、香橼、佛手、乌药理气以助通脉，牡丹皮、升麻、黄芩针对口疮而设。若遇口疮，我们平日喜用牡丹皮、升麻、黄连，但该患者大便秘结，故此处未用厚肠之黄连，而改用黄芩。此外，方中未用丹参、川芎活血之品，乃因患者已服用阿司匹林肠溶片。西药抗血小板之药力颇强，此时再用活血化瘀之中药，恐有出血之弊。另外，冠心病心绞痛的病机乃心脉阻滞，血流不畅，即血液在经脉之中流通不畅，并不等同于“瘀血”。气机郁滞则血行不利，流通不畅，不通则痛，因此应用理气药以助活血通脉。患者服药3周，仍觉左腋下、左胸、后背疼。腋下乃肝经所过，故加延胡索与橘叶。《本草纲目》载“延胡索，能行血中气滞，气中血滞，故专治一身上下诸痛”。橘叶归肝经，可疏肝行气，用于胁肋作痛。入此二味药后，患者胸痛明显缓解，最终胸痛发作减少，晨起胸闷之情况亦得到缓解。

4. 治疗脑动脉硬化、椎－基底动脉供血不足——重在“养阴平肝降逆”

脑动脉硬化、椎－基底动脉供血不足，常可引起头晕。长期临床观察发现，脑动脉硬化、椎－基底动脉供血不足患者，临床以阴虚肝旺证型最为多见，具体多表现为头晕、头胀，因烦劳恼怒而加剧，心烦易急，口干口苦，舌红苔黄，脉弦细。以肝为风木之脏，体阴而用阳，其性主动主升。阳盛体质之人，阴阳平衡失其常度，阴亏于下，阳亢于上；或因郁怒焦虑，肝失条达，肝气郁结，气郁化火，耗伤阴血，阴不制阳；或因肝肾阴虚，阴不涵阳，以致肝阳升动太过；肝阳上亢，清空被扰，则见头晕、头胀，因烦劳恼怒而加重。心烦易急，口干口苦，舌红，苔黄，脉弦细，亦为阴虚肝旺之征。

自拟柔肝清眩汤以养阴平肝降逆，疗效确切。

方药组成：白芍，桑叶，菊花，石决明（先煎），珍珠母（先煎），钩藤，天麻，川牛膝，香附，乌药，丹参，川芎。水煎服，日1剂。

方解：白芍苦酸微寒，归肝、脾经，其性柔润，有养肝阴、调肝气、平肝阳之效。石决明、珍珠母，味咸性寒，归肝、心经，皆为介类，介类可潜阳，二药同用，平肝潜阳，清肝明目；钩藤甘微寒，归肝、心包经，天麻甘平，归肝经，二者常共用，可平肝潜阳止眩晕；桑叶苦甘寒，菊花辛甘苦微寒，二药合用，可清肝热利头目，且与石决明、珍珠母、白芍等配伍，能平肝熄风。川牛膝苦酸平，功擅苦泄下降，能引血下行，对阴虚阳亢之证，与上述诸药配伍，可加强潜阳摄阴、镇肝熄风之力，在此用量必须大至30g方能奏效。川芎归肝、胆、心包经，辛散温通，为血中气药，上行头目，下行血海，有行气活血、搜风、开郁等作用；丹参归心、肝经，一味丹参，功同四物，为活血化瘀之要药。香附辛、微苦、微甘、平，归肝、脾、三焦经，能通行十二经、八脉的气分，前人称它能“主一切气”，为疏肝解郁、行气止痛之要药；乌药辛温，归肺、脾、肾、膀胱经，可散寒行气止痛，二者相合，主散诸般气症。香附、乌药、川芎偏温燥，但方中有大量白芍阴柔，四药可互相制约各自的温燥阴柔。诸药共用，具有养阴平肝潜阳之功，使亢阳得降，清窍得利，而眩晕止。临床应用本方时，常根据患者症状加减用药。如耳鸣加灵磁石、蝉蜕、龙胆；头晕甚、便秘加决明子、沙苑子、白蒺藜；腰酸膝软加桑寄生、续断、杜仲；心烦失眠入睡难加莲子心、黄连、连翘、栀子、黄芩、龙胆草；早醒加百合；多梦加炒酸枣仁、夜交藤。

验案举例

XX，男，65岁。初诊日期：2009年8月20日。

患者诉高血压、糖尿病、陈旧脑梗、椎－基底动脉供血不足病史。平素时觉头晕。就诊时诉头晕，自觉言语欠利，腰酸腿软，下肢怕凉，但身常觉热，眠差早醒，舌红苔白略黄，脉细，重按稍弦。脑多普勒超声（TCD）示：椎－基底动脉供血不足。

辨证：阴虚肝旺。立法：养阴平肝降逆。方用：自拟柔肝清眩汤加减。处方：白芍30g，桑叶10g，菊花10g，石决明30g（先煎），珍珠母30g（先煎），钩藤10g，天麻10g，川牛膝30g，香附10g，乌药10g，桑寄生30g，杜仲10g，续断10g，百合15g，远志10g，石菖蒲10g。水煎服，日1剂。

服药1周，患者见头晕减轻，仍感腰酸痛，大便干，于上方加狗脊、沙参、生地黄、玄参。继服药1个月，患者诉头晕明显减轻，言语欠利较前好转，腰酸腿软亦大减，大便不干，睡眠改善。再服药1个月巩固，患者病情平稳，遂停药。

按语：该患者椎－基底动脉供血不足，头晕，腰酸腿软，自觉下肢怕凉，脉细，从这些症状及脉象看，其头晕似为“虚”作祟，为气虚、肾虚。但其脉虽细，重按见弦之象，其头晕为头常觉满，则可知辨证当属阴虚肝旺。患者下肢怕凉，但身热，分析其下肢怕凉乃为气机不通，并非肾阳虚衰所致。因此治以养阴平肝降逆为主，又随症加入补肾强腰、开窍等药。方中白芍养阴柔肝以制亢阳，桑叶、菊花清肝热利头目，石决明、珍珠母、钩藤、天麻平肝潜阳熄风，川牛膝活血引血下行，香附、乌药理气调畅气机，桑寄生、杜仲、续断、狗脊补肾强腰，百合养心安神，远志、石菖蒲开窍，沙参、生地黄、玄参滋阴通便。药后患者头晕逐步改善，诸症减轻。

（五）零金碎玉——临床常用之小方

1. 口疮、牙痛

口疮、牙痛因胃火所致者居多。魏老临床治疗口疮或牙痛，常随方加用黄连、牡丹皮、升麻，即“清胃散”之意趣。“清胃散”方出《兰室秘藏》，原方中有生地黄、当归、牡丹皮、黄连和升麻，主治胃有积热引起的牙痛、牙龈溃烂、唇舌肿痛等症。方中黄连苦寒泻火、清胃中积热，生地黄凉血滋阴，牡丹皮凉血清热，当归养血和血，升麻散火解毒，取“火郁发之”之意。诸药配合，共奏清胃凉血之功。

2. 咽痒

外感咽痒，临床常见，甚至有表现为咽痒难忍，咳嗽数声方止者。魏老临床常随方加用钩藤、蝉蜕。钩藤甘微寒，归肝、心包经，可熄风止痉，清热平肝；蝉蜕甘寒，归肺、肝经，可疏散风热，熄风止痉。二药相伍，一般用于小儿惊哭夜啼。咽痒多与外邪犯肺、肺失宣降有关，蝉蜕入肺经，有疏散风热、开宣肺气之效，可治风热郁肺，咽痛、声音嘶哑之症；钩藤熄风止痉，谓其可“解痉挛”。二药配合，对感受风热之邪或风寒入里化热引起的咽痒、音哑，多有特效。

3. 四肢麻木

针对四肢麻木，魏老临床常用桑枝、丝瓜络，有时亦加用片姜黄。桑枝苦平，祛风通络，取“以枝达肢”之意；丝瓜络甘平，亦可祛风通络。两味性皆平和，不入血分，而有通络之功。片姜黄辛苦温，能宣通血中气滞，长于横行肢臂，若单用桑枝、丝瓜络效欠佳，且患者以上肢麻木为主者，则可加用片姜黄。已经应用西药抗血小板药的患者，应该慎用活血化瘀药，而片姜黄有引经之功，三七既能活血又可止血，对冠心病、心绞痛等可酌情选用。

4. 乳房、胁肋疼痛

乳房、胁肋胀痛，多肝气郁结，魏老临床喜用橘叶入方。橘叶性平，归肝经，能疏肝行气、消肿散结，常用于胸胁闷痛、乳房发胀等症。冠心病腋下、左胸、后背疼痛，随方加用延胡索、橘叶各10g，常有应手之效。而对乳痈、乳房胀痛，则可取橘叶、橘核同用。橘核性亦平，能行气散结止痛，与橘叶配伍，疏肝行气，散结止痛，故可用于乳痈、乳房结块等。

5. 头痛

对于头痛，特别是偏头痛、三叉神经痛者，魏老临床常用荆芥、川芎、全蝎，或加用木瓜。荆芥辛微温，能祛风解表而性较平和，风寒风热之头痛皆可应用。川芎活血行气，祛风止痛，可上达巅顶，为治头痛之要药。全蝎辛平，熄风止痉，通络止痛，并可引诸药直达病所。木瓜舒经活络，缓解经脉拘挛。诸药共用，疏散外邪，活血通络，缓解痉挛，而达止头痛之功。

6. 食欲旺盛

食欲旺盛在糖尿病患者常见，直接影响血糖控制，魏老临床喜用玉竹。玉竹甘平柔润，能滋阴润肺，生津养胃。《质问本草》载其可以“缓脾”，以治疗食欲旺盛。脏腑皆有阴阳。脾主运化，脾病一般可见脾失运化，水湿内停，但亦有脾运太过之时。脾运化太过，可致脾阴虚，进而阴虚燥热内生，表现食欲旺盛。缓脾，即制约脾的过于运化，脾运恢复正常，所以可以解决患者食欲旺盛。

（戴梅）

三、过"补"致壅，久"活"耗气

各种营养食品和滋补药物，有滋养相应脏腑或气血的作用。特别是滋补性中药，虚证用之，可以增气而得益，若补之不当，使一脏过胜，影响五脏的正常生克制化和气血运行，则由益变害，反而成为致病的原因，此理同道共知。"久而增气，物化之常也，气增而久，夭之由也"这句经文的道理，粗看似乎简单易懂，但从临床实践中细看，不少医者对"气增而久，夭之由也"并未十分重视。如有人只顾"效不更方"，长期使用补气之品而致变生他症。如患者张某，男性，60岁，患高血压25年，因头晕目眩反复发作7个月来诊，兼有胸闷气短，疲乏无力，时有恶心，下肢浮肿，纳少便溏，舌胖暗，苔白滑，脉沉细。血压为110/80mmHg，脑血流图示椎－基底动脉供血不全。辨证为中气不足，清阳不升，浊阴不降。用补中益气汤合升阳益胃汤加减。处方：生黄芪30g，太子参30g，白术10g，茯苓15g，升麻6g，柴胡6g，葛根10g，羌活10g，独活10g，陈皮10g，半夏10g，黄连6g。每日1剂，连服2个月，症状消失，血压为150/90mmHg，脑血流图转为正常。病人高兴异常，如获至宝，于是自己请其他医生继续抄方服用。再用药2个多月后，出现头痛头晕，胸闷心悸，大便秘结，心烦不寐。来诊见舌红，苔黄，脉象弦数。血压升高至180/120mmHg，证属阴虚肝旺，与过服补中益气合升阳益胃汤化热伤阴有关。嘱停服上药，改用滋阴潜阳、凉血活血、平肝通便药治疗后好转。

目前临床上有一种错误倾向，即一见冠心病就以活血化瘀为法，所以常有因为用活血化瘀而致病者。复方丹参片治疗冠状动脉供血不全，有一定疗效，但用之过度也有损害。如患者曹某某，女性，55岁，诊断为冠状动脉供血不全1年，心绞痛常反复发作，服复方丹参片治疗，初服2个月效果甚佳。后来心绞痛反频繁发作，且出现疲乏无力，胸闷气短，心悸心痛，头晕目眩，大便秘结，纳谷不香，舌暗红，苔薄黄。来诊时辨证为阴血受伤，心气亏虚，血脉不活。此因复方丹参片久服也能伤阴耗气，气阴既有耗伤，必影响到心气亏虚，血脉不畅，改用益气养阴、活血化瘀法治疗。处方：太子参 30g，麦冬 10g，五味子 10g，丹参 20g，赤芍 15g，川芎 15g，山楂 15g，生地黄 15g。先服 3 剂，症状减轻，继服 2 周，精神体力好转，胸闷气短解除，心绞痛很少发作。嘱隔日服药 2 月余，病情稳定。

临床上还有一种倾向，认为冠心病都有气虚血瘀之病理变化，于是常用益气活血治疗。若真属气虚血瘀者，治之理当有效；若无气虚，或经补后已无气虚者，继续予补，常会出现气机阻滞，反使血瘀加重。1988 年 10 月，患者李某某，女性，68 岁，因冠心病心绞痛，服某医院生产的气血液（人参、黄芪、当归、丹参），先服 1 周，似乎有效，再服 1 周，出现胸脘痞闷，口干咽燥，口渴多饮，大便秘结，胸闷太息，心绞痛频作。来诊时其舌暗红、苔黄，脉象弦数，示气机阻滞，化热伤阴，血脉不活之象。予行气活血、养阴通脉法治之。处方：紫苏梗 10g，柴胡 10g，枳壳 10g，丹参 30g，赤芍 20g，生地黄 20g，玄参 15g，厚朴 10g，川芎 10g，山楂 15g，佛手 10g。药服 7 剂病情明显好转。嘱隔日服 1 剂，继服 2 个月，病情缓解。

（《中医杂志》，1991 年第 2 期）

四、魏执真以二陈汤化裁治疗心脑血管病

二陈汤出自《太平惠民和剂局方》，是治疗痰饮为患的代表方剂。魏执真教授从事心脑血管疾病的临床及科教研工作40余年，中西结合，古方今用，应用二陈汤化裁治疗各种心脑血管疾病之辨证属发浊瘀阻型者，疗效甚佳，介绍如下：

1. 病态窦房结综合征

沈某某，女，50岁，2002年6月7日初诊。患者自觉心悸、胸闷、憋气、脉有间歇，症状时轻时重10余年。2002年3月查心电图示：窦性心动过缓，心率46次/分。经西医全面检查后诊断为“病态窦房结综合征”并建议安装起搏器，患者不愿接受，遂来中医求治。患者心悸，胸闷，憋气，乏力，脉有间歇，脘腹胀满，纳差，大便黏而不爽，睡眠尚安。查体：血压120/80mmHg，心率47/分，律齐，未闻及病理性杂音，两肺听诊正常，腹平坦软，肝脾不大，双下肢无浮肿，舌质暗，苔厚腻，脉缓。心电图：窦性心动过缓，心率47次/分。动态心电图：最慢心率46次/分，最快心率72次/分，平均心率52次/分，可见Ⅱ度Ⅱ型窦房传导阻滞。西医诊断：病态窦房结综合征。中医诊断：心悸。患者脾虚运化失职，水湿内停，聚久成痰，痰湿阻脉，气血运行不畅，阻滞心脉，心失所养则心悸；痰湿中阻胸中阳气不展则胸闷、憋气；痰湿阻碍中焦气机升降则脘腹胀满、纳差；脾虚运化失常，清浊不分则大便黏而不爽；舌质暗，苔厚腻，脉缓均为脾虚痰湿内盛之象。治以健脾化湿祛痰，活血通脉养心。处方：紫苏梗10g，陈皮10g，半夏10g，炒白术15g，茯苓15g，川厚朴10g，香附10g，乌药10g，羌活15g，太子参30g，丹参30g，川芎15g。水煎服，日1剂。服药7天后复诊，自觉心悸、胸闷、憋气症状减轻。增减服药1个月后，无心悸、胸闷、憋气、脘腹胀满症状。又随症加减服药2个月后无不适症状，复查动态心电图：心率57 ~ 72次/分，平均61次/分，

未见窦房传导阻滞。

2. 冠心病

郭某某，男，44岁，2000年9月3日初诊。阵发胸痛、胸闷、压迫感伴大汗出3年，加重1个月。3年来无明显诱因阵发胸痛、胸闷、憋气、压迫感，伴有大汗出，甚至濒死感，数日或数周发作1次，每次持续10余分钟，近1个月每天发作1次，每次持续20分钟左右。舌下含服硝酸甘油症状能缓解。做冠状动脉造影示：前降支肌桥对角支40%狭窄。心电图示：明显ST–T改变。患者平素心烦易急、乏力、脘腹胀、肠鸣、便溏黏滞不爽，纳眠尚可，晚间心率50～60次/分。查体：面色苍白，血压120/75mmHg，心率76次/分，律齐，未闻及病理性杂音，两肺听诊正常，腹部平坦软，肝脾不大，下肢无浮肿，舌质暗，苔厚腻淡黄，脉弦滑。西医诊断：冠心病，不稳定心绞痛，冠状动脉痉挛。中医诊断：胸痹。患者肝气不舒，木郁土壅，脾失健运，湿邪停滞，日久成痰，痰湿阻脉，气滞血行不畅，心脉失养，胸阳不展，则心烦易急、胸痛、胸闷憋气、压迫感，甚至濒死感；脾虚水湿内停，阻碍气机则脘腹胀；湿浊内停日久化热，湿热下注则肠鸣、大便溏黏滞不爽；脾运失职，气血化生不足，周身失于濡养则面色苍白、乏力；舌质暗，苔厚腻淡黄，脉弦滑均为肝郁脾虚痰湿内停，日久化热之象。治以健脾化湿清热，理气活血通脉。处方：紫苏梗10g，半夏10g，陈皮10g，炒白术30g，茯苓15g，川厚朴10g，香附10g，乌药10g，太子参30g，丹参30g，川芎15g，黄连10g，木香10g，炒薏苡仁30g。水煎服，日1剂。服药7天后复诊，胸痛没有发作，但时有胸闷感，怕冷。上方加肉桂10g，增减服药1个月，患者胸部无不适感觉，但泛酸、胃脘部灼热感。前方去肉桂加瓦楞子15g，又增减服药1个月，患者无任何不适感。心电图显示大致正常。随诊至今未再复发。

3. 室性期前收缩

郭某某，女，65岁，初诊日期：2002年3月15日。脉有间歇1年，近1月发作频繁，自觉阵发心悸。胸闷、乏力、脘腹胀满、眠差、纳可、大便欠畅。发现高血压、冠心病10余年，一直服用硝苯地平缓释片及单硝酸异山梨酯片等，血压维持在（130～140）/（80～90）mmHg。查体：血压130/80mmHg，心率75次/分，其中早搏7次，各瓣膜听诊区未闻及病理性杂音，两肺听诊正常，腹平坦软，肝脾未及，双下肢无浮肿，舌质暗、体胖有齿痕，苔白厚腻，脉结。心电图显示：窦性心律，频发室性期前收缩，ST-T改变。西医诊断：心律失常，冠心病，高血压。中医诊断：心悸，胸痹。患者脾虚运化失职，水湿不运，聚湿生痰，痰湿阻脉，心神失养则心悸、眠差；胸阳不展则胸闷；湿阻中焦气机不畅则脘胁胀满；大肠传导失常则大便不畅；脾虚气血化源不足、肌肉失于温养则乏力；舌质暗、体胖有齿痕，苔白厚腻，脉结均为脾虚湿盛、血脉瘀阻之象。治则：健脾化湿祛痰，理气活血通脉，兼以安神。处方：紫苏梗10g，陈皮10g，半夏10g，炒白术15g，茯苓15g，川厚朴10g，香附10g，乌药10g，枳壳10g，太子参30g，丹参30g，川芎15g，槟榔10g，石菖蒲10g，远志10g。水煎服，日1剂。服药7剂后自觉心悸、胸闷、脘胁胀满等症均减轻，脉间歇减少，睡眠较前好转。增减服药20剂，脉间歇消失，无不适症状。又巩固服药1个月停药。随访至今，仅于心情不畅时或劳累后偶有1～2个脉间歇，无不适症状。心电图示：窦性心律，T波改变。嘱用复方丹参滴丸10粒，日2次，口服，巩固疗效。

（《中医杂志（增刊）》，2003年）

五、魏执真教授应用体用理论治疗心系疾病

（一）体用理论在中医学中的发展

“体用”是中国古代哲学的一对重要范畴，在医学、佛学、儒学中都曾被广泛应用。人们通常把本体和作用的关系称作体用关系，属于本体论的范畴。具体到一物之体用，体即本质，用即功能。如唐·崔憬《周易探玄》云“体者，即形质也；用者，即形质上之妙用也”。

“体用”二字最早出现在先秦典籍之中，《内经》中也出现了“体”“用”二字，如《素问·五运行大论》中“东方生风，风生木，木生酸，酸生肝，肝生筋，筋生心……在体为筋……在脏为肝……其用为动”“南方生热，热生火，火生苦，苦生心，心生血，血生脾……在体为脉……在脏为心……其用为躁”“中央生湿，湿生土，土生甘，甘生脾，脾生肉，肉生肺……在体为肉……在脏为脾……其用为化”“西方生燥，燥生金，金生辛，辛生肺，肺生皮毛，皮毛生肾……在体为皮毛……在脏为肺……其用为固”“北方生寒，寒生水，水生咸，咸生肾，肾生骨髓，髓生肝……在体为骨……在脏为肾……其用为藏”。体用理论经历宋明时期的发展逐渐走向成熟，直至明清时期大量融入中医学理论当中，之后有逐渐衰退之势。

“体用”与中医阴阳理论相结合，形成了“体阴用阳”理论。明清医家应用“体用”以阐述藏象关系、药物功用或指导调治脏腑。阐释脏腑关系者如《景岳全书》云“心肺……阴体而阳用也，大肠小肠……阳体而阴用也”。遣药立方也不无讲求体用者，如明·李时珍《本草纲目》强调指出，用药宜以“气味、主治附方，著其体用也”。在关于药性的讨论中，清·汪淇在对明·武之望《济阴纲目》批注中论乌鸡煎丸功效时说：“鸡属巽木，性通于肝。肝气壮则血得其养，而有生生之功。若乌雄鸡者，具体阴用阳之象，有水生木、木生火之义。”赵学敏《本草纲目拾遗》在比较奇南香与沉香时论道：“奇

南与沉同类，自分阴阳：沉牝也，味苦性利，其香含藏，烧更芳烈，阴体阳用也；奇南牡也，味辣沾舌麻木，其香忽发，而性能闭二便，阳体阴用也。”

“肝体阴用阳”最早见于清·叶天士《临证指南医案·卷一·肝风》中：“肝为风木之脏，因有相火内寄，体阴用阳，其性刚，主动，主升。全赖肾水以涵之，血液以濡之，肺金清肃下降之令以平之，中宫敦阜之土以培之，则刚劲之质，得为柔和之体，遂其条达畅茂之性，何病之有？”自此，后世对“肝体阴用阳”的具体诠释有着诸多观点，其中最基本也最被人们认同的便是秦伯未先生的见解：“肝主藏血……从整个肝脏生理来说，以血为体，以气为用，血属阴，气属阳，称为体阴而用阳。”

体用理论经历了明清鼎盛时期逐渐走向衰退，目前，除却“肝体阴用阳”，已很难看到中医理论关于体用的表述了。

（二）心之体阴用阳

魏执真教授认为“体阴用阳”非专论肝脏生理特性，心和肝有许多相同之处，心主血，血者阴液也，由脾胃运化的水谷精微所化生而成，《灵枢·痈疽》说：“肠胃受谷，津液和调，变化而赤为血。”故心之体为阴；心主一身之阳气，君火所寄，心之阳气有温煦、兴奋、推动全身脏腑运转，保持血液正常运行、不失常道的功能，故心之用为阳，心也为“体阴用阳”之脏。清·周岩《本草思辨录》曰：“盖脉生于营，营属心。心体阴而用阳。”明·吴鞠通在《医医病书·五脏六腑体用治法论》中说：“心为手少阴，心之体主静，本阴也；其用主动，则阳也。补阴者，补其体也……补阳者，补其用也。”明·潘文奎亦有“‘体阴用阳’非独肝也”的论述。

（三）心之体阴用阳理论的临床应用

就心脏而言，无论是生理还是病理，人们常常过多地强调心阳之用，因为心系疾病早期最易出现心气不足之气短乏力的临床表现，而心血虚所致的心体失养等变化相对较少，也即心主血这一功能时常被人们所忽视。鉴于此，魏执真教授本着“治病求本”的原则，提出了“心体阴用阳”的理论，在心系疾病的治疗中，应以顾护心体为主，辅以恢复其用，以达体用同调。同时，心体为阴，心用为阳，根据阴阳互根互用的原则，如张景岳所言“善补阳者必于阴中求阳，则阳得阴助而生化无穷；善补阴者，必于阳中求阴，则阴得阳升而泉源不竭”，故补心体同时可以恢复其用，而复其用同时亦可使心体得补。

1. 心之体阴用阳理论在心系疾病的病机的应用

魏执真教授经过50年来心血管专科的临床实践，深刻体会到心系疾病的病位在心，涉及其他脏腑。其发病是由于外感六淫、内伤七情及饮食、劳倦、先天禀赋等因素损伤心脏，而致心体受损。心脏虚损为本，章楠《医门棒喝》言“虚损之人，气血既亏，阴阳运行，不能循度，动多窒滞”，故继而气血流通不畅致气血痰湿食水停聚，郁瘀化热、动风、生寒、湿聚等为标，使心用失常。

2. 心之体阴用阳理论在心系疾病的临床用药中的应用

（1）滋养阴血为心系疾病中的重要治法　魏执真教授认为心系疾病以心脏亏虚为本。心脏的气血阴阳均能受损致虚而引起心系疾病，所以心系疾病中可出现气血阴阳虚损的各种证型。但因心脏体阴用阳，心主血，且内藏君火，故临床多见气阴两虚，单纯气虚、单纯阳虚者与气阴两虚比较为数较少，虚寒类型所占比例更小，而且据魏老多年临床观察，许多虚寒型的患者也兼有阴血不足，只不过是以虚寒表现为主。综上所述心系疾病临床中最多见的类型除气阴两虚者外就属气血阴阳俱虚者，故此“滋养阴血”在心系疾病的治疗中非常重要。

（2）养阴益气避免使用温燥之品　章楠在《医门棒喝》中指出“阴虚者最忌助气”，因为甘温类补气药易伤阴化热。如气阴两虚型糖尿病性心脏病，因糖尿病具有肺肾阴虚燥热的特点，故临床治疗应避免使用甘温益气药物发生伤阴化热的弊端，魏老常用性味甘寒的养阴益气之沙参替换性味甘平的党参、太子参以避免伤阴助热之弊端。

即使是虚寒型心系疾病也要特别注意“护阴”，在补气温阳时不要伤阴。例如病态窦房结综合征中的慢－快型即是气血阴阳俱虚。根据前述原因，临床中魏老在选用助阳祛寒之辛温、辛热药时常选用辛甘温热的鹿角、肉桂、淫羊藿、巴戟天之类，而不用大辛大热、走而不守的附子、乌头之属。肉桂虽属辛热，但同时味甘，又通血脉，能走能守，无明显伤阴耗血之弊。仲景炙甘草汤即是心脏气血阴阳俱补的高效典型代表方剂，近代在心系疾病中被广泛使用，有良好效果。

（3）滋阴清金法在心系疾病中的应用　魏老指出因为心为君主之官，所以心之体阴不仅只是主一身之血，还与其他脏之阴如肺阴的消长盈亏有关。心系疾病因其病位在心，心肺同属上焦，心之体阴与肺阴息息相关。章楠在《医门棒喝》中指出“治虚损者，先辨阴阳，次分上下……上损则清金为先”，对于心系疾病的治疗除补益心体外，必须特别重视滋阴清金。魏老通过长期临床观察体会，现代人忧思劳倦最易伤阴耗气，而心系疾病最多见的证型是气阴两虚型，故益气养阴法则使用最多。所以益气同时具有充分滋阴清金作用的生脉饮是魏老使用最多的方剂。

（4）治病求本与体阴用阳　心系疾病以心脏亏虚为本，气血流通不畅而致气血痰湿食水停聚等为标，心体受损，心用失常，而致各种心系疾病。临床治疗中即使表现以“标”为主，急则治其标，亦须注意顾护其本。如冠心病心绞痛，临床表现为发作性胸痛，心脉不通，不通致痛。凡胸痹心痛世俗多作瘀血痹阻，而用活血破血，投三棱、莪术、水蛭、虻虫等药，初之不觉，或见小效，而日久则损伤正气。魏老认为该病之心脉阻滞、血流不畅，是因心之气阴虚损，气不帅血，心用障碍，血液在经脉之中流通不畅，并不等同于“瘀血”，临床治疗强调理气以和血通脉恢复其用，滋养心之阴血以补其体，标本兼顾。章楠《医门棒喝》中言“欲培其根本，必先利其机枢”，魏老认为心用主动，调理气机，恢复其用，同时亦可使心体得补。这就是魏老临床治疗胸痹心痛病患者大部分处方中没有活血药同样取得良好疗效的原因。

综上所述，魏执真教授认为心脏“体阴用阳”，治疗心系疾病时应体用同调，以达到阴阳自和的目的，即《内经》所云“谨察阴阳所在而调之，以平为期”及“因而和之，是为圣度”。

（《国际中医中药杂志》，2014 年第 11 期）

六、吕仁和教授、魏执真教授共用药对赏析

吕仁和教授、魏执真教授夫妇均为北京中医药大学首届毕业生，师从秦伯未、施今墨、祝谌予等名医大家，勤求古训，重视《内经》理论学习，强调理论联系实践，倡导中西医结合，是我国第一批接受现代正规高等教育的本科生。吕仁和教授主要研究方向是中医药防治糖尿病及其并发症、肾脏病的研究，魏执真教授主要研究方向是中医药防治心血管病研究，糖尿病、肾脏病与心血管疾病之间有着密切关系，因此，二老临床之余，常互相交流临床心得体会。笔者有幸在研究生期间长期侍诊吕老，学习吕老学术思想及临床经验，吕老诊病之时，也会给大家介绍魏老的经验，另外笔者通过研读魏老的著作（如《中国现代百名中医临床家丛书：魏执真》），发现二老有许多共用药对，兹介绍赤芍、牡丹皮，香附、乌药，黄芪、当归三组对药，以飨读者。

1. 赤芍、牡丹皮

赤芍、牡丹皮为吕老、魏老凉血活血常用药对。魏老认为快速型心律失常的基本病机为心脏亏虚、血脉瘀阻、瘀郁化热，主张在益气养心、理气通脉的基础上，重视凉血清热法，主方调脉饮，现已成为北京中医医院常用院内制剂，其中赤芍、牡丹皮为方中重要药对，二药合用除了凉血活血，尚可减慢心率，所以治疗快速型心律失常尤为合适。吕老认为消渴病消瘅期即糖尿病并发症阶段，《灵枢·五变》：“血脉不行，转而为热，热则消肌肤，故为消瘅。”可见消瘅期的主要病机为瘀热互结，因此治疗应重视凉血活血、化瘀散结治法。牡丹皮主要成分牡丹皮酚可以降低血黏度，使红细胞聚集性和血小板的黏附性降低，可预防血栓形成。此外赤芍、牡丹皮性寒，可通利大便，《伤寒论》：“太阴病，脉弱，其人续自便利，设当行大黄、芍药者，宜减之。”可见芍药对于脾胃虚弱之人，不适宜大量应用，以免伤及脾胃，而对于胃肠热结、瘀热互结之人，用赤芍、牡丹皮，却正为合拍。赤芍、牡丹皮合用还有清肝火之功，如张景岳化肝煎主治“怒气伤肝，气逆动火，胁痛胀满，烦热动血”，方中就有芍药、牡丹皮；再如丹栀逍遥散方中所用牡丹皮也有清肝火之意。

2. 香附、乌药

香附、乌药二药合用出自《韩氏医通》青囊丸，魏老、吕老常用于治疗小腹气滞胀满。《本草分经》："香附，辛香，微苦、微甘。通行十二经、八脉气分。调一切气，能引血药至气分，而生血，解六郁，利三焦，消积调经。"《本草求真》："（乌药）凡一切病之属于气逆而见胸腹不快者，皆宜用此。"可见香附、乌药可疏肝行气，使一身气血调畅，正如《丹溪心法》："气血冲和，万病不生。一有怫郁，诸病生焉。故人生诸病，多生于郁。"如兼有气滞胸闷者，加香橼、佛手宽胸理气；气血郁滞较重者，可合用四逆散，其中炒枳实、炒枳壳共用，白芍、赤芍共用。《灵枢·五变》："怒则气上逆，胸中蓄积……故为消瘅。" 可见情绪异常也可影响糖尿病并发症的发生、发展，如糖尿病心脏病、糖尿病胃轻瘫、糖尿病肾病等，因此注重调理气机显得尤为重要。

3. 黄芪、当归

黄芪和当归配伍为当归补血汤。慢性肾衰竭常表现为面色萎黄、乏力气短、腰酸疼、纳差、恶心，甚则呕吐、便秘，其基本病机为气血两虚、血脉瘀结、湿浊内蕴，因此益气养血、活血散结、利湿泄浊为其重要治法。吕老治疗慢性肾衰竭的基本方为生黄芪、当归、川芎、丹参、水红花子、猪苓、茯苓、赤芍、牡丹皮、炒枳实、大黄，此时运用补肾药物不仅达不到培补肾元之功，尚有滋腻碍胃之弊，故用黄芪、当归益气养血，以后天之气血充养先天之肾元，方中黄芪、当归益气养血活血，生黄芪用量 30 ~ 120g，若病人兼有便秘，重用当归 30g 养血润肠，赤芍、牡丹皮凉血通便，若大便难更甚者，加大黄、炒枳实。心衰的基本病机为气虚血瘀，水湿内停，治疗应重视益气活血、泻肺利水，魏老常用方为生黄芪、当归、川芎、丹参、桑白皮、葶苈子、猪苓、茯苓。

除了上述药对，猪苓、茯苓利水消肿，香橼、佛手疏肝理气，太子参、麦冬、五味子益气养阴，黄连、牡丹皮、升麻清热泻火，二老也常习惯应用。

（《中国中医药报》，2020 年 7 月 1 日）

七、魏执真教授临床辨治杂病之经验特色

魏执真教授对糖尿病及其并发症、消化系统疾病（如胃脘痛、腹泻、便秘）、呼吸系统疾病（如感冒、咳嗽）以及口疮、牙痛、汗证、痤疮、痹证、不寐、月经病等内科杂症均有涉猎。

（一）消渴病（糖尿病）

消渴病自《内经》始诸多医家多有论述，常见于现代医学的糖尿病。《素问·奇病论》载："帝曰：有病口甘者，病名为何？何以得之？岐伯曰：此五气之溢也，名为脾瘅。夫五味入口，藏于胃，脾为之行其精气，津液在脾，故令人口甘也。此肥美之所发也。此人必数食甘美而多肥也。肥者令人内热，甘者令人中满，故其气上溢，转为消渴。治之以兰，除陈气也。"指出了消渴病的病因之一是多食肥美，而消渴病早期可称为"脾瘅"，表现为"病口甘"，可以考虑为糖尿病前期。《金匮要略·消渴小便不利淋病脉证并治》中有对消渴病的诸多描述，如"男子消渴……胃中有热，即消谷引食，大便必坚，小便即数"，指出消渴病者胃热肾虚的病机及小便多的临床症状。唐·王焘《外台秘要》引甄立言《古今录验》载："消渴病有三：一渴而饮水多，小便数，无脂似麸片甜者，皆是消渴病也；二吃食多，不甚渴，小便少，似有油而数者，此是消中者也；三渴而饮水不能多，但腿肿，脚先瘦小，阴痿弱，数小便者，皆是肾消病也。"描述的肾消病可兼见腿肿、脚瘦小，与现代医学中的糖尿病肾病、糖尿病足病相似。

魏教授认为消渴病以气阴虚为本，燥热为标，病变涉及心、脾、肾、肝、肺各脏，治疗常用生脉饮合增液汤加减以益气养阴润燥。魏教授早年和秦伯未先生主编的《中医临证备要》中写道："上消的特征是频渴频饮，饮水即消，一般由于肺热津伤，用天花粉散；也有心火偏旺，消烁肺脏气阴，用黄芪竹叶汤和生津饮。"天花粉散由天花粉、生地黄、麦冬、葛根、五味子、甘草、粳

米组成，黄芪竹叶汤由人参、黄芪、当归、白芍、生地黄、麦冬、川芎、黄芩、甘草、石膏、竹叶组成，生津饮由天冬、麦冬、生地黄、熟地黄、当归、五味子、甘草、天花粉、瓜蒌仁、火麻仁组成。魏教授亦常常以此为基础进行化裁加减治疗消渴病。

《素问·阴阳别论》载“二阳结谓之消”“二阳之病发心脾”，可知消渴病的发病与心脾有关。张锡纯指出“消渴一证，古有上、中、下之分，谓皆起于中焦而及于上下”。脾虚则不能为胃行其津液，燥热内生，则消谷善饥，故魏教授治疗消渴病尤其善用玉竹以缓脾胃中焦之燥。玉竹，味甘，性微寒，归肺、胃经，养阴润燥、生津止渴，能清能润。《日华子本草》载其“除烦闷，止渴，润心肺，补五劳七伤，虚损”，《本草蒙筌》载玉竹可以“益气补中，润肺除热”，而《本经逢原》言其“滋肺益肾，补而不壅”，《本草新编》载其可以“补中益气，润津除烦”，《本草崇原》言玉竹“质多津液，禀太阴湿土之精，以资中焦之汁”，《本草求真》载其可以“缓脾生津”，故治疗消渴病之消谷善饥尤宜。

消渴病阴虚燥热为本，但在其漫长的病程中，亦常见因暑湿天气、贪凉饮冷或过食肥甘，脾失健运，聚湿生热，湿热中阻，内困于脾，而见脘腹胀满、口中黏腻、胸闷头重、舌苔黄厚腻或黄白相兼而厚腻者，当急则治其标，可根据湿热证之湿重于热、热重于湿或湿热并重，选用魏教授疏化活血汤或平胃散、藿香正气散等方加减，待湿热渐去，再以生脉饮合增液汤加减以益气养阴润燥治其本。

验案举例

XX，男，45 岁。初诊日期：2013 年 10 月 18 日。

主诉：口干渴 1 年，加重 3 个月。

现病史：患者近 1 年口干口渴明显，体检发现空腹血糖偏高（8.10mmol/L），未予重视，未系统诊治。近 3 个月口渴较前严重，体检发现空腹血糖 13.12mmol/L，尿糖 +++，至当地医院诊断为“2 型糖尿病”，为寻求中医诊治遂来诊。现症见口干、口渴、喜饮，大便偏干，无心悸胸闷，眠欠安，现未服西药，每日主食 5 两，肉 2 ~ 3 两。

既往体健。

查体：血压135/72mmHg。神清，精神可，言语清晰，反应灵敏，双肺呼吸音清，心率70次/分，律齐，双下肢不肿。舌红暗，苔薄黄，脉沉细。

辅助检查：心电图示窦性心律，心率79次/分，正常心电图。尿常规示尿糖+++。空腹血糖为13.12mmol/L。

中医诊断：消渴病（阴虚燥热）。西医诊断：2型糖尿病。立法：养阴清热兼调气机。处方：北沙参30g，麦冬15g，生地黄10g，玄参10g，香附10g，乌药10g，玉竹30g，石斛10g。水煎服，日1剂。

服药7剂后口干渴有所减轻，空腹血糖从10.80mmol/L减至9.20mmol/L，餐后2小时血糖从17.90mmol/L减至15.20mmol/L，未服西药，大便仍干，难下，舌红暗，苔薄黄，脉沉细。前方玄参加量至30g，生地黄加量至15g，以养阴润燥通便。坚持服汤药1月后，空腹血糖8.00～9.80mmol/L，餐后血糖10.00～14.00mmol/L。自行停药半年后因“四末冷、小便淋沥”曾至外科服中药汤剂：桑椹30g，炙黄芪15g，黄连5g，仙茅6g，天花粉12g，巴戟天12g，菟丝子12g，茯苓12g，炒白术10g，并服苁蓉益肾颗粒。服药后，面赤易饥，口干，大便不畅，血糖不降反升，遂再来诊，舌红暗，苔薄黄、碎裂，脉细数，考虑前医温热之品伤阴助阳耗伤真阴致病情反复，继予方：沙参30g，麦冬15g，生地黄15g，玄参10g，香附10g，乌药10g，玉竹30g，石斛10g。服药2周后，易饥、口干渴明显减轻，大便通畅，空腹血糖8.00～9.00mmol/L，餐后血糖9.00～12.00mmol/L，舌红暗，苔薄黄，脉细，继服并嘱患者控制饮食适当运动。服药1个月后，诸症减，空腹血糖6.00～8.00mmol/L，餐后血糖7.00～9.00mmol/L，守方继服，之后多次复诊，血糖控制良好，病情平稳。

按：《素问·阴阳别论》载“阳结谓之消”，《临证指南医案》亦指出“三消之证，虽有上、中、下之分，其实不越阴亏阳亢，津涸热淫而已”。从古至今多数医家都认为消渴病的基本病机是阴津亏耗、燥热偏盛阴虚为本，燥热为标，故症可见口干喜饮、大便干结。燥热内盛耗气伤阴，本例患者后因肾气不足且小便淋沥，热郁于内，气机不达四末，故见四末冷，而求治于他医，予温阳之品伤阴助热、耗伤真阴，故血糖不降反升且面赤易饥，改以养阴清润之品后血糖逐渐得以控制。方中沙参、麦冬益气养阴，麦冬、玄参、生地黄为增液汤，清润肺胃肾之阴，石斛养肺胃之阴津，香附、乌药调理气机，防壅滞碍胃。

切中病机，故效如桴鼓。

（二）消渴病痹证（糖尿病周围神经病变）

魏教授认为消渴病痹证主要见于糖尿病周围神经病变及糖尿病微血管病变，是消渴病的常见并发症，以凉、麻、痛、痿为主要临床表现。如《王旭高医案》载“消渴日久，但见手足麻木，肢凉如冰，四肢痿弱乏力”，《普济方》载“消肾口干，眼涩阴萎，手足烦痛”，《卫生家宝》载肾消可见“腰脚细瘦，遗沥散尽，手足久如竹形，其疾已牢矣”。

消渴病人过食肥甘厚味，损伤脾胃，痰湿内生，气机不畅，血脉经络阻滞不畅，或燥热内蕴，耗伤气阴，脾肾之气被伤，津液不得敷布，气机不畅，湿浊内停，日久痰瘀内生，久病入络，痹阻脉络，阳气不达四末，肌肤肌肉筋脉失于荣养，且肝肾阴虚，营血亏少，则肝风内动，故出现肢体麻木、局部疼痛、发凉等症状，甚至痿废不用。

《灵枢·五变》载“气血逆留，髋皮充肌，血脉不行，转而为热，热则消肌肤，故为消瘅”，《素问·痹论》云“肾痹者，善胀，尻以代踵，脊以代头”，《痰火点雪》言“痰火之作，始于水亏”，《丹溪心法》言消渴“肾虚受之，腿膝枯细，骨节酸痛”。可知消渴病发展至消渴病痹证，一要责之于肾虚，二要责之于痰瘀，为本虚标实之病。

魏教授对于消渴病痹证主张分期治疗。

早期治疗以益气养阴、理气通脉、清热除湿为法，方用生脉散合四妙丸加减。生脉散多用沙参配伍麦冬、五味子以益气养阴，大补元气。四妙丸源自《成方便读》，由二妙散加味而成，药仅四味，但立意精巧。方中黄柏清热燥湿为君，苍术健脾除湿为臣，牛膝补益肝肾、强健筋骨、活血通脉，而且可以引诸药下行以达病所，薏苡仁渗湿泄浊。四药合用，共奏清热除湿、健脾补肾、舒筋活络之功。

中晚期以补益肝肾、活血通络、清热除湿为法，方用四妙丸合六味地黄丸合杜仲丸加减。四妙丸以清热除湿、健脾舒筋。六味地黄丸以补益肝肾。杜仲丸由杜仲、续断组成，源自《赤水玄珠》，本用于治疗腰背痛。《本草汇言》云：“凡下焦之虚，非杜仲不补；下焦之湿，非杜仲不利；足胫之酸，非杜仲不去；腰膝之痛，非杜仲不除。”杜仲补肝肾、强筋骨，善走经络关节之中；续断补肝肾、强筋骨，善通利血脉于筋节气血之间，为“疏利气血筋骨第一药”，且“补而不滞，行而不泄”；二者均归肝肾经，性味温和，配伍应用，其补肝肾、强筋骨、通血脉之功益彰。

在此基础上，魏教授常随兼挟证及病位的不同，配伍活血通络、疏风散邪、理气通脉等法。

消渴病痹证由消渴病发展而来，气阴不足为发病之本。脾胃为后天之本，脾胃健运则水谷精微得以敷布，气血生化有源，气为血帅，气行则血行，故在益气养阴同时，可以加用如茯苓、白术、山药、生黄芪等补气健脾助运之品。

验案举例

XX，女，72岁。初诊日期：2013年12月26日。

主诉：多饮、多食、多尿2年余，伴双足趾麻木、乏力2个月。

现病史：患者2年前出现多饮、多食、多尿，于当地医院诊断为“2型糖尿病”，予伏格列波糖片口服降糖治疗，易饥饿，难以控制饮食，血糖控制不良，空腹血糖7～l0mmol/L，餐后血糖10～15mmol/L，近2个月出现双足趾麻木感，乏力明显，曾于西医院诊断为“糖尿病性周围神经病变”，予服甲钴胺片，但效不著，为寻求中医治疗来诊。现症见多饮、多食、多尿，双足趾麻木感，口干渴，易饥饿，难以控制饮食，饥饿时感心慌眼花，大便干结难下，口苦，眠可，乏力，夜尿频多，无胸闷头晕。

既往史：高血压10余年，服降压药控制血压良好。

查体：BP120/80mmHg。舌暗红，苔薄黄，脉细弦。

辅助检查：空腹血糖7～10mmol/L，餐后血糖10～15mmol/L。

西医诊断：2型糖尿病，糖尿病性周围神经病变。中医诊断：消渴病痹证（气阴两虚，燥热内生，经脉不畅）。立法：益气养阴润燥，兼调气机。处方：生脉散合增液汤加减。沙参30g，麦冬15g，玄参30g，生地黄30g，石斛10g，玉竹30g，香附10g，乌药10g，瓜蒌30g。水煎服，日1剂。

服药7剂后，易饥饿、口干渴有所改善，饮食得以控制，空腹血糖6～9mmol/L，餐后血糖8～13mmol/L，仍双足麻木，大便仍干，舌脉同前。前方加生白术30g，木瓜15g，生甘草10g，桑枝30g，丝瓜络10g。继服2周后，饥饿感明显减轻，乏力改善，可以很好地控制饮食，血糖明显降低，空腹6～8mmol/L，餐后7～10mmol/L，足麻有所减轻，大便通畅。守方继服，之后多次复诊，随症加减，诸症明显减轻，尤其足麻明显改善，血糖控制平稳。

按：患者主因多饮多食多尿伴双足趾麻木来诊，属中医“消渴病痹证”范畴。患者老年女性，年过半百而阴气自半，肝肾阴虚，内生燥热而耗气伤阴，故见多饮、多食、多尿，气虚故见乏力，阴虚故见口干；脾胃燥热盛而见易饥饿难以控制饮食、口苦、大便干结；阴虚水不涵木，肝风内动，肌肤筋脉失于濡养而见足趾麻木。故治以益气养阴润燥，兼调畅气机而通脉。以生脉饮益气养阴，增液汤养阴润燥，玉竹、石斛养肺胃之阴津，香附、乌药调理气机而通脉，同时防止壅滞碍胃，瓜蒌味甘而微苦，性寒，清热祛痰，润燥滑肠而通便。服药后，脾胃燥热得以缓解，但仍有足麻便干，故加用生白术、木瓜、生甘草以酸甘化阴，润燥通便，桑枝、丝瓜络祛风除湿通络。诸药合用，使气阴得补，燥热得润，经脉得通，故诸证得消。

（三）中风后遗症

中风病的临床表现主要表现为神志障碍、运动、感觉以及语言障碍。后遗症的轻重，因病人的体质和并发症而异。中风后遗症主要有偏瘫、半侧肢体障碍、肢体麻木、言语謇涩，或者记忆力下降、口眼㖞斜、吞咽困难、呛食呛水、共济失调、震颤、头晕头痛等。《灵枢·刺节真邪论》载“虚邪偏客于身半……发为偏枯”，《金匮要略·中风历节病脉证并治》载“邪在于络，肌肤不仁；邪在于经，即重不胜；邪入于腑，即不识人；邪入于脏，舌即难言，口吐涎”，张景岳认为此病源于“内伤积损”。魏教授认为本病的发生与肝肾二脏关系最为密切，病位在脑，病性属本虚标实。中风之后，脏腑虚损，常因本体先虚，而致病邪稽留，肾水不足，水不涵木，阴虚阳亢，阳亢生风，肝风内动，风邪久病入络，内阻血脉，故肝肾阴虚、阴虚阳亢是本病发生的基础。魏教授认为治疗此病宜泻其有余，补其不足，祛邪治标同时重视扶正以固本，辄以养阴柔肝、潜阳熄风、搜风通络为基本原则，以柔肝清眩汤为主方，同时注意滋补肝肾和补气活血，常与生脉饮、杜仲丸、六味地黄丸配合应用，临床再随症进退加减。

中风后常见肌张力增高，筋脉拘急而屈伸不利，《临证指南医案》载“初病在经，久病入络”“百日久恙，血络必伤”。《本草便读》载“凡藤类之属，皆可通经入络”，故可以在魏教授基础方柔肝清眩汤滋阴柔肝熄风的基础上，选择加用藤类药物以理气散结、活血通络，如鸡血藤、络石藤、忍冬藤、海风藤等药物。叶天士曾言“邪留经络，须以搜剔动药”及“借虫蚁搜剔以攻通邪结”，并指出了“宿邪宜缓攻”。吴鞠通提出“以食血之虫，飞者走络中气分，走者走络中血分，可谓无微不入，无坚不破”，故可以加用全蝎、僵蚕、地龙等虫类药物以搜风通络散结，并且配伍在大剂量白芍、川牛膝等滋补肝肾之品中，以其辛散之性走里达表，行血气以荣筋脉，并促进养阴药的药力运行，防止重浊滋腻。

验案举例

XX，男，72岁。初诊日期：2013年5月7日。

主诉：左侧肢体活动不利2年余，加重2个月。

现病史：患者2年前劳累后出现左侧肢体无力，左手不能持物，左足行走不利，伴头晕，无发热头痛，无恶心呕吐，至当地医院诊断为“脑梗死”，经住院治疗症状好转，遗留左侧肢体活动不利。2个月前劳累后出现左侧肢体活动不利较前加重，伴头晕，至当地医院诊断为“再发性脑梗死”，经住院治疗症状好转出院，仍遗留左侧肢体不利，为中医治疗来诊。现症见左上肢握物无力，左下肢乏力僵硬疼痛，时有头晕头胀，胸闷气短乏力，腰背酸痛，嗳气，口有异味，无腹胀，大便干，小便难。

既往史：高血压30年，现服降压药控制良好。冠心病（陈旧性心肌梗死）10年。

查体：血压135/75mmHg。舌暗红，苔薄黄，脉细弦。

西医诊断：脑梗死后遗症，高血压，冠心病（陈旧性心肌梗死）。中医诊断：中风后遗症（阴虚阳亢，经脉不畅）。立法：养阴柔肝，滋补肝肾，舒筋通络。处方：柔肝清眩汤合杜仲丸合生脉饮加减。白芍30g，桑叶10g，菊花10g，石决明30g，珍珠母30g，钩藤10g，天麻10g，川牛膝30g，香附10g，乌药10g，沙参30g，麦冬15g，五味子10g，生白术30g，木瓜15g，生甘草10g，桑枝30g，丝瓜络10g，桑寄生30g，杜仲10g，续断10g。水煎服，日1剂。

服药7剂后，头晕胸闷有所改善，大便通畅，口中异味明显减轻，左下肢疼痛有所减轻，腰背酸痛明显，舌脉同前。前方加熟地黄10g，生地黄10g，黄精10g。秦艽10g，鼓励患者进行肢体康复锻炼。继服2周后，腰背酸痛及左下肢疼痛明显改善，仍有气短乏力明显，舌暗红，苔薄略黄，脉细略弦，前方加太子参30g。后守方继服，多次复诊，随症加减，诸症明显减轻，左侧肢体乏力疼痛明显改善。

按：患者主因“左侧肢体活动不利”来诊，属中医“中风后遗症”范畴。患者老年男性，反复两次中风，“邪之所凑，其气必虚”，脏腑气机衰减，气阴不足，且久病及肾，肝肾阴虚，水不涵木，肝阳上亢，肝风内动，风阳上扰清窍，故见头晕头胀；风邪久病入络，内阻筋脉，故见左下肢僵硬疼痛、背痛；气虚故见气短乏力；气阴不足，心脉失养故见胸闷；腰为肾之府，肾虚故见腰酸；阴虚肠燥故见大便不畅、口有异味；舌暗红，苔薄黄，脉细弦为阴虚阳亢、经脉不畅之征。故治以养阴柔肝，滋补肝肾，舒筋通络。方以柔肝清眩汤中大剂量白芍、川牛膝养肝肾之阴而柔肝润筋，引上亢之风阳下行，天麻、钩藤、桑叶、菊花平肝熄风，石决明、珍珠母重镇潜降、镇肝熄风，沙参、麦冬、五味子合生脉饮之意益气养阴，杜仲、续断为杜仲丸配合桑寄生以补益肝肾而强筋骨；桑枝、丝瓜络、木瓜搜风祛痰通络；生白术、生甘草健脾益气，配合木瓜又有酸甘化阴、润燥通便之功。服药后，仍有气短乏力，故加用太子参以大补元气，使气帅血行而助通脉之效。诸药合用，使气阴得补，肝肾得养，筋脉得柔，经脉得畅，故诸证得减。

（四）水肿

水肿，是指体内的水液潴留，泛溢肌肤，而引起眼睑、头面、四肢甚至全身浮肿，可见于现代医学的特发性水肿、肾病综合征等疾病。

魏教授认为水肿多因外感风邪水湿或内伤饮食劳倦，致使肺、脾、肾及三焦的运化水湿的功能障碍，水液运行失常而泛溢为肿。《景岳全书·水肿论治》载“肺虚则气不化精而化水，脾虚则土不制水而反克，肾虚则水无所主而妄行，水不归经，则逆而上泛，故传入脾而肤肉浮肿，传入肺，则气息喘急”。《金匮要略·水气病脉证并治》载“诸有水者，腰以下肿，当利小便；腰以上肿，当发其汗”，提出了水肿的治疗原则。《丹溪心法·水肿》言“若遍身肿，烦渴，小便赤涩，大便闭，此属阳水，先以五皮散或四磨饮，添磨生枳壳，重则疏凿饮；若遍身肿，不烦渴，大便溏，小便少不涩赤，此属阴水，宜实脾饮或木香流气饮”，指出了阴水阳水的区别以及不同治法。实证多由外邪侵袭，气化失常，治宜祛邪为主，用疏风宣肺、祛湿逐水等法。虚证多由脾肾不足，不能运化水湿，治宜扶正为主，用补肾、健脾、益气等法。但临床多见本虚标实、虚实夹杂之证。

魏教授认为水肿与肺、脾、肾三脏关系密切。《素问·经脉别论》云：“饮入于胃，游溢精气，上输于脾，脾气散精，上归于肺，通调水道，下输膀胱。”肺居上焦，主治节，为水之上源，宣发肃降，通调水道；脾居中焦，为水液运行之枢纽，“诸湿肿满，皆属于脾”，脾失健运，则水湿失于运化而潴留于体内，泛溢于肌肤，发生水肿；肾主水，主气化司开合，居于下焦，内寓元阳，肾气化失常、开合不利则聚水为肿，正如《景岳全书·肿胀》所载“凡水肿等证，乃肺脾肾三脏相干之病，盖水为至阴，其本在肾；水化于气，其标在肺；水唯畏土，故其制在脾。今肺虚则气不化精而化水，脾虚则土不制水而反克，肾虚则水无所主而妄行”。《素问·汤液醪醴论》载治疗水肿当“平治于权衡，去宛陈莝……开鬼门，洁净府”。魏教授治疗水肿主要从调理肺、脾、肾三脏入手，尤其重视健运中州，崇土以制水，斡旋气机，正如张景岳所言“凡治水肿者，必先治水，治水者必先治气”。再进一步结合水肿发生部位，在下者当分利，在上中下者当分消，兼热者当苦辛通降，兼有气机郁结者当消利并行，或应用风药宣降肺气，提壶揭盖，宣肺利水，或健脾燥湿，或分利湿热，或温肾利水，或滋阴利水，不一而同，使肺脾肾运化水湿功能恢复，水液敷布运输正常，则水肿自消。

水液在体内的运行以脾胃为中枢，肝脾相关，土虚则木乘，肝主疏泄，亦有疏通水道的作用，气行则水行，气滞则水停，临床有些特发性水肿患者，水肿反复发作，甚至随情绪变化而波动，可以从肝治之，如以健脾利水等常法，配合柴胡疏肝散，以疏肝健脾利水，使肝气得疏，脾气得健，气帅血行，水得利而肿得消。

验案举例

XX，女，55岁。初诊日期：2014年4月9日。

主诉：下肢水肿1个月，加重2周。

现病史：患者近1个月余劳累后发现下肢轻肿、沉重酸困，未予重视。2周前发现时有头晕，眼睑颜面浮肿，无尿频、尿急、尿痛，无咽痛、发热，至当地医院门诊诊断为“特发性水肿”，予服汤药（生黄芪30g，党参10g，茯苓15g，生白术6g，炙甘草6g，当归30g，川芎10g，生地黄20g，白芍15g，木香6g，女贞子15g，墨旱莲15g，牡丹皮10g，炒栀子6g，玄参15g，砂仁6g）。服7剂后小便增多，水肿消减，头晕减轻，但有胃脘胀满，再服7剂，水肿复发，为进一步诊治来诊。现症见下肢轻肿，颜面水肿，胃脘胀满。偶有头晕，下肢沉重酸困，偶有口苦，无心悸，无气短，无反酸烧心，大便难下，2～3日1行，初干结，眠可，口干不欲饮，纳差。

既往史：缺铁性贫血史10余年，未系统治疗。否认高血压、糖尿病。

查体：血压110/70mmHg。神清，精神可，双肺呼吸音粗，心率72次/分，律齐，腹软，双下肢轻肿。舌胖大，齿痕，质暗红，苔白黄相兼厚腻，脉沉细。

辅助检查：血常规示红细胞计数（RBC）3.77×10^{12}/L，血红蛋白含量（Hb）78g/L，红细胞压积（HCT）25.4%。甲状腺激素正常。

西医诊断：特发性水肿，缺铁性贫血。中医诊断：水肿（脾虚停湿化热）。立法：健脾理气，祛湿清热。处方：疏化活血汤加减。紫苏梗10g，陈皮10g，半夏10g，炒白术10g，茯苓15g，香附10g，乌药10g，大腹皮10g，冬瓜皮30g，太子参30g。水煎服，日1剂。

服药7剂后水肿明显减轻，眼睑肿消，舌根溃疡，小便调，少腹坠胀，大便仍偏干不畅，2～3日1行，口干不显，舌暗红，苔薄黄腻，脉沉细，考虑脾虚胃热，脾胃不和。改方为黄连10g，当归10g，生地黄10g，牡丹皮10g，香附10g，乌药10g，瓜蒌30g。3剂，水煎服。服后口疮已愈，大便仍偏干，腹胀，舌暗红，苔白腻，脉沉细。调方如下：紫苏梗10g，陈皮10g，半夏10g，炒白术10g，茯苓15g，香附10g，乌药10g，大腹皮10g，冬瓜皮30g，太子参30g，厚朴10g。7剂，水煎服。服后水肿减轻，大便黏滞不畅，腹胀减轻，无头晕，舌暗红，苔薄黄腻，脉沉细。前方加木香10g，黄连10g。服7剂后水肿基本消失，大便较前通畅，无头晕，舌暗红，苔薄黄略腻，脉沉细，复查血常规 Hb 98g/L。守方继服，之后多次复诊，随症加减，水肿消失，贫血改善，病情平稳。

按：患者以“水肿”来诊，无心脏基础病病史及肾病史，为特发性水肿。患者素体脾胃虚弱，运化无力，故见纳差，胃脘胀满；脾虚湿停，湿邪泛溢，故见水肿，下肢沉重酸困；湿停津液敷布不畅，故口干不欲饮；湿郁化热，故口苦；湿停气机不畅，故大便难下、初干结；脾虚，故舌胖大齿痕；湿停化热，故苔白黄相兼厚腻。辨证为脾虚停湿化热，治以健脾理气，祛湿清热，方以疏化活血汤加减。半夏、陈皮取二陈汤之意以燥湿理气，炒白术、茯苓、太子参健脾补气兼顾其本，紫苏梗、香附、乌药、大腹皮理气祛湿、斡旋气机使气达湿祛，冬瓜皮祛湿清热给邪以出路。复诊第一次时口疮便秘，考虑湿渐祛而热为主，故改方以清胃散加减，以清脾胃郁热；三诊时，口疮愈，苔黄转白，热渐清而湿为主，故继予二陈方，以初诊方加厚朴以加强祛湿理气之功；四诊时水肿明显减轻，大便黏滞，苔薄黄腻，故加香连丸以清湿热；五诊时水肿基本消失。从前医治疗过程可知此病例需注意，临床要抓主症，患者口苦之热象，非阴虚生热，而是湿郁化热。湿热之邪，如油入面，先祛湿后清热，兼顾脾虚，过凉则伤脾停湿，过燥则助热伤阴，且湿邪缠绵，治疗过程可能出现一定病情反复，随症治之。

（五）痞满

痞满，指以自觉胃脘胀满、心下痞塞、触之无形、压之无痛为主要临床症状的病症，《兰室秘藏·中满腹胀》载“或多食寒凉，及脾胃久虚之人，胃中寒则胀满，或脏寒生满痛”。可见于现代医学的功能性消化不良、慢性胃炎、反流性食道炎、胆囊炎等疾病。

魏教授认为痞满发病的病因分为外因和内因。外因包括外感诸邪内客于胃，胃气受伤；内因包括饮食不节、情志太过和素体禀赋不足等多种原因致中焦气机壅滞、升降失司，气机失调，胃失和降，而见胃脘胀闷、嗳气、呃逆等。现代人生活节奏快、精神压力大，情志因素在痞满发病中尤为突出。叶天士曾言“肝为起病之源，胃为传病之所”“凡醒胃必先制肝”。魏教授认为痞满病位在中焦脾胃，涉及五脏，但尤重肝之疏泄。唐容川曾言“食气入胃，全赖肝木之气以疏之，而水谷乃化”。情志失调为痞满的主要致病因素，肝气失于调达疏泄，横犯中土，发为痞满，故肝胃不和证在痞满中最为常见，治疗中以柴胡疏肝散加减治疗。柴胡疏肝散源自《医学统旨》，功效为疏肝解郁、理气除胀。若肝郁不舒，日久化火犯胃，则可见胃脘灼热嘈杂，口苦，口有异味，大便干结，或大便黏滞不畅，舌红，苔黄或黄腻，脉弦，可以在柴胡疏肝散疏肝理气基础上，配合左金丸治疗，方中重用黄连以苦降胃热，少佐辛热的吴茱萸，合肝体阴用阳之性，防黄连寒凉太过而阻遏肝清阳升发之气及败胃，二药配合，辛开苦降，既清热又能疏肝。若兼见大便黏滞不畅者，可配合香连丸治疗以清热燥湿，行气除滞。

若肝胃不和发为痞满日久，气郁化火，火郁于内不得发越，亦可选用升降散配合柴胡疏肝散治疗。升降散源自杨栗山的《伤寒瘟疫条辨》，方中僵蚕清热解郁，蝉蜕凉散郁热，姜黄理气散郁通脉，大黄泻火导滞，全方以升清降浊，发散郁热，调畅三焦气机，通和内外。

验案举例

XX，男，47 岁。初诊日期：2014 年 8 月 8 日。

主诉：阵发胃脘胀满 2 年，加重 1 周。

现病史：患者 2 年前生气后出现胃脘胀满，曾于当地医院查胃镜示“重度反流性食道炎，糜烂性胃炎，溃疡，十二指肠球炎”，予服西药奥美拉唑等治疗后症状改善。之后间断出现胃脘胀满。近 1 周生气后再次出现胃脘胀满，反酸烧心，进食后明显，为求中医诊治来诊。现症见胃脘胀满，反酸烧心，进食后明显，偶有头晕头胀，口干，无口苦，早醒，眠差，二便调。

既往史：2 型糖尿病 5 年，现服降糖药，血糖控制良好。颈椎病 3 年。否认高血压。

查体：血压 120/85mmHg。舌暗红，苔薄黄，脉细弦。

西医诊断：流性食道炎，慢性胃炎，十二指肠球炎，2 型糖尿病。中医诊断：痞满（肝胃不和）。立法：疏肝理气和胃。处方：柴胡疏肝散加减。白芍 15g，柴胡 10g，枳壳 10g，香附 10g，乌药 10g，大腹皮 10g，瓦楞子 10g（先煎），玉竹 30g。水煎服，日 1 剂。

服药 7 剂后，反酸烧心明显减轻，胃脘胀满有所改善，大便偏软，仍有早醒，未发作头晕，舌脉同前，前方去大腹皮，加茯苓 15g，生白术 15g，百合 15g。继服 14 剂，后反酸烧心基本消失，二便调，睡眠改善，无头晕。守方继服，之后多次复诊，随症加减，胃脘胀满消失，反酸烧心改善，病情平稳。

按：患者以“胃脘胀满”来诊，属中医“痞满”范畴。患者多次因生气诱发，平素易生气，情志不调，肝失舒畅，横犯中土，胃气失于和降，故见胃脘胀满，反酸烧心；“气有余便是火”，气郁于内有化火之象故见口干，内扰心神，故见早醒眠差，上扰清窍故见头晕头胀；舌暗红，苔薄黄，脉细弦为肝气不畅，横逆犯胃，肝胃不和之征。故治以疏肝理气和胃，以柴胡疏肝散加减治疗。方中白芍养肝敛阴和胃，柴胡疏肝理气，二者一散一收正合肝体阴用阳之性，枳壳理气除胀，与柴胡配伍一升一降，斡旋气机，以开达郁邪；乌药、香附配伍一气一血，理气疏肝、活血通脉；大腹皮下气宽中除胀；瓦楞子味咸，性平，归肺、胃、肝经，软坚散结，消痰除积，《本草求真》载其可以治疗“凡人饮食不节，渐以留滞，而致痞积成于左胁膈膜之外者”；玉竹养阴清热润燥、生津止渴。服药后症状有所减轻，但大便偏软，考虑存在脾气不足，去大腹皮防久活耗气，加茯苓、白术以健脾助运；仍早醒、眠差，故加百合养阴清心安神。诸药合用，肝气得疏，胃气和降，脾复健运，诸证得消。

（韩垚）

第二节　诊治心律失常特色学术体系理论研究文章选录

各类心律失常

一、论心律失常证治

心律失常指心律起源部位、心搏频率、节律以及冲动传导等任何一项异常。“心律紊乱”或“心律不齐”等词的含义偏重于表示节律的失常，不甚确切，故此心律失常不称心律紊乱或心律不齐。

心律失常种类很多，分类方法也有不同，临床常分快速型与缓慢型两种类型。

快速型可见以下几种：① 窦性心动过速；② 阵发性室上性心动过速；③ 阵发性室性心动过速；④心房纤颤；⑤房性、结性、室性早搏；⑥非阵发性结性心动过速；⑦非阵发性室性心动过速；⑧心室颤动。前 5 种临床常见。

缓慢型可见：① 窦性心动过缓；② 房室传导阻滞；③ 窦房传导阻滞；④窦性停搏；⑤束支传导阻滞等。

心律失常临床较常见，其病因十分复杂，可出现在各种不同类型的心脏疾病中，可因神经功能失调及电解质紊乱引起，还可继发于其他系统的疾病，亦可因某些药物的毒副作用引起，近年来临床见到原因不明的病例也很多。心律失常不仅是临床常见病，而且其中一部分是危重症，如室性心动过速、心室纤颤等，其中心室纤颤是猝死的主要原因。心律失常还可能通过降低心功能引起心力衰竭，心房颤动患者心房血栓脱落引起体循环血管栓塞也是急危重症，增加死亡率。所以，心律失常不仅影响患者的劳动能力与生活质量，而且与猝死密切相关，严重影响人民的健康与生命。

近年来对于心律失常的治疗，虽然手术、介入治疗及植入起搏器等治疗方式有很大进步，但应用范围尚属有限，药物治疗仍占主要位置。新的抗心律失常西药虽然不断问世，但多有毒副作用，使其临床应用严重受限。笔者总结50余年的心血管病临床体会，认为中医辨证论治治疗本病，不但有较好的疗效，而且少毒副作用，使许多病人得到根治，深受广大患者的欢迎。

心律失常中医属于“心悸病”范畴。中医的“心悸病”是指患者自觉心中悸动、惊恐不安的一种病变，而心律失常的病人绝大多数是以心悸、惊恐不安为主诉的，故本病多按照“心悸病”的病因病机进行辨证治疗。

中医历代医家对心悸病的治疗，积累了丰富的经验，对其病因病机有较系统的阐述，有不少治法和方药。但是笔者体会：中医辨证治疗心律失常虽然可以有很好的疗效，但疗效的取得并非轻而易举，必须确实做到正确地认识病机，准确地辨证，精当地立法、遣方、选药、酌量，配伍精当方可疗效满意。因为心律失常不仅只是患者主观感觉的异常，而且还有明确的客观指标，其指标的改善与否能从心电图上确切显示出来，其疗效来不得半点含糊。另外心律失常种类很多，病因复杂，个体差异很大，绝非一方一法所能取得满意疗效。笔者自1962年至今长期从事中医心血管疾病专科医、教、研工作，面对大量难治的心律失常病人，起初也曾感到使用当时常用的治则、方药难以奏效，但经过结合实际认真复习、钻研中医古典医籍，特别是李时珍著《濒湖脉学》，受益匪浅。该书对于有关心律失常脉象的定义、主病的描述，尤其是其对类似脉的鉴别要点的叙述非常详尽、简明、中肯，其中一些观点确实令人耳目一新，应用到心律失常的辨证治疗中，经临床反复验证，切实可行，使得疗效大大提高。经过长期、大量、认真的临床实践，观察总结，形成了自己独特的治疗心律失常“以脉为主，四诊合参，以寒热为纲，分为两类、十型、三证候”的辨证论治的思路和方法及系列治疗方药，对于难治性心律失常取得了满意的治疗效果。总结自己治疗心律失常的经验和教训，结合我所见到的目前中医治疗心律失常的情况，在努力继承发扬中医学遗产，提高中医学术水平的热情鼓舞下，冒昧地将我自己对心律失常的拙见记录如下，与同仁讨论、交流。

（一）独特的分类、证型与证候

笔者将心律失常分为两大类，每类又辨为五种证型，各型又可能出现三种证候，简称为“两类、十型、三证候”。临床中要首先分类，次辨证型，再辨证候。这个与众不同的分类、分证型与证候的方法，是笔者经过长期将心律失常的理论结合大量临床实践观察分析、摸索、研究、总结的结果，是疗效领先的关键。

1. 分类

笔者认为心律失常临床中首先根据主脉分为两类，即阳热类与阴寒类。以寒热为纲，掌握好大方向是首要的。分清类别后，治疗中拟定治法、选方、用药就有了正确大方向。否则治疗将发生阴阳颠倒、寒热错位，选方用药难免火上添油，或雪上加霜，非但无效，还会使病情加重。

（1）阳热类　快速类。类似于西医诊断的快速型心律失常但不完全等同，少数不一致。如各种期前收缩，西医均属快速型，而中医辨证须根据脉象分为阳热类及阴寒类，若心室率快的早搏为促脉属阳热类，若心室率慢的早搏为结脉则属阴寒类，但绝大多数为促脉，而极少数为结脉。

1）主要脉象：数、疾、促、促代、涩而数等快速类脉象。

2）主要病机：心脏亏虚、血脉瘀阻、瘀而化热。

（2）阴寒类　缓慢类。类似于西医诊断的缓慢型心律失常，还包括心室率慢的早搏。

1）主要脉象：缓、迟、结、涩、结代等缓慢型脉象。

2）主要病机：心脾肾虚、寒、湿、痰饮阻滞心脉。

总之，心律失常分类的依据是病性属热、属寒，即依据“寒、热”来划分类别。

2. 分型

临床中，分类后还须进一步分型，选择处方用药才能精当。

阳热类可分五型：①心气阴虚，血脉瘀阻，瘀而化热。②心脾不足，湿停阻脉，瘀而化热。③心气衰微，血脉瘀阻，瘀而化热。④心阴血虚，血脉瘀阻，瘀而化热。⑤心气阴虚，肺瘀生水，瘀而化热。

阴寒类亦分五型：①心脾气虚，心脉瘀阻，血流不畅。②心脾气虚，湿邪停聚，心脉受阻。③心脾肾虚，寒邪内生，阻滞心脉。④心脾肾虚，寒痰瘀结，心脉受阻。⑤心肾阴阳俱虚，寒湿瘀阻，心脉涩滞。

分为上述十型的依据是：

（1）引起“心脉瘀阻”的因素中虚实的分别　笔者认为形成心律失常的必要环节是“心脉瘀阻”，根本因素是“心脏亏虚”，但是形成“心脉瘀阻”的直接因素又有“虚实”之分，且为分型的主要依据。如阳热类中的①型是心气阴虚而致血脉瘀阻，②型则是湿停阻脉。两型引起心脉瘀阻的因素有虚实的不同。虽然②型中引起湿停的根本因素仍是心脾气虚而致，但引起心脉瘀阻的直接因素则是湿邪，治疗时则①型用益气养心通脉，而②型则需化湿通脉。又如阴寒类中的①型与②型均是心脾气虚，但①型导致的血脉瘀阻，②型则是湿邪阻脉。

（2）引起心脉瘀阻的病邪之种类的区别　引起心脉瘀阻病邪的种类不同，也是心律失常分型的依据。如阴寒类中的②型是湿邪阻脉，③型是寒邪阻脉，④型是寒、痰瘀结，⑤型是寒邪及湿邪阻脉等。因引起心脉瘀阻的病邪不同而形成不同的临床类型。

（3）形成心律失常的根本因素乃“心脏亏虚”的不同种类　心律失常分型的另一依据是其根本因素——“心脏亏虚”的不同种类。心脏亏虚可分为心气虚，心血虚、心阴虚、心阳虚。不同种类形成不同证型。如阳热类中的①型是心气阴两虚，而③型是心气衰微，④型是心阴血虚。阴寒类中的①型是心脾气虚，③、④型是心脾肾阳虚，⑤型则是心肾阴阳俱虚。这些必须分清，立法、用药才能有的放矢，效如桴鼓。

（4）病位方面所涉及的不同脏腑　心律失常的病位在心，这是各类型心律失常所共同的。但除了共同的病位外，各型病人所涉及其他脏腑有所不同，成为心律失常分型的依据之一。如阳热类中的①型未涉及其他脏腑，②型则涉及于脾，⑤型则涉及于肺。阴寒类中的①及②型涉及于脾，③型及型④涉及于脾肾两脏。这些也必须分清，处方及用药才能精当。

3. 证候

临床中确定分类和证型后还须再辨证候。各型心律失常治疗过程中，常常会临时出现一些兼有的证候，当出现兼有证候时，必须给予特别的重视，甚至根据“急则治其标”的原则，先治其兼证，方可取效。心律失常各型中常可见如下三种不同证候：气机郁结、神魂不宁、风热化毒，其中风热化毒往往影响更大。各型心律失常均可时而出现咽痛、口干欲饮、咳嗽、鼻塞或发热恶寒等外感风热化毒证候，此时往往心律失常表现加重，或病情已经控制，当风热化毒时心律失常又可出现。此时宜特别重视风热的治疗，甚至应暂停原方药，而改用疏风清热之方，待风热退后再使用原法，否则若不使用足量的疏风清热之剂，只是一味坚守原方，则心律失常不但无效，其病情还可能会进一步加重，这也是临床常见的问题。同样，当出现神魂不宁、失眠、烦躁、惊惕等症状时，宜加用安神定志类药物，气滞明显则应重用理气解郁之品，这些在治疗心律失常时都是不可忽视的。

总之，笔者认为心律失常的中医病名可称“心悸病”。本病乃本虚标实，虚实兼杂之证，其病位在心，涉及于肺、脾、肝、肾等脏腑。本虚主要是心脏或兼有其他脏腑的气、血、阴、阳的亏虚，病邪主要分热、寒、痰、水湿、风邪、气滞和瘀血。虽然心律失常辨证类型复杂多变，但引起心律失常的必要环节均是“心脉瘀阻”，形成“心脉瘀阻”的根本因素是“心脏亏虚”，即“心脉瘀阻”和“心脉亏虚”是各类型心律失常所共有的，治疗时必须抓住“补心”和“活血通脉”这两个共同治则。但各类型心律失常又有其不同的特点，必须把其特点的关键之处抓住分辨清楚，才能取得满意的疗效。笔者认为心律失常的辨证宜首先分为“阳热”和“阴寒”两类，即以寒热为纲。西医方面，心律失常临床分为快速型和缓慢型两大类，西医诊断属于快速型者，基本为阳热类，而缓慢型者基本为阴寒类（不是完全等同，少数不一致，如各种期前收缩，西医均属快速型，而中医辨证须根据脉象分为阳热类及阴寒类，促脉属阳热类，结脉则属阴寒类，但绝大多数为促脉，而极少数为结脉），阴阳寒热分清后就保证了立法处方大方向的正确性。但目前临床辨证中存在的一个主要问题却是寒热错位。如期前收缩，其脉可分为促脉及结脉，促脉为脉数而有间歇，结脉乃脉缓而有间歇，即促脉是心率快或不慢而有早搏，而结脉是心率慢而有早搏，其中促脉占绝大多数，而极少数为结脉，所以，绝大多数的期前收缩患者属于阳热类。因促脉主热，即属于促脉的期前收缩发病的关键是热，热的产生是由于心气亏虚，血脉瘀阻，瘀郁化热。瘀可致乱，热可致急，脉急而乱的心律失常，关键是热。故治疗时必须抓住“热”这一关键，组方中不遗漏凉血清热这一重要法则，才能取得满意疗效。但“热”这一因素不仅往往被忽视，而且常被其他非反映心律失常本质的症状迷惑而误辨为“寒”，如一些促脉患者除心悸、气短、乏力、胸痛、舌暗红等症状外，尚有“肢凉”这一症状，于是被认为是心气不足、心阳不振而致心脉瘀阻，使用益气养心、温阳通脉之法，用炙甘草汤加通脉之品，大量使用桂枝、肉桂等温阳药，往往效果不明显。其实，此时“肢凉”一症并非为心阳不振所致，乃血脉瘀阻引起，脉促为瘀郁化热之象，若抓住本质，采用益气养心、理气通脉、凉血清热之法，则疗效显著。结脉则为阴寒类，使用补气养心，化湿祛痰，温阳散寒，通脉散结之法，则可使早搏消失。若与促脉不分，而仍然使用前述之益气养心，理气通脉，凉血清热之法，则不会获效。快速型心律失常的窦性心动过速、阵发性室上性心动过速、阵发性室性心动过速、快速心房纤颤等均属于阳热类，窦性心动过缓、窦房传导阻滞、房室传导阻滞等多属于阴寒类。两型分清后还须进一步根据其病机特点的不同，进一步详细地分析，以分出不同类型，才能进一步提高疗效。笔者认为阳热类中可分为五型，阴寒类中也可分为五型。其分型的依据前已叙述，对于各型患者治疗过程中，当临时兼有证候时，必须及时采取临时处理方法，不能死守原法原方，也是非常重要的。

（二）独特的“以脉为主，四诊合参”的辨证方法

心律失常的辨证中，最具有鉴别价值的是脉象的变化。因为心律失常是指心脏搏动频率与节律的异常，心搏频率与节律的变化必然要在脉象上反映出来，所以不同种类的心律失常必然出现反映各自根本特点的脉象。如窦性心动过速出现数脉，而阵发室上速或室速则出现疾脉、极或脱脉；窦性心动过缓出现缓脉，而病态窦房结综合征则出现迟脉；早搏者心率快者为促脉，而心率慢者为结脉；心房纤颤心室率慢者为涩脉，快速心房颤动则为涩而数之脉。总之，如上所述，临床常见的各种心律失常都各自有其相应的主脉，而各个主脉也都有其相应的主病，如数脉、疾脉、促脉均主热，而缓脉、迟脉、结脉主阴主寒，涩脉主阴血不足，代脉乃气虚为甚而致气衰。数、疾、促脉同为主热，但又有

区别。数脉乃热，疾为热更盛而阴伤，促脉则为热盛阴伤、血脉瘀阻更为明显之象。缓与迟脉同属阴寒，但缓主气虚、湿痰及风邪阻脉，而迟为寒。临床辨证时首先应弄清脉象——抓住了大纲，也就有了正确的治疗大方向，就不会被患者所出现的非本质表现引入歧途，而出现阴阳颠倒、寒热反谬的错误。我体会在心律失常的辨证中应以脉为主，四诊合参，当脉症或脉舌有矛盾时，可按照"从脉舍症"或"从脉舍舌"的原则，反之则会影响疗效。目前因辨脉的重要性认识不足，而不能按照"舍症从脉"的原则处理，是心律失常辨证中存在的影响疗效的重要原因之一。如期前收缩的病人，其主脉多为细促脉，症状多见心悸、气短、胸闷、憋气，舌苔薄黄，舌质暗红，有时兼见肢凉不温。因促脉的主病是"热"，故其发病的关键在于"热"，而热产生的必要环节是心脉瘀阻，脉阻的根本原因又是心气不足，不能帅血畅行，心悸、气短、脉细为心气虚之象，舌暗乃血瘀之征，总之其病机应为心气不足、血脉瘀阻，瘀郁化热。若据此病机采用益气通脉、凉血清热之法，则会取得很满意的疗效。但其中有一症状是"肢凉不温"，肢凉是寒象，与主"热"之促脉相矛盾，此时若从肢凉之症，而舍主"热"之促脉，则辨证为心阳气不足、血脉瘀阻，使用温阳散寒，益气通脉之法，临床实践证实，其疗效往往不佳。笔者亦曾走过这样的弯路，而深深体会到此时必"舍症从脉"。

（三）对心律失常病因病机的认识

综合历代医家对心律失常病因病机的认识，通过长期临床观察总结，笔者认为，临床中心律失常可分为两类、十种证型、三种证候。两类是阳热类（快速型）和阴寒类（缓慢型）。

1. 阳热类（快速型）心律失常的病因病机

为了更好地理解阳热类（快速型）心律失常的病因病机，需要了解它的主症、主要舌象及主要脉象。

主要症状：心悸、气短、胸闷痛等。

主要舌象：舌苔薄白或薄黄，舌质暗红。

主要脉象：数、疾、促、促代、涩而数。

阳热类心律失常的主要病机：心脏亏虚，血脉瘀阻，瘀而化热。

心主血脉，心气阴血不足，无力帅血运行，血脉流通不畅，而出现瘀阻，瘀久化热。热可致急，瘀可致乱，遂引起脉数且不齐，而现数脉、促脉、促代脉、疾脉或数而叁伍不调的涩数脉等快速型心律失常。阳热类心律失常形成的关键是“热”，必要环节是“血脉瘀阻”，根本因素是“心脏亏虚”。由于形成血脉瘀阻又有几种不同的途径，所以又可分为五种不同的证型，即心气阴虚，血脉瘀阻，瘀而化热；心脾不足，湿停阻脉，瘀而化热；心气衰微，血脉瘀阻，瘀而化热；心阴血虚，血脉瘀阻，瘀而化热；心气阴虚，肺瘀生水，瘀而化热。这五种不同的临床证型，其主要病机均为“心脏亏虚，血脉瘀阻，瘀郁化热”，其中“化热”又是发病的关键。目前中医界治疗阳热类心律失常时，以补气养心、通阳、活血、化痰湿及安神等法则较多，而对凉血清热治则很少应用。本人在实践中摸索到，治疗该类疾病时，根据“热”在病变中的重要作用，在充分运用益气养心、通脉活血法则的基础上，加清热凉血法十分重要。如治疗期前收缩（房性早搏、结性早搏、室性早搏）、阵发性室上性心动过速、阵发性心房颤动、窦性心动过速等病人，用炙甘草汤、归脾汤、养心汤加丹参饮、血府逐瘀汤等往往疗效不显著时，可在益气养心、活血通脉的基础上，加用凉血药物，则疗效会明显提高。

关于“热”在快速型心律失常发病当中的重要性，明·李时珍《濒湖脉学》中早有论述，如“促脉数而时一止，此为阳极欲亡阴，三焦郁火炎炎盛，进必无生退可生”“促脉惟将火病医”“数脉为阳热可知”。快速型心律失常的主要脉象是数脉和促脉，故治疗本病加用清热凉血药物，亦为一种正治法。

阳热类心律失常的病因：情志失调、七情所伤，如思虑过度及忧郁惊恐等；饮食不节及劳累过度（包括体劳及房劳）；先天禀赋心气阴血亏虚；大病久病耗伤心气阴血；外感六淫之邪伤及心体，阻滞心脉。情志失调，七情所伤、思虑过度及忧郁惊恐等均可使心气阴血耗伤，心气阴血亏虚，无力帅血运行，而致血脉瘀阻，瘀久而化热，从而导致本病的发生。饮食不节及劳累过度均可伤及脾胃，脾虚化源不足，不能滋养于心，可引起心血亏虚，心血不足，心脉失养，血流涩滞，血脉瘀阻，瘀久而化热。又房事不节，肾阴亏虚，肾虚不能上济于心，使心气阴血不足，致使血脉瘀阻，瘀久而生热。先天禀赋心气不足或大病、久病耗伤心气阴血等均能引起心气阴血亏虚，而致血脉瘀阻，瘀久而生热。本病除心气阴血亏虚而致血脉瘀阻这一根本原因外，尚可兼有痰湿、气滞、水饮、风热等病邪阻滞心脉，致使心脉流通不畅，而引起心律失常，治疗中必须辨证求因，妥善处理。

2. 阴寒类（缓慢型）心律失常的病因病机

为了更好地理解阴寒类（缓慢型）心律失常的病因病机，首先需要了解它的主症、主要舌象及主要脉象。

主要症状：心悸、气短、胸闷或胸痛、乏力、怕冷或不怕冷或怕热、肢凉或肢温。

主要舌象：舌质暗淡，苔薄白或白腻。

主要脉象：缓、迟、结、涩、结代。

综合其主要症状、舌象，尤其是脉象，可以看出，阴寒类（缓慢型）心律失常的主要病机是心脾肾阳气亏虚或兼阴血不足，寒湿、痰饮之邪阻滞心脉，心脉瘀阻流通不畅。本类心律失常表现的特点是脉搏迟缓，或迟缓而兼有间歇，或叁伍不调等涩滞不通之象。形成本病的关键是“阴寒”，必要环节是“心脉瘀阻”，根本因素是“心脾肾脏亏虚”。心主血脉，若心阳气亏虚或兼阴血不足，气虚无力帅血运行，阳虚无力鼓动血脉流通，阴血不足不能濡润心脉，再兼脾肾阳虚，气化失常，水湿痰饮停聚，阴寒之邪内生，而致心脉阻滞。阴寒之邪可致脉迟缓，瘀而致脉乱，故可见脉迟缓而不齐（结、代、涩）的阴寒类（缓慢型）心律失常。由于亏虚的脏腑不同（亏在心脾或亏在心肾），又由于亏虚在气或在阳或在阴液精血的不同，另外还有是湿邪阻脉还是寒邪阻脉或痰饮阻脉的区别，以及本虚标实两者间所占不同比例的差异，本病可以分为五种病型，病机分别为：心脾气虚，无力帅血运行，心脉瘀阻，血流不畅而致缓脉；心脾气虚，气虚无力帅血运行，再兼脾虚运化失常而湿邪停聚，阻滞心脉，而致心脉受阻，形成缓脉；心脾肾虚，寒邪内生，阻滞心脉，心脾肾阳不足，阳虚生内寒，阳虚鼓动无力，寒邪阻滞心脉而致迟脉；心脾肾虚，寒痰瘀结，心脉受阻，气虚帅血无力，阳虚鼓动无能，脾虚生痰，阳虚生寒，气滞血瘀，寒、痰、瘀血凝聚阻脉形成结脉；心肾阴阳俱虚、寒湿瘀阻，心脉涩滞，心气虚而帅血无力，阳虚鼓动无能，阳虚生寒、水湿不化而停聚阻脉，再兼阴虚脉失濡润，使得血流更加涩滞不畅，于是形成缓而叁伍不调的涩脉。

阴寒类（缓慢型）心律失常也与七情所伤，饮食不节及劳累过度，先天禀赋心脏亏虚，大病久病耗伤心脏，以及外感六淫之邪伤及心脾，阻滞心脉等因素有关。上述病因引起的心脏亏虚是此类心律失常的最根本因素。思虑过度，忧郁不解，日久耗伤心之气阳、阴血。大惊大恐也能使心气大伤。饮食不节劳累过度，脾土生化之源受伤，化源不足，无力奉养于心，而致心脏亏虚。大病、久病耗伤心之气阳及阴血。外感六淫之邪，久而不解，内舍于脉，而成脉痹，脉痹不已，内舍于心，致使心体受伤，心脉阻滞。总之上述诸内因、外因、不内外因等因素均可使心气阳、阴血耗伤，致使气虚无力帅血运行，阳虚无力鼓动血脉流通，阴血虚而不能濡润心脉，故此出现脉搏缓慢，且涩而结滞的心律失常。

再者，饮食不节，劳累过度，脾土受伤；郁怒伤肝、肝木克土，亦能伤脾；思虑过度伤及与脾；感受风湿之邪，困阻脾阳等均能使脾失健运，而风湿痰饮停聚，中阳不足而阴寒之邪内生。又房劳过度，大惊大恐，或大病久病，或感受寒湿之邪等可伤及肾阳，肾之气化失常，水湿、痰饮之邪停聚，肾阳亏虚、寒邪内生。总之水湿、痰饮、寒邪阻滞心脉，是构成阴寒类（缓慢型）心律失常的重要因素。同时需要注意，先天禀赋不足，心阳亏虚也是形成缓慢类心律失常的重要病因。

（四）精当的选药、用量、配伍

笔者对治疗阳热类心律失常具有关键作用的凉血清热药物以及治疗阴寒类心律失常有关键作用的祛风药物的选择，经过了长期地探索，通过对大量清热药物的临床观察比较后，确定牡丹皮、赤芍对阳热类心律失常的治疗作用要比其他清热凉血药物作用显著；羌活对阴寒类心律失常疗效显著。

辨证立法、处方选药都很恰当后，有时仍不能取得满意疗效，还需从药物剂量上斟酌，若药量不够，往往也不能奏效。如治疗阳热类心律失常，使用的清热凉血药物牡丹皮、赤芍，经多年摸索发现用量必须较大，15 ~ 30g 方效果显著，若只用 10g 则效果不明显。又如治疗阴寒类心律失常的缓脉，所使用的祛风药物羌活也必须用量大至 15 ~ 30g，效果方能显著。但牡丹皮、赤芍若用量大，因其性寒凉，有时可出现滑肠现象，如遇脾虚肠滑之人，便会便溏甚至腹泻，此时需发挥方剂配伍中佐药的作用，可于处方中加用厚肠之黄连（同时也清热），大量白术、炒薏苡仁或温中之干姜，甚或加用涩肠之品如诃子肉等，则可消除其弊端。这些往往在临床中被忽视，使心律失常的治疗不能取得显著疗效。

（五）心律失常两类、十型、三证候的证治

1. 阳热类（快速型）

主要症状：心悸、气短、胸闷痛。

主要舌象：舌质暗红，舌苔薄白或薄黄。

主要脉象：数、疾、促、促代、涩而数。

本类包括西医所指的各种快速型心律失常心室率快或不慢者。

阳热类心律失常根据引起血脉瘀阻的不同途径，又可分为如下五种证型：

（1）心气阴虚，血脉瘀阻，瘀而化热

主要症状：心悸，气短，疲乏无力，胸闷或有疼痛，面色少华，口干欲饮。

主要舌脉：舌质暗红、碎裂，苔薄白或薄黄。脉数、疾、促、细。

本型主要包括窦性心动过速、阵发性室上性心动过速、心室率偏快的各种早搏、室性心动过速等。

辨证分析：此型患者多因思虑过度，心之气阴暗耗，或因忧郁、惊恐七情所伤等，使心气阴耗损；亦可因饮食不节，劳累过度（体劳或房劳），伤及脾肾，脾虚化源不足，不能滋养于心，肾虚不能上济于心，而致心气阴血不足；大病、久病耗伤心气阴血；或先天禀赋不足等，也可引起心气阴血亏虚。心之气阴不足是本型的根本所在，心主血脉，心气亏虚，无力帅血运行，血脉流通不畅而出现瘀阻，于是形成血脉瘀阻的重要环节。瘀久而化热。热可致急，瘀可致乱，遂引起数脉或疾脉，或数而时止的促脉。“化热”是形成此型的关键。总之，此型的病机是心气阴不足，血脉瘀阻，瘀而化热。脉数、疾、促均是血瘀化热的表现；心悸气短，疲乏无力，面色少华，脉细为心气阴不足之征；胸

闷或胸痛，舌暗红为心之气阴不足，血脉瘀阻之兆。若见薄黄之苔，更可证明化热。

治法：益气养心，理气通脉，凉血清热。

方药：自拟清凉滋补调脉汤。太子参、麦冬、五味子、丹参、川芎、香附、香橼、佛手、牡丹皮、赤芍、黄连。

方解：太子参、麦冬、五味子益心气养心阴；丹参、川芎活血通脉；牡丹皮、赤芍凉血清热；香附、香橼、佛手理气以助通脉；黄连为佐厚肠以防止寒凉致泻。全方共奏益气养心、理气通脉、凉血清热之功，以使心气阴足、血脉通，而瘀热清，数、疾、促脉平，心悸止。

（2）心脾不足，湿停阻脉，瘀而化热

主要症状：心悸，气短，疲乏无力，胸闷或有疼痛，口苦，纳差，脘腹痞满，大便不实，黏而不爽。

主要舌脉：苔白厚腻或兼淡黄，舌质暗红。脉数、疾、促、滑。

此型可见于窦性心动过速、阵发性室上性心动过速、阵发性室性心动过速、各种心室率偏快的早搏。

辨证分析：此型患者多因思虑过度，心脾受伤，脾失健运，湿邪停聚；或因饮食不节，中土受伤，脾失健运，湿邪停聚；或因外淫湿邪内侵。总之，湿邪阻脉，致使心脉瘀阻不畅，湿邪郁久化热，遂形成此型。脉数、疾、促、滑是湿热阻脉的见证。脘腹胀满，便黏不爽，口苦，纳差，苔白厚及厚腻兼黄亦是湿热困脾之象。胸闷或有疼痛，舌质暗，脉促（数而时一止）均为心脉瘀阻之征。心悸，气短，疲乏无力，大便不实是为心脾不足所致。

治法：理气化湿，凉血清热，补益心脾。

方药：自拟清凉化湿调脉汤。紫苏梗、陈皮、半夏、白术、茯苓、川厚朴、香附、乌药、川芎、牡丹皮、赤芍、黄连、太子参。

方解：白术、茯苓、陈皮、半夏健脾化湿；紫苏梗、川厚朴、香附、乌药理气宽胸，以助湿化；川芎活血通脉；牡丹皮、赤芍凉血清热；黄连厚肠；太子参补益心脾。全方共奏理气化湿、凉血清热、补益心脾之功，使心脾气充足、停湿消退、心脉通畅、瘀热化解，而数、疾、促脉得以恢复，心悸病愈。

（3）心气衰微，血脉瘀阻，瘀而化热

主要症状：心悸，气短，疲乏无力，胸闷或有疼痛，劳累后心悸，气短尤甚。

主要舌脉：舌胖淡暗或暗红，苔薄。脉促代。

本型主要见于频发室性早搏、频发房性早搏或频发结性早搏，甚至形成二联律或三联律者。

辨证分析：此型患者虽与上述两型同时具有“血脉瘀阻，瘀久化热”之形成促脉的病机，但是此型患者是促代脉，而前面两型是促脉。促脉是指脉数而有间歇，代脉是指脉间歇频发的脉象。因代脉主病是脏气虚衰，所以此型患者的病机是心气虚衰，血脉瘀阻，瘀而化热。与单纯促脉的区别是此型心气虚的程度严重，已达到虚衰的程度。此型患者多因先天禀赋心气不足，加之七情所伤，如大惊大恐心气耗伤，惊则气乱，恐则气下，都可损伤心气；因忧思伤及心脾，亦可耗伤心气，致使心气更虚而达到虚衰之程度；饮食不节，脾气受伤，脾虚运化失常，化源不足，不能上奉于心，致使心之气血不足；劳累过度亦能伤脾，脾虚而致心气不足；大病久病伤及心气等因素，均使心气大伤，亦致使心气衰微，不能帅血运行而致血脉瘀阻，瘀久化热，遂形成此型。本型表现在脉象的特点是见到促代脉。症状的特点是劳累后心悸加重及心律失常更加明显。

治法：补气通脉，清热凉血。

方药：自拟清凉补气调脉饮。生黄芪、太子参、人参、麦冬、五味子、丹参、川芎、香附、香橼、佛手、牡丹皮、赤芍、黄连。

方解：生黄芪、太子参、人参大补心气；麦冬、五味子养心阴以助补气；丹参、川芎活血通脉；香附、香橼、佛手理气以助通脉；牡丹皮、赤芍凉血清热；黄连厚肠。此方与治疗阳热类①型心律失常方——清凉滋补调脉汤的区别是，此方是前方加用生黄芪、人参等大补心气之品。因而前方功效只是补气滋阴、通脉凉血，此方功效则重补心气、通脉凉血；前方主治心气阴虚、血脉瘀阻、瘀而化热，此方则主治心气衰微、血脉瘀阻、瘀而化热。

（4）心阴血虚，血脉瘀阻，瘀而化热

主要症状：心悸，气短，胸闷，胸痛，面色不华，疲乏无力，大便易秘。

主要舌脉：舌质红暗碎裂，薄白或少苔。脉涩而数。

本型见于快速型心房纤颤。

辨证分析：此型患者临床表现的特点是见涩而数脉。涩脉是细而迟，叁伍不调，此型的脉是叁伍不调，但不迟反而数，即快速型心房纤颤。涩脉的主病是心阴精血亏虚，加之寒湿之邪闭阻血脉，所以典型的涩脉是细迟而叁伍不调。此型的脉象数而叁伍不调，是因为此型的病机为心阴精血亏虚而致血脉瘀阻，瘀而化热，而无寒湿之邪阻脉。此型与单纯涩脉型比较，心阴精血损伤更甚。此型的形成是由于先天禀赋阴精不足或失血、大汗等阴液精血耗伤，或五志过极，心之阴液精血耗伤，或因劳倦，特别是房劳过度损伤肾阴，肾水不能上济于心而致心阴液精血亏虚。以上诸多因素致心阴精血亏虚，不能濡润心脉，而致心脉瘀阻，瘀久化热，而成涩而数之脉象。舌质红暗碎裂，大便秘等也是阴液精血亏虚的征兆。

治法：滋养阴血，理气通脉，清热凉血。

方药：自拟清凉养阴调脉汤。太子参、沙参、麦冬、五味子、白芍、生地黄、丹参、川芎、香附、香橼、佛手、牡丹皮、赤芍、黄连。

方解：沙参、麦冬、五味子、白芍、生地黄滋补心血；太子参补气以生阴血；丹参、川芎活血通脉；牡丹皮、赤芍清热凉血；黄连厚肠；香附、香橼、佛手理气以助活血通脉。全方共奏滋养阴血、理气通脉、凉血清热之功。此方的特点是滋养阴血，主治因心阴血亏虚，血脉瘀阻，瘀而化热而致之涩数脉。

（5）心气阴虚，肺瘀生水，瘀而化热

主要症状：心悸，气短，胸闷，胸痛，咳喘，甚而不能平卧，尿少，水肿。

主要舌脉：舌质红暗，苔薄白或薄黄。脉细数。

本型见于心力衰竭心动过速者。

辨证分析：此型患者的特点是除因心之气阴亏虚，血脉瘀阻，瘀而化热而引起的脉细数外，尚兼有肺失肃降，水饮停聚的表现。因此，其临床症状除见心悸，气短，胸闷，胸痛等外，尚见咳喘，甚而不能平卧，尿少肢肿，舌质暗红，苔薄白或薄黄。此型数脉的形成除因气阴两虚引起的血脉瘀阻，瘀久化生之“热”鼓动血脉，使脉搏增快外，尚有因水饮停聚，阻滞血脉，使血脉更加壅阻，瘀热更盛。因此这型的治疗法则，除益气养心、理气活血、凉血通脉外，尚需肃肺利水，使水饮去，血脉通，瘀热除，而数脉平。

治法：补气养心，肃肺利水，凉血清热。

方药：自拟清凉补利调脉饮。生黄芪、太子参、麦冬、五味子、丹参、川芎、桑白皮、葶苈子（包煎）、泽泻、车前子（包煎）、牡丹皮、赤芍、黄连。

方解：生黄芪、太子参大补心气；麦冬、五味子滋心阴；丹参、川芎活血通脉；桑白皮、葶苈子、泽泻、车前子泻肺利水；牡丹皮、赤芍清热凉血；黄连厚肠。全方共奏补气养心、肃肺利水、凉血清热之功，使得心气阴充足，肺血运行，肺脉流通，水道通利，瘀热消退，而心悸平复、数脉调整。

2. 阴寒类（缓慢型）

主要症状：心悸，气短，胸闷，或胸痛，乏力，怕冷或不怕冷或怕热，肢凉或肢温。

主要舌脉：质淡暗，苔薄白或白腻。脉缓，迟，结，涩。

本类包括窦性心动过缓，病态窦房结综合征，房室传导阻滞，窦房传导阻滞及心室率慢的各种早搏，结区心律及室性自搏性心律等。

本类心律失常的主要病机是心脾肾气阳阴血虚损，寒湿、痰饮之邪阻滞心脉，心脉瘀阻不畅，总属阴寒类。本类可分为五型，各型临床表现的主要差别是脉象，下面分别叙述之。

（1）心脾气虚，心脉瘀阻，血流不畅

主要症状：心悸，气短，胸闷或胸痛，乏力，不怕冷，可怕热，肢温不凉。

主要舌脉：质淡暗，苔薄白。脉缓而细弱。

本型可见于窦性心动过缓，结区心律，加速的室性自搏心律。

辨证分析：思虑过度，耗伤心脾，致使心脾不足；饮食不节，脾胃受伤，而致脾虚；劳累过度及先天禀赋心脾不足，大病久病耗伤心脾等均可致使心脾气虚，心脉失养，运行无力缓慢而出现缓脉。此型的特点是脉缓而非迟、非结，不怕冷，甚至怕热，四肢不凉而温，舌质暗淡，苔薄白，一派心脾气虚，心脉失养，流行缓慢滞而不畅之象。但病在心脾而不在心肾，是虚证而不是虚寒证，无明显的痰湿之邪。

治法：健脾补气，活血升脉。

方药：自拟健脾补气调脉汤。太子参、生黄芪、白术、陈皮、半夏、茯苓、羌活、川芎、丹参。

方解：太子参、黄芪补气升阳；茯苓、白术、陈皮、半夏健脾化湿；羌活祛风以助化湿；川芎、丹参通脉。全方共奏健脾补气、活血通脉之功，使心脾气充足，心脉得养，缓脉得以平复。

（2）心脾气虚，湿邪停蓄，心脉受阻

主要症状：心悸，气短，胸闷或胸痛，乏力，不怕冷，肢温，脘腹胀满，纳差，大便不实、不爽，头晕胀。

主要舌脉：舌质淡暗，苔白厚腻。脉脉缓而弦滑。

此型亦见于窦性心动过缓，结区心律及加速的室性自搏心律等。

辨证分析：情志所伤，思虑过度，耗伤心脾，脾失健运，湿邪停聚，心脉被阻。另外，饮食不节，劳累过度，先天禀赋心脾亏虚，大病久病耗伤心脾，也能使湿邪停聚，心脉被阻，致使脉搏缓慢。郁怒伤肝，肝木克土，气结湿停，心脉被阻。外感湿邪，阻滞心脉亦能引起脉搏缓慢，形成此型。这一类型的特点与前一类型相同之处是脉缓，不怕冷，肢温不凉，说明其病位同在心脾，同是心脾气虚为本，病位未涉及于肾，病情属于心脾气虚而无明显肾虚之象。与前一型不同之处是，此型以湿邪停聚为主，本虚标实，且标实表现突出，所以症见脘腹胀满，纳差，便不实不爽，头胀而晕，苔白厚腻，脉缓兼弦滑等湿停气结之象，但同时又有心悸，气短，乏力，舌淡暗等心脾气虚之证。此型是以湿为标，以虚为本。临床遇此型时宜急则治其标，化湿为主，兼顾健脾补气。待湿化后可按心脾不足，心失所养的①型治疗原则继续治疗，调养收功。

治法：化湿理气，活血升脉。

方药：自拟理气化湿调脉汤。紫苏梗、陈皮、半夏、白术、茯苓、川厚朴、香附、乌药、羌活、川芎、丹参、太子参。

方解：白术、茯苓、陈皮、半夏健脾化湿；紫苏梗、川厚朴、香附、乌药理气化湿；羌活祛风以助化湿；川芎、丹参活血通脉；太子参补益心脾。全方共奏化湿通脉，补益心脾之功，使湿邪化，心脉通，心气足，缓脉愈。

（3）心脾肾虚，寒邪内生，阻滞心脉

主要症状：心悸，气短，胸闷，胸痛，乏力，怕冷，肢冷，便溏，腰腿酸软无力，或可伴头晕耳鸣、阳痿等。

主要舌脉：舌质淡暗，苔薄白或白滑。迟脉。

此型主要见于病态窦房结综合征，Ⅲ度房室传导阻滞，或Ⅱ度Ⅱ型房室传导阻滞及室性自搏心律等。

辨证分析：禀赋薄弱，或老年脏气虚衰，劳倦过度，房事不节，生育过多，久病失养，暴病伤阳等导致心肾阳虚，阴寒之邪内生，阻滞心脉，致使脉迟。此型的特点是脉迟而非缓、非结，自觉怕冷，肢凉不温。所以此型的病性不同于前面两型之气虚无寒，是阳虚而寒之证。病位方面此型不仅在心脾而且涉及肾，所以可见腰腿酸软、头晕、耳鸣、阳痿等。治疗此型宜用辛温辛热之品温阳散寒，使寒痰祛而心脉通，迟脉转常，虚寒之证消失。

治法：温阳散寒，活血升脉。

方药：自拟温阳散寒调脉汤。生黄芪、太子参、白术、茯苓、附片、肉桂、鹿角、桂枝、川芎、丹参、干姜。

方解：附片、肉桂、鹿角、干姜、桂枝温阳散寒；生黄芪、太子参、白术、茯苓健脾益气，以助温阳散寒；川芎、丹参活血通脉。全方共取温阳散寒，活血升脉之功效。

（4）心脾肾虚，寒痰瘀结，心脉受阻

主要症状：心悸，气短，乏力，胸闷，胸痛，怕冷或不怕冷，肢温或肢冷。

主要舌脉：舌质淡暗，苔薄白。结脉（缓而间歇或迟而间歇）或结代脉。

本型主要见于早搏而心室率慢者，Ⅱ度Ⅰ型房室传导阻滞及心室率慢的窦房传导阻滞等。

辨证分析：本型的特点是脉结或结代。结脉有缓而间歇或迟而间歇。两者的病机尚有分别，缓而时止是因心脾气虚加之湿痰与气血凝结阻滞心脉而成，迟而时止是因心脾肾阳虚，寒痰与气血凝结阻滞心脉。两者除脉有差别外尚可见症状有差别。缓而间歇者不怕冷、肢温，迟而间歇者怕冷而肢凉，同时迟而间歇者还可兼有头晕耳鸣、腰腿酸软等。此型与①型、②型的差别是，此型为结脉，而①、②型是缓脉；与③型的差别是，此型为结脉，而③型是迟脉。结脉与缓脉和迟脉形成方面的差别是，结脉除心脾肾虚极、寒痰湿阻脉等因素外，尚有气、血、老痰相凝结而心脉被阻的特点，因此脉流更加结滞不通，而出现脉有间歇之象。治疗结脉除补气或温阳散寒外，宜重在通气活血，逐痰破瘀散结。

结代脉是结脉而间歇频繁出现，甚或连续出现。结代脉与单纯结脉形成的区别是，结代脉的形成是气虚更甚，达到衰微的程度。所以治疗结代脉时要更加重用补气之品方可取得满意效果。

治法：温补心肾，祛寒化痰，活血散结。

方药：自拟温化散结调脉汤。生黄芪、太子参、白术、茯苓、肉桂、鹿角、干姜、白芥子、莱菔子、陈皮、半夏、川芎、三七粉（分冲）等。

方解：干姜、肉桂、鹿角温阳散寒；白芥子、莱菔子、陈皮、半夏、白术、茯苓化痰湿；生黄芪、太子参补气以助通阳散寒化痰湿之力；川芎、三七粉活血通脉散结。全方温补心肾、散寒化痰、活血通脉散结，治疗心脾肾虚、寒痰瘀结、心脉受阻之脉结证。

（5）心肾阴阳俱虚，寒湿瘀阻，心脉涩滞

主要症状：心悸，气短，胸闷，胸痛，乏力，大便偏干。

主要舌脉：舌暗红或兼碎裂，苔薄白。脉细涩。

本型主要见于心室率缓慢的心房纤颤。

辨证分析：本型的特点是见细迟且叁伍不调的涩脉。涩脉的形成与本型的病机是心脾肾之阴精及气阳俱虚，且阴津精血不足为主。阴血不足，心脉失其濡养，气阳不足，心脉失其温煦，且兼寒湿之邪阻滞心脉，诸多因素致使心脉受损，故出现脉缓而叁伍不调的涩脉。此型为阴阳气血俱虚，心脾肾俱病且兼寒湿之邪停蓄的复杂证型，因此治疗法则较其他类型更为复杂，取效更为困难。

治法：滋阴温阳，化湿散寒，活血通脉。

方药：自拟滋养温化调脉汤。生黄芪、太子参、白术、茯苓、陈皮、半夏、干姜、肉桂、桂枝、阿胶（烊化）、当归、白芍、生地黄、川芎、丹参等。

方解：白术、茯苓、陈皮、半夏健脾化湿；干姜、肉桂、桂枝温阳散寒；生黄芪、太子参补气，以助散寒化湿；当归、白芍、生地黄、阿胶滋补心肾之阴；川芎、丹参活血通脉。全方共使寒湿消散，心肾阴阳充足，心脉得以温煦濡润，心血得以畅通，涩脉得以纠正。

3. 三种兼有证候

在病程中各型均可能出现以下三种证候：

（1）气机郁结

主要兼有症状：脘腹、胸胁胀满，郁闷少欢。常叹息，大便欠畅，食纳欠佳。

主要兼有舌脉：舌暗更甚。脉弦脉。

辨证分析：常因情志不舒，郁郁少欢，日久致肝气郁结，气机不畅，致使心脉瘀阻更甚，可加重前述各类型心律失常，或成为各型心律失常发作的诱因，因此各类各型心律失常如兼见气机郁结证候时须予以重视，加用疏郁理气药物方可取得良好疗效。可选用郁金、枳壳、香附、乌药、大腹皮、川厚朴等药。

（2）神魂不宁

主要兼有症状：失眠多梦，易惊，胆怯，精神不易集中，或坐卧不宁。

主要兼有舌脉：舌淡暗。动脉。

辨证分析：此证候多为惊恐、郁怒、思虑、忧郁等情志损伤心神，使神魂不宁。心脏两大生理功能一为心主血脉，一为心藏神。心脏病变可分别出现两种功能失调的表现，同时两者又可互为影响。心脉流通不畅可致心神不宁，心神不宁又可加重心脉流通不畅。因此心律失常时若见神魂不宁则应予以重视，应加以相应治疗，否则治疗不会取得良好效果。尤其是睡眠不安及失眠会加重心律失常的出现，必须加用宁心安神之品。各型如兼见神魂不宁，须在原有治法中加入安神定志之品，可选用石菖蒲、远志、炒酸枣仁、夜交藤、合欢花、莲子心、百合、生龙骨（先煎）、生牡蛎（先煎）等药。

（3）风热化毒

主要兼有症状：咽痒，咽痛，鼻塞，流涕，甚或恶寒发热，肢体酸痛，口干欲饮。

主要兼有舌脉：舌红，苔薄白或薄黄。脉浮。

辨证分析：兼此证型时是因兼感上焦风热。心律失常的患者发病的重要环节是心脉瘀阻，若加之外感风热之邪，阻滞心脉，则必然加重心律失常的病情。尤其是阳热类心律失常再加风热之邪，内外之热相合，可使脉更急而更乱，则数、疾、促脉更加明显，所以若兼感风热时必须予以高度重视。此时需暂用疏风清热之方，待风热消退后再继续用原治疗心律失常之方药才为适宜。疏风清化之品，可选用薄荷、荆芥、连翘、金银花、板蓝根、锦灯笼等药。

（《中国现代百名中医临床家丛书：魏执真》，2011 年）

二、与心律失常关系密切的脉象辨析

心律失常的中医辨证中，最具有鉴别诊断价值的是脉象的变化。因为心律失常主要是指心脏搏动频率与节律的异常，心搏频率与节律的变化必然要在脉象上反映出来，不同种类的心律失常必然出现不同的脉象，心律失常中医辨证时最主要最可靠的依据就是脉象。故此要特别在辨脉上下功夫。临证时主要根据脉象，再结合症状和舌象等分析患者的病因病机、分类、分型及证候，采用相应恰当的治则及处方，才能取得良好的疗效。在遇到脉症或脉舌不符时，可采取舍症从脉或舍舌从脉的原则处理。

心律失常多见的脉象：数脉，疾脉，促脉，代脉，涩脉，缓脉，迟脉，结脉，涩而数脉，促代脉。下面分别对各种脉象进行分析。

（一）数脉

数脉是指脉搏的频率较正常为快。古代医家规定数脉的标准是在医生一呼一息的时间内患者脉搏搏动 6 次或 6 次以上，相当于每分钟 90 ~ 120 次，称为数脉。和数脉相类似的脉象有紧脉、促脉和动脉。紧脉、促脉、动脉与数脉相同点都是频率快，但后三者又各具自己的特点。紧脉的搏动，如同触到被弹动的绷紧的绳索一样，是比较硬而有力的；数脉中带有歇止的称为促脉；数而无头无尾如豆状动摇于关部的称为动脉。数脉的主病是“热”，属“阳”，多由心火过旺或肝胆之火过旺，亦有因肺胃之热过盛而致，亦有因阴伤不足而引起的虚热，其中以心肾阴虚而生之热为主。另外在少数情况下，在虚寒病中会出现数脉，这必定是正气已很衰弱，若不积极救治，再进一步则会出现阴阳离决的脱证。

《濒湖脉学》中关于数脉有如下记载：“一息六至，脉流薄疾。”“数脉息间常六至，阴微阳盛必狂烦。浮沉表里分虚实，惟有儿童作吉看。”“数比平人多一至，紧来如数似弹绳；数而时止名为促；数见关中动脉形。”“数脉为阳热可知，只将君相火来医。实宜凉泻虚温补，肺病秋凉却畏之。寸数咽喉口舌疮，吐红咳嗽肺生疡；当关胃火并肝火；尺属滋阴降火汤。”

心律失常中窦性心动过速、非阵发性室性心动过速及非阵发性结性心动过速等可见数脉，其中最常见的病种是窦性心动过速。根据数脉的主病是“热”的道理分析，窦性心动过速的病人多数属于“热证”，其中又分外感热证及内伤热证。窦性心动过速可因外感热邪，扰犯心神，鼓动心脉，而致数脉。内伤生热也可引起窦性心动过速而出现数脉。内伤多为七情所伤，或饮食不节，劳倦过度或疾病后耗伤等因素引起心脏气阴不足，血脉瘀阻，瘀而生热而致数脉。另外晚期病人正气十分虚弱而出现虚寒证时也会出现数脉，但此时已是将要出现阴竭阳绝而阴阳离决的危候。目前临床中对窦性心动过速病人的辨证中，“热”这一关键常被忽视，医者往往重视补虚、通阳、调气、通脉等，而常忽视“热”，使得临床疗效受到限制。

（二）疾脉

疾脉是指比数脉搏动更快的脉象。古代医家所规定的疾脉标准是医生一呼一吸的时间内，患者脉搏搏动等于或大于 7 次，即每分钟 120 次以上。如果更详细地区分，还可有极脉及脱脉。每一呼一吸间患者脉搏搏动 8 次以上称为极脉；再快，达到医生每一呼一吸患者脉搏 9 至以上，则称为脱脉。疾脉和极脉的主病都是阳热极盛，阴液将竭，是真阴将竭于下，阳热亢于上的现象。在外感病中热极时往往有疾脉，按之益坚，是阳亢无制，真阴垂危之候；疾而虚弱无力是原阳将脱之证。脱脉则见于阳绝，阴阳离决的危候，若不紧急救治，生命则亡。

《濒湖脉学》记载：“数脉属阳，六至一息。七疾八极，九至为脱。”心律失常中的阵发性室上性心动过速、阵发性室性心动过速发作时的脉象常表现为疾、极或脱脉。所以阵发性室上性心动过速的患者常常辨证为心气阴亏虚、血脉瘀阻、瘀而化热，而使用益心气滋养心阴、理气通脉、凉血清心之法。阵发性室上性心动过速与窦性心动过速常见的病因病机虽然同为心气阴两虚、血脉瘀阻、瘀而化热，但两者又有区别。因为阵发性室上性心动过速的脉象是疾脉，而窦性心动过速的脉象是数脉，数脉与疾脉的形成虽然同为阴虚而阳热亢盛，但疾脉是阳极而阴将绝，即是阴更虚而阳更盛。所以阵发性室上性心动过速的治疗较窦性心动过速应该更重用填补心阴及清热凉血的药物，少数严重的阵发性室上性心动过速或室性心动过速的患者出现脱脉时，为阴竭阳绝、阳气耗竭、阴阳将脱，此时则急宜回阳填阴救逆。目前临床治疗阵发性室上性心动过速时常常忽视凉血清心的法则，从而影响疗效。

（三）促脉

促脉是指脉数而带有间歇的脉象，其特点一是脉有间歇，二是数脉。促脉与结脉同是有间歇的脉象，促脉是数而有间歇，结脉为迟缓有间歇，两者必须区别。临床中有些医生凡见脉间歇则一概而论为“结代脉”，这是不确切的。在心律失常的辨证治疗中，促脉和结脉必须区分清楚，因为两者的主病截然相反。如果辨证时不加区别，治疗法则相互混淆，必然不会取得满意的疗效。促脉的主病是阳、热、火，为阳热极盛、阴液欲亡，临床见促脉必须抓住“火热”这一核心予以立法处方。“火热”的性质可分实热及虚热。实热可由外感六淫之邪产生，感受火热之邪，特别是外感风热，常能引起促脉出现。其次是感受其他外邪而化热，也是引起促脉的原因。内生之实热，常见郁怒伤肝而致的肝胆郁热，再者是饮食不节，脾胃受伤，痰湿、湿滞停聚化热而成，但临床最为常见的是血脉瘀阻，日久而致瘀而化热。虚热的产生可由肾阴不足或心阴亏虚而生。总之治疗“促脉”必须抓住“热”这一关键，才能取得良好效果。

关于促脉在《濒湖脉学》中有如下记载：“促脉数，时一止复来。如蹶之趣，徐疾不常。”“数见寸口，有止为促。”“促脉数而时一止，此为阳极欲亡阴。三焦郁火炎炎盛，进必无生退可生。”“促脉惟将火病医，其因有五细推之。时时喘咳皆痰积，或发狂斑与毒疽。”“阳盛则促，肺痈阳毒；阴盛则结，疝瘕积郁。”

心律失常中的各种早搏常见促脉，但早搏而心室率慢的却不是促脉，而是结脉。室性、房性、结性早搏中的促脉往往被忽视，有些医者常把促脉认为结脉或结代脉，辨证方向不准而影响疗效。如果紧紧抓住促脉主阳、主热这一关键，就不会忽视凉血清热法则的使用，能提高治疗效果。

（四）代脉

代脉是指脉有歇止，而且在一止后可以连续地有歇止，一时不能恢复均匀的搏动。结脉和促脉也是有歇止的脉，但一止后又能暂时恢复均匀的搏动。各种早搏频发，特别是呈三联律或四联律等则可以称为“代脉”。也有认为代脉是“脉来一止，止有定数”的脉象，同样是指早搏频发，且有规律地出现，如二联律、三联律等可以算作代脉。总之早搏频发的脉象称为代脉。

代脉的主病是脏气衰，形成的原因是五脏之气衰微。中医学认为五脏亏虚的程度可分五级：虚、损、劳、衰、竭。衰是亏虚的高等级，再进一步发展到竭时，生命则要终止了。可见代脉出现于气虚较严重时，其预后较促、结脉为严重。临床中遇到早搏频发，甚至出现二联律、三联律等时，说明气虚更加明显，宜在促脉或结脉的治法中更加重用补气之品。

《濒湖脉学》中有关代脉的记载有：“代脉动而中止，不能自还，因而复动。脉至还入尺，良久方来。”“动而中止不能还，复动因而作代看。病者得之犹可疗，平人却与寿相关。”“数而时止名为促；缓止须将结脉呼；止不能回方为代；结生代死自殊途。”“代脉原因脏气衰，腹疼泄痢下元亏，或为吐泻中宫病，女子怀胎三月兮。”“五十不止身无病，数内有止皆知定，四十一止一脏绝，四年之后多亡命，三十一止即三年，二十一止二年应，十动一止一年殂，更观气色兼形证。”“两动一止三四日，三四动止应六七，五六一止七八朝，次第推之自无失。”《四言举要》记载有：“代则气衰，或泄脓血，伤寒心悸，女胎三月。”《濒湖脉学》中关于根据脉歇止次数判断生存年限的叙述，千万不能机械地理解。古人的意思是比譬说明，歇止的次数越多则病情越重，预后越差，而且强调对于病情轻重及预后的判断除了脉搏歇止的次数外，还要根据其他诸方面情况来综合分析。

（五）涩脉

涩脉是指往来艰涩不畅的脉象，如轻刀刮竹，如病蚕食叶。涩脉的另一个特点是细而迟，即脉细而且频率低，至数少。再一个特点，也是最重要的一个特点即节律绝对不齐，叁伍不调。涩脉如轻刀刮竹，病蚕食叶的特点容易被牢记，而脉律绝对不齐，叁伍不调却时常被人忽视。因而有人往往把涩脉与结代脉混同，结脉是缓中一止，即缓脉中时而有间歇；代脉是间歇脉，而且间歇频发；涩脉是脉律绝对不齐，即叁伍不调，快慢不均。心律失常中各种早搏的脉象是促、结，或促代、结代，而心房纤颤所见的脉象即是涩脉（心室率慢的心房颤动）或涩而数脉（心室率快或频率正常的心房颤动）。

涩脉的主病是血少及伤精，或阳气虚而寒湿痹阻血脉，另外，妊娠与闭经亦可出现涩脉，心律失常中，心房纤颤常常出现涩而数的脉象（快速心房颤动），而不同于单纯的涩脉，其病机多数是心气阴不足，血脉瘀阻，瘀而化热。与出现促脉的早搏病人的区别是：心房纤颤病人阴血不足更为明显突出，治疗时应在益气养心，理气通脉，凉血清心的基础上加重养阴血之品。心室率缓慢的心房颤动，其脉为涩脉，病机是心气阳亏虚，寒湿之邪痹阻心脉，同时心之阴血亦虚，且阴血不足为主。所以出现具有细、迟、涩、散四大特点的涩脉，其与结脉的病机有相同处，又有不同处：两者的相同点为气阳不足，气血、痰湿凝结阻闭心脉，不同之处是涩脉为阴血不足更为明显突出。

《濒湖脉学》中有关涩脉的记载有："涩细而迟，往来难，短且散。或一止复来，叁伍不调。如轻刀刮竹，如雨沾沙，如病蚕食叶。""细迟短涩往来难，散止依稀应指间。如雨沾沙容易散；病蚕食叶慢而艰。""叁伍不调名曰涩，轻刀刮竹短而难。微似秒芒微软甚，浮沉不别有无间。""涩缘血少或伤精，反胃亡阳汗雨淋。寒湿入营为血痹，女人非孕即无经。""寸涩心虚痛对胸，胃虚胁胀察关中；尺为精血俱伤候，肠结溲淋或下红。"《四言举要》载："迟细为涩，往来极难，易散一止，止而复还。""涩脉少血，或中寒湿，反胃结肠，自汗厥逆。"

（六）缓脉

缓脉是指脉搏搏动缓慢，古人所规定的缓脉的标准是：医生一呼一吸之间，患者脉搏搏动 4 次，相当于每分钟 50 ~ 60 次。缓脉除了频率慢外，还有脉象和缓从容、均匀之象。缓脉与迟脉同是频率慢之脉，但两者有所区别。迟脉的至数慢于缓脉，迟脉是医生每一呼一吸之间，患者的脉搏搏动 3 次，即每分钟不满 50 次。缓脉与迟脉的主病不同。临床中，特别是诊治心律失常时需要辨别清楚。心律失常中的窦性心动过缓及结区性心律、非阵发性室性心动过速（加速的室性自搏心律）可见缓脉。

缓脉的主病是脾虚及营阴不足，湿证及风证。脾土不足，中气虚弱，可以出现缓脉；营阴不足，脉失濡养亦可出现缓脉；脾失健运，湿邪停聚，或外淫湿邪入侵，阻滞脉络，致使脉搏缓慢；风邪内侵，阻滞心脉，致血脉运行不畅而出现缓脉。风邪为阳邪，寒为阴邪，风邪与寒邪比较，具有柔和从容的特点，不似寒邪凛冽、收敛，能使气血凝结流通极为不畅，所以，感受风邪出现缓脉，感受寒邪出现迟脉。血虚生风，风邪内生，阻滞心脉，亦可出现缓脉。总之，缓脉主病多种，不仅只是虚证，既有中气虚及营血不足的虚证，也有湿邪及风邪阻脉的实证。湿邪及风邪中又有感受外风及外湿、内生风邪及内生湿邪的不同。在临床中应仔细辨别，以辨证论治。

心动过缓,对于出现缓脉的心律失常病人应按照上述辨证原则来辨证治疗。目前临床中有些医者，遇到心动过缓的病人，对其脉象不加进一步区分缓脉及迟脉，均一概认为脉迟而按虚寒论治，使用辛热温补祛寒之药物，这样往往使一些脉缓的病人因辨证不准而不能取效，甚至出现副作用，使患者不能耐受。也有一些医者对于缓脉的主病不能全面了解，只知缓脉是虚，而不知还有气虚，营血不足之分，另有湿邪及风邪之别，只知使用补法，而不能取得满意的疗效。相反在临床时遇到心动过缓或病态窦房结综合征及传导阻滞的病人辨证时，首先辨脉，区分开是缓脉还是迟脉。如果是缓脉，再进一步根据症状、舌象，区分清楚是属于中气不足还是营血不足，是湿邪还是风邪阻脉，是外湿或外风入侵还是湿邪或风邪内生，从而分别采用不同的治法，则会取得满意的疗效。

关于缓脉，《濒湖脉学》中有如下的记载：“缓脉，去来小快于迟，一息四至。如丝在经，不卷其袖，应指和缓，往来甚均。如初春杨柳舞风之象，如微风轻飐柳梢。”“缓脉阿阿四至通，柳梢袅袅飐轻风，欲从脉里求神气，只在从容和缓中。”“脉来三至号为迟，小快于迟作缓持；迟细而难知是涩；浮而迟大以虚推。”“缓脉营衰卫有余，或风或湿或脾虚，上为项强下痿痹，分别浮沉大小区。寸缓风邪项背拘，关为风眩胃家虚。神门濡泄或风秘，或是蹒跚足力迂。”《四言举要》记载：“风伤于卫，浮缓有汗。寒伤于营，浮紧无汗。”“浮迟风虚，浮数风热，浮紧风寒，浮缓风湿。”“缓大者风，缓细者湿，缓涩血少，缓滑内热。”“中风浮缓，急实则寒。浮滑中痰，沉迟中气。”

（七）迟脉

迟脉是指脉搏缓慢，且较缓脉更慢的脉象，古人制定的标准是：医生一呼一吸之间，病人的脉搏搏动 3 次为迟脉，相当于每分钟 30 ~ 40 次。缓脉较迟脉略快。医生一呼一吸间，患者脉搏搏动 2 次则称为损脉，1 至为败脉。古人认为损脉为夺精之脉，脉已无气，是病已成危候。

迟脉主阴主寒，脉搏有力而迟是寒积，并伴有疼痛，迟而无力的脉象为虚寒证。另外，迟脉也可有寒且多痰者。心律失常中的病态窦房结综合征常见迟脉，多属心脾肾阳虚的虚寒证，治宜温中祛寒。若阳虚而兼痰，则宜温通化痰。Ⅲ度房室传导阻滞及室性自搏心律脉搏若很慢，达到一呼一吸 2 次则称为损脉，为夺精之脉，是危候，需紧急抢救，否则预后不良。

关于迟脉《濒湖脉学》有以下记载：“迟脉，一息三至，去来极慢。”“迟来一息至惟三，阳不胜阴气血寒。但把浮沉分表里，消阴须益火之源。”“脉来三至号为迟；小快于迟作缓持；迟细而难知是涩；浮而迟大以虚推。”“迟司脏病或多痰，沉痼癥瘕仔细看，有力而迟为冷痛，迟而无力定虚寒。”“寸迟必是上焦寒；关主中寒痛不堪；尺是肾虚腰脚重，溲便不禁疝牵丸。”《四言举要》载：“三至为迟，迟则为冷，……”“迟脉属阴，一息三至。小快于迟，缓不及四。”“二损一败，病不可治，两息夺精，脉已无气。迟脉主脏，阳气伏潜，有力为痛，无力虚寒。”

（八）结脉

结脉是指脉迟缓而时有间歇的脉象。结脉除了脉搏频率缓慢外尚有节律的不齐。节律不整的脉象有结脉、促脉、代脉及涩脉，临床需加以鉴别。结脉系迟缓脉中夹有间歇；促脉为数脉中夹有间歇；代脉是指结脉或促脉中的间歇次数频繁，即古脉书中谓“不能自还”，甚则形成二、三、四等联律，则是所谓“止有定数”，涩脉是指脉搏节律非常紊乱，毫无规则，即叁伍不调，且脉率缓慢。室性、房性、结性等各种早搏，如果心室率慢时则表现为结脉，如果心室率快时则表现为促脉，另外，Ⅱ度Ⅱ型房室传导阻滞中的文氏型及Ⅱ度Ⅱ型窦房传导阻滞中的文氏型，在心率慢时亦可表现结脉，后者在心室率快时亦可表现为促脉。频发的房性早搏、室性早搏，甚至二、三联律时则为代脉，代脉不单独出现，多为促代脉或结代脉。心房纤颤时若心室率缓慢则为涩脉，若心房纤颤而心室率快时则表现为涩而数的脉象。目前有医者对心律失常中节律不整的脉象不加区别，不论哪种，只要不齐则称之为“结代脉”，这是很不确切的。因为上述各种节律不整齐的脉象主病不同，如果不加区别，辨证将会错误，处方可能南辕北辙。

结脉的主病是阴盛气结，寒痰血瘀，癥瘕积聚。结脉与迟脉同属阴寒之证，但结脉较迟脉的气滞血瘀程度更为严重，是阳气不足，阴邪更盛，气血寒痰相凝结而使脉流更加不畅，致使脉搏不但迟缓，且有间歇。所以结脉的治则宜于缓脉与迟脉治法的基础上分别加重化痰、逐痰、行气、祛瘀、散结通脉之法为有效。临床中遇到各种早搏如果心率慢时即属结脉，宜首先分别是属缓脉而有间歇，还是迟脉而有间歇。若为缓脉而有间歇，则在缓脉的辨证治法的基础上加重化痰、理气、祛瘀、散结通脉之品。若是迟脉而有间歇，则在迟脉治法基础上加化痰、理气、化瘀通脉之品。若属结代脉，则宜于结脉治法的基础上再重加补气之品，因代脉的主病是脏气衰。

关于结脉《濒湖脉学》中有如下记载：“结脉，往来缓，时一止复来。”“结脉缓而时一止，独阴偏盛欲亡阳。浮为气滞沉为积，汗下分明在主张。”“数而时止名为促；缓止须将结脉呼；止不能回方为代；结生代死自殊涂。”“结脉皆因气血凝，老痰结滞苦沉吟，内生积聚外痈肿，疝瘕为殃病属阴。”

（九）涩兼数脉

涩脉的特点是叁伍不调，同时细而迟缓。心律失常中的快速型心房纤颤较缓慢型更为常见，快速型心房纤颤的脉象是叁伍不调，但不缓反数，即是涩而数脉。涩兼数脉的主要病机是心气阴两虚，血脉瘀阻，瘀久化热，其中阴血不足更为明显突出。

（十）促代脉

促代脉即促脉兼代脉。脉数而有频繁的间歇，甚至连续或有规律地频繁出现间歇，即是促代脉。促代脉与促脉病机方面的区别是促代脉的气虚更为明显，达到了衰微的程度。治疗促代脉须重加补气之品。

（十一）结代脉

结代脉即结脉兼代脉。脉迟弱而有频繁的间歇，甚至连续或有规律地频繁出现间歇，即是结代脉。结代脉与结脉病机方面的区别是结代脉的气虚更为明显，达到了衰微的程度。治疗结代脉时须重加补气之品。将一切脉律不规则的脉象统称为结代脉是错误的。

（《心律失常中医诊治》，1998 年）

三、目前心律失常辨证治疗中影响疗效的一些问题

中医辨证治疗心律失常虽然可以有很好的疗效，但疗效的取得并非轻而易举，必须确实做到辨证准确，选方、遣药、用量、配伍精当，方可疗效满意。因为心律失常不仅只是患者主观感觉的异常，而且还要有明确的客观指标，其指标的改善与否能从心电图上确切显示出来，其疗效来不得半点含糊，特别是有些期前收缩及阵发性心房纤颤的患者，病情顽固，病程较长，数年甚至十余年来经服各种抗心律失常的西药，也曾多方求治，服过不少中药，但效果都不理想，或只能于服药期间暂时减轻或控制，药物减量或停用则病情又出现反复，不能得到根治。笔者自 1962 年至今长期从事中医心血管疾病专科医、教、研工作，面对大量难治的心律失常病人，起初也曾感到使用当时常用的治则、方药难以奏效，但经过结合实际认真复习、钻研中医古典医籍，特别是李时珍著《濒湖脉学》受益匪浅，该书对于有关心律失常脉象的定义、主病的描述，特别是其对类似脉的鉴别要点的叙述非常详尽、简明、中肯，其中一些观点确实令人耳目一新，引用到心律失常的辨证治疗中，经临床反复验证，切实可行，使得疗效大大提高。经过长期、大量认真地临床实践，观察总结，形成了自己独特的治疗心律失常“以脉为主，四诊合参，分为两类、十型、三证候”的辨证论治的思路和方法。对于难治性心律失常取得了满意的治疗效果。总结我治疗心律失常的经验和教训，结合自己所见到的目前中医治疗心律失常的情况，在努力继承发扬祖国医学遗产，提高中医学术水平的热情鼓舞下，冒昧地提出一些心律失常临床治疗中存在的问题，与同仁讨论。

（一）对脉象在心律失常辨证中的重要地位认识不足

心律失常的辨证中最具有鉴别价值的是脉象的变化，因为心律失常是指心脏搏动频率与节律的异常，心搏频率与节律的变化必然要在脉象上反映出来，所以不同种类的心律失常必然出现反映各自根本特点的脉象。如窦性心动过速

（简称窦性心动过速）出现数脉，而阵发性室上性心动过速（简称室上速）或室性心动过速（简称室速）则出现疾脉、极脉或脱脉；窦性心动过缓（简称窦缓）出现缓脉，而病态窦房结综合征则出现迟脉；早搏者心率快者为促脉，而心率慢者为结脉；心房纤颤（简称心房颤动）心室率慢者为涩脉，快速心房颤动则为涩而数之脉。总之，如上所述，临床常见的各种心律失常都各自有其相应的主脉，而各个主脉也都有其相应的主病，如数脉、疾脉、促脉均主热，而缓脉、迟脉、结脉主阴主寒，涩脉主阴血不足，代脉乃气虚更甚而致气衰。数、疾、促脉同为主热，但又有区别。数脉乃热，疾为热更盛而阴伤，促脉则为热盛阴伤、血脉瘀阻更为明显之象。缓与迟脉同属阴寒，但缓主气虚、湿痰及风邪阻脉，而迟为寒。临床辨证时首先应弄清脉象，根据脉象辨清疾病种类之纲要，抓住了大纲，也就有了正确的治疗大方向，就不会被患者所出现的非本质表现引入歧途，而出现阴阳颠倒、寒热反谬的错误。根据我在临床工作中的体会，在心律失常的辨证中应以脉为主，四诊合参，当脉症或脉舌有矛盾时，可按照“从脉舍症”或“从脉舍舌”的原则，反之则会影响疗效。目前因对辨证的重要性认识不足，不能按照“从脉舍症”的原则处理，是影响心律失常疗效的重要原因之一。如期前收缩的病人其主脉多为细促脉，症状多见心悸、气短、胸闷、憋气，舌苔薄白，舌质暗红，有时兼见肢凉不温，因促脉的主病是“热”，故其发病的关键在于“热”，而热产生的必要环节是心脉瘀阻，脉阻的根本原因又是心气不足，不能帅血畅行，心悸、气短、脉细为心气虚之象，舌暗乃血瘀之征，总之其病机应为心气不足、血脉瘀阻，瘀郁化热，若据此病机采用益气通脉、凉血清热之法，则会取得很满意的疗效，但其中有一症状是“肢凉不温”，肢凉是寒象，与主“热”之促脉相矛盾，此时若从肢凉之症，而舍主热之促脉，则辨证为心阳气不足、血脉瘀阻，使用温阳散寒，益气通脉之法，临床实践证实，其疗效往往不佳。笔者亦曾走过这样的弯路，而深深体会到此时必“从脉舍症”。

（二）对各种心律失常的主脉辨认不清

1. 促、结、代脉不分

目前临床中存在的一个较为普遍的问题是：遇见期前收缩的病人，则将其出现的间歇脉笼统地称为结代脉，然后就不加分析地根据《伤寒论》中“脉结代心动悸，炙甘草汤主之”的经文使用炙甘草汤治疗，导致大部分期前收缩的病人不能获得满意的疗效。其实早搏的病人虽然是间歇脉，但间歇脉却有促、结、代之分。脉数而有间歇，称为促脉；脉缓而有间歇，称为结脉；代脉乃“止有定数”或“动而中止不能自还，因而复动”，即早搏频繁出现，甚至形成二联律、三联律等。促脉与结脉不同，结脉与代脉也是两种不同的脉象，而不是间歇脉的总称。《伤寒论》所载“脉结代，心动悸，炙甘草汤主之”，经文中“脉结代”的含义是结脉加代脉，并非是笼统指脉有间歇之意。因促脉主病是阳、热，结脉主病属阴、寒，为气血与寒痰凝结而致，代脉乃气虚甚而致衰的表现。绝大多数早搏的病人是心率快或心率偏快，起码是心率不慢而有早搏，只是少数的病人是心动过缓而伴有早搏，所以大多数早搏患者都表现为促脉。根据《濒湖脉学》记载，形成促脉的关键是热，其热的产生乃由于心脉瘀阻，瘀郁化热，而心脉瘀阻又是由于心脏亏虚不能使血脉畅行而致。所以临床若认清促脉而抓住“热”这一关键因素，治疗时在益气养心、理气通脉的基础上再加用凉血清热之法，就会使治疗早搏的疗效大大提高，但是目前“热”这个关键因素却往往易被人忽略。若遇到结脉则宜益气温阳、化湿祛痰、活血通脉，而不需使用清热凉血之法。无论是促脉或结脉，若出现间歇频繁，甚或形成二联律、三联律时，证明气虚明显已达虚衰的程度，此时若加重补气药物的比重，则会取得更好的效果。《伤寒论》所载“脉结代，心动悸，炙甘草汤主之”，经文中所指的即是结脉加代脉的心动悸患者，此时用炙甘草汤治疗，则会出现满意疗效。因为从脉象分析，这是心率慢的频发早搏甚至形成二联律、三联律者，根据结代脉的主病是心之气血阴阳俱虚，而又以气虚明显，所以选用炙甘草汤治疗非常对证。炙甘草汤是益气养心、温阳通脉之方，本方既能补心之气血阴阳，又以补气为重，所以治疗结代脉会取得良好的疗效，反之若为促脉则疗效不佳，而目前一个影响疗效的问题即是不加分析地使用炙甘草汤治疗各种心律失常。

2. 涩脉不辨

目前临床尚常见一些医师遇到心房纤颤患者的脉象，因其脉不规则就认为是“结代”脉，这是不确切的。关于“结代”脉的含义前面已经谈到，结脉是缓脉中有歇止，代脉乃歇止频繁之脉，而心房纤颤患者脉象的特点不是间歇而是强弱快慢绝对不齐，即中医古籍所描述的“叁伍不调”。“叁伍不调”是“涩脉”的表现，所以心房颤动是“涩脉”而不是“结代脉”。关于涩脉的特点应包含两方面，一是指脉流涩滞不畅，如“轻刀刮竹”“病蚕食叶”等；另一特点即是“叁伍不调”，后者往往被忽视。关于涩脉《濒湖脉学》有如下记载：“细而迟，往来难，短且散，或一止复来。叁伍不调。如轻刀刮竹如雨沾沙。如病蚕食叶。”另外，按照《濒湖脉学》记载，涩脉除“叁伍不调”的特点外，尚有迟而缓之意，所以涩脉是指心房纤颤而且心率慢及偏慢者的脉象，快速心房颤动则属于涩脉加数脉了。涩脉主病的特点是阴血阴精不足，如《濒湖脉学》所述“涩缘血少或伤精”。对于心房颤动的辨证治疗中如根据其涩脉而充分地加用滋补阴血之品，则会取得满意的疗效，再进一步分清是涩脉还是涩而数之脉，即分清是心率慢的心房颤动还是快速心房颤动，而分别采用不同的治疗法则，就更加辨证精当了。

3. 迟缓不分

目前临床中另一个较为普遍的问题是凡遇到心率慢者就认为是迟脉，辨证为“虚寒”。其实，心率慢应分为缓脉与迟脉。缓脉为“一呼一吸四至”，迟脉为“一呼一吸三至”，缓脉快于迟脉。窦性心动过缓者一般出现缓脉，而病态窦房结综合征则多出现迟脉。根据《濒湖脉学》记载：“缓脉营衰卫有余，或风或湿或脾虚。”“迟来一息至惟三，阳不胜阴气血寒。”又云：“有力而迟为冷痛，迟而无力定虚寒。”可见缓脉主脾气虚、湿邪与风邪，而迟脉主寒。缓脉者补气健脾、化湿祛风为法即可奏效，这类病人往往不怕冷，无肢凉等寒象，甚至反怕热。若为迟脉，则必须使用辛温之品才可奏效。所以，一般窦性心动过缓的病人多出现缓脉而使用健脾补气、化湿祛风之法，而病态窦房结综合征因迟脉，则必须用辛温之品方可取效。

4. 数脉与疾脉不分

窦性心动过速的脉象属于数脉，这是每个医生都确认无疑的，但对阵发性室上速及阵发性室速的脉象往往也被认为是“数脉”。其实，窦性心动过速及室上速因其心率的不同，而脉象并不一样。根据《四言举要》记载：“数脉属阳，六至一息，七疾八极，九至为脱……”故阵发性室上速及室速的脉象不是数脉，而是疾脉、极脉或脱脉。数脉主阳主热；疾脉乃阳热极盛，阴液欲亡之象；脱脉则是阳极阴竭，元气将脱。所以，治疗阵发性室上速或阵发性室速就需在数脉治疗基础上，加重使用清热凉血养阴之品，否则效果欠佳。

（三）辨证纲目不清

综合历代医家对心悸病的认识和治疗经验，结合50年来心血管病专科临床观察，总结分析，笔者认为心律失常的中医病名可称“心悸病”。本病乃本虚标实，虚实兼杂之证，其病位在心，涉及肺、脾、肝、肾等脏腑。本虚主要是心脏或兼有其他脏腑的气、血、阴、阳的亏虚，病邪主要分为热、寒、痰、水湿、风邪、气滞和瘀血。虽然心律失常辨证类型复杂多变，但引起心律失常的必要环节均是“心脉瘀阻”，形成“心脉瘀阻”的根本因素是“心脏亏虚”，即“心脉瘀阻”和“心脏亏虚”是各类型心律失常所共有的，治疗时必须抓住“补心”和“活血通脉”这两个共同治则。但各类型心律失常又有其不同的特点，必须将其特点的关键之处抓住分辨清楚，才能取得满意疗效。

笔者认为心律失常的辨证宜首先分为“阳热”和“阴寒”两类，即以阴阳寒热为纲。西医方面，心律失常临床分为快速型和缓慢型两大类，西医诊断属于快速型者，基本为阳热类，而缓慢型者基本为阴寒类（不是完全等同，少数不一致），阴阳寒热分清后就保证了立法处方大方向的正确性。但目前临床辨证中存在的一个主要问题却是寒热错位，如期前收缩，其脉可分为促脉及结脉，促脉为脉数而有间歇，结脉乃脉缓而有间歇，即促脉是心率快或不慢而有早搏，而结脉是心率慢而有早搏，促脉者占绝大多数，而极少数者为结脉，所以，绝大多数的期前收缩患者属于阳热类。因促脉主热，即属于促脉的期前收缩发病的关键是热，热的产生是由于心气亏虚，血脉瘀阻，瘀郁化热，故治疗时必须抓住“热”这一关键，组方中不能遗漏“凉血清热”这一重要法则，才能取得满意疗效。但“热”这一因素却不但往往被忽视，而且常被其他非反映心律失常本质的症状迷惑而误辨为“寒”。如一些促脉患者除心悸、气短、乏力、胸痛、舌暗红等症状外，尚有肢凉这一症状，所以往往被认为是心气不足，心阳不振而致心脉瘀阻，使用益气养心、温阳通脉之法，用炙甘草汤加通脉之品，大量使用桂枝、肉桂等温阳药，但通常效果不明显。其实，此时“肢凉”一症并非心阳不振所致，乃血脉瘀阻引起，脉促为瘀郁化热之象，若抓住本质，采用益气养心、理气通脉、凉血清热之法则疗效显著。结脉则为阴寒类，使用补气养心、化湿祛痰、温阳散寒、通脉散结之法，则可使早搏消失。若与促脉不分，而仍然使用前述之益气养心、理气通脉、凉血清热之法则不会获效。快速型心律失常的窦性心动过速、阵发性室上性心动过速、阵发性室性心动过速、快速心房纤颤等均属于阳热类，窦性心动过缓、窦房传导阻滞、房室传导阻滞等多属于阴寒类。

两型分清后还须根据其病机特点的不同，详细地分析，以辨出不同证型，才能进一步提高疗效。笔者认为阳热类中可分为五型，阴寒类中也可分为五型。其分型的依据有以下几个方面：引起心脉瘀阻因素中虚实的不同；引起心脉瘀阻的病邪种类的不同；心脏亏虚的种类不同；病位方面除心脏外所涉及的其他脏腑不同。如阳热类的①型是由于心气阴两虚而引起的血脉瘀阻，②型则是湿停阻脉使血脉瘀阻，这两型虽然同是血脉瘀阻、瘀郁化热而属阳热类，但其形成血脉瘀阻的因素①型是心气阴两虚，而②型则是湿阻心脉，所以两型治疗时虽同需使用凉血清热、活血通脉之法，但①型需加用益气养阴药，而②型则需加用化湿理气药，否则就不能见到明显效果。又如阴寒类中的②型引起心脉瘀阻的病邪是湿邪，而③型是寒邪，应区别清楚。再如阳热类中的①型是因心气阴两虚所致的，而③型则为心气衰微。另外阳热类②型病位在心，而阴寒类②型为心脾两虚引起湿邪停聚，其病位除了心还涉及脾。上述这些区别也是往往易被忽视的。

（四）忽视证候

心律失常除可分为两类、十型外，常常会临时出现一些兼有的证候，当出现兼有证候时，必须给予特别的重视，甚至根据“急则治其标”的原则，先治其兼证，方可取效。心律失常各型中常可见如下三种不同证候：气机郁结；神魂不宁；风热化毒。其中风热化毒往往影响更大。各型心律失常均可时而出现咽痛、口干欲饮、咳嗽、鼻塞或见发热恶寒等外感风热化毒症状，此时往往心律失常表现加重，或病情已经控制，当风热化毒时心律失常又可出现。此时宜特别重视风热的治疗，甚至应暂停原方药，而改用疏风清热之方，待风热退后再使用原法。若不使用足量的疏风清热之剂，只是一味坚守原方，则心律失常不但无效，其病情还可能会进一步加重，这也是临床常见的问题。同样，当出现神魂不宁、失眠、烦躁、惊惕等症状时，宜加用安神定志类药物，而气滞明显则应使用理气解郁之品，这些在治疗心律失常时都是不可忽视的。

（五）选药、用量、配伍、推敲不够

对治疗阳热类心律失常具有关键作用的活血清热药物及治疗阴寒类心律失常有关键作用的祛风药物的选择非常重要。笔者经过了长期的探索过程，通过对大量清热药物的疗效观察比较后，确定了牡丹皮、赤芍较其他清热凉血药物对阳热类心律失常的治疗作用显著，羌活对阴寒类心律失常疗效显著。辨证立法、处方选药都很恰当后，有时仍不能取得满意疗效，还需从药物剂量上斟酌，若药量不够，往往也不能奏效。如治疗阳热类心律失常，使用的清热凉血药物牡丹皮、赤芍，经多年摸索发现用量必须较大，15 ~ 30g 效果显著，若只用 10g 则效果不明显。又如治疗阴寒类心律失常的缓脉，所使用的祛风药物羌活也必须用量大至 15 ~ 30g，效果方能显著。但牡丹皮、赤芍若用量大，因其性寒凉，有时可出现滑肠现象，如遇脾虚肠滑之人，便会便溏甚至腹泻，此时需发挥方剂配伍中佐药的作用，可于处方中加用厚肠之黄连（同时也清热），大量白术、炒薏苡仁或温中之干姜，甚或加用涩肠之品如诃子肉等，则可消除其弊端。这些往往在临床中被忽视，使心律失常的治疗不能取得显著疗效。

（《心律失常中医诊治》，1998 年）

四、心律失常辨证论治琐谈

笔者自中医学院毕业后，于北京中医医院从事医教研工作至今已经50余年了。回顾从医生涯，我深深体会到："辨证论治"确实是伟大中医学宝库的精髓和灵魂，是必须继承和发扬的中医学的主体；临床中不断提高"辨证论治"水平是发挥和保障中医高水平疗效的关键。也就是说面对以西医病名为诊断的病人时，在中医治疗方面选用"辨证论治"的方法，最能发挥中医的疗效特长。具体地说，临床时要做到正确地认识病机，准确地辨证，精当地立法、遣方、选药、酌量，要做到理、法、方、药各环节丝丝入扣。但要达到上述目标并非轻而易举，因为辨证论治的内容包括有理、法、方、药等一套非常系统完整而复杂的法则，要正确地运用这些方法，须有良好的理论水平，并具有各方面基本知识作为基础，尤其在临床上，还要根据具体情况灵活运用。为了不断提高中医疗效而不断提高辨证论治水平，这是作为中医临床医师一生不断努力探索的过程，在辨证论治各个环节中，不仅要注意大的原则方面，而且对小的细微之处也不可忽略，因为细微之处同样对疗效影响至关重要。笔者于前面几篇文章就心律失常辨证论治中的一些大的原则问题谈了点滴体会，在这篇文章里仅就心律失常辨证论治中的一些小的、细微的，但同样决定疗效的一些问题再谈点经验。因为这些问题看似细小，所以题目拟为"心律失常辨证论治琐谈"。

（一）心律失常问诊时需详问现服之药物

中医的诊法包括望、闻、问、切四诊。《医宗金鉴·四诊心法要诀》中说："望以目察，闻以耳占，问以言审，切以指参，明斯诊道，识病根源。"关于问诊，明代医家张景岳在其《景岳全书》中有"十问篇"，清代陈修园将其略做修改，而成"十问歌"。"十问歌"的前半部分我们已耳熟能详，如"一问寒热二问汗，三问头身四问便，……九问旧病十问因"，而后半部分的内容大家有时会忽略，其中有一句为"再兼服药参机变"，这句话虽然放在"十问歌"

的下半部分，但它同样有着重要的意义，提醒我们问清患者所服之药物是十分必要的，这在心律失常的问诊中尤其重要。详细询问患者所服之药物，主要目的是为了解有无影响心率及心跳节律的药物而导致的医源性心律失常，以及有无因药物的影响而产生的伪脉象。最常见的使患者出现假缓脉的抗心律失常药物是β受体阻滞剂，服用该类药物的患者多呈现缓脉，但往往患者服药之前多为心率偏快的情况。前文“论心律失常证治”中在详述心律失常脉象时讲到由于基础心率的快慢不同，可有缓脉与数脉、促脉与结脉、涩脉与涩而数脉之分，这几种脉象有着阴阳寒热本质的区别，其中最主要的鉴别点是基础心率的快与慢，因此一定要排除药物所致的伪缓脉，否则在辨证方面容易出现偏差，进而影响立法、遣方和用药。所问西药的范围还应包括抗心律失常药物以外的药物，如复方降压片中的利血平，可导致心率慢。所以我们应格外注意询问、采集患者全面真实的第一手资料。

病案举例——频发室性早搏（促脉误判为结脉）

XX，女，65岁，退休干部。初诊日期：2004年7月8日。

患者自年2月始发现心率慢，40～60次/分。1月前无明显诱因发作心悸，脉有间歇呈持续性，自测6次/分。现症见：心悸，胸闷憋气，气短，无胸痛，胃脘堵，口干眼干，四肢乏力，纳可，眠安，大便干。舌质红暗、苔净，脉结。既往史：高血压、冠心病、心律失常、糖尿病10年，目前服降压药及降糖药，血压血糖控制较理想。查体：血压130/80mmHg，神清，精神可，双肺未闻干湿啰音，心率56次/分，早搏5次/分，未闻及瓣膜病理性杂音，肝脾未及，双下肢无浮肿。心电图：窦性心动过缓（58次/分），ST-T改变。动态心电图：心率最快100次/分，最慢49次/分，平均63次/分，室性早搏1567次。西医诊断：心律失常，窦性心动过缓，频发室性早搏。中医诊断：心悸。辨证：心脾气虚，心脉瘀阻，血流不畅（阴寒类）。立法：补益心脾，活血升脉。处方：太子参30g，麦冬15g，五味子10g，丹参30g，川芎15g，香附10g，香橼10g，佛手10g，乌药10g，枳壳10g，羌活15g。水煎服，日1剂。

服药7剂后，乏力、胸闷憋气、脘堵症状减轻，仍心悸，脉有间歇同前，口眼干，大便偏干。舌质红暗、苔净，脉结。查体：心率60次/分，早搏5

次/分。仔细询问，患者方回忆起当前服药尚有倍他乐克12.5mg，一日两次，初诊时因遗忘而未告知医生，则目前患者心率慢乃服倍他乐克所致，更正中医辨证为心气阴虚，血脉瘀阻，瘀郁化热（阳热类）。治则：益气养阴，理气通脉，凉血清热。方药：太子参30g，沙参30g，麦冬15g，五味子10g，丹参30g，川芎15g，香附10g，香橼10g，佛手10g，乌药10g，牡丹皮15g，赤芍15g。服药7剂后，心悸减轻，脉间歇减少，转为阵发，每日午后短暂发作，有时轻度胸闷憋气，无气短乏力，口眼干、大便干好转。舌质暗红、苔薄白，脉细弦。此后增减服药40余剂，心悸未再发作，脉间歇逐渐减少至消失。

按：本例患者频发室性早搏，初诊时脉见结脉，按照笔者在心律失常辨证方面要以脉为主、四诊合参的经验，辨证时首先抓住结脉这一主症。该患者脉象是缓而时止，是因心脾气虚加之湿痰与气血凝结阻滞心脉而成。但该患者所见之症状除心悸、胸闷、气短、四肢乏力以外，尚有口干、眼干、大便干，且舌质红暗苔净，又与心脾气虚、湿邪内停之证不完全相符。心脾气虚，湿邪停蓄，阻滞心脉，当见大便不爽，舌淡暗，苔白厚腻，而该患者症、舌、脉有矛盾之处。思虑再三，决定按照“从脉舍症”“从脉舍舌”的原则，将该患者辨为阴寒类心律失常，考虑乃“心脾气虚”为本，“心脉瘀阻”为必要环节。同时也考虑到患者的舌象及症状所表现出的矛盾之处，遣方用药时趋于“中性”，即未完全按照笔者治疗“心脾气虚，湿邪内停，心脉瘀阻”之常用方药，而选用太子参、麦冬、五味子益气健脾且可养阴，丹参、川芎活血通脉，香附、香橼、佛手、乌药理气以助通脉，羌活祛风以助化湿，枳壳行气宽中。在此笔者未用白术、半夏、茯苓、厚朴等药，是恐化燥伤阴，毕竟患者舌质红暗、苔净。药后患者虽胸闷、乏力好转，但心悸、早搏无明显改善。对于患者症、舌、脉所表现出的矛盾以及药后的反应，笔者疑惑之余，想到患者心率慢是否有药物影响？于是又仔细询问患者所服之药物，患者方回忆起在服用倍他乐克，这样一来，所有的疑虑即刻烟消云散，该患者实为“促脉”，辨证当属心气阴虚，血脉瘀阻，瘀郁化热，属阳热类，治宜益气养阴、理气通脉、凉血清热，其中凉血清热为治法中之关键，选用牡丹皮、赤芍。因患者阴虚较为突出，故又予沙参加强养阴之力。药后患者心律失常很快好转，病情得到控制。

（二）心律失常须根据发作时出现的脉象来辨证

笔者认为，心律失常的辨证重在辨脉。如前所述，各种心律失常都各自有其相应的主脉，而各个主脉也都有其相应的主病，如数脉、疾脉及促脉均主热，而缓脉、迟脉和结脉主阴、主寒，主病不同，则辨证、立法、处方及用药不同。若寒热误辨，则遣方用药南辕北辙，患者服药后必定无效，甚至雪上加霜。所以发作心律失常时的脉象是辨证时最应该关注的，发病时的脉象多根据心律失常类型的脉律特点来推断。患者来诊时并不一定正处于心律失常的发作期，如阵发性室上性心动过速发作时脉当为疾脉，患者就诊时不一定见到疾脉，所见脉象或弦细，或沉细，或弦滑等等，只是大致反映患者心气阴虚，或心脾不足，湿邪内停；而疾脉本身主阳热极盛、阴液将竭，其“热”的形成乃因心之气阴亏虚、血脉瘀阻、瘀而化热，或湿邪阻脉、瘀郁化热，故治疗时重在凉血清热，才能效如桴鼓，使阵发室上速发作逐步减少至不发作。倘若只根据就诊时的脉象辨证立法处方，忽视发作时的脉象为疾脉，未重用凉血清热之品，往往不能取得好的疗效。因此，以发作心律失常的类型来推断脉象，脉象弄清了，也就抓住了辨证的大纲，从而才能有正确的治疗大方向。当然，在心律失常的辨证中，虽是“以脉为主”，但也需“四诊合参”，这也是中医诊察疾病的基本原则。一般情况下，当脉症或脉舌有矛盾时，可按照“从脉舍症”或“从脉舍舌”的原则；个别情况下，也需排除影响心率的药物所引起的假性的“缓脉”“结脉”，这种情况在前一“详问现服之药物”中已经论及，在此不再赘述。

病案举例——阵发性心房颤动

XX，女，57岁。初诊日期：2009年3月9日。

阵发性心房颤动病史近2年，近2周发作频繁，每2～3天发作1次，每次持续约2小时。心房颤动发作时心率可达110～130次/分。阵发心悸，胸闷，乏力，口干欲饮，纳差，脘腹胀满，大便欠畅，眠尚可。舌红暗、苔薄黄，脉沉细。处方：太子参30g，沙参30g，麦冬15g，五味子10g，香附10g，香橼10g，佛手10g，乌药10g，枳壳10g，牡丹皮15g，赤芍15g，黄连10g。

服药1周，心房颤动发作3次，每次持续约1小时。仍腹胀。舌脉如前。前方加大腹皮10g，牡丹皮、赤芍改为20g。服药3周，心房颤动发作2次，持续约1小时，仍腹胀，大便不畅，加槟榔、木香。服药3周，心房颤动发作2次，持续0.5～1小时，腹胀、大便不畅好转。继续服药1周，心房颤动未作，脘腹胀满已除，大便正常。

按：该患者为阵发性心房颤动，来诊时心房颤动未发作，故脉只见沉细。若只根据沉细脉，再结合症状、舌象进行辨证用药，可能会忽视凉血清热药的运用，则疗效必定受到影响。因此，辨证时要以心房颤动发作时的脉象为准。根据病史，该患者心房颤动发作时的脉象为涩而数脉。涩脉主病是血少及伤精，或阳气虚而寒湿痹阻血脉；数脉主热，故涩而数脉主心气阴两虚，血脉瘀阻，瘀久化热，其阴血不足的程度更重。热为该患者发病的关键因素。再结合心悸、胸闷、乏力，口干，舌红暗、苔薄黄的症状及舌象，辨证心阴血虚，血脉瘀阻，瘀而化热，选用滋补阴血、理气通脉、清热凉血之法，其中凉血清热是该患者治法中之关键。方中牡丹皮、赤芍清热凉血，佐黄连厚肠以防牡丹皮、赤芍寒凉致泻；沙参、麦冬、五味子滋补阴血；太子参补气以生阴血；香附、香橼、佛手、乌药理气以助活血通脉；患者脘腹胀，故加枳壳行气宽中。全方共奏滋补阴血、理气通脉、凉血清热之功。药后心房颤动发作逐渐减少，仍腹胀、大便不畅，随症加入大腹皮、槟榔、木香，并加大牡丹皮、赤芍用量，最终腹胀除，大便正常，心房颤动亦未发作。

（三）应详问患者大便情况

前文中笔者提到，治疗阳热类心律失常具有关键作用的是凉血清热药物，而在众多清热凉血药物之中，牡丹皮、赤芍对于阳热类心律失常的治疗效果是最为显著的。经多年摸索发现牡丹皮、赤芍的用量必须较大，一般用至15g，甚至用至30g，方效果显著，若只用10g则效果不明显。但牡丹皮、赤芍其性寒凉，用量大时，有时可出现滑肠现象，如遇脾虚肠滑之人，便会便溏甚至腹泻。因此，笔者在问诊时对患者的大便情况往往十分关注，常反复询问，以便在方中适当佐入相应药物。一般笔者为防牡丹皮、赤芍寒凉致泻，常以厚肠之黄连为佐。若患者大便很干，则可不佐黄连。若患者平素大便正常，需再问其进食生冷之品或服清火药后的大便情况。若大便软，甚至很稀，则常佐以黄连、诃子厚肠、涩肠。若大便不软，则一般先予黄连，然后询问服药后大便如何，根据情况再行调整。若患者诉平日大便不成形、大便软，需进一步详问其大便是否“痛快”。若很“痛快”而软，即是大便溏，属脾虚，用药时一方面常用厚肠之黄连、涩肠之诃子肉，另一方面若便溏甚，则常加健脾渗湿止泻之品，如白术、炒薏苡仁，甚或加温中之干姜。若患者大便虽软但黏而不爽，有涩滞难尽之感，则属湿热内蕴，气机不畅，传导不利，此时当用木香、黄连，即为香连丸，该方出自《太平惠民和剂局方》，原用于治疗湿热痢疾，脓血相兼，里急后重等症，在此则取其调气行滞、厚肠止泻之用。

病案举例

XX，女，阵发室上速。患者阵发心悸，气短。口干，大便偏软。舌暗红有裂、苔薄黄，脉沉细。心悸发作时脉为疾脉。处方：太子参30g，沙参30g，麦冬15g，五味子10g，香附10g，香橼10g，佛手10g，乌药10g，牡丹皮15g，赤芍15g，黄连10g，诃子10g。药后心悸发作减少，时肠鸣，大便溏。于前方中去沙参，加白术30g，炒薏苡仁30g，健脾止泻。药后患者大便溏好转，继守方服药2月余，诸症消失，阵发室上速未发作。

（四）应关注患者睡眠

前文中提到，心律失常患者常常会出现“三证候”，其中之一是神魂不宁。心主血脉，心藏神。心脏病变可分别出现两种功能失调的表现，同时两者又可互为影响。心脉流通不畅可致心神不宁，而心神不宁又可加重心脉流通不畅。笔者在长期临床实践中观察到，心律失常的患者很多有睡眠问题，或为入睡困难，或见多梦纷纭，或为早醒，醒后再难入睡；反过来睡眠不好，可加重心律失常，如早搏增多。因此心律失常时若见神魂不宁则应予以重视，应加以相应治疗，否则治疗不会取得良好效果。

由于阳入于阴则寐，阳出于阴则寤，故笔者认为失眠的根本在于阴虚有热，阳不能入阴，治疗时要抓住这一根本病机，不能单纯着眼于症状而一见失眠则必用枣仁、龙骨、牡蛎之属。若患者入睡困难，多为心经有热所致，常用莲子心、连翘清心泻火，除烦安神。若兼见肝胆湿热，口苦、心烦，此类患者多伴有高血压，此时笔者常用栀子、龙胆草以清肝胆之热。若患者口中黏腻，舌苔白厚腻，为痰湿之邪偏重，则予远志、菖蒲，二药合用，辛散温通，散郁化痰，交通心肾，宁心安神。如若患者早醒，则责之于阴虚有热，笔者常用百合一味，以养阴清心安神。倘若患者多梦，多为心肝血虚所致，故常以炒酸枣仁养心阴、益肝血而宁心安神。

病案举例

XXX，男，71 岁，早搏病史 5 年余。24 小时动态心电图示：心率最慢 48 次 / 分，最快 115 次 / 分，平均 69 次 / 分，室性早搏 467 次，室上性早搏 524 次。自觉心悸，气短，乏力，大便干，眠差，入睡难，早醒，常于早醒后觉心悸明显，自测脉搏有间歇。舌暗红、苔黄，脉细。处方：沙参 30g，麦冬 15g，五味子 10g，香附 10g，香橼 10g，佛手 10g，乌药 10g，牡丹皮 15g，赤芍 15g，黄连 10g，莲子心 1.5g，百合 15g。该患者入睡难、早醒，且常于醒后出现早搏，其睡眠问题影响到心律失常的病情，治疗时于方中加入莲子心、百合清心火养阴安神。服药 2 周后，患者睡眠有所改善，且早搏减少。

（五）注意有无风热化毒之兼有证候

在前文中提到的“三证候”中最为常见的乃“风热化毒”证候，而该证候往往对心律失常的病情影响最大。如前所述，心律失常患者发病的重要环节是心脉瘀阻，若加之外感风热之邪，阻滞心脉，则必然加重心律失常的病情。尤其是阳热类心律失常，其主要病机是心脏亏虚，血脉瘀阻，瘀而化热，若再加风热之邪，内外之热相合，势必导致脉更急而更乱，则数、疾、促脉更加明显；或病情已经控制，当风热化毒时心律失常又可出现。所以当兼外感风热时必须予以高度重视。若风热之邪较轻，则可于方中加用疏风清热之品，如板蓝根、锦灯笼、薄荷、连翘、金银花；若风热之邪很重，则应本着“急则治其标”的原则，暂停原方药，先用疏风清热之方治其兼证，待风热消退后再继续用原治疗心律失常之方药才为适宜。若不使用足量的疏风清热之剂，只是一味坚守原方，则治疗心律失常不但无效，其病情还可能会进一步加重，这也是临床常见的问题。

笔者在临证时，还常见有患者反复牙龈肿痛，心律失常病情反复者。究其缘由，也是因胃热与血脉瘀阻之“瘀热”相合，加重心律失常病情。牙痛多为胃热上冲所致，笔者常于方中加入黄连、牡丹皮、升麻，取“清胃散”之意，清热凉血、散火解毒。

病案举例

例 1：XX，男，58 岁。初诊日期：2004 年 6 月 5 日。

患者 7 个月前开始无明显诱因发作心悸，3 天前外感后心悸加重，伴有咽痒咳嗽，于外院查心电图示：窦性心律，频发室性早搏，结区早搏。服西药治疗，效果欠佳，遂来就诊。现症见：咽干咽痒，时有轻咳，痰少，多晨起有痰，心悸频繁，常感心跳间歇，基本呈持续状态，并觉乏力、气短，平素易感冒，纳少，寐尚安，大便干溏不定，日 1 次，小便黄。舌质暗红、苔薄黄，脉细促。查体：心率 84 次 / 分，心律不齐，早搏 10 次 / 分。心电图示：窦性心律，频发室性早搏。超声心动图：左室舒张功能减低。西医诊断：心律失常，频发室性早搏，结区早搏。中医诊断：心悸。中医辨证：心气阴虚，血脉瘀阻，瘀而化热兼风热化毒证候。立法：急则治标，先予疏风清热、宣肺止咳、解毒利咽之法。处方：前胡 10g，白前 10g，炙枇杷叶 10g，紫菀 10g，金银花 15g，连翘 15g，板蓝根 10g，锦灯笼 10g，钩藤 10g（后下），蝉蜕 10g，贝母 10g，黄芩 10g，杏仁 10g。水煎服，日 1 剂。

服药 5 天后，外感风热症状已愈，咳嗽已除，心悸减轻，早搏减少，改用益气养心、理气通脉、凉血清热法。用自拟的清凉滋补调脉汤。处方：太子参 30g，麦冬 15g，五味子 10g，丹参 30g，川芎 15g，香附 10g，香橼 10g，佛手 10g，乌药 10g，牡丹皮 15g，赤芍 15g，黄连 10g。水煎服，日 1 剂。

服药 3 周后，心悸、气短、乏力明显改善，早搏开始减少，出现早搏时自数 4 ~ 6 次 / 分。服药 1 个半月后，早搏基本消失，偶有，自测心率 74 次 / 分，早搏每分钟不到 4 个，心悸不甚。服药 3 个半月后，心悸早搏无发作。

按：该患者心律失常为频发室性早搏、交界区性早搏，辨证首先从脉象入手，其脉细促，促脉主阳、主热、主火，为阳热极盛，阴液欲亡；从舌象看其舌质暗红、苔薄黄，为血脉瘀阻、瘀而化热之征。乏力、气短，易感冒，为心气阴虚、卫表不固所致。因本次心悸发作由 3 天前外感引发，现除心悸外，咽干咽痒、咳嗽咯痰为主要症状，风热化毒之证候较重，故急则治标，先予疏风清热、宣肺止咳、解毒利咽方。药用金银花、连翘、蝉蜕疏风清热，前胡、白前、炙枇杷叶、紫菀、浙贝母、杏仁、黄芩清热宣肺止咳，钩藤、板蓝根、锦灯笼解毒利咽。全方共用可使表证解、风热清、咽喉利，心悸减轻。待风热基本消退，则改用益气养心、理气通脉、凉血清热法。方中太子参、麦冬、五味子益心气养心阴，丹参、川芎活血通脉，牡丹皮、赤芍、黄连清热凉血，香附、乌药、香橼、佛手理气以助通脉。全方共奏益气养心、理气通脉、凉血清热之功，使心气阴足、血脉通、瘀热清，诸症好转，早搏消失。

例 2：XX，女，窦房传导阻滞、室性早搏。24 小时动态心电图示：心率最慢 39 次 / 分，最快 129 次 / 分，平均 69 次 / 分，室性早搏 1328 次。自觉心悸，胸闷，气短，乏力。平日自测脉搏 54 ~ 60 次 / 分。舌暗红、苔薄白，脉细结。处方：太子参 30g，麦冬 15g，五味子 10g，丹参 30g，川芎 15g，香附 10g，香橼 10g，佛手 10g，乌药 10g，羌活 15g。服药一段时间后症状减轻，心率升至 62 ~ 67 次 / 分，早搏逐步减少，但病情时有反复。经仔细询问，患者诉有慢性牙周炎，时常牙龈肿痛，遂于方中加入牡丹皮、升麻、黄连，药后患者牙痛减轻，病情亦趋稳定。

（六）遣方用药不离理气之品

“心脉瘀阻”是引起心律失常的必要环节。这里的“心脉瘀阻”是血流不畅之意，即血液在经脉之中流通不畅，并不等同于“瘀血”。瘀血的治疗必用活血甚至破血之品，而血流不畅的治疗则重在使其通畅。如何使血流通畅呢？笔者认为，关键在于调气，因气为血帅，气行则血行。所以笔者十分重视理气药的应用，通过理气以助活血通脉。纵观笔者治疗心律失常之方药，一定会有理气药，而丹参、川芎不是每方必用。由于形成“心脉瘀阻”的根本因素是“心脏亏虚”，所以当理气而不能破气，笔者喜用香橼、佛手轻清之品，而很少应用青皮、枳实之属。香橼味辛酸苦，性温，能调气、宽胸、化痰；佛手味辛苦酸，性温，可理气和中、疏肝解郁。此二味药皆药性和平，既可调理气机，又适于久用而不致伐伤正气。但二药药力缓和，故笔者还常同时应用香附、乌药。香附味辛微苦微甘，性平，可通行十二经，且兼入血分，为“血中气药”。乌药味辛性温，上走脾肺，下达肾与膀胱，善调诸气，专走气分。二药相伍，行气除胀力增。香橼、佛手、香附、乌药共用，药力适中，使气机调畅，血行流通，而不流于耗气破气之弊。此外，香附前人有“苦燥而能耗血散气”之说，久用稍有耗气伤阴之弊，但方中有太子参、麦冬、五味子，则可佐制其温燥之性。

临床上笔者常根据部位选择理气药。如胸闷不舒，选用香橼、佛手，行气宽胸；若气滞重，兼有血瘀，胸闷胸痛，则加郁金行气解郁，活血止痛。胃脘堵闷者，加用枳壳行气宽中，而作用较枳实缓和。腹胀者，香附、乌药共用可直奔下焦，行气除胀；若腹胀较重，可加大腹皮下气宽中；若大便干，腹胀甚，可加槟榔行气消积导滞；若患者舌苔厚腻，脘腹胀满，则加厚朴行气燥湿，消除胀满。

病案举例

某女性患者，2009 年 6 月 11 日就诊。患房性早搏 2 年余。阵发性心房颤动 7 月余，原来每月发作 1 ～ 2 次，近 20 天发作频繁，2 天即发作 1 次。1 周前患者心房颤动又作，持续至今。自觉心悸，胸闷，气短，乏力，口干欲饮，胃脘堵闷，反酸。纳少，大便干，2 ～ 3 日一行。眠尚安。舌红暗尖有瘀点、苔薄黄，脉细涩兼数。心电图示心房颤动，心率 120 次 / 分。处方：太子参 30g，沙参 30g，麦冬 15g，五味子 10g，香附 10g，香橼 10g，佛手 10g，乌药 10g，枳壳 10g，丹参 30g，川芎 15g，牡丹皮 15g，赤芍 15g，瓦楞子 15g（先煎）。日 1 剂，水煎服。

服药 1 剂后，患者转为窦性心律，但早搏较多，7 剂药服完后，早搏有所减少。时有嗳气，心慌，自觉胃脘堵闷时早搏发作，仍大便不畅。舌象如前，脉细促，60 次 / 分，间歇 10 次。前方加槟榔 10g，服药 1 周，其间患者外感后心房颤动发作 1 次，持续 2 天。现咽痛、咽痒，胃脘堵闷减轻，大便干好转。自觉腹胀。早搏时发。舌象如前，脉细，62 次 / 分，间歇 4 次。前方牡丹皮、赤芍改为 20g，加大腹皮、钩藤、蝉蜕、板蓝根、锦灯笼各 10g，金银花、连翘各 15g。服药 1 周，心房颤动未作，早搏减少，脘腹胀减轻，咽部不适已除，苔转薄白，脉搏 64 次 / 分。去钩藤、蝉蜕、板蓝根、锦灯笼、金银花、连翘。

服药2周，心房颤动未作，时胃脘胀，偶有早搏。反酸已除，未觉腹胀，大便正常。前方去瓦楞子、大腹皮、槟榔。继服药2周巩固。

按：该患者为阵发性心房颤动，来诊时正值心房颤动发作，脉细涩兼数。涩而数脉主心气阴两虚，血脉瘀阻，瘀久化热，其阴血不足的程度更重。热为该患者发病的关键因素。再结合心悸、胸闷、气短、乏力，口干，舌红暗尖有瘀点、苔薄黄的症状及舌象，辨证心阴血虚，血脉瘀阻，瘀而化热，选用滋补阴血、理气通脉、清热凉血之法，其中凉血清热是该患者治法中之关键。方中牡丹皮、赤芍清热凉血；沙参、麦冬、五味子滋补阴血；太子参补气以生阴血；丹参、川芎活血通脉；香附、香橼、佛手、乌药理气以助活血通脉；患者胃脘堵闷，故加枳壳行气宽中；反酸，故予瓦楞子制酸。全方共奏滋补阴血、理气通脉、凉血清热之功。1剂药后心房颤动转为窦性心律，早搏时发，于胃脘堵闷时发作，仍大便不畅，故继用枳壳行气，并加槟榔通腹。后又随症加入大腹皮。其间患者外感后心房颤动发作，按照“风热化毒”证候予以疏风清热解毒治疗。最终腹胀除，大便正常，心房颤动未发作，早搏减少。该患者发病有一特点，即自觉胃脘胀时早搏即发，且常腹胀，大便不畅。围绕这一特点，方中除常用调气药香附、香橼、佛手、乌药以外，又加入枳壳、槟榔、大腹皮，俾气机一通，则早搏发作自然减少。

（《中国现代百名中医临床家丛书：魏执真》，2011年）

五、期前收缩与促、结、代脉

期前收缩是临床最常见的心律失常之一，在许多疾病中均可见到，频发且不易控制的早搏可引起心悸不适、头晕、乏力等症状，有基础心脏病者可因此而诱发或加重心力衰竭。目前不少中医同道根据其脉有间歇，而将间歇脉笼统称为结代脉，然后就不加分析地根据《伤寒论》中“脉结代，心动悸，炙甘草汤主之”的经文用炙甘草汤加减治疗。魏执真教授根据长期心血管病专科临床观察，认为这种治疗虽然对有些病人有效，但对很多难治性期前收缩患者，却效果不佳。

魏执真教授认为，早搏的病人虽然是间歇脉，但间歇脉却有促、结、代之分。脉数而有间歇，称为促脉；脉缓而有间歇，称为结脉；代脉乃“止有定数”或“动而中止不能自还，因而复动”，即早搏频繁出现，甚至形成二联律、三联律等。促脉与结脉不同，结脉与代脉也是两种不同的脉象，结代脉不是间歇脉的总称。《伤寒论》所载“脉结代，心动悸，炙甘草汤主之”经文中“脉结代”的含义是结脉加代脉，并非是笼统指脉有间歇之意。促脉主病是“阳热”，结脉主病属“阴寒”，为气血与寒痰凝结而致，代脉乃气虚甚而致衰的表现。绝大多数早搏的病人是心率快或心率偏快，起码是心率不慢而有早搏，只有少数的病人是心动过缓而伴有早搏，所以大多数早搏患者都表现为促脉。根据《濒湖脉学》记载，形成促脉的关键是“热”，其热的产生乃由于心脉瘀阻，瘀郁化热，而心脉瘀阻又是由于心脏亏虚，不能使血脉畅行。所以临床若认清促脉而抓住“热”这一关键因素，治疗时在益气养心、理气通脉的基础上，再加用凉血清热之法，就会使早搏的疗效大大提高，但是目前“热”这个关键因素却往往易被人忽略。若是结脉则宜益气温阳、化湿祛痰、活血通脉，而不需使用凉血清热之法。无论是促脉或结脉，若出现间歇频繁，甚或形成二联律、三联律时，证明气虚明显，已达气衰的程度，此时若加重补气药物的比重，则会取得更好的效果。

《伤寒论》所载“脉结代，心动悸，炙甘草汤主之”，经文中所指的即是结脉加代脉的心动悸患者，此时用炙甘草汤治疗则会取得满意疗效。从脉象分析，这是心率较慢的频发早搏，甚至形成二联律、三联律者，根据其结代脉的主病是心气血阴阳俱虚，而又以气虚明显，所以选用炙甘草汤治疗非常对证。炙甘草汤是益气养心、温阳通脉之方，本方既能补心之气血阴阳，又以补气为重，所以治疗脉结代会取得良好疗效，反之若为促脉则疗效不佳，而目前一个影响疗效的问题即是不加分析地使用炙甘草汤治疗各种心律失常。

病案举例

例 1：XXX，男，50 岁，干部。初诊日期：2003 年 4 月 18 日。

患者近 1 年心悸，心率快，脉有间歇。经西医全面检查未发现心脏器质性病变依据，诊为窦性心动过速，频发室性早搏。服抗心律失常西药，疗效不著，也曾经中医治疗，服炙甘草汤加减 20 余剂，仍心悸，心率快，且脉间歇次数增加。查体：血压 120/80mmHg，心率 110 次 / 分，频发期前收缩。心电图示：窦性心动过速，频发室性早搏，心率 112 次 / 分。24 小时动态心电图示：心率最小 70 次 / 分，最大 130 次 / 分，平均 100 次 / 分，室性早搏 4560 次 /24 小时。心脏超声正常。现症见心悸，气短，神疲乏力，寐少梦多，纳可，大便调。舌质暗红，苔薄黄，脉促。西医诊断：窦性心动过速，频发室性早搏。中医诊断：心悸。辨证：心气阴虚，血脉瘀阻，瘀而化热。立法：益气养心，活血通脉，凉血清热。处方自拟清凉滋补调脉汤：太子参 30g，麦冬 15g，五味子 10g，丹参 30g，川芎 15g，香附 10g，佛手 10g，香橼 10g，牡丹皮 15g，赤芍 15g，黄连 10g。水煎服，日 1 剂。

服药 1 周后，心悸、气短，神疲、乏力减轻，脉间歇减少，仍睡眠欠佳，心率 90 次 / 分，早搏 1 ~ 2 次。前方加炒酸枣仁 30g，夜交藤 30g，莲子心 1.5g。服药 1 个月后，患者已不觉心悸、心率快及早搏，无气短、神疲乏力，睡眠转安，脉细弦。心率 79 次 / 分，心律齐。心电图示：窦性心律，未见室性早搏。24 小时动态心电图：心率最慢 57 次 / 分，最快 110 次 / 分，平均 78 次 / 分，室性早搏 20 次 /24 小时。上方去炒酸枣仁、夜交藤、莲子心。服药 2 个月后，复查 24 小时动态心电图正常，未出现室性早搏。

按：患者窦性心动过速，频发室性早搏，脉属促脉。因形成促脉的关键是“热”，其热的产生乃由于心脉瘀阻，瘀郁化热，而心脉瘀阻又是心脏亏虚不能使血脉畅行而致。故“热”是该患者发病的关键，“血脉瘀阻”是其必要环节，“心气阴虚”是发病的根本原因。临床上要抓住“热”这一关键因素，选用益气养心、活血通脉、凉血清热之法，其中凉血清热又是该患者治法中的关键。又因患者之热为血脉瘀郁之热，而非气分之热，所以选用凉血清热之牡丹皮、赤芍；佐厚肠之黄连以防牡丹皮、赤芍寒凉致泻；太子参、麦冬、五味子益心气养心阴；丹参、川芎活血通脉；香附、佛手、香橼理气以助通脉，诸药共用使心气阴足、血脉通、瘀热清、促脉平、心悸止。前医看其患者脉有间歇，未辨脉促还是脉结，笼统归于结代脉。而根据《伤寒论》中“脉结代，心动悸，炙甘草汤主之”的经文用炙甘草汤加减处方，但炙甘草汤是益气养心、温阳通脉之方，属温补药，而本患者脉促主热，以温治热，则内热更甚，症状加重。

例 2：XXX，女，57 岁。初诊日期：2002 年 3 月 4 日。

患者素有风湿性心脏病，心功能不全。近 1 个月来心悸气短，乏力明显。胸闷不适，心电图示窦性心动过速，频发房性早搏呈三联律。曾服中药炙甘草汤，房性早搏未见减少，反心悸加重。查体：血压 120/70mmHg，心率 110 次 / 分，频发早搏呈三联律，心尖部可闻及双期杂音 2 级以上，两肺听诊正常，肝肋下 2cm，双下肢轻肿。心电图示：右室肥厚，房性早搏呈三联律，心率 110 次 / 分。现病人心悸，气短，乏力，动则气喘，胸闷，睡眠欠安，纳可，便秘，舌质暗红、苔薄黄，脉促代。辨证：心气衰微，血脉瘀阻，瘀而化热。治则：益气养心，活血通脉，凉血清热。方用自拟清凉补气调脉汤：生黄芪 30g，人参 10g，太子参 30g，麦冬 15g，五味子 10g，丹参 30g，川芎 15g，牡丹皮 15g，赤芍 15g，香附 10g，佛手 10g，香橼 10g。水煎服，日 1 剂。

服药 2 周后，心悸、气短、乏力、气喘、胸闷等症著减，睡眠转安，大便调。心率 86 次 / 分，早搏明显减少，仅 2 次 / 分。心电图示：窦性心律，偶发房性早搏。继续服药 1 个月后，心悸、气短、胸闷、乏力等症状于安静时基本消失。心率 78 次 / 分，律齐。心电图示：窦性心律，心率 78 次 / 分。

按：本例患者窦性心动过速，频发房性早搏，呈三联律；脉属促代脉。因代脉的主病是脏气衰，故该患者在心气阴虚，血脉瘀阻，瘀而化热的基础上，气虚更为明显，达到了衰微的程度。病案 1 是促脉，而本该患者是促代脉，说明气虚更甚。因此在病案 1 的益气养心、活血通脉、凉血清热基础上，加重补气药物的比重，加黄芪、人参以助太子参补气；因该患者便秘，故不用厚肠之黄连。全方共奏补气通脉，凉血清热之功。气复热清，心悸止，而睡眠也安。炙甘草汤能益气养心，且补气为主，治疗主气衰之代脉，可以获效。但本患者是促脉加代脉，促脉主热，而炙甘草汤不但益气养心，还有温阳作用，用之使热更甚，故无效而症反重。

（《中国现代百名中医临床家丛书：魏执真》，2011 年）

六、心房颤动与涩脉

心房颤动是心房颤动的简称，是指心房肌纤维发生 300 ~ 650 次 / 分的不协调、不规则乱颤，心律绝对不齐，是一种很常见的心律失常。心房颤动是心肌丧失了正常有规律的舒缩活动，而代之以快速而不协调的紊乱微弱的蠕动，致使心房失去了正常的有效收缩。杂乱的心房颤动激动通过房室结时，由于时机不同，发生阻滞、隐匿传导及传导，引起心室律绝对不规则。心房颤动可见于各种器质性心脏病，如风湿性或非风湿性二尖瓣疾病、冠状动脉粥样硬化性心脏病（简称冠心病）、高血压性心脏病、慢性肺源性心脏病（简称慢性肺心病）、房间隔缺损等，与心房增大有明显关系。心房颤动也可见于非心脏病，如甲状腺功能亢进等。另外临床上还可见不少“特发性心房颤动”。心房颤动是患者死亡和许多心血管疾病的独立预测因子，具有很高的致死率和致残率，因此积极预防和控制心房颤动发生能够显著降低患者的致死率和致残率。

心房颤动有三种类型，一为阵发性心房颤动，二为持续心房颤动，三为永久心房颤动。心房颤动早期常为阵发性，渐渐愈发愈勤，终于发展为持续性。心房颤动持续 3 周以上为持续性心房颤动，持续性心房颤动多心房扩大不易纠正。心房颤动的临床表现为病人发作时心室率快达 160 次 / 分以上，病人感觉心悸。若房室结传导功能减低，心室率变慢，多见于老年人或病程较久者。心脏听诊时，发现心音强弱及快慢不一，称为心律绝对不齐，为心房颤动的临床诊断特征。心率周期太短者，因舒张期心室得不到血液充盈，收缩时几乎无射血，则引不起脉跳，称为绌脉，体力活动时心率加快，使之更不规则，出现心跳与脉搏次数的差距更大。

抗心律失常之西药、介入治疗、起搏器等对心房颤动的治疗，均有一定效果，但由于上述疗法的有效率、副作用、适应证、患者耐药性以及经济等方面的原因，致使心房颤动目前的治疗仍是西医临床中一个棘手的难题。

魏执真教授在 50 年来心血管病临床工作中，不断将中医理论密切结合实践，通过长期认真仔细观察，反复总结、研究，在心房颤动的中医辨证施治方面摸索出一套自己特有的、疗效满意的思路和方法，在控制阵发性心房颤动，使其不发作和减少发作方面，减慢快速心房颤动心室率，使之恢复正常方面，均有肯定的效果。此外于持续心房颤动的转复和转复后窦性心律的维持，有些病人也出现了效果。因而使不少通过西医方法不能解决病痛的病人得到康复。

但心房颤动是难治病，所以中医疗效的取得也并非轻而易举，必须做到正确地认识病机，准确地辨证，精当地立法、遣方、选药、酌量，才能取得良好的疗效。如何达到上述要求呢？心房颤动辨证论治中的关键又是什么呢？笔者体会，紧紧抓住心房颤动脉象是涩脉这一特征，以此作为认识病机、确定证型的最主要依据，是心房颤动辨治的关键。

表现为叁伍不调的涩脉是心房颤动独特的脉象，是区别于其他心律失常的脉象目前在认识心房颤动的脉象上存在一个误区，有的医生凡见节律不齐的脉象，统统认为是结代脉，这是不正确的。节律不齐的脉象，其实可有促、结、代、涩等多种，而且各种不同的脉象均有其相应不同的主病，不加区别的统统按结代脉辨治，必将不会取得满意疗效。涩脉的脉象是“脉动往来不流利，涩滞不畅”，但除此之外，尚有最重要的表现是“叁伍不调”，正如《濒湖脉学》中描述的“叁伍不调名曰涩”“涩脉如轻刀刮竹”“病蚕食叶”。叁伍不调是指脉的节律绝对不齐、强弱不等、快慢不一，这正是心房颤动病人所表现的脉象特点。涩脉与结代脉不同，结脉是指脉缓中一止，代脉是频发间歇脉，而不是快慢、强弱、绝对不齐。所以心房颤动是涩脉而不是结代脉。涩脉除叁伍不调的表现外，还有另一特点，即细而迟。所以典型的涩脉应是，脉绝对不齐，同时脉率慢或偏慢。心室率慢和偏慢的心房颤动，其脉象是典型的涩脉；而快速心房颤动的脉象，就是涩而数的涩数脉。在临床中，快速心房颤动较心率慢或偏慢的心房颤动更为多见。涩脉的主病是阴液精血亏虚，再加寒湿入营而致血脉涩滞，正如《濒湖脉学》所述“涩缘血少或伤精，反胃亡阳汗雨淋。寒湿入营为血痹……”“涩脉少血，或中寒湿”。那么涩数脉的主病则为阴液精血亏虚，血流涩滞，瘀而化热。

根据涩脉及涩数脉的主病，结合心房颤动的舌象、症状等，综合分析显示，心房颤动于临床中常常出现如下两种证型：

（一）阴液精血亏虚，血脉瘀阻，瘀而化热型

症状：心悸，乏力，气短，胸闷或胸痛，失眠健忘，头晕耳鸣，面色及口唇无华，大便易秘。

舌象：舌质暗红，或有裂纹；苔薄白或薄黄或苔少。

脉象：涩而细数。

分析：本型见于快速型心房纤颤。此型患者临床表现的特点是见涩而数脉。由于先天禀赋阴精不足或失血、大汗等阴液精血耗伤，或五志过极，心之阴液精血耗伤，或因劳倦，特别是房劳过度损伤肾阴，肾水不能上济于心而致心阴液精血亏虚。以上因素均可致心阴精血亏虚，不能濡润心脉，使心脉瘀阻，瘀郁化热，成涩而数之脉；瘀热扰心则心悸；精血亏虚失养则失眠健忘，头晕耳鸣，面色口唇无华；气虚则乏力、气短；阴液精血不足，血脉瘀阻则胸闷或胸痛；阴液不足，肠失濡润则便秘；舌质暗红，或有裂纹，苔薄白或薄黄或苔少，也是阴液精血亏虚的征兆。

立法：滋阴养血，理气通脉，凉血清热。

处方：自拟清凉养阴调脉汤。

药物组成：太子参，麦冬，五味子，沙参，白芍，生地黄，丹参，川芎，香附，香橼，佛手，牡丹皮，赤芍，黄连。

方解：沙参、麦冬、五味子、白芍、生地黄滋补心血；太子参补气以生阴血；丹参、川芎活血通脉；牡丹皮、赤芍凉血清热；黄连厚肠，以防牡丹皮、赤芍寒凉致泻；香附、香橼、佛手理气以助活血通脉。全方共奏滋养阴血、理气通脉、凉血清热之功。主治心阴精血亏虚，血脉瘀阻，瘀而化热而致的涩数脉。

（二）阴液精血亏虚，寒湿入营，血脉涩滞型

症状：心悸，气短，疲乏无力，胸闷或胸痛，畏寒肢冷，口唇青紫，面色晦暗，头晕耳鸣，失眠健忘，腰膝酸软，脘腹胀满，纳差，便溏。

舌象：舌暗淡，可见碎裂；苔白腻。

脉象：涩。

分析：本型主要见于心室率缓慢的心房纤颤。禀赋薄弱、房事不节、早婚、早育、多育等均致阴液精血不足，再加寒湿入营而致血脉涩滞，于是出现叁伍不调、细而迟的涩脉；心脉涩滞则心悸，气短，疲乏无力，口唇青紫，面色晦暗；胸阳不展则胸闷或胸痛；精血亏虚，寒湿阻滞，失于温养则畏寒肢冷；肾精不足则头晕耳鸣，失眠健忘，腰膝酸软；寒湿阻滞中焦则脘腹胀满，纳差，便溏；舌暗淡，可见碎裂，苔白腻均为阴液精血亏虚，寒湿阻滞之象。

立法：滋阴养血，温补脾肾，化湿散寒，理气通脉。

处方：自拟滋养温化调脉汤。

药物组成：生地黄，当归，麦冬，五味子，阿胶（烊化），太子参，肉桂，干姜，生鹿角，白术，茯苓，香附，乌药，丹参，川芎。

方解：生地黄、当归、麦冬、五味子、阿胶滋阴养血；太子参、干姜、肉桂、生鹿角温补脾肾；白术、茯苓健脾化湿；香附、乌药、丹参、川芎理气活血通脉。

病案举例

例1：阵发性心房颤动（涩而数脉）

XX，女，59岁，退休干部。初诊日期：2004年1月29日。

患者1994年和2000年曾各有1次心悸发作，但未到医院就诊。2003年12月2日因劳累又出现心悸，当时到医院查心电图示心房颤动。此后心房颤动每日均有发作，每次持续数十分钟至数小时，多自行终止，有时需药物终止，心房颤动时心电图示心室率120次/分左右。多于夜间发作，发作时心悸、气短、憋气。咽干，纳可，眠安，大便调。查体：血压130/80mmHg，神清，精神可。心界叩之不大，心率70次/分，心律齐，各瓣膜听诊区未闻及病理性杂音。双肺呼吸音清，肝脾不大，双下肢无浮肿。舌质暗红，苔薄黄，脉细弦。发病时脉涩而数。24小时动态心电图示：心率最慢50次/分，最快120次/分，平均70次/分，阵发性心房颤动分2组出现，最快心室率120次/分。结论：窦性心律，阵发性心房颤动。超声心动图：正常。西医诊断：心律失常，阵发性心房颤动。中医诊断：心悸。辨证：心阴血虚，血脉瘀阻，瘀而化热。

立法：滋补阴血，理气通脉，凉血清热。方用自拟清凉养阴调脉汤加减：太子参 30g，麦冬 15g，五味子 10g，沙参 30g，白芍 15g，丹参 30g，川芎 15g，香附 10g，佛手 10g，乌药 10g，牡丹皮 15g，赤芍 15g，黄连 10g，诃子肉 10g。水煎服，日 1 剂。

服药 2 周，2 周内心房颤动发作 2 次，持续约 15 分钟，心悸、气短乏力症状较前减轻，咽不干，纳可，眠安，大便调。继服药 2 周，心房颤动发作 1 次，气短、乏力减轻。服药 1 个半月后，心房颤动未作。查体：心率 73 次 / 分，律齐。服药 2 个半月后，心房颤动未作，入睡难，前方加莲子心 1.5g。服此方 2 周后，心房颤动未作，睡眠转安，前方去莲子心。继服药 1 个月，心房颤动未作。查体：心率 70 次 / 分，律齐。复查 24 小时动态心电图：窦性心律，心率最慢 53 次 / 分，最快 113 次 / 分，平均 70 次 / 分，未见阵发性心房颤动。为巩固疗效继服前方 2 个月，随访 4 年未复发。

按：患者为中老年女性，脏气已亏，阵发性心房颤动 1 年，近 1 月发作频繁，心房颤动发作时心率 120 次 / 分左右，属快速型心房颤动，脉为涩而数脉。脉涩而数的主病是心阴精血亏虚，血脉瘀阻，瘀而化热，患者心悸、气短、憋气、咽干，舌暗红、苔薄黄之症状及舌象，均为心阴精血亏虚，血脉瘀阻，瘀而化热之象，故从心律失常“两类、十型、三证候”方面分析，本案属阳热类、第四型，即心阴血虚，血脉瘀阻，瘀而化热。给予滋补阴血、理气通脉、凉血清热之法，方中太子参、沙参、麦冬、五味子、白芍益心气养心阴，补心之阴血；牡丹皮、赤芍凉血清热；丹参、川芎活血通脉；香附、佛手、乌药理气以助活血通脉；佐以黄连、诃子肉厚肠收涩，防止牡丹皮、赤芍寒凉致泻；其间患者有入睡难加莲子心清心热安心神。

例 2：阵发性心房颤动（涩而数脉）

XX，男，62 岁，退休工程师。初诊日期：2004 年 5 月 25 日。

患者 5 年来心悸阵作，曾做 24 小时动态心电图示：阵发性心房颤动。开始数月发作 1 次，每次持续 1 ~ 2 小时，近 1 年阵发性心房颤动发作频繁，每月发作 1 次，本月发作 2 次，每次持续 10 个小时左右，可自行缓解或上医院药物终止。心房颤动发作时心悸甚，心电图示心室率约 140 次 / 分。无胸痛，自觉胸闷、气短，腹胀，大便黏而不爽，纳差，口苦，眠安。现服倍他乐克，服前心率不慢，每分钟 88 次以上，现心率每分钟 50 余次。既往史：高血压史 5 年余，现服洛汀新、倍他乐克，血压控制尚可。查体：血压 135/80mmHg，双肺未闻干湿啰音，心率 55 次 / 分，心律齐，各瓣膜听诊区未闻及病理性杂音，腹软，肝脾不大，双下肢无浮肿。舌质暗红、中有裂级，苔白厚腻，脉细缓。发病时脉为涩兼数脉。西医诊断：心律失常，阵发性心房颤动。中医诊断：心悸。辨证：心脾不足，湿停阻脉，瘀久生热。治法：健脾祛湿，活血通脉，清热凉血，兼顾心阴。方以清凉化湿调脉汤加减。处方：紫苏梗 10g，陈皮 10g，半夏 10g，白术 15g，茯苓 15g，枳壳 10g，香附 10g，乌药 10g，太子参 30g，川芎 15g，丹参 30g，木香 10g，川黄连 10g，炒薏苡仁 30g，麦冬 15g，牡丹皮 15g，赤芍 15g。水煎服，日 1 剂。

服药 1 周后，患者心悸、胸闷、气短减轻，发作 1 次心房颤动，持续时间由约 10 小时减为约 5 小时。服药 5 周后，心房颤动发作 1 次，持续约 2 小时自行缓解。7 周后，心房颤动未作，偶有心悸。腻苔已化。治以健脾养心，活血通脉，凉血清热。处方：太子参 30g，麦冬 15g，五味子 10g，白术 15g，茯苓 15g，川芎 15g，丹参 30g，香附 10g，香橼 10g，佛手 10g，牡丹皮 15g，赤芍 15g，黄连 10g，阿胶 10g（烊化）。服药 3 周后，患者未发作心房颤动，因情志失和觉胸闷，加郁金 10g 以行气解郁。服药 5 周后，病情基本控制，心房颤动未作，无自觉不适。又巩固服药 1 个半月，随访至今心房颤动未作。

按：患者年过六旬，脏气已亏，近 5 年心悸阵发，加重 1 年，心律失常为阵发性心房颤动，乃快速型心律失常。发作时心悸甚，心电图示心室率约 140 次 / 分。辨证首先从脉象入手，发作心房颤动时脉象涩而数，主病为心气阴血不足、血脉瘀阻、瘀而化热，其中阴血不足更为突出。心悸胸闷，腹胀，纳差，口苦，舌质暗红、中有裂纹，苔白厚腻等症状及舌象，显示出心脾不足、湿邪内停以及瘀久化热，辨证心脾不足，湿停阻脉，瘀而化热；根据脉象阵发涩而数，患者本有阴血不足。治以健脾祛湿，活血通脉，清热凉血，兼顾心阴。方中白术、茯苓健脾化湿；陈皮、半夏温化痰湿；紫苏梗、枳壳、香附、乌药理气宽胸，以助湿化；丹参、川芎活血通脉；太子参补益心脾，牡丹皮、赤芍凉血清热；木香、黄连理气厚肠；炒薏苡仁健脾化湿止泻。因该患者脉涩兼数，与单纯数脉比较，其阴血不足更为突出，故治法中当兼顾阴血。又因该患者脾虚湿停，故选用滋阴而不碍湿之麦冬养阴。药后患者心房颤动发作减少，湿邪渐化，则继以健脾养心，活血通脉，清热凉血治法，方中又予阿胶养血以增强滋补阴血之力。期间患者出现情志失和，胸闷，为兼有气机郁结证候，则加郁金行气解郁。经逐步调理，使心阴血足，脾气健旺，血脉通畅，瘀热清解，患者诸症平复，心房颤动未再发作。

（《中国现代百名中医临床家丛书：魏执真》，2011 年）

七、魏执真从脉论治心律失常

魏执真教授为国家级名老中医药专家，在多种心脑血管疾病治疗方面积累了丰富经验。魏教授经过多年临床实践，建立了独特的心律失常“以脉为主，四诊合参”“两类、十型、三证候”的辨证思路和方法，即将心律失常按照脉象，以阴阳寒热为纲，分为阳热和阴寒两类，每类分五个证型，各证型中又可出现气机郁结、神魂不宁、风热化毒等兼夹证候。现将魏教授辨治心律失常的主要学术思想及临床经验整理如下。

（一）阳热类心悸病

1. 脉象

阳热类心悸病的主要脉象为数、疾、促、促代、涩而数等，类似于西医诊断的快速型心律失常。

2. 病机

心脏亏虚，血脉瘀阻，瘀而化热，为其主要病机。忧郁思虑、饮食劳作或各种心体病变日久，使心之气阴耗损，心气帅血无力，阴血不足，脉道不充，致心脉瘀阻，瘀久化热，热扰心神，心用失司，则出现心悸。热可致急，瘀可致乱，遂出现脉急而乱的数脉、促脉、促代脉，或涩兼数脉。

3. 关键治法

（1）凉血清热　瘀热相结是各种阳热类心悸病某一阶段所共有的病机特征，根据异病同证同治的原则，凉血和血清热成为治法关键。魏教授尤善用牡丹皮、赤芍凉血清热。牡丹皮苦辛微寒，可清热凉血和血；赤芍苦微寒，可泄血分郁热，行血中瘀滞。二者合用既能清血中瘀热，又能散血中瘀滞。

（2）理气通脉和滋阴益气养心　魏教授同时强调理气以和血通脉恢复其用，滋养心之阴血以补其体，标本兼顾。章楠《医门棒喝》说“欲培其根本，必先利其机枢”，心用主动，调理气机，恢复其用，同时亦可使心体得补。因为心为君主之官，心之体阴不仅只是身之血，还与他脏之阴如肺阴的消长盈亏有关。心悸病位在心，心肺同属上焦，心之体阴与肺阴息息相关。“治虚损者，先辨阴阳，次分上下…上损则清金为先”，对于心悸病的治疗除补益心体外，必需特别重视滋阴清金，故益气同时具有充分滋阴清金作用的生脉饮是魏教授滋补心体使用最多的方剂。

4. 辨证分型

（1）心气阴虚，血脉瘀阻，瘀而化热　主要见于窦性心动过速、阵发性室上性心动过速、心室率偏快的各种期前收缩、阵发性室性心动过速等。症见心悸，气短乏力，胸闷口干欲饮。舌暗红、碎裂，苔薄白或薄黄，脉数、疾、促、细。治以益气养心、凉血清热理气通脉，自拟清凉滋补调脉汤治之。以牡丹皮、赤芍凉血清热，太子参、麦冬、五味子合生脉饮以益心气、养心阴、补心体，香附、香橼、佛手、乌药理气以助通脉，黄连厚肠。

（2）心脾不足，湿停阻脉，瘀而化热　主要见于窦性心动过速、阵发性室上性心动过速、心室率偏快的各种期前收缩、阵发性室性心动过速等。临床除见心悸、气短、胸闷等症，尚可见口苦，纳差，脘腹痞满，大便溏或黏而不爽。舌暗红，苔白厚腻或兼淡黄，脉数疾、促、滑。治以理气化湿、凉血清热、补益心脾，自拟清凉化湿调脉汤治之。以牡丹皮、赤芍凉血清热，太子参、白术、茯苓、陈皮、半夏健脾化湿，紫苏梗、川厚朴、香附、乌药理气宽胸除湿，黄连厚肠。

（3）心气衰微，血脉瘀阻，瘀而化热　主要见于频发性室性期前收缩、频发性房性期前收缩。此型以劳累后心悸、气短尤甚为特点。舌胖淡暗或暗红，苔薄，脉促代。与单纯促脉相比，此型心气虚的程度严重。自拟清凉补气调脉汤。本方为清凉滋补调脉汤加大剂量生黄芪及人参重补心气，人参甘苦微温，可大补元气，在此一般用生晒参或党参代替，性较和平，不温不燥，既可补气又能生津。

（5）心阴血虚，血脉瘀阻，瘀而化热　主要见于快速型心房纤颤。临床除心悸、气短等症，可见口干喜饮，大便秘结。舌红暗碎裂，苔薄白或少苔，脉涩而数。其阴血不足更为明显突出。自拟清凉养阴调脉汤，为清凉滋补调脉汤加大剂沙参及生地黄、白芍以滋阴养血，凉血清热。

（6）心气阴虚，肺瘀生水，瘀而化热　主要见于心力衰竭伴心动过速者。症见心悸、气短，胸闷咳喘，尿少　水肿。舌红暗，苔薄白或薄黄，脉细数。此型数脉的形成除因心之气阴两虚引起的血脉瘀阻，瘀久化生之热鼓动血脉，使脉搏增快外，尚有因水饮停聚，使血脉更加壅阻，瘀热更盛所致。因此在治法中需注意肃肺利水。方用自拟清凉补利调脉饮。以牡丹皮、赤芍凉血清热，生黄芪大补心气、利水消肿，太子参、麦冬、五味子益心气滋心阴，桑白皮、葶苈子、泽泻、车前子泻肺利水，黄连厚肠。

（二）阴寒类心悸病

1. 脉象

阴寒类心悸病的主要脉象为缓、迟、结、涩、结代等，类似于西医诊断的缓慢型心律失常。

2. 病机

心脾肾虚，寒湿、痰饮阻滞心脉，心脉瘀阻流通不畅，为阴寒类心悸病之主要病机。情志失调、饮食劳累、大病久病、先天禀赋不足或外感六淫之邪，伤及心体，使心脏亏虚，气虚无力帅血运行，阳虚无力鼓动血脉流通，阴血不足不能濡润心脉，再兼脾肾阳虚，气化失常，水湿痰饮停聚，阴寒内生，阻滞心脉。阴寒之邪可致脉迟缓，瘀而致脉乱，故可见脉迟缓而不齐的阴寒类心悸病。

3. 关键治法

（1）祛风胜湿　对于脉率慢的阴寒类心悸病，魏教授主张祛风胜湿升脉，尤善用羌活。羌活，味苦甘辛，气平而微温，其性主升，气雄能散，通利上下，却乱反正，可以治疗心脾肾虚而寒湿、痰饮阻滞心脉所致的阴寒类心悸病。

（2）补气温阳而护阴　魏教授经过多年临床观察发现，阴寒类心悸病的患者也常兼有阴血不足。临床强调，心体阴用阳，治疗阴寒类心悸病也要特别注意“护阴”。常选用辛甘温热的鹿角、肉桂、淫羊藿、巴戟天之类助阳祛寒，而不用大辛大热、走而不守的附子、川乌之属。肉桂虽属辛热，但同时味甘，又通血脉，能走能守。

4. 辨证分型

（1）心脾气虚、血脉瘀阻、血流不畅　主要见于窦性心动过缓、结区心律及加速的室性期前收缩心律者。症见心悸胸闷，气短乏力，肢体不温不凉。舌质淡暗，苔薄白，脉缓而细弱。病位在心脾，湿痰之邪不显。故治疗当以健脾补气、活血升脉为法，方用自拟健脾补气调脉汤。以太子参、生黄芪大补心脾之气，补气升阳，白术、茯苓健脾助运，配以防风、羌活祛风升阳，川芎、丹参活血通脉。

（2）心脾气虚、湿邪停聚、心脉受阻　本型亦见于窦性心动过缓、结区心律及加速的室性自搏心律者等。除心悸胸闷、气短乏力、四肢欠温外，尚有脘腹胀满，纳差，大便不实不爽。舌质淡暗，苔白厚腻，脉缓而弦滑。心脾气虚为本，但以湿邪停聚之标实为主。故治疗宜急则治其标，以化湿为主，兼顾健脾补气，待湿化后则可按1型的治疗原则继续调养而收功。故治以化湿理气、活血通脉，方用自拟理气化湿调脉汤。以白术、茯苓、陈皮半夏健脾化湿，紫苏梗、川厚朴、香附、乌药理气化湿，羌活祛风胜湿，川芎、丹参活血通脉，太子参补益心脾。

（3）心脾肾虚、寒邪内生、阻滞心脉　主要见于病态窦房结综合征、Ⅲ度房室传导阻滞或Ⅱ度Ⅱ型房室传导阻滞及室性自搏心律者等。除一般见症外，亦见怕冷，肢冷便溏，腰腿酸软无力，或可伴头晕耳鸣，阳痿等。舌质淡暗，苔薄白或白滑，脉迟。病位在心脾肾，不仅有寒邪且兼有痰阻心脉，而以寒邪为主。治宜辛温辛热之品温补脾肾、助阳散寒化痰、活血升脉，方用自拟温阳散寒调脉汤。以附片、肉桂、鹿角、干姜、桂枝温阳散寒，生黄芪、太子参、白术、茯苓健脾益气、助阳散寒，川芎、丹参活血通脉。

（4）心脾肾虚、寒痰瘀结、心脉受阻　主要见于期前收缩而心室率慢者、Ⅱ度Ⅰ型房室传导阻滞及心室率慢的窦房传导阻滞者等。以脉结（缓而间歇或迟而间歇）、结代为特点。治以温补心肾、祛寒化痰、活血散结，方用自拟温化散结调脉汤。以干姜、肉桂、鹿角温阳散寒，白芥子、莱菔子合用取三子养亲汤之意以豁痰理气散结，陈皮、半夏、白术、茯苓、太子参取六君子之意以益气健脾、燥湿化痰，生黄芪补气升阳以助通阳散寒化痰湿之力，川芎、三七粉活血通脉。

（5）心肾阴阳俱虚、寒湿瘀阻、心脉涩滞 主要见于心室率缓慢的心房纤颤者。症见心悸，胸闷胸痛，气短乏力，大便偏干。舌暗红或兼碎裂，苔薄白，脉细涩。为心脾肾之阴精及气阳俱虚，且以阴津精血不足为主。阴血不足、心脉失其濡养，气阳不足、心脉失其温煦，且兼寒湿之邪阻滞心脉，诸多因素致使心脉受损，故出现脉细且缓而叁伍不调的涩脉。治法为滋阴温阳、化湿散寒、活血通脉，方用自拟滋养温化调脉汤。以白术、茯苓、陈皮、半夏健脾化湿，干姜、肉桂温阳散寒，生黄、太子参补气升阳以助散寒化湿，当归、白芍、生地黄、阿胶滋补心肾之阴、滋阴养血，川芎、丹参活血通脉。

（三）三证候

心悸病患者常见以下三种兼证，须给予重视方可取效，甚则“急则治其标”。

1. 气机郁结

患者常因情志不舒，肝气郁结，气机不畅，致心脉瘀阻更甚，可加重前述各类型心悸病，或为其发作的诱因。治宜加用疏肝解郁理气药物。

2. 神魂不宁

多为七情损伤心神，使神魂不宁。心主血脉，心藏神。心脉流通不畅可致心神不宁，心神不宁又可加重心脉流通不畅，而致心悸频发。治宜加用宁心安神定志之品，或清心安神，或养心安神，或重镇安神。

3. 风热化毒

因兼感上焦风热而成。心悸病发病的重要环节是心脉瘀阻，若加外感风热之邪阻滞心脉，则必然加重心悸病的病情，尤其是阳热类心悸病，内外之热相合，可使血脉更急更乱。故须加用疏风清热之品，或暂停原方，先清风热。

病案举例

例 1：XX，女，46 岁。初诊日期：2014 年 8 月 15 日。

患者 8 月前因家事情绪波动出现心悸阵发，曾于当地医院就诊予服倍他乐克及通心络，自觉症状有所改善，停药后心悸再发，至某院门诊就诊，查心电图示“窦性心动过速”，动态心电图示“偶发室性早搏，室上性早搏”，平板运动（－），予服索他洛尔 80mg，每日 2 次。仍时感心悸胸闷，遂来诊。现时感心悸，自觉心率快且心律不齐，胸闷，胃脘堵闷，无胸痛，偶头晕不适，心烦多梦，汗多，气短，情绪焦虑，反复口疮，晨起痰多质黏，纳可，二便调。查心率 82 次 / 分，4 次间歇。舌暗红，苔薄黄，碎裂，脉细促。西医诊断：心律失常，窦性心动过速、室性期前收缩、室上性期前收缩。中医诊断：心悸。辨证：气阴两虚，血脉瘀阻，瘀久化热证。治法：益气养心，理气通脉，凉血清热。方药组成：沙参 30g，麦冬 15g，五味子 10g，香附 10g，香橼 10g，乌药 10g，佛手 10g，牡丹皮 15g，赤芍 15g，黄连 10g，升麻 10g，浙贝母 10g，青黛 10g（包煎）。水煎服，每日 1 剂。

服药 7 剂后胸闷减轻，偶有心悸，仍汗多，呃逆，口干喜饮，痰减少、色黄，口疮已愈。入睡难，多梦有改善，大便通畅。舌红暗，苔黄，根部略厚腻且碎裂，脉细弦，心率 72 次 / 分。前方加黄芩 10g，莲子心 1.5g，百合 30g。继服 14 剂后胸闷著减，心悸好转，未发口疮，无头晕，口干，痰减少质稀，二便调。舌暗红，苔薄黄，脉细略数，89 次 / 分，律齐。已停西药。前方去升麻。再 2 周后胸闷、心悸、睡眠明显改善，无明显不适，纳眠可，无痰，二便调。舌暗红，苔薄黄，脉细弦，74 次 / 分，律齐。2014 年 11 月 24 日动态心电图示：窦性心律，心率 61 ～ 149 次 / 分，平均 91 次 / 分，未见房性、室性早搏，效不更方，守方继服。

按：患者阵发心悸，心律失常为窦性心动过速、房性早搏、室性早搏，从脉象上分析，发作心悸时脉象为促脉，促脉属热，结合患者心悸、气短、乏力，辨证为心气阴虚，帅血无力而血脉瘀阻。瘀郁日久则化热，瘀热扰心，心脉不畅，心体失养，心用失常，故见心悸频发伴胸闷；心气阴虚，心神失养，虚热扰神则心烦多梦；阴虚则水不涵木，肝阳上扰故见头晕；肝木横逆，脾胃运化失常，中焦气机不畅，故见胃脘堵闷、嗳气、呃逆；胃热上扰故见反复口疮；木火刑金，故见晨起痰多质黏。故立法以益气养心，理气通脉，凉血清热。方中沙参、麦冬、五味子合生脉散之意以益气养心，香附、香橼、佛手、乌药理气以通脉，牡丹皮、赤芍凉血清热，佐以黄连厚肠，而黄连、牡丹皮、升麻合清胃散之意以清胃热疗口疮，浙贝母、青黛清热并祛痰；二诊时入睡难，阳入于阴则寐，阳盛不入阴则入睡难，故加莲子心以清心火以助眠，痰色黄故加黄芩以清肺热；三诊口疮已愈故去升麻；四诊药达病所而诸症消早搏除。

例 2：XX，男，68 岁。初诊日期：2013 年 5 月 10 日。

患者半年前活动时感心悸，发作频繁曾于当地住院，诊为"窦性心动过缓，频发室性早搏"，住院期间曾口服普罗帕酮及静点利多卡因，建议安装心脏起搏器患者拒绝，经治心悸有所改善。近两个月因劳累心悸频发，自测脉搏间歇明显。现活动时感心悸，气短乏力，易疲劳，思睡，口不渴，腹胀，纳眠可，大便偏软。查心率 48 次 / 分，心律不齐，7 次间歇，舌暗，苔黄白相兼厚腻，中裂，脉结。辅助检查：2013 年 3 月 5 日心电图示：窦性心律，频发室性早搏二联律。2013 年 4 月 16 日动态心电图示：窦性心动过缓，心率 38 ~ 85 次 / 分，平均 53 次 / 分，室性早搏 11524 个，二联律 160 阵，三联律 414 阵，有时 ST 段略压低，T 波低平。西医诊断：心律失常，频发室性期前收缩、窦性心动过缓。中医诊断：心悸病。辨证：心脾气虚，湿邪停蓄，心脉受阻。治法：化湿理气，活血升脉。方药组成：紫苏梗 10g，陈皮 10g，半夏 10g，炒白术 10g，茯苓 10g，香附 10g，乌药 10g，太子参 10g，羌活 15g，丹参 30g，川芎 15g。水煎服，日 1 剂。

服药 7 剂后心悸发作次数减少，程度减轻，气短改善，舌暗红，有齿痕，苔薄黄。脉缓，50 次 / 分。脾虚湿盛，湿退化热，舌苔白厚逐渐转黄之后渐退。前方继服 1 周，自觉仍有心悸发作，无口干口苦，腹胀，二便调，纳眠可，舌暗红，苔白黄相兼，略腻，脉结，53 次 / 分，4 个间歇，前方加白芥子 10g，莱菔子 10g，紫苏子 10g。再服 7 剂后心悸发作减少，自测脉率 55 次 / 分，腹胀改善，舌脉同前。继服 14 剂后因劳累自觉心悸较前有所频繁，自测脉率 30 ~ 50 次 / 分，气短乏力明显，口干喜饮，大便偏干，1 日未行，纳眠可，舌红暗，苔薄黄，脉结，54 次 / 分，1 次间歇。之前苔白底上有黄，白黄相兼，此为心脾两经病，舌脉表示湿已化热，其根本在气阴不足，病位在心，但无其他热象，此为气阴不足，血脉不畅，瘀郁化热，故治以和血，血和则血脉活开，血热自散。改方为太子参 20g，麦冬 15g，五味子 10g，香附 10g，香橼 10g，佛手 10g，乌药 10g，羌活 15g，桂枝 10g，丹参 30g，川芎 15g，白芍 30g，木瓜 15g。继服 7 剂后心悸减少，自测脉率每分钟 55 次以上，间歇减少，无口干，无腹胀，无腹痛，大便偏软，每日 1 次，舌暗红，苔薄略黄，脉缓略弦，38 次 / 分，齐。前方加山药 30g，健脾止泻。随症加减 2 个月后无自觉不适，自测脉率维持在每分 60 次 / 分左右。

按：该患者心律失常为窦性心动过缓、频发室性早搏，脉为结脉。结脉为缓有间歇或迟有间歇，该患者属第一种。结脉在《濒湖脉学》中被描述为“结脉皆因气血凝，老痰结滞苦沉吟”，结脉的特点为痰湿与气血凝结，阻滞心脉。与缓脉比较，其气滞血瘀程度严重，脉流不畅，致脉有间歇，再结合患者心悸、便溏、舌暗红、苔白黄相兼且厚腻等“心脾气虚，心脉受阻”之表现，治以化湿理气、活血散结。方用白术、茯苓、陈皮、半夏健脾化湿，紫苏梗、香附、乌药理气化湿，羌活祛风除湿，川芎、丹参活血通脉散结，太子参补益心脉。因结脉为陈痰凝滞、气血不畅，故加三子养亲汤以祛痰理气以助通脉。

（《北京中医药》，2015 年第 3 期）

八、魏执真基于秦伯未辨证论治思想的心律失常诊治方法

魏执真教授为首都医科大学北京中医医院心内科主任医师、教授、博士生导师，全国著名中医心血管病专家，第三、四、五批全国名老中医药专家学术经验继承工作指导老师，首都国医名师，著名中医学家丁甘仁的再传弟子，秦伯未先生的得意门生，秦老的畅销书《中医临证备要》的合著者。魏教授从事中医心血管病防治50余年，始终工作在临床一线。她认为继承秦伯未的学术思想不是仅学某一方法，而是应该学习其核心学术思想，也就是辨证论治的方法学。50余年来，她笃行不辍，在心血管疾病的中医治疗上疗效显著，取得了一系列科研成果，如“调脉饮治疗快速型心律失常临床及实验研究”获北京市中医管理局科技进步一等奖、《心律失常中医诊治》获科技著作一等奖。现介绍魏教授在秦老辨证论治方法指导下，对心律失常的辨证论治思维过程及诊治要点，为中医临床研究与临床思维训练提供实例。

（一）秦伯未的核心学术思想

秦伯未（1901—1970）号谦斋，原上海陈行人，为20世纪中医的一代宗师，同时也是一位文人，著书达60余部，计千万字，并有丰富的诗画作品传世。在沪与程门雪、章次公并列为上海医界三杰；在京位居众多名家前列。为首位卫生部中医顾问，中国中医科学院（原中国中医研究院）第一届“西学中”班教授，北京中医学院一级教授，中医学现代医教研工作的奠基者。现代中医的临床教材多按“病名—病因—证型—治法—方药”的顺序教学，而临床诊疗则不然，是按“症状—体征—病名—证型—治法—方药”的顺序进行。“辨证求因、审因论治”过程中存在的复杂的推理步骤，在临床教材中少有描述，多数院校也未开设中医临床思维训练课程。使临床至为重要的辨证论治技能基本依靠学生自己体会摸索，有人甚至始终不得要领。因此，辨证论治技能不足成为阻碍中医临床疗效提升的重要因素。

魏教授认为秦老的核心学术思想并非是他所擅长的《内经》中的中医理论以及热病、血液病、脊髓痨等具体病症的治法，而是对中医临床思维步骤的揭示，即对辨证论治过程的简明解析与归纳，它被明确记载在《中医临证备要·辨证论治浅说》中。

秦老认为，辨证论治既是中医治病的过程，也是中医治病的根本方法。理法方药缺一不可，需密切结合。为便于学生掌握，秦老自拟图表并举病案予以解释。孙其新将其概括为“三步八项一式”。三步分别是理、法与方药。第1步：“理”既有理论之意，又有理清之意，包含辨主症、辨兼症、鉴别诊断（如探案般理清病因、病位）三项。第2步：“法”即针对病因、病位定治则，结合主症定治法，共两项。第3步：依据论治的结果选方用药，即针对病因、病位选方，针对治则选治本药，针对治法选治标药，共三项。概括而言处方针对三个方面立定：病因＋病位＋症状，此亦称为“处方公式”。所以说，辨证论治是以理法方药为基础，“辨，就是分析、鉴别；证，就是证据、本质；论，就是讨论、考虑；治就是治疗方针。证和治是现实的；辨和论是灵活的，要通过分析思考的”。虽然这个道理中医院校读完大一课程的学生都知道，但“纸上得来终觉浅，绝知此事要躬行”。魏教授以秦老核心学术思想为指导的心律失常中医诊治方案，正是长期应用秦氏辨证论治方法取得的临床成果，也是中医临床思维过程解析的范例。

（二）何为心悸的主症

心律失常是指心脏搏动的频率与节律的异常，病因复杂，可出现在各种不同类型的心脏疾病中，属中医“心悸”，患者多以心悸不安为主诉。魏教授1962年初上临床时，也以心悸为主症进行辨证，但疗效常不佳。魏教授反复琢磨，按秦老所教的辨证论治临床思路从头核查：辨证论治第一步是理，首先要辨主症。心悸的临床疗效不好，先核主症是否审理有误。她再读秦老《中医入门》，发现先生以李时珍《濒湖脉学》为首的“浮、沉、迟、数、滑、涩”为纲，将28脉分成6类，其中缓、结、代、散归为迟；动、促、疾归为数。再细读《濒湖脉学》，促脉为阳，结代脉为阴。恍然悟到：“脉”这个通常的兼证才是心悸辨证的着眼点，是可以辨别病因的主症。原来，快速型心律失常出现的促、疾等脉，提示病因属阳热，缓慢型出现的结代则属阴寒。若将炙甘草汤所主的“脉结代”笼统理解为代指心律不齐，便是错认了阴阳寒热，临床疗效自然不佳。

（三）如何辨心悸的主脉

在认识到心律失常最有鉴别价值的是脉象后，就要掌握各种心律失常的脉象特点。魏教授在长期临床中认识到窦性心动过速主脉为数脉，阵发性室上速或室速主脉为疾、极或脱脉，而临床中经常是数脉与疾脉不分。《四言举要》言：“数脉属阳，六至一息，七疾八极九脱。”故阵发性室上速或室速不是数脉，而是疾脉、极脉或脱脉，数脉主阳热，疾脉则主阳热极盛，阴液欲亡；脱脉乃阳极阴竭，元气将脱。治疗阵发性室上速或阵发性室速就需在数脉治疗基础上，加重使用清热凉血养阴之品，否则难以取效。

窦性心动过缓主脉为缓脉，病态窦房结综合征主脉为迟脉。目前，临床另一普遍问题是凡遇到心率慢就认为是迟脉，辨证为“虚寒”。其实，心率慢分为缓脉和迟脉。缓脉为“一呼一吸四至”，迟脉为“一呼一吸三至”。《濒湖脉学》载：“缓脉营衰卫有余，或风或湿或脾虚。”“迟来一息至为三，阳不胜阴气血寒……有力而迟为冷痛，迟而无力定虚寒。”可见，缓脉病因为脾气虚、湿邪与风邪，而迟脉主寒。缓脉者补气健脾，化湿祛风为法即可奏效。这类心悸患者往往无畏寒、肢冷等寒象，甚至反怕热。若将缓脉误以为属迟脉，而用辛温之品，便可能使心悸不愈反剧。只有确实是一息三至的迟脉，使用辛温通脉之品，方可奏效。

见到间歇脉便认为是脉结代为临床普遍存在的问题，然后就不加思索地根据《伤寒论》中“伤寒脉结代，心动悸，炙甘草汤主之”的经文，用炙甘草汤治疗，自然会使大部分的期前收缩患者不能获效。其实，早搏心率快为促脉，心率慢为结脉；促或结脉出现间歇频繁，甚或形成二、三联律时方为代脉；心房纤颤心室律慢为涩脉，以叁伍不调为特点；快速心房颤动为涩而数之脉。可见，临床上常见的心律失常都各有其相应的主脉，而各主脉又都有其相应的病因病机和所主病症，这在《濒湖脉学》等脉书上均有记载。如数脉、疾脉、促脉主阳热，但又有区别，数脉为热，疾为热更盛而阴伤，促则为热盛阴伤、阴液欲亡且血脉瘀阻。缓、迟、结脉主阴寒，虽同属阴寒，但缓主气虚，湿痰及风邪阻脉，而迟为寒。涩脉主阴血不足，代脉乃气虚为甚而致气衰。

临床辨证第1～2步被称作“理、法”，要求对28脉体状及主病等理论知识必须了然于心，才可审证求因，判断无误，制定正确的治疗法则，而不会被患者出现的某些症状引入歧途。

比如，期前收缩的患者症见心悸、气短、胸闷，四末发凉，舌暗红，苔薄白，脉细促。当如下辨证：此病为心悸，先辨脉。脉细为气血不足，脉促为热极亡阴。综合四诊所见，气短、胸闷、舌暗、脉细促是心气阴虚，瘀而化热，阴液将亡；气血瘀阻不达四末，故肢凉不温。若不注意促脉属热，急需凉血清热，反将肢凉、胸闷、气短判断为阳气虚，而用温阳散寒、益气通脉之法，则是阴阳颠倒、寒热错谬。

（四）如何辨证分型

秦老《中医入门》言：“辨证的法则，有依据六经辨的，有依据三焦来辨的，最重要的是根据阴、阳、表、里、虚、实、寒、热八纲。八纲的意义是先把阴阳分为正反两方面，再以表里来测定病的部位，虚实来测定病的强弱，寒热来测定病的性质。”在50多年的临床实践中，魏教授以先生的思想为指导，将心悸按脉之迟数分为阴寒阳热二类。阳热类的主要病机是“心脏亏虚，血脉瘀阻，瘀而化热”，阴寒类的主要病机是“心脾肾虚，寒、湿、痰饮阻滞心脉”，并强调“分类后须进一步分型，选择处方用药才能精当”。故再依据心脉瘀阻的虚实、病邪、病位将阴阳二类各分五型，形成了“以脉为主，四诊合参，两类、十型、三证候”独特的辨证思路与方法：

阳热类：1型是心气阴虚，血脉瘀阻，瘀而化热，脉常见数、疾、促、细；2型是心脾不足，湿停阻脉，瘀而化热，脉常见数、疾、促、滑；3型是心气衰微，血脉瘀阻，瘀而化热，脉常见促、代；4型是心阴血虚，血脉瘀阻，瘀而化热，脉常见涩而数；5型是心气阴虚，肺瘀生水，瘀而化热，脉常见细数。

阴寒类：1型是心脾气虚，心脉瘀阻，血流不畅，脉常见缓而细弱；2型是心脾气虚，湿邪停蓄，心脉受阻，脉常见缓而弦滑；3型是心脾肾虚，寒邪内生，阻滞心脉，脉常见迟。4型是心脾肾虚，寒痰瘀结，阻滞心脉，脉常见结（缓或迟而间歇）、结代；5 型是心肾阴阳俱虚，寒湿瘀阻，心脉涩滞，脉常见细涩。

另各有 3 种常见兼证：气机郁结、神魄不宁和风热化毒。

（五）如何处方、用药丝丝入扣

秦老言："辨证明确，然后论治。论治仍然是复杂而又细致的。也可分为 2 个步骤：先定大法，如表证用汗法、热证用清法；再定具体情况（具体治法），表证属风寒的，用辛温发汗，属风热的，用辛凉发汗……有了明确的治疗原则，选方用药便有了方向……处方用药的法则主要是针对病因、病位和症状（处方公式）。病因和病位是发病的根源，症状是病变的现象。""在正确辨证下，求得处方用药与具体病情丝丝入扣，药量的轻重恰当，仍然需要通过一个讨论的过程。"故秦老称作"辨证论治"而不用"辨证施治"。魏教授认为：心悸阳热居多，属阴寒者少，但目前中医界治疗阳热类心律失常时，以补气养心，通阳、活血、化痰湿及安神等法则治疗较多，而对凉血清热治则常常忽略。在此特举阳热类心律失常的前二型说明魏教授的诊治方案。

魏教授认为形成心律失常的必要环节是心脉瘀阻，根本原因是心脏亏虚。但形成心脉瘀阻的直接因素又有虚实之分，为分型的主要依据。如阳热类中的 1 型是心气阴虚而致的血脉瘀阻，2 型是湿停而致的血脉瘀阻。故前者属虚，后者为实。虽然 2 型中引起湿停的原因是心脾两虚，但引起心脉瘀阻的直接原因是湿邪，故 1 型治法为益气养心通脉，2 型则为化湿通脉，而凉血清热是针对主症的共同治法。具体而言：

阳热类 1 型为心气阴虚，血脉瘀阻，瘀而化热，治法为益气养心、理气通脉、凉血清热。针对病因病位选生脉饮方；针对血脉瘀阻主症选丹参、川芎，一寒一热相互配合，活血通脉；考虑气血关系，选香橼、佛手理气以助通脉，两组药均无辛燥伤阴破气之弊；依据凉血清热治法选牡丹皮、赤芍，佐以黄连，防丹芍寒凉致泻。诸药共同组成清凉滋补调脉汤，以使心气阴足、血脉通、瘀热清，数、疾、促脉平，心悸止。

阳热类 2 型为心脾不足，湿停阻脉，瘀而化热，治法为理气化湿、凉血清热、补益心脾。针对病因病位选理气化湿的二陈汤为方，加紫苏梗、厚朴、香附、乌药理气宽胸为辅；针对寒湿之邪阻脉，单用辛温的川芎通脉；凉血清热仍选牡丹皮、赤芍，配黄连为佐；因系实证为主，故仅加太子参补益心脾为助。处方取名“清凉化湿调脉汤”，共使停湿消退、瘀热化解、心脾气足、心脉通畅，数疾促脉复常，心悸病愈。

在临床上辨证立法、处方选药都很恰当，仍不能取得满意疗效时，就要从药物用量上斟酌。魏教授多年摸索发现，治疗阳热类心律失常使用清热凉血的牡丹皮、赤芍，用量须大，一般 15 ~ 30g 时效果显著，但量大可能引起便溏或腹泻，此时可加佐药，如加可厚肠的黄连、大剂量的麸炒白术，或用干姜，甚或用涩肠的诃子等，则可消除滑肠弊端。

总之，心悸诊治只有切实掌握辨证论治方法，理法方药丝丝入扣，才可获得满意疗效。

编后语：秦伯未为著名中医学家，中医教育家及文人，孟河医派大家丁甘仁所办的中医专门学校第二届高徒。魏执真为首都国医名师，我国现代中医心血管病学科奠基者、带头人，作为北京中医药大学第一届的学生，是秦伯未的得意门生，乃《中医临证备要》的合著者。本文以心律失常的中医诊治为例，介绍了魏教授传承秦伯未辨证论治思想的过程及诊治要点，希望引发关于辨证论治技能传承方法学的讨论。

（《国际中医中药杂志》，2019 年第 5 期）

快速型心律失常

九、快速型心律失常辨证治疗

心律失常临床常见，其病因十分复杂，可出现在各种不同类型的心脏疾病中，可因神经功能失调及电解质紊乱引起，还可继发于其他系统的疾病中，亦可因某些药物的毒副作用引起，近年来临床中见到的原因不明发病也很多。本文只讨论各种类型心脏疾病出现的心律失常及神经功能失调和原因不明的心律失常。心律失常从电生理方面分为Ⅰ类、Ⅱ类、Ⅲ类、Ⅳ类、Ⅴ类，临床方面分为快速与缓慢两大型，本文讨论快速型心律失常。快速型心律失常临床常见有以下六种：①窦性心动过速；②阵发性室上性心动过速；③阵发性室性心动过速；④非阵发性结性心动过速；⑤心房纤颤；⑥房性、结性、室性早搏等。

（一）快速型心律失常的中医归属与表现

1. 归属

从临床所见病人看，应归属于中医的“心悸”范畴，因为这种病人绝大部分都是以“心悸”为主诉来诊治的。

2. 基本表现及兼症

（1）基本表现

心悸、气短、神疲乏力，胸闷或有心痛，舌质暗红，脉数或促、涩而数、促代等。

（2）兼症

1）气郁：胸胁腹胀或有满闷、疼痛，郁闷不乐，常有叹息等。兼弦脉。

2）痰湿：胸闷窒塞，咳嗽痰黏，头部沉重或恶心呕吐。脉兼滑，苔厚腻。

3）神魂不宁：常有失眠、多梦、易惊、胆怯、精神不易集中。

4）脾虚湿重：四肢沉重或有浮肿，纳少、便溏、易于疲乏。

5）感受风寒：咽痒、咽痛，鼻塞流涕或有恶寒发热，肢体酸疼。脉兼浮。

（二）病因病机

情志失调，心气耗伤；六淫之邪侵袭脉络，内舍于心；饮食不节，损伤脾胃，痰湿停聚，心脉被阻；禀赋有亏，心气不足；大病久病之后心气耗伤等，致使心脏亏虚是其根本所在。心主血脉，因心脏亏虚，血脉不能畅通而出现瘀阻，瘀久化热。热可致急，瘀能致乱，遂引起脉数且不齐，常见促脉、促代脉或数而叁伍不调的涩脉。总之中医认为快速型心律失常的病机是心脏亏虚，血脉瘀阻，瘀郁生热，致心体失健，使心用失常，其中“生热”又成了发病的关键。目前中医界治疗快速型心律失常中以补气养心、通阳活血为主，而凉血清热常被忽视，笔者在长期的心血管专科诊治实践中，逐步摸索到，治疗该类疾病，在充分应用益气养心、通脉活血的基础上，加用清热凉血法十分重要。如以前治疗期前收缩（房性早搏、结性早搏、室性早搏）、阵发性室上性心动过速、阵发性心房颤动、窦性心动过速等病人，不少患者用炙甘草汤、归脾汤、养心汤等化裁往往疗效不著，近几年来在充分使用以上方法的基础上，加用凉血清热药物后，临床疗效有了明显提高。关于清热凉血的观点，《濒湖脉学》中早有论述：“促脉数而时一止，此为阳极欲亡阴，三焦郁火炎炎盛，进必无生退可生。”“促脉唯将火病医。”快速型心律失常的主要脉象是促和数脉，从而也就比较容易理解治疗本病加上清热凉血药物能够取得良好效果的道理.

（三）辨证中的从舍原则

由于心主血脉，脉象尤能反映心脏病变的变化，心律失常时必然要在脉象上表现出来，所以临床上如遇有脉症不符时，常需舍症从脉，笔者多年的实践体会，这是提高疗效的前提，因为这样会使辨证准确。

（四）辨证治疗

因为本病的基本特征是心气亏虚，血脉瘀阻，瘀郁化热，所以治法宜益气养心、通脉活血、凉血清热为主。

基本处方：太子参，麦冬，五味子，川芎，牡丹皮，赤芍。

兼症加减：兼气郁者加郁金、香附、乌药、大腹皮；兼神魂不宁者加炒酸枣仁、炙远志、生龙骨（先煎）、生牡蛎（先煎）；兼脾虚湿重者加山药、茯苓、白术、泽泻、车前子（包煎）；兼痰湿者加陈皮、半夏、石菖蒲、瓜蒌；兼外感风寒者加荆芥、金银花、连翘、薄荷等；出现代脉加生黄芪或人参；见涩脉加阿胶（烊化）、生地黄、玄参；热盛加黄芩、黄连、人造牛黄粉（分冲）。

（五）临床举例

笔者曾总结过 1985 年我院心血管病房使用上述原则和方法辨证治疗的快速型心律失常 20 例。该 20 例病人均是使用西药效果不著，其中一部分病人亦曾用过养心益气通阳等中药治疗，也有因为西药毒副作用不能坚持治疗者，经住院治疗后取得满意效果且无毒副作用。

20 例病人中包括冠心病 12 例，风湿性心脏病 2 例，高心病 1 例，病毒性心肌炎 1 例，慢性化脓性扁桃体炎 2 例，诊断未明 2 例；其中室性早搏 12 例，房性早搏 2 例，结性早搏 1 例，窦性心动过速 2 例，阵发性室上性心动过速 1 例，阵发性心房颤动 1 例，快速心房颤动 1 例。

观察方法：均于治疗前用 12 导联心电图描记证实心律失常类型。服药期间停用其他抗心律失常药物，每 4 周为一个疗程。病人证候表现、辨证治疗方法均如上文所述。

疗效标准：①显效指疗程结束时，早搏完全消失，阵发性室上性心动过速及阵发性心房颤动未再发。②有效指早搏次数减少一半，阵发性心房颤动、阵发性室上性心动过速发作次数、持续时间减少一半。③无效指用药 4 周无变化。④恶化指用药 4 周后心律失常程度加重。

治疗结果：显效 14 例，有效 5 例，无效 1 例，恶化 0，总有效率 95%。下面列举几个典型病例：

例 1：郝某，女，49 岁。

患者 1985 年 9 月 5 日住院，素有风湿性心脏病，近 1 个月来心悸气短，胸闷隐痛，时有太息，寐少梦多，饮食不香，口苦咽干，便秘，尿黄，舌质暗红，苔薄黄，脉促且代。检查：心率 90 次 / 分，心律不齐，频发早搏有时呈三联律，心尖部可闻及收缩期、舒张期期杂音 2 级以上。心电图示：右室肥厚，房性早搏呈三联律。辨证：心气虚损，血脉瘀阻，瘀郁化热。法拟：益气通脉，凉血养心，佐以疏郁。处方：生黄芪 30g，太子参 30g，川芎 15g，牡丹皮 15g，赤芍 15g，麦冬 15g，五味子 10g（打），香附 10g。每日 1 剂，水煎，分早晚服。药服 6 剂，脉象由促代转成数。心率：86 次 / 分，心律转齐。心电图示：心律齐，未见房性早搏。继续用该方治疗观察 1 个月，心悸气短明显改善，食寐好转，二便转常，胸闷隐痛、口苦咽干等症消除，再未出现心律不齐。

按：本例患者入院后，曾用异搏定（常规剂量）观察 2 周，病情无变化，乃改服中药治疗。分析症情，既有气虚，又有气郁。气虚则不能帅血以行，使血脉瘀阻；气郁使血脉不畅，瘀郁化热。瘀可致乱，则脉不齐；热可致急，则脉来数。方中参、芪补气，以帅血行，川芎活血通脉，赤芍、牡丹皮凉血活血，既助通脉，又可祛热，配麦冬、五味子养心，香附疏郁，以利通脉。全方共奏通脉祛瘀、清热、养心之功。

例 2：苏某，男，55 岁。

患者 1985 年 2 月 6 日入院，患冠心病 5 年，心律不齐，室性早搏 2 年，常用慢心律治疗，近半年来疗效转差。1 周来病情加重，常有心悸气短，胸闷胸痛，甚则憋气心痛，神疲乏力，纳后饱胀，大便不畅，寐而不实，舌胖暗红，苔黄白相间，脉促且代。检查：血压 120/84mmHg，心率 96 次 / 分，心律不齐，频发期前收缩有时呈二联律。心电图示：ST-T 改变，频发室性早搏呈二联律。辨证：心气虚衰，血脉瘀阻，滞而化热。法拟：补气通脉，凉血养心。处方：生黄芪 30g，人参 10g，太子参 30g，川芎 15g，赤芍 15g，牡丹皮 15g，麦冬 15g，五味子 10g。服药 1 周，诸症好转，连服 4 周，心律逐渐转齐，其他诸症也明显改善。继续治疗观察 1 个月，精神体力、纳食转佳，心悸气短、胸闷胸痛消除。脉弦数，心率 80 次 / 分，心律齐。心电图示：ST-T 改变，心律齐未见室性早搏。

按：本例患者入院时病情较重，先用利多卡因，继用乙胺碘呋酮静脉点滴，后口服慢心律、安他心等药治疗，未见明显效果，改服中药治疗。因患者久病体弱，元气大伤，故有代脉出现，正如李时珍《濒湖脉学》中“脏气衰微”之表现。方中重用人参、黄芪、太子参大补元气，再与其他诸药配伍，获得较满意效果。

例 3：丁某，男，69 岁。

患者于 1985 年 7 月 19 日入院，患冠心病、心力衰竭反复加重 2 年余。近 1 周复现心悸气短，胸闷憋气，喘咳，痰黄白相间，尿少，便溏，下肢浮肿，不能平卧，寐中憋醒，纳谷不香，脘胀恶心，舌胖暗红，苔黄白相间，脉细促代。检查：血压 180/100mmHg，心率 100 次 / 分，心律不齐，频发期前收缩，有时出现二联律，两肺底可闻及湿啰音，肝在右肋缘下 3cm，下肢凹陷性水肿。心电图示：频发多源室性早搏，有时呈二联律，ST-T 改变，不完全性右束支传导阻滞，PR 间期延长呈Ⅰ度房室传导阻滞。辨证：心气虚衰，血脉瘀阻，水饮射肺，瘀滞化热。法拟：补气通脉，泻肺利水，凉血养心。处方：黄芪 30g，太子参 30g，川芎 15g，当归 15g，桑白皮 30g，葶苈子 30g，赤白芍各 15g，牡丹皮 10g，黄芩 10g，麦冬 10g，五味子 10g。每日 1 剂，水煎，分早中晚三次服。服药 2 天后尿量增加，心悸气短、胸闷憋气减轻，食欲有所改善，脉弦滑数，心率 88 次 / 分，心律转齐，两肺底湿啰音减少，肝缩小在右肋缘下 1.5cm，继续服汤药观察 50 天，精神、饮食、体力明显改善，夜能平躺安睡，诸症明显好转

按：本例患者因心气虚衰，血脉瘀阻，出现了水饮射肺影响了肺气宣达，从而使病情加重，方中除用补气通脉、凉血养心药物外，加用了泻肺利水之桑白皮、葶苈子，以冀水饮消除，肺气得宣。

例 4：李某，男，45 岁。

1983 年 1 月 18 日初诊。患者因冠心病、室性期前收缩、反复发生窦性心动过速，在几家医院用过多种抗心律失常西药，疗效不著而来诊。当时有心悸气短，神疲乏力，寐少梦多，头晕目眩，胸闷憋气，时有心痛，纳谷不香，偶有恶心，四末逆冷，舌质暗淡，苔黄白相间，脉促。检查：血

压130/90mmHg，心率100次/分，心律不齐，频发期前收缩。心电图示：ST-T改变，频发室性早搏。前医用补气养阴、活血通脉之法，药用：黄芪30g，党参20g，生地黄20g，麦冬10g，阿胶10g（烊化），川芎10g，桂枝10g，香附10g，乌药10g。前药服用21剂，病情无明显改变。诊脉象仍为促，虽有四末逆冷，非为寒也，此为真热假寒，当舍症从脉，拟去温加清。原方去黄芪、党参、桂枝、乌药，加太子参30g，牡丹皮10g，赤芍15g，黄芩10g。6剂。每日1剂，水煎，分早晚服。服药6剂后，眩晕减轻，食欲改善，体力有所增强。照方又服20剂，心悸气短、胸闷憋气消除，脉沉细数心率84次/分，心律齐。心电图：ST-T改变同前，心律齐，未见室性早搏。

按：本例患者从症状看似有寒象，当用温通；从脉象看属热象。李时珍《濒湖脉学》谈到促脉之病理时说“促脉数而时一止，此为阳极欲亡阴，三焦郁火炎炎盛”，谈到治疗时又说“促脉唯将火病医”。说明促脉反映着热象，治疗应当清热。笔者在多年实践中逐渐认识到，此刻所出现的促脉，主要是反映血分有热，故在原方中去温热药，加入清热凉血药物，取得良效。

（《中国现代百名中医临床家丛书：魏执真》，2011年）

十、关于“瘀热”与快速型心律失常

心律失常通常分为快速型与缓慢型两种类型，快速型心律失常包括各种心动过速、早搏、心房纤颤、心室颤动等，缓慢型心律失常包括窦性心动过缓、各种传导阻滞、病窦、窦性停搏等。心律失常属于中医“心悸”“怔忡”范畴，历代医家对心悸的病因病机有较深入的阐述。笔者曾师从北京中医医院魏执真教授，魏教授擅长心血管疾病，尤其是心律失常的诊治。魏教授对于快速型心律失常的辨证论治在综合历代医家的基础上又有自己独到的见解，她认为快速型心律失常属于阳热类心律失常，各种病因均最终可致血脉瘀阻，瘀郁化热，瘀热扰心而发病，认为“瘀热”是快速型心律失常发病的关键环节。

对快速型心律失常的辨证多为心气不足、气阴两虚、肝肾阴虚、阴虚火旺、痰浊阻痹、水饮内停或气滞血瘀，多治以益气养心、滋补肝肾、温通心阳、化痰开窍、理气活血、安神之法。魏教授在实践中发现，在运用以上方法的基础上，加用清热凉血及活血的药物，重用赤芍、牡丹皮、黄连，可明显增加疗效，从而悟出快速型心律失常患者存在“瘀热”，此“瘀热”为心经瘀血所化之热。由于心为君主之官，属火，主血脉，主神，心血靠心气鼓动才能正常运行，任何原因所致心气亏虚，均可导致血脉运行不畅，瘀血阻滞于心脉，瘀郁化热。所以瘀热的产生是心气亏虚，血脉瘀阻的必然结果。瘀可致乱，热可致急，扰乱心神则可引起心悸、怔忡的发生。

之所以将快速型心律失常均归为阳热类心悸，认为“瘀热”是发病的关键，主要是由于在心律失常的辨证中最具有鉴别价值的是脉象的变化。心律失常是指心脏搏动频率与节律的异常，所以不同种类的心律失常必然出现反映各自根本特点的脉象。如窦性心动过速呈现的脉象为数脉，而阵发性室上速所表现的脉象则为疾脉，早搏基础心率快者为促脉，基础心率慢者为结脉，心房纤颤心率慢者为涩脉，心率快者则为涩而数之脉。临床常见的各种心律失常都各自有其相应的主脉，成为临床辨证的客观依据，如数脉、疾脉，促脉均主热。临床辨证时应弄清脉象，抓住大纲，才不会被患者所出现的非本质表现所迷惑，造成阴阳颠倒，寒热反谬的错误。在辨证中应以脉为主，四诊合参，当脉证有矛盾时，可按照“舍症从脉”的原则，反之，则会影响疗效。如早搏的患者其主脉多为细促脉，症状多见心悸、气短、胸闷、憋气，舌质暗红，苔薄白，可兼有肢凉不温。因促脉的主病是热，心悸、气短、脉细为心气虚之象，舌暗乃血瘀之征。总之，其病机应为心气不足，血脉瘀阻，瘀郁化热。若据此病机采用益气通脉，凉血清热之法，会取得很满意的疗效。但其中有一症状是“肢凉不温”，肢凉是寒象，与主热之促脉相矛盾，此时若从肢体凉之症，而舍主热之促脉，用炙甘草汤加肉桂等温通心阳之品，其疗效往往不佳。

明代李时珍所著《濒湖脉学》对有关快速型心律失常脉象的定义、主病的描述，特别是对类似脉的鉴别要点的叙述非常言简意赅，现将《濒湖脉学》中几种阳热脉象分述如下。

（1）数、疾、极、脱脉：《濒湖脉学》述“数脉一息六至，脉流薄疾……，数比平人多一至”“数脉为阳热可知，只将君相火来医”“数脉属阳，六至一息，七疾八极，九至为脱”。据此，窦性心动过速出现数脉，而阵发性室上速或室速则出现疾、极、脱脉，均属阳热之脉。疾脉比数脉更快，是阳热亢盛的表现。

（2）促脉：《濒湖脉学》载“促脉数，时一止复来，……此为阳极欲亡阴，三焦郁火炎炎盛，进必无生退可生，……促脉惟将火病医”。书中所述促脉相当于快速型心律失常的脉象，结代脉相当于缓慢型的心律失常的脉象。促脉属阳热类，结代脉属于阴寒类。

（3）涩脉：《濒湖脉学》云“涩脉细而迟，往来难，短且散，或一止复来，叁伍不调，如轻刀刮竹，如雨沾沙，如病蚕食叶，……涩缘血少而伤精”。心房纤颤患者的脉象特点不是间歇，而是强弱快慢绝对不齐，“叁伍不调”，脉流涩滞不畅，阴血不足更加明显。涩脉本身尚有迟而缓之意，所以涩脉是指心房纤颤而且心率偏慢者的脉象，快速心房颤动则属于涩而数脉，涩而数脉则表明有阳热内盛的表现。

《濒湖脉学》对数、疾、极、脱、促、涩脉的定义，方便我们在临床中对心律失常的患者进行辨证。简而言之，凡是窦性心动过速、室上速，基础心率偏快的各种早搏及快速房颤，其脉象即在数、疾、极、脱、促、涩而数脉的范围内，均属于阳热类心律失常，这类患者即存在“瘀热”。

魏执真教授综合历代医家对心悸病的认识，结合40年来心血管疾病的临床经验，总结出“瘀热”在快速型心律失常中是一发病的重要环节，本病乃本虚标实，虚实兼杂之证，其病位在心，涉及肺、脾、肝、肾等脏，经过长期临床，不断地总结经验，已形成自己独特的风格。认为快速型心律失常的主要病因病机是心脏亏虚，血脉瘀阻，瘀郁化热，临床主要可见以下两个证型：①心气阴虚，心脉瘀阻。治以益气养阴，活血通脉，凉血清热，方用调脉汤（太子参、麦冬、五味子、丹参、白芍、香附、香橼、佛手、赤芍、牡丹皮、黄连）。②痰湿阻络，血脉瘀阻，瘀郁化热。治以化痰理气，活血通脉，凉血清热之法，方用太子参、紫苏梗、陈皮、半夏、白术、茯苓、厚朴、丹参、香附、香橼、佛手、牡丹皮、赤芍、黄连。以上两种证型的鉴别要点主要为舌苔，舌苔薄白、少苔、无苔者属第①型，苔白厚腻者属第②型。方中清热凉血药牡丹皮、赤芍经多年摸索发现，用量必须较大，药用25 ~ 30g时效果才较佳。牡丹皮、赤芍有滑肠通便之功，如果大便干结则可大量使用，一般可从10 ~ 15g开始逐渐加量，出现便溏腹泻则加诃子肉；方中用黄连具有厚肠止泻之功，可减少牡丹皮、赤芍的滑肠作用，木香配黄连可增加止泻功效。治疗中观察大便情况是调整药量及观察疗效的关键，在心悸治疗中魏教授少用党参、人参，而喜用太子参，取其补而不燥，性温和之功。临证时可适当加减：胃脘痞满者加枳壳；心力衰竭、喘憋不能平卧者加桑白皮、葶苈子、车前子、泽泻；心烦失眠者加炒酸枣仁、夜交藤；血压偏高或头晕者加石决明、珍珠母、白芍；如果患者出现咽痛，口干欲饮，咳嗽，鼻塞或兼发热恶寒等风热化毒证候，此时往往心律失常加重或复发，故要特别注意风热的治疗，甚至应暂停原方而改用疏风清热之剂。

快速型心律失常患者心脏亏虚、心脉瘀阻是发病的基本因素，心脉瘀阻、瘀郁化热是其必要环节，治疗时必须抓住“补心”和“凉血”这两个治则。历代医家中认为心悸与火热有关的也不乏其人，金代刘完素《河间六书》载：“惊，心卒动而不宁也。火主于动，故心热甚也。……故喜惊也。”明代王肯堂《证治准绳》述：“然后知悸之为病，是心脏之气不得其正，动而为火邪者也……

故五脏之气妄动者，皆火也。是以各脏有疾，皆能与包络之火，合动而作悸，如是者，当自各脏补泻其火起之由。”明代张介宾《景岳全书》强调肝肾阴虚，阴虚火旺。清代陈士铎《石室秘录》提出治疗心悸用补药的同时要用泻火药：“心不补则火不能息，补心而又加去火之药则得生矣。”以上医家从不同角度认识到火热与心悸、怔忡的关系密切，魏执真教授的观点也同样是从某一角度考虑到火热，所不同的是，这个热是瘀血所化之瘀热，治疗需益气养心，活血通脉，活血清热。

（《中医杂志》，2003 年第 3 期）

十一、魏执真辨治快速型心律失常

魏执真教授为国家级名老中医药专家，从事内科及心血管疾病的医疗、科研和教学工作近50年，对心律失常、糖尿病性心脏病、脑动脉硬化、脑供血不足等做了非常深入的研究。魏教授针对心律失常创建了独特的“以脉为主，四诊合参”“两类、十型、三证候”的辨证思路和方法，疗效颇著。我等有幸随师临证侍诊，聆听师训，获益匪浅。兹就魏教授辨治快速型心律失常的临床经验进行总结，介绍如下，以飨同道。

1. 病性属“热”，首先明确

魏教授临证时将心律失常按照脉象首先分为阳热类和阴寒类。阳热类主要脉象为数、疾、促、促代、涩而数等，类似于西医诊断的快速型心律失常，但不完全等同。如各种期前收缩，西医均属快速型，而中医辨证则根据脉象分为阳热类及阴寒类，若心室率快的期前收缩为促脉属阳热类，而心室率慢的期前收缩为结脉属阴寒类。

2. “瘀热”致病，最为关键

心脏亏虚，血脉瘀阻，瘀而化热为快速型心律失常之主要病机。心主血脉，心气阴血不足，气虚无力帅血运行，阴血不足，脉道不充，血流涩滞，均可致血脉流通不畅，出现瘀阻，瘀久化热。热可致急，瘀可致乱，遂出现数脉、促脉、促代脉，或涩兼数脉。因此，这一类心律失常形成的关键是“热”，必然环节是“血脉瘀阻”，根本因素是“心脏亏虚”。需要强调的是，这里的“热”乃“瘀热”，即血脉瘀阻，瘀久化热，热主要在血分。

3. 凉血清热，牢记于心

如前所述，“热”是快速型心律失常形成的关键，其热主要在血分，故凉血清热就成为治法中之关键。魏教授经过临床实践证实，选用牡丹皮、赤芍往往取效甚佳。牡丹皮苦、辛、微寒，能清热凉血和血。赤芍苦、微寒，可泄血分郁热，行血中瘀滞。二者合用，对于阳热类心律失常的治疗，可谓是切中病机，既能清血中瘀热，又能散血中瘀滞，相比石膏、知母、栀子等清气分热药而言，尤为适合。牡丹皮、赤芍的用量，少则15g，多则30g，方能效果显著。如遇脾胃虚弱之人，牡丹皮、赤芍用至15g时，便会出现腹泻便溏，对于这样的患者，魏教授常佐以黄连厚肠，防止牡丹皮、赤芍寒凉致泻。

4. 证分五型，分别施治

根据引起血脉瘀阻的不同途径，可分为如下五种证型：

（1）心气阴虚，血脉瘀阻，瘀而化热　本型主要包括窦性心动过速、阵发性室上性心动过速、心室率偏快的各种期前收缩等。症见心悸，气短，乏力，胸闷，口干欲饮。舌暗红、碎裂，苔薄白或薄黄，脉可见数、疾、促、细。治宜益气养心，理气通脉，凉血清热。方用自拟清凉滋补调脉汤。以牡丹皮、赤芍凉血清热；太子参、麦冬、五味子益心气养心阴；丹参、川芎活血通脉；香附、香橼、佛手、乌药理气以助通脉；黄连厚肠。若患者阴虚明显或内热明显，则太子参易为沙参，防止太子参补气助热。

《濒湖脉学》中载："数脉属阳，六至一息。七疾八极，九至为脱。"窦性心动过速的脉象为"数脉"，室上性心动过速的脉象则为疾脉。与数脉相比，疾脉之热盛与阴虚程度都更为严重，所以治疗时需更重用凉血清热及滋阴之品，牡丹皮、赤芍常重用至20g，甚至30g，并加入沙参、玄参滋阴降火。

（2）心脾不足，湿停阻脉，瘀而化热　此型除见心悸、气短、胸闷等症外，尚有口苦、纳差、脘腹痞满、大便黏而不爽之症。舌暗红，苔白厚腻或兼淡黄，脉可见数、疾、促、滑。治以理气化湿，凉血清热，补益心脾。方用自拟清凉化湿调脉汤。以牡丹皮、赤芍凉血清热；白术、茯苓、陈皮、半夏健脾化湿；紫苏梗、川厚朴、香附、乌药理气宽胸，以助湿化；丹参、川芎活血通脉；太子参补益心脾；黄连厚肠。若大便黏滞，则加木香，与黄连配伍，调气行滞、厚肠止泻。

在这一型心律失常的治疗中，需权衡虚、湿及化热的孰轻孰重而斟酌用药。若患者湿邪阻滞明显而虚象不著，可不用太子参，白术常用至30g。若湿郁化热明显，苔见黄色，则白术只用10～15g。若心脾气虚明显，气短乏力甚，脉细，而热象不重，则可加太子参适当补气，用量一般15g。

（3）心气衰微，血脉瘀阻，瘀而化热　本型主要见于频发室性期前收缩、频发房性期前收缩，甚至形成二联律或三联律者。除一般见症外，以劳累后心悸、气短尤甚为特点。脉见促代。促脉是指脉数而带有间歇的脉象，代脉则是“止有定数”或“动而中止不能自还，因而复动”，即期前收缩频繁出现，甚至形成二联律、三联律。《濒湖脉学》中载“代脉原因脏气衰”，故此时当在原有治法的基础上，加重应用补气之品，选用人参或西洋参。人参甘苦微温，可大补元气，在此一般用生晒参，性较和平，不温不燥，既可补气又能生津。西洋参味苦微甘性寒，《医学衷中参西录》中载其“性凉而补，凡欲用人参而不受人参之温者，皆可以此代之”，可为临证选药依据。

（4）心阴血虚，血脉瘀阻，瘀而化热　本型见于快速型心房颤动，除见心悸、气短等症外，口干喜饮明显，大便易秘。舌红暗碎裂，苔薄白或少苔，脉涩而数。心房颤动患者的脉搏节律不整、快慢不均，这恰似《濒湖脉学》中所载之涩脉，“涩脉，细而迟，往来难，短且散，或一止复来，叁伍不调”。细品《濒湖脉学》中关于涩脉的描述，当还有迟缓之意，所以涩脉是指心房颤动而且心率偏慢的脉象，快速心房颤动则属于涩脉加数脉了。谈及涩脉主病，《濒湖脉学》曰“涩缘血少或伤精，反胃亡阳汗雨淋。寒湿入营为血痹，……”，可知涩脉主心阴精血亏虚，加之寒湿之邪闭阻血脉。涩而兼数则为心阴血亏虚，血脉瘀阻，瘀而化热，其阴血不足更为明显突出，故治疗时应在原治法的基础上，加重养阴血之品，魏教授常选用白芍、生地黄、沙参滋阴养血，凉血清热。

（5）心气阴虚，肺瘀生水，瘀而化热　本型见于心力衰竭心动过速者，症见心悸，气短，胸闷，咳喘，甚而不能平卧，尿少，水肿。舌红暗，苔薄白或薄黄，脉细数。此型患者的特点是兼有肺失肃降、水饮停聚的表现，因此在治法中需注意肃肺利水，方用自拟清凉补利调脉饮。以生黄芪、太子参补气，黄芪并有利水退肿之功；麦冬、五味子滋心阴；丹参、川芎活血通脉；桑白皮、葶苈子、泽泻、车前子泻肺利水；牡丹皮、赤芍凉血清热；黄连厚肠。

5. 重视证候，急则治标

心律失常的患者常会临时出现一些兼有证候，必须给予特别的重视，甚至根据“急则治其标”的原则，先治其兼证，方可取效。常见如下 3 种不同证候：①气机郁结；②神魂不宁；③风热化毒。其中风热化毒证候最为常见，出现咽痛、咽干、咳嗽、鼻塞，或见发热、恶寒等症。“热”是快速型心律失常形成的关键，若再加风热之邪，内外之热相合，势必导致脉更急更乱。若风热之邪较轻，可于方中加用疏风清热解毒之品，如板蓝根、锦灯笼；若风热之邪很重，则应暂停原方药，先用疏风清热之方治其兼证，待风热消退后再继续用原治疗心律失常之方药才为适宜。同样，当出现神魂不宁、失眠等症状时，宜加用安神定志类药物，而气滞明显则应使用理气解郁之品。

此外，还常见反复牙龈肿痛，心律失常病情反复者。究其缘由，牙痛多为胃热上冲所致，胃热与血脉瘀阻之“瘀热”相合，加重心律失常病情。魏教授常于方中加入黄连、牡丹皮、升麻清热凉血、散火解毒。

6. 顾护脾胃，注重配伍

魏教授临证时注意顾护患者脾胃，常从患者大便情况来了解其脾胃强弱，然后在方药中配伍健脾厚肠之品，随方加减，灵活运用，以为佐助。魏教授经常问及患者的问题是：进食生冷或服清火药后大便性状如何？若大便散乱，常佐以黄连、诃子以厚肠、涩肠；若大便成形，则一般先予黄连，然后再问服药后大便如何。若患者平日脾虚大便溏，则加健脾渗湿止泻之品，如白术、炒薏苡仁、山药，甚或加乌梅、石榴皮。若患者大便黏而不爽，属湿热内蕴，气机不畅，传导不利，则予木香、黄连，调气行滞。

病案举例

患者，女，65岁。2010年8月12日初诊。患者3年来阵发心悸，发作时曾查心电图，示快速心房颤动。心房颤动原1年发作1次，今年发作频繁，近4月心房颤动发作3次，每次可持续1～3h。现时觉心悸，乏力，胸骨后灼痛。平日口干、口苦，腹胀，手足心热，入睡难。舌红苔黄，脉细，心率72次/分。诉平日心率偏慢，48～55次/分。既往有高血压、高脂血症病史，血糖偏高。现服美托洛尔、非洛地平、辛伐他汀、拜阿司匹林。

辨证：心阴血虚，血脉瘀阻，瘀而化热。立法：滋养阴血，理气通脉，凉血清热。处方：沙参30g，麦冬15g，五味子10g，白芍10g，香附10g，香橼10g，佛手10g，乌药10g，牡丹皮15g，赤芍15g，黄连10g，莲子心1.5g。7剂。

水煎服，日 1 剂。

服药 1 周，心房颤动发作 2 次。2 周后，心房颤动未发，诸症减轻，仍时觉烧心，前方加瓦楞子。服药 1 月，病情平稳，期间因感冒心房颤动发作 2 次，每次持续 10 分钟左右。心悸、乏力明显减轻。守方继服药半月，患者心房颤动未作。

按：该患者阵发快速心房颤动，发作时脉当为涩兼数脉，主心阴血虚，血脉瘀阻，瘀久化热，再结合口干、口苦，手足心热，入睡难，舌红苔黄，辨证当为心阴血虚，血脉瘀阻，瘀而化热。患者平日心率虽偏慢，但心房颤动发作时心率快，且患者症状都表现为热象，故该患者病机中之关键仍为“热”，治法之关键为“凉血清热”。方中牡丹皮、赤芍凉血清热，佐黄连厚肠防止牡丹皮、赤芍寒凉致泻；沙参、麦冬、五味子、白芍滋补阴血；香附、香橼、佛手、乌药理气以助通脉，莲子心清心火安神。服药 1 周后，心房颤动发作 2 次；服药 2 周，心房颤动未发。其后又随症加减用药，病情稳定。期间因感冒出现风热化毒证候，致心房颤动发作，后随感冒痊愈，心房颤动发作亦得到控制。

（《北京中医药》，2011 年第 5 期）

十二、窦性心动过速与数脉

窦性心动过速简称“窦性心动过速”，是指成人窦性心律的频率超过100次/分者，是一种常见的心律失常。窦性心动过速的发生主要与交感神经兴奋及迷走神经张力降低有关，生理因素是引起窦性心动过速的常见原因，如运动、焦虑、饮酒等，非心源性疾病如发热、贫血、甲状腺功能亢进等也可引起，心肌炎、心包积液等各种原因引起的心功能不全均可发生窦性心动过速。窦性心动过速在临床上很常见，临床表现轻重不一，生理因素引起者多无特殊症状，轻者表现为心悸不适，重者可诱发或加重心功能不全。如果是由于某些疾病引起的窦性心动过速，则可随原发病症状加重或减轻。

西医治疗窦性心动过速主要针对病因进行处理及对症应用β受体阻滞剂或钙通道阻滞剂治疗。

中医治疗方面，魏执真教授根据其特点是脉率增加，每分钟脉搏100～150次，相当于中医一息脉来六至以上，《濒湖脉学》中记载“数脉，一息六至”，故窦性心动过速病人脉象为数脉；又根据《濒湖脉学》中载“数脉为阳热可知，……”，说明数脉的主病是热。热盛气血运行加速，脉搏则随之数急。窦性心动过速的主要病因病机是心之气阴不足，血脉瘀阻，瘀而化热，或心脾不足，脾虚湿停，湿郁化热。其中“热”是窦性心动过速数脉发生的关键，“心脉瘀阻”是其发生的必要环节，心脏亏虚是其根本因素。热可致急，于是出现脉搏快速搏动的数脉。又因心脏亏虚的种类不同和涉及的脏腑不同，造成血脉瘀阻产生的途径不同，临床上可出现许多证型，以如下三种证型常见：

1. 心气阴虚，血脉瘀阻，瘀郁化热

症状：心悸不宁，乏力，气短，心烦少寐，手足心热，口燥咽干，大便欠畅。

舌脉：舌质暗红，苔薄黄。脉细数。

分析：七情所伤、大病久病、饮食不节、先天禀赋不足等因素，均可致心气阴血亏虚。心之气阴不足是本型的根本所在，心主血脉，心气亏虚，无力帅血运行，血脉流通不畅，是形成血脉瘀阻的重要环节。血脉瘀阻，日久瘀而化热，热可致急，遂引起数脉。总之，此型的病机是心气阴虚，血脉瘀阻，瘀而化热，其中，“化热”又是关键。心悸气短，乏力，心烦少寐，手足心热，口燥咽干，舌质暗红，苔薄黄等症状及舌象，亦为心气阴虚，血脉瘀阻，瘀久化热之征。

立法：益气养阴，活血通脉，凉血清热。

方药：太子参、麦冬、五味子、丹参、川芎、香附、香橼、佛手、牡丹皮、赤芍、黄连。

方解：太子参、麦冬、五味子益心气养心阴；丹参、川芎活血通脉；牡丹皮、赤芍凉血清热；黄连厚肠以防牡丹皮、赤芍寒凉致泻；香附、香橼、佛手理气疏肝以助活血通脉散郁热。全方共奏益气养阴，活血通脉，凉血清热之功。

2. 心脾不足，湿停阻脉，瘀而化热

症状：心悸，气短，乏力，口苦心烦，脘腹胀满，纳差，大便黏而不爽。

舌脉：舌质暗红，苔厚腻黄白相兼。脉滑数。

分析：劳倦思虑、饮食不节、抑郁恼怒等均可伤及脾胃，脾虚失运，湿邪停聚。湿邪阻脉，致使心脉瘀阻不畅，湿邪郁久化热，遂形成此型。脉滑数是湿热阻脉的见证；脘腹胀满，口苦，纳差，大便黏而不爽，苔厚腻黄白相兼，为湿热困脾之象；舌质暗为心脉瘀阻之征；心悸，气短，乏力乃心脾不足所致。

立法：健脾化湿，理气通脉，凉血清热。

方药：紫苏梗、陈皮、半夏、白术、茯苓、川厚朴、香附、乌药、太子参、丹参、川芎、牡丹皮、赤芍、黄连。

方解：白术、茯苓、陈皮、半夏健脾化湿；紫苏梗、香附、乌药、川厚朴理气化湿；丹参、川芎活血通脉；牡丹皮、赤芍、黄连凉血清热；太子参补益心脾。全方共奏健脾化湿，理气通脉，凉血清热之功。

3. 心气阴虚，肺瘀生水，瘀郁化热

症状：心悸，气短，胸闷，憋气，咳逆倚息不能平卧，尿少，水肿，多汗，唇暗。

舌脉：舌质暗红，苔薄黄。脉细数。

分析：此型患者既有因心气不足，血脉瘀阻，瘀而化热引起的脉细数，又有肺失肃降，水饮停聚的表现，故症见心悸，气短，胸闷，咳逆倚息不能平卧，尿少，水肿。此型数脉乃心气阴亏虚，血脉瘀阻，肺失肃降，水饮停聚，瘀而化热所致。

立法：益气养心，活血通脉，泻肺利水，凉血清热。

方药：太子参、生黄芪、麦冬、五味子、丹参、川芎、香附、乌药、桑白皮、葶苈子、泽泻、车前子（包煎）、牡丹皮、赤芍、黄连。

方解：方中太子参、生黄芪大补心气，麦冬、五味子滋心阴；丹参、川芎活血通脉；香附、乌药理气以助通脉；桑白皮、葶苈子泻肺利水，止咳定喘；泽泻、车前子利水消肿；牡丹皮、赤芍凉血清热；黄连厚肠以防牡丹皮、赤芍寒凉致泻。全方共奏益气养心，活血通脉，泻肺利水，凉血清热之功。

病案举例

例 1：XX，女，52 岁，退休工人。初诊日期：2003 年 4 月 23 日。

患者近 3 个月来自觉心悸、心率快，自测心率常在 100 次 / 分，活动时则达 120 次 / 分，于西医院系统检查未发现器质性病变依据，也未发现甲亢、高血压及糖尿病等疾病。诊断为心律失常，窦性心动过速，予服 β 受体阻滞剂。未见明显效果，遂来求治。现症见心悸气短，胸闷，乏力，口干，大便干，日 1 次，睡眠欠安。舌质暗红，苔薄黄，脉细数。查体：血压 110/75mmHg，双肺未闻及干湿啰音，心率 110 次 / 分，心律齐，各瓣膜听诊区未闻病理性杂音，腹软，肝脾未及，双下肢不肿。心电图示：窦性心动过速（心率 120 次 / 分）。动态心电图示：窦性心动过速。超声心动图示：未发现异常。西医诊断：心律失常，窦性心动过速。中医诊断：心悸。辨证：心气阴虚，血脉瘀阻，瘀而化热。立法：益气养心，活血通脉，凉血清热。方用自拟清凉滋补调脉汤。处方：太子参 30g，麦冬 15g，五味子 10g，丹参 30g，川芎 15g，香附 10g，香橼 10g，佛手 10g，牡丹皮 15g，赤芍 15g，黄连 10g。水煎服，日 1 剂。

服药 1 周后，患者心率快有所下降，心率 95 次 / 分左右，心悸气短、胸闷、乏力明显减轻，大便转通畅，但仍睡眠欠安。上方加莲子心 1.5g。3 周后心率 80 次 / 分左右，心悸气短、胸闷、乏力基本消失，大便畅，睡眠安。5 周后患者心动过速未再发生，诸症消失，大便畅，睡眠安。查体：心率72次/分，律齐，脉舌正常。

按：该患者为窦性心动过速，脉属数脉。根据笔者在心律失常辨证方面，以脉为主，四诊合参的经验辨证时，首先抓住数脉这一主症，因数脉主热，故可考虑热为该患者发病的关键因素，再结合心悸气短，胸闷，乏力，舌质暗红，苔薄黄等表现分析，患者热的产生是由于血脉瘀阻，瘀郁化热，而血脉瘀阻乃心气阴虚所致，所以热是该患者发病的关键，血脉瘀阻是其必要环节，心气阴虚是发病的根本原因。故选用益气养心，活血通脉，凉血清热之法，其中凉血清热又是该患者治法中之关键。因患者之热为血脉瘀郁之热，而非气分之热，所以选用凉血清热之牡丹皮、赤芍，佐黄连厚肠以防牡丹皮、赤芍寒凉致泻；太子参、麦冬、五味子益心气养心阴；丹参、川芎活血通脉；香附、香橼、佛手理气以助通脉。诸药共用则心气阴足、血脉通而瘀热清，数脉平，心悸止。

例2：XX，男，60岁。初诊日期：1998年4月13日。

患者近1个月来经常心悸气短、咳痰白黏或有泡沫，经反复抗感染治疗，病情一直未见好转。1周来出现心悸，咳喘不能平卧，胸胁腹部胀满，纳谷不香，尿少（尿量500mL/24h），浮肿。患者冠心病史近8年。查体：半卧位，体温36.8℃，血压130/90mmHg，心率110次/分，律齐，两肺下野可闻及湿啰音，肝右肋下4cm，双下肢凹陷性水肿。舌暗淡，苔黄，脉细数而弱。心电图：窦性心动过速，ST-T改变。胸部X线示两肺淤血征。心脏超声示：左室舒缩功能减低，射血分数45%。血常规正常。西医诊断：冠心病，心力衰竭Ⅲ度，窦性心动过速。中医诊断：心悸。中医辨证：心气衰微，血脉瘀阻，肺失肃降，水饮停聚，瘀而化热。立法：益气养心，活血通脉，泻肺利水，凉血清热。处方：太子参30g，生黄芪30g，麦冬15g，五味子10g，丹参30g，川芎15g，香附10g，乌药10g，桑白皮30g，葶苈子15g，泽泻30g，车前子30g（包煎），牡丹皮15g，赤芍15g，黄连10g。水煎服，日1剂。

服药1周后心率下降至90次/分，能平卧，尿量1300mL/24h，肺部啰音消失，肝右肋下2cm。服药2周后心率80次/分，无咳喘，浮肿消失，肝右肋下1cm。服药1个月后心率76次/分，可下地轻微活动，心电图示窦性心律，心率76次/分，轻度ST-T改变。胸部X线两肺淤血征消失。心脏超声示：射血分数由45%升至58%。

按：本患者心力衰竭，窦性心动过速，脉细数而弱，数脉主热，细弱为气阴衰微。心气阴衰微，血脉瘀阻，肺失肃降，水饮内停，瘀郁化热则脉数细弱；水饮上凌于心则心悸，咳喘不能平卧，胸胁、腹部胀满；肺失治节，不能通调水道下输膀胱则尿少、浮肿；舌暗淡，苔黄亦为心气衰微，瘀血内阻，水饮停聚，瘀而化热之象。选用益气养心，活血通脉，泻肺利水，凉血清热之法。方中太子参、生黄芪、麦冬、五味子大补心气心阴；丹参、川芎活血通脉；香附、乌药理气以助活血通脉；桑白皮、葶苈子泻肺利水，止咳逆定喘；泽泻、车前子利水消肿；牡丹皮、赤芍凉血清热；佐黄连厚肠以防牡丹皮、赤芍寒凉致泻。服药月余心衰症状缓解，心功能恢复，射血分数由45%升至58%。

（《中国现代百名中医临床家丛书：魏执真》，2011年）

十三、阵发性室上性心动过速与疾脉

阵发性室上性心动过速是起源于房屋束或房屋束以上的突发突止的心动过速，简称“室上速”，是临床最常见的心律失常之一，室上速是一种阵发性快速而规则的异位心律，心率每分钟 150 ~ 250 次，节律规则，其特征是突然发作和突然终止，每次发作可能持续数秒、数小时或数日，临床可出现心悸、晕厥、心力衰竭等表现，甚至发生急性肺水肿和低血压。多数情况下，房室结功能上的传导性和不应期的差异，或房室旁道的存在是其发病的基础。常见于无明显器质性心脏病者，也可见于各种心脏病患者，此外，约 80% 的预激综合征患者有阵发室上速发作。

目前西医治疗方面射频消融术是常用的治疗手段，但临床中尚有不适应者；抗心律失常药物方面除存在副作用外，对控制本病发作存在一定困难。

中医治疗阵发性室上速方面，魏执真教授通过长期临床实践，体会到其有一定疗效。魏执真教授认为，阵发性室上性心动过速属于中医的心悸病，其特点是脉的搏动速度很快，一呼一吸脉来七八至，《濒湖脉学》记载：“数脉属阳，六至一息。七疾八极，九至为脱。”室上性心动过速脉象为疾脉，疾脉是比数脉更快的脉象,即室上性心动过速与窦性心动过速两者的病机虽然同为“心气阴两虚，血脉瘀阻，瘀而化热”，但两者又有区别。室上性心动过速的脉象是疾脉，而窦性心动过速的脉象是数脉，数脉与疾脉的形成虽然同为阴虚而阳热亢盛，但疾脉较数脉更快，呈急疾之象，热盛与阴虚都较数脉更为严重，出现阳极而阴液欲竭之势，所以室上性心动过速的治疗应该较窦性心动过速的治疗更重用填补心阴及凉血清热的药物。

“热盛”是疾脉发生的关键，“心脉瘀阻”是各种心律失常，也是疾脉产生的必要环节，而“心脏亏虚”是其根本因素，是引起心脉瘀阻的根源。又因心脏亏虚的种类不同和涉及的脏腑不同，造成血脉瘀阻产生的途径的不同，故临床可出现多种不同证型，但如下二种证型最为常见：

1. 心气阴虚，血脉瘀阻，瘀而化热型

症状：心悸，乏力，气短，心烦少寐，手足心热，口燥咽干，大便干结。

舌脉：舌质红，可见舌有裂纹，苔少或光剥。疾脉。

分析：七情所伤、饮食不节、大病久病、先天禀赋不足等因素，导致心气阴血亏虚。心气亏虚，无力帅血运行，血流不畅，血脉瘀阻，日久瘀而化热，热可致急，瘀可致乱，遂引起疾脉。与心气阴虚、血脉瘀阻、瘀而化热的数脉相比，疾脉瘀热更盛，为阳热亢盛，阴液欲竭。总之，瘀热是该型的关键，血脉瘀阻是重要环节，心之气阴不足是根本因素。心悸气短，乏力，心烦少寐，手足心热，口燥咽干，舌质暗红，苔薄黄等症状及舌象，亦为心气阴虚、血脉瘀阻、瘀久化热之征。

立法：养阴益气，活血通脉，凉血清热。

方药：沙参、麦冬、玄参、生地黄、五味子、太子参、丹参、川芎、香附、香橼、佛手、牡丹皮 、赤芍。

方解：方中沙参、麦冬、玄参、生地黄、五味子填补阴液；太子参补心气；丹参、川芎活血通脉；香附、香橼、佛手理气以助活血通脉；重用牡丹皮、赤芍加大凉血清热之功。全方共奏养阴益气，凉血清热，活血通脉之功。

2. 心脾不足，湿停阻脉，瘀郁化热型

症状：心悸，气短，乏力，胸闷，憋气，脘腹胀满，大便黏而不爽，口苦心烦。

舌脉：舌质暗红，苔厚腻黄白相兼。疾脉或兼滑。

分析：劳倦思虑、饮食不节，损伤脾胃，脾失健运，湿邪停聚，湿邪阻脉，致使心脉瘀阻不畅，湿邪郁久化热，热可致急，瘀可致乱，遂引起疾脉。与心脾不足、湿停阻脉、瘀郁化热的数脉比较，疾脉的瘀热更盛，且有阴液欲竭之势。总之，热是该型的关键，湿停阻脉、血脉瘀阻是重要环节，心脾不足是根本因素。脘腹胀满，口苦，纳差，大便黏而不爽，苔厚腻黄白相兼，为湿热困脾之象；舌质暗为心脉瘀阻之征；心悸，气短，乏力，乃心脾不足所致。

立法：化湿通脉，养阴益气，凉血清热。

方药：紫苏梗、陈皮、半夏、白术、茯苓、川厚朴、香附、乌药、丹参、川芎、牡丹皮、赤芍、黄连、沙参、玄参、太子参。

方解：陈皮、半夏、白术、茯苓健脾祛湿；紫苏梗、香附、乌药、川厚朴理气化湿；重用牡丹皮、赤芍加大凉血清热之力；黄连厚肠；丹参、川芎活血通脉；太子参补气；由于疾脉为阳热亢盛，阴液欲竭，故本型既有湿停又有阴伤，因此予沙参、玄参补阴，且无滋腻留湿之弊。全方共奏健脾祛湿，益气通脉，凉血清热之功。

病案举例

例1：XXX，男，49岁，工人。初诊日期：2000年10月16日。

患者阵发性室上速6年余。开始时约半年发作1次，未予重视。近2年发作逐渐频繁，1年来每月发作1～2次，近1周已发作3次。发作时心率160次/分以上，自觉心悸，胸闷，头晕。平时经常气短，乏力，心烦，便秘，睡眠不实。查体：血压110/70mmHg，心率70次/分，律齐，各瓣膜听诊区未闻及病理性杂音，两肺正常，肝脾不大，双下肢无浮肿。舌质暗红，苔薄黄，脉细弦。阵发性室上速发作时为疾脉，心电图为室上性心动过速。食道调搏示房室结双径路。西医诊断：心律失常，阵发性室上性心动过速。中医辨证：心气阴虚，血脉瘀阻，瘀而化热。治法：益气养心，凉血清热，活血通脉。处方：沙参30g，玄参30g，麦冬15g，五味子10g，太子参30g，丹参30g，川芎15g，香附10g，香橼10g，佛手10g，牡丹皮20g，赤芍20g，炒酸枣仁30g。水煎服，日1剂。

服药1个月后，阵发室上速发作1次，持续约10分钟，心率160次/分。心悸、头晕症状较前减轻。继续服药2个月后，阵发室上速停止发作。又服药2个月巩固疗效。1年后随访，室上速未发作。

按：该患者为阵发性室上性心动过速，发作时的脉象为疾脉，辨证时首先抓住疾脉这一主症。因疾脉主热盛阴伤欲竭，故热盛为该患者发病的关键因素。再结合心悸，胸闷，头晕，气短，乏力，舌质暗红，苔薄黄等表现分析，患者热盛的产生是由于血脉瘀阻，因血脉瘀阻，瘀郁化热，而血脉瘀阻乃心气阴亏虚所致。所以热盛阴伤欲竭是该患者脉疾的关键。辨证应为心气阴亏，血脉瘀阻，瘀而化热。选用益气养心，凉血清热，活血通脉之法，其中凉血清热补阴又是该患者治法中的关键。治疗时重用凉血清热之牡丹皮、赤芍清血分之瘀热；

沙参、玄参、麦冬、五味子填补阴液；太子参益气；丹参、川芎活血通脉；香附、香橼、佛手理气以助通脉。药后瘀热清除，心气阴恢复，血脉流畅病愈。

例2：XX，女，53岁，退休工人。初诊日期：2004年2月10日。

患者阵发心悸近1年，加重半月。患者1年前出现阵发心悸时曾于外院就诊，心电图示室上性心动过速。未经系统治疗。每周心悸发作2次，每次发作时心率在160次/分左右，持续约半小时可自行终止。半月前，做家务后病情加重，心悸隔日发作1次，发作时心率及持续时间同前。刻下症：心悸气短，疲乏无力，动则汗出，时有头晕，胸闷憋气，脘腹胀满，寐少梦多，纳谷不香，大便黏腻不畅，日1行。否认高血压、冠心病病史。查体：血压130/80mmHg，神清，精神可，双肺未闻及干湿啰音，心界不大，心率82次/分，心律齐，各瓣膜听诊区未闻及病理性杂音，腹软，肝脾未及，双下肢不肿。舌质暗红有小裂纹，苔厚腻黄白相间。脉发病时为疾脉，刻下脉弦细。当日心电图示窦性心律，轻度ST-T改变。西医诊断：心律失常，阵发性室上速。中医诊断：心悸。辨证：心脾不足，湿停阻脉，瘀而化热。立法：健脾化湿，理气通脉，凉血清热。方用清凉化湿调脉汤加味。处方：紫苏梗10g，陈皮10g，半夏10g，白术30g，茯苓15g，川厚朴10g，香附10g，香橼10g，佛手10g，乌药10g，太子参30g，沙参30g，川芎15g，丹参30g，牡丹皮15g，赤芍15g，黄连10g，石菖蒲10g，远志10g。水煎服，日1剂。

服药1周后，心悸发作程度减轻，恶心、脘腹胀满好转，大便仍不畅，查体：心率80次/分，律齐。舌质暗红，苔白厚腻兼黄，脉弦细。前方牡丹皮、赤芍改为各20g。2周后，患者心悸发作2次，每次持续时间5～10分钟。胃纳改善，脘腹胀满好转，大便成形且通畅。服药1个月后，心悸发作仅1次，症减，睡眠转好，汗出减少。前方加三七粉3g分冲。1个半月后，心悸发作3次，其中2次瞬间缓解，1次持续约15分钟。2个半月后，患者心悸无发作，已恢复正常生活，前述诸症已基本消失。查：心率76次/分，心律齐。又服药2周巩固。随访约2年，未再发作阵发性室上速。

按：患者阵发性室上速，发作时的脉象为疾脉。疾脉主阳热极盛，阴液将竭，故热为该患者发病的关键因素。其热的产生乃中土受伤，湿邪阻脉，使心脉瘀阻，瘀而化热所致。热是该患者发病的关键，湿停阻脉，血脉瘀阻是其必要环节，心脾不足是发病的根本原因。心悸、气短、疲乏无力为心脾气虚；脘腹胀满、纳谷不香、大便黏腻不畅、舌苔厚腻黄白相兼为脾虚不运，湿邪停聚，瘀而化热之象。该患者辨证应为心脾不足，湿停阻脉，瘀而化热，选用健脾化湿，理气通脉，凉血清热之法。方中白术、茯苓健脾化湿；陈皮、半夏温化痰湿；紫苏梗、川厚朴、香附、香橼、佛手、乌药理气宽胸，以助湿化；丹参、川芎活血通脉；牡丹皮、赤芍凉血清热；太子参补益心脾；黄连厚肠；因疾脉与数脉比较，其“热盛阴伤”更甚，故加沙参养阴。全方共奏理气化湿、凉血清热、补益心脾之功。方中随症加入石菖蒲、远志化痰通心窍，以安神志；加入三七粉增强活血通脉之力。经治疗使心脾气充足，停湿消退、心脉通畅、瘀热化解而疾脉得以恢复。

（《中国现代百名中医临床家丛书：魏执真》，2011 年）

十四、基于网络药理学的牡丹皮 - 赤芍 - 黄连治疗快速型心律失常的物质基础及作用机制研究

快速型心律失常（Tachyarrhythmia）是种常见的心律失常，包括频发性房性期前收缩、频发性室性期前收缩、房性心动过速、室性心动过速、室上性心动过速、心房扑动、心房颤动等。普通人群通过动态心电图筛查出快速型心律失常的发病率达 40% ~ 75%，中国大陆室性心律失常的年猝死总人数达 54.5 万。目前西医治疗快速型心律失常的方法主要包括以钠通道阻滞剂、β 受体阻滞剂、钾通道阻滞剂、非二氢吡啶类钙拮抗剂等为主的药物治疗，以及以射频消融术和埋藏式心律转复除颤器植入术等为主的非药物治疗。其中抗心律失常药物不良反应较大，且多有致心律失常的副作用，在一定程度上限制了其使用，而器械治疗有创且价格昂贵，患者不易接受。快速型心律失常属中医学“心悸”“怔忡”范畴，国家级名老中医魏执真教授于 20 世纪 80 年代提出了快速型心律失常关键病机为“瘀热”，治疗上首创凉血清热法，临证时重用牡丹皮、赤芍、黄连，在快速型心律失常的治疗上效果显著，同时有多项研究表明牡丹皮 - 赤芍 - 黄连具有明确的抗实验性快速型心律失常作用，但其发挥作用的分子机制尚不清楚。本文尝试从网络药理学角度探寻凉血清热药组牡丹皮 - 赤芍 - 黄连治疗快速型心律失常的物质基础和可能作用机制。

（一）材料与方法

1. 药物成分及靶点的筛选

应用中药系统药理学分析平台（Traditional Chinese Medicine Systems Pharmacology，TCMSP）（网址：http://tcmspw.com/），分别以牡丹皮、赤芍、黄连为关键词检索出所有化合物成分，以口服生物利用度≥ 30%、类药性≥ 0.18 作为筛选条件，筛选化合物成分，另外结合文献对于未能入选但是

文献报道有生物活性和药理作用的也纳入候选化学成分，并依托 TCMSP 中的 TargetsInfomation 模块筛选得相应成分的作用靶点。最后，应用 STRING 10.5 数据库(http: //string-db.org/)将检索得到的所有靶点校正为其官方名称（official symbol）。

2. 疾病相关靶点的收集及药物 - 疾病共同靶点筛选

以“Tachyarrhythmia”为关键词，通过 GeneCards 数据库（https:// www.genecards.org/），检索与快速型心律失常相关的靶点，并将结果以 EXCEL 格式导出。将疾病靶点与药物成分靶点输入 Venny 2.1 在线软件（https://bioinfogp.cnb.csic.es/tools/venny/）进行交集，得到药物 - 疾病之间的共同靶点，绘制韦恩图。

3. 蛋白相互作用网络构建

将筛选得到的疾病 - 药物共同靶点导入 STRING 10.5 数据库，构建蛋白 - 蛋白相互作用（protein-protein interaction，PPI）网络模型，将蛋白种类设置为“Homo sapiens”，最低相互作用阈值设为“> 0.40”，其他参数保持默认设置，获得 PPI 网络。

4. 药物 - 成分 - 靶点 - 疾病全局网络构建

采用 Cytoscape（Version 3.7.1）软件构建药物 - 成分 - 靶点 - 疾病网络，并将该网络与得到的 PPI 网络经 Cytoscape 的 Merge 功能合成全局性药物 - 成分 - 靶点 - 疾病网络。通过 Cytoscape 的附加功能 CytoNCA 计算网络中节点的度中心性（degree centrality，DC）、中介中心性（betweenness centrality，BC）、接近中心性（closeness centrality，CC）和特征向量中心性（eigenvector centrality，EC），这 4 个参数是网络药理学研究中评价网络节点重要性的核心参数，值越大，说明节点越接近网络的中心，越有可能是关键靶点。采用 4 个核心参数分析并筛选牡丹皮 - 赤芍 - 黄连治疗快速型心律失常的核心靶点。

5.GO 分子功能及 KEGG 通路富集分析

应用 David 数据库（https://david.ncifcrf.gov/）对药物 - 疾病共同靶点进行 GO 富集分析以及 KEGG 通路富集分析，并采用 Omicshare 软件绘制 KEGG 富集分析条状图。

（二）结果

1. 牡丹皮－赤芍－黄连化学成分及靶点筛选

通过 TCMSP 数据库的检索，以 OB ≥ 30% 和 DL ≥ 0.18 为条件，纳入化学成分 54 个，有研究表明牡丹皮中牡丹皮酚（paeonol）含量较高且有明确的药理作用，故也纳入候选成分，共得到化学成分 55 个，其中牡丹皮 12 个、赤芍 29 个、黄连 14 个，候选化学成分基本信息见表 1–1。通过 TCMSP 数据库检索候选化学成分的靶点，共检索到 55 个化学成分对应的 533 个作用靶点，其中牡丹皮对应的靶点有 267 个，赤芍对应的靶点有 158 个，黄连对应的点有 161 个，去重后共保留 204 个药物靶点。应用 STRING 10.5 数据库通过输入靶点名称并限定物种为人，将检索得到的所有靶点校正为其官方名称（official symbol）。

表 1–1 候选化学成分基本信息

药物	化学成分编号	化学成分	OB(%)	DL
牡丹皮	MOL001925	PAEONIFLORin_qt	68.18	0.4
牡丹皮	MOL007369	4–O–methylpaeoniflorin_qt	67.24	0.43
牡丹皮	MOL007384	paeonidanin_qt	65.31	0.35
牡丹皮	MOL000211	Mairin	55.38	0.78
牡丹皮	MOL000492	（+）–catechin	54.83	0.24
牡丹皮	MOL000098	quercetin	46.43	0.28
牡丹皮	MOL007374	5–{[5–（4–methoxyphenyl）–2–furyl] methylene}barbituric acid	43.44	0.30
牡丹皮	MOL007382	mudanpioside–h_qt 2	42.36	0.37
牡丹皮	MOL000422	kaempferol	41.88	0.24
牡丹皮	MOL000359	sitosterol	36.91	0.75
牡丹皮	MOL007003	benzoyl paeoniflorin	31.14	0.54
牡丹皮	MOL000874	paeonol	28.79	0.04
黄连	MOL002907	Corchoroside A_qt	104.95	0.78
黄连	MOL008647	Moupinamide	86.71	0.26
黄连	MOL000785	palmatine	64.6	0.65
黄连	MOL000622	Magnograndiolide	63.71	0.19

表 1-1(续)

药物	化学成分编号	化学成分	OB(%)	DL
黄连	MOL002903	(R)-Canadine	55.37	0.77
黄连	MOL000098	quercetin	46.43	0.28
黄连	MOL002668	Worenine	45.83	0.87
黄连	MOL013352	Obacunone	43.29	0.77
黄连	MOL002897	epiberberine	43.09	0.78
黄连	MOL001454	berberine	36.86	0.78
黄连	MOL002904	Berlambine	36.68	0.82
黄连	MOL002894	berberrubine	35.74	0.73
黄连	MOL000762	Palmidin A	35.36	0.65
黄连	MOL001458	coptisine	30.67	0.86
赤芍	MOL001918	paeoniflorgenone	87.59	0.37
赤芍	MOL001925	paeoniflorin_qt	68.18	0.4
赤芍	MOL007016	Paeoniflorigenone	65.33	0.37
赤芍	MOL006996	1-o-beta-d-glucopyranosylpaeonisuffrone_qt	65.08	0.35
赤芍	MOL007022	evofolinB	64.74	0.22
赤芍	MOL007018	9-ethyl-neo-paeoniaflorin A_qt	64.42	0.3
赤芍	MOL006992	(2R, 3R)-4-methoxyl-distylin	59.98	0.3
赤芍	MOL007008	4-ethyl-paeoniflorin_qt	56.87	0.44
赤芍	MOL007012	4-o-methyl-paeoniflorin_qt	56.7	0.43
赤芍	MOL000492	(+)-catechin	54.83	0.24
赤芍	MOL001924	paeoniflorin	53.87	0.79
赤芍	MOL001921	Lactiflorin	49.12	0.8
赤芍	MOL007005	Albiflorin_qt	48.7	0.33
赤芍	MOL000449	Stigmasterol	43.83	0.76
赤芍	MOL001002	ellagic acid	43.06	0.43
赤芍	MOL004355	Spinasterol	42.98	0.76
赤芍	MOL002776	Baicalin	40.12	0.75
赤芍	MOL005043	campest-5-en-3beta-ol	37.58	0.71
赤芍	MOL006999	stigmast-7-en-3-ol	37.42	0.75

表 1-1（续）

药物	化学成分编号	化学成分	OB(%)	DL
赤芍	MOL000358	beta-sitosterol	36.91	0.75
赤芍	MOL000359	sitosterol	36.91	0.75
赤芍	MOL006994	1-o-beta-d-glucopyranosyl-8-o-benzoylpaeonisuffrone_qt	36.01	0.3
赤芍	MOL002714	baicalein	33.52	0.21
赤芍	MOL002883	Ethyl oleate（NF）	32.4	0.19
赤芍	MOL007014	8-debenzoylpaeonidanin	31.74	0.45
赤芍	MOL007003	benzoyl paeoniflorin	31.14	0.54
赤芍	MOL007025	isobenzoylpaeoniflorin	31.14	0.54
赤芍	MOL006990	（1S,2S,4R）-trans-2-hydroxy-1,8-cineole-B-D-glucopyranoside	30.25	0.27
赤芍	MOL007004	Albiflorin	30.25	0.77

2. 疾病相关靶点的收集及药物 - 疾病共同靶点筛选

以“Tachyarrhythmia”为关键词，检索 Gencards 数据库得到与疾病快速型心律失常相关的有治疗作用的靶点共 222 个。将疾病靶点与药物靶点输入 Venny 2.1 软件绘制韦恩图见图 1-1，并进行交集，得到药物 - 疾病之间的共同靶点共 16 个，16 个靶点信息详见表 1-2。

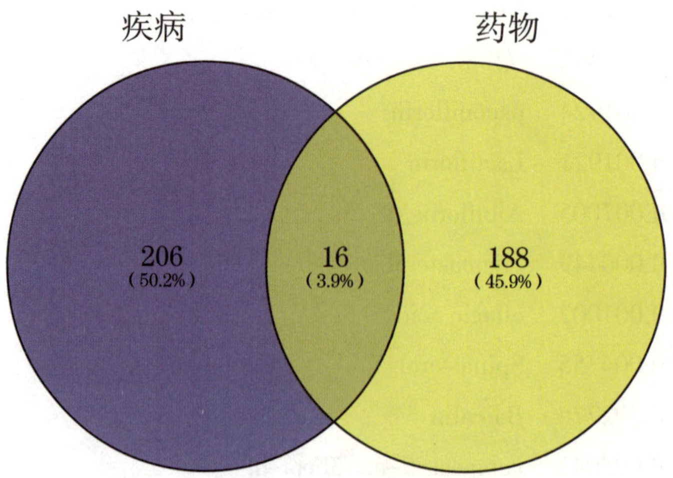

图 1-1 药物 - 疾病靶点韦恩图

表 1-2 药物 - 疾病共同靶点

编号	靶蛋白	英文名称	中文名称
1	CHRM3	Muscarinic acetylcholine receptor M3	胆碱能受体毒蕈碱 3
2	IL-6	Interleukin-6	白介素 -6
3	SCN5A	Sodium channel protein type 5 subunit alpha	钠电压门控通道 α 亚单位 5
4	TGFB1	Transforming growth factor beta-1	转化生长因子 β-1
5	KCNH2	Potassium voltage-gated channel subfamily H member 2	钾电压门控通道亚家族 H 成员 2
6	F3	Tissue factor	组织因子
7	GJA1	Intercellular adhesion molecule 1	胞间黏附分子 1
8	PLAT	Tissue-type plasminogen activator	组织型纤溶酶原激活剂
9	PARP1	Poly [ADP-ribose] polymerase 1	聚 ADP 核糖聚合酶 1
10	NOS3	Nitric oxide synthase/ inducible	诱导型一氧化氮合酶
11	ADRB2	Beta-2 adrenergic receptor	β-2 肾上腺素能受体
12	HTR3A	5-hydroxytryptamine receptor 3A	5- 羟色胺受体 3A
13	OPRD1	Delta-type opioid receptor	δ 型阿片受体
14	ADRA1B	Alpha-1B adrenergic receptor	α 1B- 肾上腺素受体
15	ADRB1	beta-1 adrenergic receptor	β-1 肾上腺素能受体
16	STAT1	Signal transducer and activator of transcription 1-alpha/beta	信号转导与转录激活因子 1-α/β

3. 蛋白相互作用网络构建

将 16 个共同靶点导入 STRING 10.5 数据库中，获得 PPI 网络图，见图 1-2。图中节点表示每个靶点，节点之间的直线代表靶点间有相互作用关系，每种颜色的线条分别代表不同关系，线条越多代表作用关系越强。

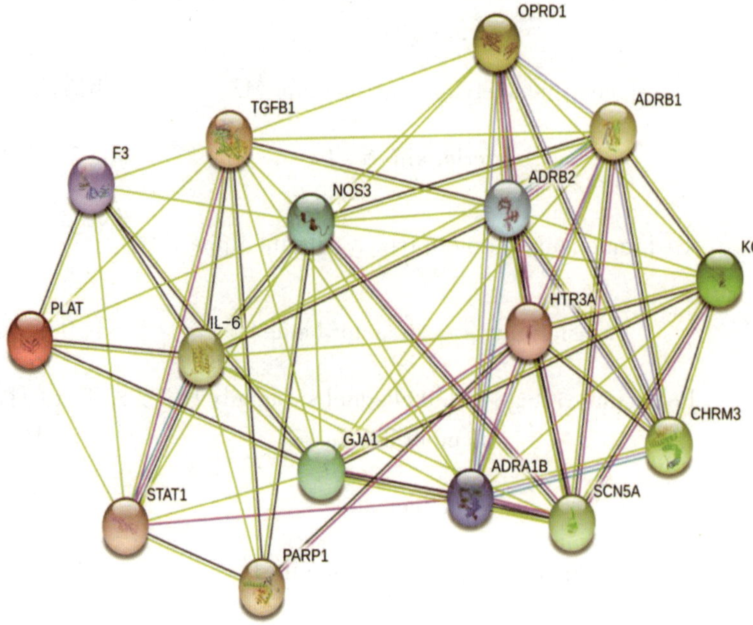

图 1-2 药物－疾病共同靶点 PPI 网络

4. 药物－成分－靶点－疾病全局网络构建

采用 Cytoscape 3.7.1 软件构建药物－成分－靶点－疾病网络，可得到网络 A，采用 Cytoscape 3.7.1 软件对 PPI 网络进行转化，可得到网络 B，利用 Cytoscape 软件中的 Merge 功能，将网络 A 和网络 B 进行合并，得到药物－成分－靶点－疾病全局网络 C，见图 1-3 。网络中节点代表药物、成分、靶点、疾病，边代表药物－成分－靶点－疾病之间的相互作用。采用 CytoNCA 计算网络节点的 DC、BC、CC 和 EC 值，靶点网络拓扑学参数见表 1-3，得到网络中靶点 DC 中位数为 13.5，度值大于中位数的靶点有 NOS3、KCNH2、SCN5A、ADRB2、IL6、ADRA1B、GJA1、TGFB1，说明这些靶点可能是牡丹皮－赤芍－黄连干预快速型心律失常的核心靶点。由图 1-3 可知，与 16 个共同靶点有相互作用关系的药物成分共有 14 个，这些成分可能为牡丹皮－赤芍－黄连治疗快速型心律失常的关键成分，详见表 1-4。其中牡丹皮中有 3 个，分别为 quercetin、kaempferol、paeonol；赤芍中有 3 个，分别为 beta-sitosterol、paeoniflorin、Stigmasterol；黄连中有 8 个，分别为（R）-Canadine、coptisine、Berlambine、berberine、epiberberine、Worenine、palmatine、berberrubine。

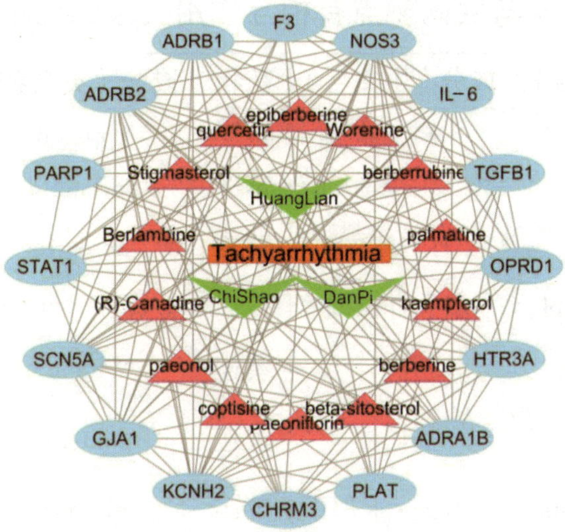

图 1-3 药物 - 成分 - 靶点 - 疾病全局网络

表 1-3 全局网络靶点拓扑学参数

靶点	DC	EC	BC	CC
NOS3	22.00	0.30	206.00	0.72
KCNH2	18.00	0.26	84.55	0.65
SCN5A	17.00	0.25	91.11	0.65
ADRB2	17.00	0.28	45.41	0.65
IL-6	16.00	0.26	86.29	0.63
ADRA1B	15.00	0.27	30.15	0.62
GJA1	14.00	0.26	13.37	0.60
TGFB1	14.00	0.23	43.20	0.61
ADRB1	13.00	0.24	64.35	0.59
HTR3A	12.00	0.21	12.97	0.57
STAT1	11.00	0.18	61.08	0.56
CHRM3	11.00	0.16	82.56	0.56
OPRD1	11.00	0.21	7.59	0.57
F3	8.00	0.15	0.34	0.52
PLAT	8.00	0.15	0.34	0.52
PARP1	7.00	0.13	2.39	0.52

表 1-4 与共同靶点有相互作用关系的药物成分

药物	成分（英文名）	成分（中文名）	药物	成分（英文名）	成分（中文名）
牡丹皮	quercetin	槲皮素	黄连	coptisine	黄连碱
牡丹皮	kaempferol	山柰酚	黄连	Berlambine	小檗浸碱
牡丹皮	paeonol	牡丹皮酚	黄连	berberine	小檗碱
赤芍	beta-sitosterol	β-谷甾醇	黄连	epiberberine	表小檗碱
赤芍	paeoniflorin	芍药苷	黄连	Worenine	虫草碱
赤芍	Stigmasterol	豆甾醇	黄连	palmatine	巴马汀
黄连	（R）-Canadine	（R）-卡那丁	黄连	berberrubine	小檗红碱

5.GO 功能富集分析

利用 DAVID 数据库对 16 个药物 - 疾病共同靶点进行 GO 富集分析，根据 Pvalue < 0.05，共收集到 48 个生物过程（BP），10 个细胞组分（CC），8 个分子功能（MF），见表 1-5、表 1-6、表 1-7。生物过程主要涉及心室肌细胞膜复极的调节、腺苷酸环化酶激活、肾上腺素能受体信号通路、钠离子输运的调节、细胞信号转导、肽基丝氨酸磷酸化的正调控、MAPK 级联的正调控、蛋白激酶 B 信号传导的正调控、去甲肾上腺素对血管舒张的调节作用、心室肌细胞膜去极化的调节、基因表达的负调控、心房肌细胞膜去极化的调控、心房心肌细胞动作电位等。细胞组分主要涉及质膜、突触后膜、轴突、细胞外基质、轴突终末、侧质膜等。分子功能主要涉及支架蛋白结合、蛋白质结合、酶结合、去甲肾上腺素结合、肾上腺素结合、乙酰胆碱结合、蛋白质均聚活性、离子通道活性等。

表 1-5 GO 富集 - 生物过程

生物过程编号	生物过程名称	靶点数	*P*-value
GO:0060307	regulation of ventricular cardiac muscle cell membrane repolarization	3	1.01×10^{-4}
GO:0071880	adenylate cyclase-activating adrenergic receptor signaling pathway	3	1.26×10^{-4}
GO:0002028	regulation of sodium ion transport	3	1.55×10^{-3}

表 1-5（续）

生物过程编号	生物过程名称	靶点数	*P*-value
GO:0009409	response to cold	3	4.61×10^{-3}
GO：0050679	positive regulation of epithelial cell proliferation	3	1.28×10^{-3}
GO:0007267	cell–cell signaling	4	1.36×10^{-3}
GO:0033138	positive regulation of peptidyl–serine phosphorylation	3	1.74×10^{-3}
GO:0043410	positive regulation of MAPK cascade	3	2.32×10^{-3}
GO:0051897	positive regulation of protein kinase B signaling	3	2.49×10^{-3}
GO：0002025	vasodilation by norepinephrine–epinephrine involved in regulation of systemic arterial blood pressure	2	2.68×10^{-3}
GO:0010742	macrophage derived foam cell differentiation	2	5.35×10^{-3}
GO:0060373	regulation of ventricular cardiac muscle cell membrane depolarization	2	6.24×10^{-3}
GO：0010629	negative regulation of gene expression	3	6.47×10^{-3}
GO:0060371	regulation of atrial cardiac muscle cell membrane depolarization	2	7.13×10^{-3}
GO:0086014	atrial cardiac muscle cell action potential	2	8.01×10^{-3}

注：生物过程依据 *P*-value 值从小到大排序仅列出前 15 条。

表 1-6 GO 富集 - 细胞组分

细胞组分编号	细胞组分名称	靶点数	*P*-value
GO：0005886	plasma membrane	8	4.24×10^{-5}
GO：0009986	cell surface	5	8.13×10^{-4}
GO：0005887	integral component of plasma membrane	6	4.35×10^{-3}
GO：0045211	postsynaptic membrane	3	1.27×10^{-2}
GO：0030424	axon	3	1.40×10^{-2}
GO：0005769	early endosome	3	1.48×10^{-2}
GO：0031012	extracellular matrix	3	2.40×10^{-2}
GO：0014704	intercalated disc	2	3.64×10^{-2}
GO：0043679	axon terminus	2	3.88×10^{-2}
GO：0016328	lateral plasma membrane	2	4.28×10^{-2}

表 1-7 GO 富集 - 分子功能

分子功能编号	分子功能名称	靶点数	*P*-value
GO：0097110	scaffold protein binding	4	9.58×10^{-6}
GO：0005515	protein binding	9	8.21×10^{-4}
GO：0019899	enzyme binding	4	2.90×10^{-3}
GO：0051380	norepinephrine binding	2	3.55×10^{-3}
GO：0051379	epinephrine binding	2	5.32×10^{-3}
GO：0042166	acetylcholine binding	2	2.29×10^{-2}
GO：0042803	protein homodimerization activity	2	2.48×10^{-2}
GO：0005216	ion channel activity	2	3.76×10^{-2}

6. KEGG 通路富集分析

利用 DAVID 数据库对 16 个药物 - 疾病共同靶点进行 KEGG 通路富集分析，根据 $P < 0.05$，共收集到 13 条信号通路，详见表 1-8。以 *P*-adjust 值进行排序，并绘制柱状图，详见图 1-4。其中与快速型心律失常相关度较高的通路有三条，分别为 cGMP-PKG 信号通路（NOS3/ADRB2/ADRB1/ADRA1B/OPRD1）、心肌细胞肾上腺素能信号转导通路（SCN5A/ADRB2/ADRB1/ADRA1B）、钙信号通路（NOS3/ADRB2/ADRB1/CHRM3/ADRA1B）。

表 1-8 KEGG 通路富集分析

通路编号	通路名称	相关靶点	P-adjust
hsa04933	AGE-RAGE signaling pathway in diabetic complications	IL-6/TGFB1/F3/NOS3/STAT1	7.99×10^{-5}
hsa04022	cGMP-PKG signaling pathway	NOS3/ADRB2/ADRB1/ADRA1B/OPRD1	5.04×10^{-4}
hsa04970	Salivary secretion	ADRB2/ADRB1/CHRM3/ADRA1B	5.09×10^{-4}
hsa04020	Calcium signaling pathway	NOS3/ADRB2/ADRB1/CHRM3/ADRA1B	5.09×10^{-4}
hsa04261	Adrenergic signaling in cardiomyocytes	SCN5A/ADRB2/ADRB1/ADRA1B	2.84×10^{-3}
hsa05321	Inflammatory bowel disease（IBD）	IL-6/TGFB1/STAT1	3.80×10^{-3}
hsa04080	Neuroactive ligand-receptor interaction	ADRB2/ADRB1/CHRM3/ADRA1B/OPRD1	4.31×10^{-3}

表 1-8（续）

通路编号	通路名称	相关靶点	P-adjust
hsa04659	Th17 cell differentiation	IL-6/TGFB1/STAT1	1.24×10^{-2}
hsa05161	Hepatitis B	IL-6/TGFB1/STAT1	3.62×10^{-2}
hsa04672	Intestinal immune network for IgA production	IL-6/TGFB1	3.62×10^{-2}
hsa05144	Malaria	IL-6/TGFB1	3.62×10^{-2}
hsa05152	Tuberculosis	IL-6/TGFB1/STAT1	3.65×10^{-2}
hsa04923	Regulation of lipolysis in adipocytes	ADRB2/ADRB1	3.69×10^{-2}

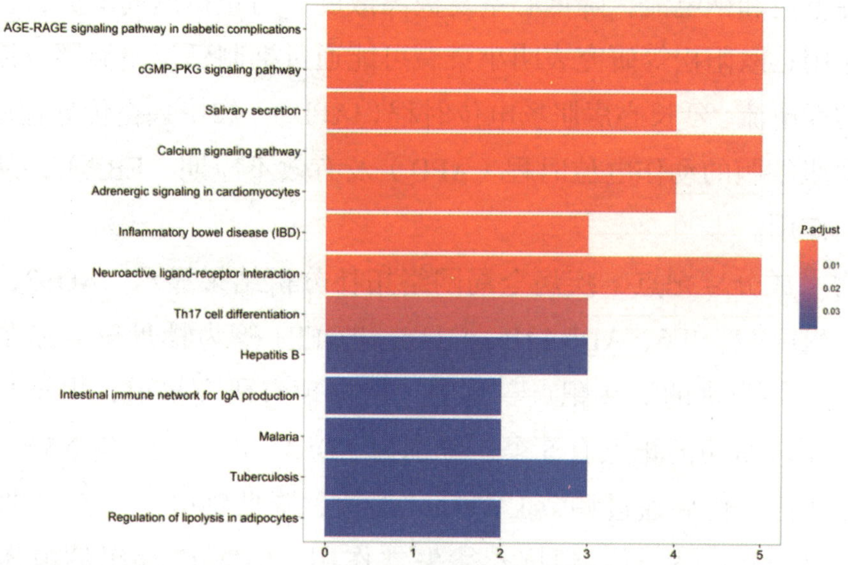

图 1-4 KEGG 通路富集分析

（三）讨论

中医理论是建立在系统医学方法论基础上的，单一的成分或作用靶点研究，难以充分揭示中药复方的作用机制，而基于生物信息学基础，运用网络药理学挖掘中药复方治疗疾病的物质基础和分子机制，超越了单靶点思想的束缚，从多靶点的研究策略出发，通过构建网络阐述复方多成分、多靶点、多作用机制的特点，从整体角度评价复方作用机理，其理念与中医的整体观基本一致。本研究基于网络药理学对牡丹皮 - 赤芍 - 黄连治疗快速型心律失常的物质成分、潜在靶点及可能信号通路进行了初步探寻。

药物－成分－靶点－疾病全局网络分析结果显示，牡丹皮－赤芍－黄连治疗快速型心律失常的关键成分共有14个，黄连中有8个，牡丹皮、赤芍各有3个，详见表1–4。其中，根据现有文献报道，具有较明确抗快速型心律失常作用的成分有4个，分别为牡丹皮酚（牡丹皮）、槲皮素（牡丹皮）、芍药苷（赤芍）、小檗碱（黄连）。牡丹皮酚可阻断SD大鼠心肌细胞的钙通道，减少钙离子内流，降低心肌兴奋性，进而抑制乌头碱诱发的大鼠心律失常；槲皮素能延长氯化钙诱发大鼠心律失常出现的时间，缩短心律失常持续时间，减少心律失常发生率及死亡率；芍药苷可能通过阻断L型钙电流（IGa'L），内向整流钾电流和钠电流，降低心室复极离散度，防止折返的形成，发挥抗心律失常的作用；欧阳松等研究表明小檗碱可能通过抑制延迟整流钾电流、乙酰胆碱调节的钾电流，延长心房肌场电位时程（fAPD），加快兴奋传导速度（ECV），延长心房肌细胞的动作电位时程（APD）及有效不应期（ERP），从而发挥抗心房颤动作用。

药物－成分－靶点－疾病全局网络拓扑分析结果显示，NOS3、KCNH2、SCN5A、ADRB2、IL6、ADRA1B、GJA1、TGFB1等为牡丹皮－赤芍－黄连治疗快速型心律失常的潜在靶点。其中，根据现有研究报道，提示与快速型心律失常关系较密切的靶点有5个，分别为NOS3、KCNH2、SCN5A、ADRB2、IL6。NOS3信号传导通过调节L型Ca^{2+}通道，降低钙电流（ICa）抑制β–AR反应，缩短APD，从而起到抗心律失常作用。KCNH2编码的电压门控钾通道的α亚基，该通道介导心脏中延迟整流钾电流的快速激活成分（IKr），是心肌细胞动作电位3期快速复极的主要电流，KCNH2基因突变与长QT依赖的扭转型室性心动过速（TdP）和心室纤颤（VF）相关。SCN5A基因编码NAv1.5通道蛋白，该蛋白作为心脏电压门控钠离子通道的成孔α亚基，对于心房和心室动作电位的启动和传播至关重要，SCN5A功能获得性突变不仅降低电流密度，也呈现出持续的晚钠电流，持续的晚钠电流扰乱心房肌细胞复极化，延长动作电位，从而诱发包括心房颤动及室性心律失常在内的多种心律。ADRB2基因编码β2肾上腺素能受体，该受体在蒲肯野纤维和窦房结有较高的分布，主要作用是通过影响钾、钙离子通道电流参与心律调节。炎症在心房颤动的发生和进展过程中扮演了重要角色，炎性因子 IL-6 参与了心房颤动的发生和发展过程，炎性因子的水平变化与心房颤动预后相关。

GO 功能富集显示，牡丹皮 - 赤芍 - 黄连对快速型心律失常作用靶点包含 48 个生物过程，10 个细胞组分，8 个分子功能，详见表 1-5、1-6、1-7。主要体现在心肌细胞膜去极、复极的调节，细胞信号转导，离子通道活性，受体结合等方面。KEGG 通路富集分析结果中与快速型心律失常相关的通路有 3 条，分别为 cGMP-PKG 信号通路、心肌细胞肾上腺素能信号转导、钙信号通路等。其中，cGMP-PKG 信号通路中 cGMP 是第二使者，介导一氧化氮（NO）的作用，其主要效应子之一是 cGMP 依赖性蛋白激酶（PKG），它催化包括 CaV1.2 等离子通道在内的多种蛋白质磷酸化，导致蛋白活性或功能发生变化，而离子通道的活性和功能变化与心律失常的发生密切相关。心肌细胞肾上腺素能信号转导通路主要涉及 α 和 β 肾上腺素能受体，通过 α 和 β 受体影响 ICa'L、快激活延迟整流钾电流（IKr）、慢激活延迟整流钾电流（IKs）、内向整流钾电流（IK1）等电流，影响心室肌复极化过程，从而影响心律失常的发生与发展，其中 α 受体主要的调节途径包括：通过 PLC 调节细胞膜磷脂代谢导致的抑制作用，影响最明显的是对 KCNQ1、hERG 和 Kir2 通道，分别导致 IKs、IKr、IK1 电流抑制；β 受体在心室肌上主要为 β1 亚型占绝对优势，并由 cAMP-PKA 磷酸化途径介导了 ICa，L 和 IKs 电流增强效应。钙信号通路受 β 肾上腺素及 α1 肾上腺素的调节，β 肾上腺素能受体激活后能通过激活电压门控型钙通道和受体门控型钙通道的开放，促进胞外 Ca^{2+} 内流，而 α1 肾上腺素能受体激活可以激活 G 蛋白偶联磷脂酶 C（PLC）介导的细胞内信号转导，水解磷酸化二磷酸磷脂酰肌醇，生成二酯酰甘油（DAG）和三磷酸肌醇（IP3），IP3 与内质网上的 IP3 配体门钙通道结合，开启钙通道，使胞内 Ca^{2+} 浓度升高，激活包括钙调蛋白（CaM）在内的各类依赖钙离子的蛋白，调节肌浆网对 Ca^{2+} 释放，进而调节细胞内的 Ca^{2+} 浓度，当 CaM 表达异常时易出现心肌细胞内钙超载，引起的瞬时内向电流导致延迟后除极，是自律性心律失常的重要发病机制。

综上，本研究提示槲皮素、牡丹皮酚、芍药苷、小檗碱等可能为牡丹皮 - 赤芍 - 黄连发挥作用的关键成分，其通过作用于 NOS3、KCNH2、SCN5A、

ADRB2、IL-6 等靶点，影响多种离子通道活性和心肌细胞膜的去极、复极以及 cGMP-PKG 信号通路、心肌细胞肾上腺素能信号转导通路和钙信号通路，从而发挥抗心律失常作用。本研究初步揭示了牡丹皮 - 赤芍 - 黄连治疗快速型心律失常的可能成分、潜在靶点以及信号通路，为后续进一步开展凉血清热药组牡丹皮 - 赤芍 - 黄连治疗快速型心律失常的物质基础及作用机制相关研究提供了新的思路。

（《中西医结合心脑血管病杂志》，2021 年第 10 期）

缓慢型心律失常

十五、论病态窦房结综合征证治

由于窦房结起搏功能和传导功能障碍而引起的心律失常与临床病症称为病态窦房结综合征，简称“病窦”。病窦可由冠状动脉硬化性心脏病、心肌病、风湿性或其他原因的炎症及其后遗症等引起，有些病例病因不明，除心律失常外心脏无其他病变证据，少数患者有家族发病史，病理解剖可见窦房结及其周围组织的退化性、炎性和纤维性或脂肪化、淀粉样变，甚至钙化病变。本病通常是指由窦房结器质性病变所引起者，不包括迷走神经张力过高所致的功能障碍，但也有不少专家持不同意见，认为凡符合病窦诊断标准，由窦房结功能检查确定者，即使由于迷走神经张力过高所致者，因其预后与器质性病变所致者相似，故也属本综合征的一种类型。

病窦的主要临床表现为心动过缓，可出现心律不齐，患者自觉心悸、气短、乏力等。心动显著过缓时常发生头晕；如窦性停顿时间过长而又无逸搏出现，发生心脏暂停，可因脑缺氧而引起头昏、眼花或短暂的昏厥，乃至典型的心源性脑缺氧综合征；还可合并有房性快速型心律失常发作，被称为慢－快综合征，心动过速终止时可发生心脏暂停（慢－快－停），心动过速严重时可出现休克、神志模糊、肺水肿等急性循环障碍表现；心动过速终止后的心搏停顿，可出现晕厥。有些患者可发生持久性的心房扑动或颤动，如同时伴有房室交界处传导功能低下，其心室率可能不十分快速。

心电图表现：①窦性心动过缓。病态窦房结综合征表现是显著而持续的窦性心动过缓，心率多在每分钟 50 次以下。②窦房传导阻滞。不完全性窦房传导阻滞表现为窦性 P 波间歇的时限为无阻滞时的 P–P 间隔的大约 2 倍或更高的倍数，在间歇中常不见 P 波和 QRS–T 综合波，但可出现交界性逸搏。2 : 1

窦房传导阻滞时，窦性心律可突然减半或加快一倍。完全性窦房传导阻滞则窦性 P 波长期消失，常代之以交界性或心室自身心律。这种情况与窦停顿、窦房结没产生冲动难以区别。③窦性停搏。窦房结起搏功能的严重抑制和高度或完全性的窦房传导阻滞，同样能引起窦性冲动的较长间歇或停顿。④房室交界组织自律性和传导功能不全。在病窦综合征中，房室交界组织常同时受病变影响而使其自律性降低，以致在窦性冲动暂歇或不能传出时，不能及时发生交界性逸搏，就容易出现较长时间的全心停搏。有些患者合并有不同程度的房室传导阻滞。⑤房性快速型心律失常。不少病窦患者合并有心房颤动与扑动或阵发性室上性心动过速的发作。

目前西医治疗病窦的方法是安装心脏起搏器。笔者通过长期临床观察，反复总结、研究，体会到准确地运用中医辨证论治的方法治疗病窦，可使一些不愿安装起搏器的患者得到满意的治疗。但是病窦也是难治病，所以中医疗效的取得也并非轻而易举，必须做到正确地认识病机，准确地辨证，精当地立法、遣方、选药、酌量，才能取得良好的疗效。如何达到上述要求呢？病窦辨证论治中的关键又是什么呢？笔者体会，辨证时紧紧抓住病窦脉象是迟脉、结脉及迟脉与涩数或疾脉交替出现的特征，以此作为认识病机、确定证型的主要依据，再结合舌象、症状等表现综合分析，即“以脉为主，四诊合参”。《脉经》：“迟来一息至唯三，阳不胜阴气血寒。”迟脉是指脉搏缓慢，且较缓脉更慢的脉象，古人制定的标准是医生一呼一吸之间，病人的脉搏搏动三至为迟脉，即每分钟 30 ~ 40 次，乃阳气不足，阴寒内盛，脉流迟缓而致。关于结脉《濒湖脉学》中有如下记载：“结脉缓而时一止，独阴偏盛欲亡阳。”“结脉皆因气血凝，老痰结滞苦沉吟，内生积聚外痈肿。疝瘕为殃病属阴。”说明结脉为迟缓脉且兼间歇，属寒邪及痰血瘀结之证。结脉不但有阳气不足，阴寒内盛，气血瘀结，而且有痰湿参与，为寒痰瘀结，心脉受阻。如果脉迟弱而有频繁的间歇，甚至连续或有规律地频繁出现间歇（形成二、三、四联律）则是结代脉。说明气虚更为明显，达到了衰微的程度。总之，病窦的发病关键是“寒”或“寒、痰、气血瘀结”，而心脾肾虚是其根本因素。若在迟脉的基础上发作涩数脉或疾脉，是病窦慢 - 快综合征的脉象，此为心脾肾阴阳俱虚，阳虚生寒而致脉迟，阴血不足或瘀久化热而见涩数脉及疾脉。

主要根据病窦的主脉，再结合舌象、症状等综合分析，病窦在临床中常出现如下三种证型：

（一）心脾肾虚，寒邪内生，心脉受阻

症状：心悸，气短，胸闷，胸痛，乏力，怕冷，肢凉，便溏，腰腿酸软无力，或可伴头晕耳鸣、阳痿等。

舌脉：舌质淡暗，苔薄白或白滑。迟脉。

分析：此型主要见于病态窦房结综合征、窦性心动过缓、脉迟者，心率在50次/分以下，此型的特点是脉迟而非缓、非结。由于禀赋薄弱或老年脏气虚衰、劳倦过度、房事不节、生育过多、久病失养、暴病伤阳等导致心脾肾阳亏虚，阴寒之邪内生，阻滞心脉，致使脉迟。自觉怕冷，肢凉不温，属阳虚有寒之证。因为病位在心而涉及脾肾，所以可见便溏、腰腿酸软、头晕耳鸣、阳痿等。阳虚内寒则可见舌质淡暗，苔薄白或白滑，脉迟之象。

立法：温阳散寒，活血升脉。

方药：自拟温阳散寒调脉汤药。生黄芪，太子参，白术，茯苓，干姜，附片，肉桂，丹参，生鹿角，桂枝，川芎，香附，乌药等。

方解：附片、肉桂、生鹿角、干姜、桂枝温阳散寒；生黄芪、太子参、白术、茯苓健脾益气，以助温阳散寒；丹参、川芎活血通脉；香附、乌药理气以助通脉。全方共奏温阳散寒、理气活血升脉之功效。

（二）心脾肾虚，寒痰瘀结

症状：心悸，气短，乏力，胸闷，胸痛，形寒肢冷，遇寒则加重，脘痞腹胀，头晕沉，腰膝酸软。

舌脉：舌质暗淡，苔薄白。脉结（迟而间歇）或结代。

分析：本型主要见于窦缓且兼窦房传导阻滞、窦性停搏或早搏或兼Ⅱ度Ⅰ型房室传导阻滞、Ⅱ度Ⅱ型房室传导阻滞等，其特点是脉结或结代。迟而时止的结脉是心脾肾阳虚，寒痰与气血凝结阻滞心脉所致。结脉与迟脉形成方面的差别是，结脉除心脾肾虚及寒痰湿阻脉等因素外尚有气、血、老痰相凝结而心脉被阻的特点，因此脉流更加结滞不通而出现脉有间歇之象。治疗结脉除补气

温阳散寒外，宜重在通气活血，逐痰化瘀散结。结代脉是脉结而间歇频繁出现，甚至连续出现。结代脉与单纯结脉形成的区别是，结代脉的形成是气虚更甚，达到衰微的程度。所以治疗结代脉时要更加重用补气之品方可取得满意效果。

立法：温补心脾肾，祛寒化痰，活血通脉散结。

方药：自拟温化散结调脉汤加减。生黄芪，太子参，白术，茯苓，肉桂，生鹿角，干姜，白芥子，莱菔子，陈皮，半夏，川芎，三七粉（分冲），香附，乌药等。

方解：干姜、肉桂、生鹿角温阳散寒；白芥子、莱菔子、陈皮、半夏、白术、茯苓化湿；生黄芪、太子参补气以助通阳散寒化痰湿之功；川芎、三七粉活血通脉散结；香附、乌药理气以助通脉。全方温补，散寒化痰，活血通脉散结，用以治疗心脾肾虚、寒痰瘀结、心脉受阻之脉结或结代证。

（三）心肾阴阳俱虚，血脉瘀阻，瘀而化热

症状：心悸，气短，疲乏无力，胸闷，或有疼痛，面色少华，怕冷，肢凉，口干，腰膝酸软，头晕目眩。

舌脉：舌质暗红碎裂，苔薄白或薄黄。迟脉兼频发疾脉或涩数脉。

分析：本型主要见于病窦慢－快综合征、快速心律失常发作期，特点是在迟脉、结脉的基础上阵发疾脉或涩数脉。由于心肾阴阳俱虚、血脉瘀阻，瘀久化热，致使时而出现热证，表现为疾脉或涩数脉。心悸、气短、疲乏无力、面色少华、怕冷、肢凉、口干、舌红碎裂为心肾阴阳不足；胸闷或胸痛、舌暗为血脉瘀阻之象；舌苔薄黄、脉疾或涩而数为瘀久化热之征。

立法：益气温阳养心，理气通脉，凉血清热。

方药：自拟清凉滋补调脉汤加减。太子参，沙参，玄参，麦冬，五味子，桂枝，丹参，川芎，香附，香橼，佛手，牡丹皮，赤芍，黄连等。

方解：太子参、沙参、玄参、麦冬、五味子、桂枝益心气、养心阴、温心阳；丹参、川芎活血通脉；牡丹皮、赤芍凉血清热；佐黄连厚肠以防牡丹皮、赤芍寒凉致泻；香附、香橼、佛手理气以助通脉。全方共奏益气养心温阳、理气通脉、凉血清热之功，使心气阴足，血脉通而瘀热清，疾脉或涩数脉平，心悸止。

病案举例

例 1：XX，男，52 岁。初诊日期：2000 年 12 月 7 日。

1 年来无明显诱因经常心悸，自数脉搏 40 次 / 分左右，曾到心脏病专科诊治，心电图示：窦性心动过缓，心率 45 次 / 分。后经全面检查诊断为“病态窦房结综合征”，嘱安装起搏器，患者不愿接受，遂来中医求治。查体：血压 110/70mmHg，心率 44 次 / 分，心律齐，各瓣膜听诊区未闻及病理性杂音，两肺正常，肝脾未及，双下肢不肿。心电图示：窦性心动过缓，心率 44 次 / 分。动态心电图示：最慢心率 36 次 / 分，最快心率 80 次 / 分，平均心率 50 次 / 分。超声心动图示：未见异常。食道调搏示窦房结功能低下，窦房结恢复时间为 1800ms，矫正窦房结恢复时间为 850ms。自觉心悸，心搏重，胸闷，憋气，乏力，怕冷，夜间症状明显，夜间自数脉搏 36 ～ 40 次 / 分，纳可，眠欠安，大便溏。舌质暗淡，苔薄白，脉迟。

西医诊断：病态窦房结综合征。中医辨证：心脾肾虚，寒邪内生，心脉受阻。立法：温阳散寒，活血升脉。处以自拟温阳散寒调脉汤加减。处方：太子参 30g，肉桂 10g，生鹿角 10g，干姜 10g，丹参 30g，川芎 15g，香附 10g，佛手 10g，白术 10g，茯苓 15g。水煎服，日 1 剂。

服药 2 周后夜间自数脉率 45 次 / 分左右，白天心率 50 次 / 分左右，症状均减轻。服药 1 个月后夜间脉率 50 次 / 分左右，白天脉率 55 次 / 分。服药 3 个月后夜间脉率可达 56 次 / 分，白天脉率可达 60 次 / 分，患者无不适症状，继续服药半年后，复查动态心电图：最慢心率 50 次 / 分，最快心率 100 次 / 分，平均心率 70 次 / 分。

按：本患者为病态窦房结综合征、窦性心动过缓，脉属迟脉。根据笔者在心律失常辨证方面要“以脉为主、四诊合参”的经验，该患者辨证时首先抓住迟脉这一主症。因迟脉主寒，故可考虑“寒”为该患者发病的关键因素，再结合心悸、胸闷、憋气、乏力、怕冷、肢凉、便溏、舌质淡暗、苔薄白等表现分析，患者“寒”的产生是由于心脾肾虚，寒从内生，寒性凝滞，而致心脉瘀阻。因此寒是该患者发病的关键，心脉瘀阻是其必要环节，心脾肾虚是发病的根本原因。总之，该患者辨证应为心脾肾虚，寒邪内生，阻滞心脉，选用温阳散寒、活血升脉之法，其中温阳散寒又是该患者治法中的关键。方中干姜、肉桂、生鹿角温阳散寒升脉；太子参、白术、茯苓益气健脾，以助温阳散寒；丹参、川芎活血通脉；香附、香橼、佛手理气以助通脉。全方共奏温阳散寒、活血升脉之功。

例2：XX，男，32岁。初诊日期：2004年4月29日。

患者自2004年2月份开始出现心悸、胸闷、憋气，于心脏病专科医院检查诊断为“病态窦房结综合征”，嘱安装起搏器。患者因故未能接受，遂来我院就诊。查体：血压110/70mmHg，心率40次/分，各瓣膜听诊区未闻及病理性杂音，两肺未闻干湿啰音，肝脾未及，双下肢不肿。心电图：窦性心动过缓，Ⅱ度Ⅱ型窦房传导阻滞，心率39次/分。动态心电图：最慢心率29次/分，最快心率90次/分，平均心率50次/分，最长R-R间期3秒。提示：窦性心动过缓，窦性停搏，Ⅱ度Ⅱ型窦房传导阻滞。超声心动图：正常。现症见：心悸，气短，乏力，胸闷，怕冷，肢凉，夜间憋气明显，脘腹胀满，纳可，便溏。舌质暗红，苔白腻，脉结。

西医诊断：病态窦房结综合征，窦性心动过缓，窦性停搏，窦房传导阻滞。中医诊断：心脾肾虚，寒痰瘀结，心脉受阻。立法：温补心肾，健脾化痰，活血散结。处以自拟温阳散结调脉汤加减。处方：太子参30g，干姜10g，肉桂10g，生鹿角10g，白术30g，茯苓15g，丹参30g，川芎15g，香附10g，佛手10g，香橼10g，乌药10g，川厚朴10g，莱菔子10g，白芥子10g，桃仁10g，红花10g。水煎服，日1剂。

服药2周诸症减轻，心率45次/分，间歇3次/分。服药1个月后诸症显著减轻，夜间自数最慢脉率48次/分，心率50次/分左右，间歇2次/分。服药3个月后心率55次/分（齐），心电图示窦缓，未见窦房传导阻滞。服药半年后，心率60次/分（齐）。动态心电图示：最慢心率44次/分，最快心率109次/分，平均心率65次/分，未见窦房传导阻滞及窦性停搏。

按：本患者为病窦综合征、窦性心动过缓、Ⅱ度Ⅱ型窦房传导阻滞，脉属结脉。根据笔者在心律失常辨证方面要“以脉为主、四诊合参”的经验，该患者辨证时首先抓住结脉这一主症。因结脉主寒痰瘀结，故可考虑寒痰瘀结为该患者发病的关键因素，再结合心悸、胸闷、憋气、乏力、舌质暗红、苔白腻等症状及舌象所显示出的“心脾肾虚”“寒痰瘀结”“阻滞心脉”表现分析，患者寒痰瘀结的产生是由于心脾肾阳虚，寒、气、血、老痰相凝结，而致心脉受阻，脉流结滞不通，则寒郁、气郁、痰郁、血瘀。结脉的形成除心脾肾阳虚及寒湿阻脉等因素外，尚有气、血、老痰相凝结而心脉被阻的特点，因此脉流更加结滞不通而出现脉迟并有间歇之象。故寒痰瘀结是该患者发病的关键，心脉阻滞是其必要环节，心脾肾虚是发病的根本原因。总之，该患者辨证应为心脾肾虚，寒痰瘀结，心脉受阻。选用温补心肾、健脾化痰、活血散结之法，其中温阳祛寒散结又是该患者治法中的关键。方中太子参、干姜、肉桂、生鹿角温阳散寒；白术、茯苓、莱菔子、白芥子健脾化痰；丹参、川芎、桃仁、红花活血通脉散结；香附、佛手、香橼、乌药、川厚朴理气以助通脉。全方温阳散寒，健脾化痰，活血通脉散结，使寒痰瘀结消散，心脾肾阳气充足，心脉流畅，结脉得以纠正，诸症消失。

例3：XX，男，65岁。初诊日期：2003年9月1日。

患者于5年前发现心动过缓，且阵发心率快至180/分，近2个月阵发心动过速发作频繁，每天发作1～2次，每次持续1～2小时。于心脏病专科医院经全面检查后，诊断为“病态窦房结综合征（慢－快综合征）”，嘱安心脏起搏器。患者因故未能接受，来中医求治。查体：血压130/80mmHg，心率49次/分，各瓣膜听诊区未闻及病理性杂音，两肺听诊正常，肝脾未及，双下肢无浮肿。心电图：窦性心动过缓，Ⅰ度房室传导阻滞，心率49次/分。动态心电图：最慢心率39次/分，最快心率180次/分，室性异位搏动4次，室上性异位搏动124次，阵发房性心动过速3组。自觉阵发心悸，气短，乏力，胸闷，胸痛，腰膝酸软，头晕目眩，怕冷，肢凉，纳可，眠尚安，大便可。舌质暗红、碎裂，苔薄黄，脉迟，心悸发作时脉为疾脉。

西医诊断：病态窦房结综合征（慢－快综合征）。中医诊断：心肾阴阳俱虚，血脉瘀阻，瘀而化热。立法：益气养心，理气通脉，凉血清热。处方：自拟清凉滋补调脉汤加减。方药：太子参30g，沙参30g，麦冬15g，五味子10g，桂枝10g，生鹿角10g，丹参30g，川芎15g，香附10g，香橼10g，佛手10g，牡丹皮15g，赤芍15g，黄连10g，诃子肉10g，白术30g。水煎服，日1剂。

服药2周后，阵发室上速约每周发作1次，发作时脉搏160次/分左右，持续2～3分钟，症状减轻。舌质暗红，苔薄黄，脉缓，心率55次/分。继服上方1个月，此间阵发室上速发作1次，时间短暂。舌质暗红，苔薄白，脉细缓，心率58次/分，症状著减。服药3个月后，阵发室上速未作。自数脉搏安静时60次/分以上，活动后达70次/分，纳可，眠安，大便调。脉细，70次/分。复查动态心电图示：最慢心率54次/分，最快心率110次/分，平均心率70次/分，室性早搏10次。

按：本患者为“病窦”（慢－快综合征），其脉是“迟脉”及阵发“疾脉”，迟脉主寒，疾脉主热，故显示该病例系寒热错杂之证。又症见心悸、气短、乏力、腰膝酸软、头晕目眩、肢凉、怕冷、胸闷、胸痛、舌暗红碎裂等心肾阴阳俱虚、血脉瘀阻之象，从而可知迟脉之寒系因心肾阳虚所致，疾脉之热乃心气阴虚，血脉瘀阻，瘀郁化热形成。总之，该患者为心肾阴阳俱虚，血脉瘀阻，瘀郁化热，选用益气温阳养心、理气通脉、凉血清热之法。方中太子参、沙参、麦冬、五味子益心气养心阴；桂枝、生鹿角温阳散寒；丹参、川芎活血通脉；香附、香橼、佛手理气以助通脉；牡丹皮、赤芍凉血清热；佐黄连、诃子、白术以防牡丹皮、赤芍寒凉伤脾致泻。全方共奏益气养心通阳、理气通脉、凉血清热之功。

（《中国现代百名中医临床家丛书：魏执真》，2011年）

十六、魏执真治疗缓慢型心律失常

魏执真教授，为北京中医医院主任医师，从医40余年，擅治心脑血管疾病。对心律失常的治疗，魏师提出“以脉为主，四诊合参”的辨证思想，我们曾随师学习，见其疗效显著，屡起沉疴。魏师在临证中，首先注重辨证论治，因人因脉而异，如脉现结代，则需加重补气之品；如脉现细迟且叁伍不调的涩脉，则为气血阴阳俱虚，心脾肾俱病兼寒湿停蓄，在温阳的同时亦要加强滋阴。其次，既要抓住主证，又不能忽视兼证。对临床上常见的气机郁结、神魂不宁、风热化毒三种证候，必须随时调理，以防诱发和加重病情，延误治疗。她指出，切忌一遇脉缓而动辄投以炙甘草汤，而且用药宜仔细推敲，如羌活为风药，风能胜湿，用之以助化湿，治疗脾虚湿胜之缓脉，恰到好处，且其用量宜大，30g方能显效，但证属虚寒的迟脉类心律失常则用之无效。现举3例缓慢型心律失常验案如下：

例1：窦性心动过缓

××，男，45岁。1999年10月初诊。患者无明显诱因于1年前自觉心悸、胸闷、乏力，心率51次/分左右。心电图示：窦性心动过缓。求诊于某医院，经检查确诊为“心律失常，心动过缓”。曾服阿托品等西药未见明显效果。现症见：心悸，气短，胸闷，面色不华，时头昏胀，脘腹胀满，纳差，大便溏日3次，小便可，眠安，四肢温而不凉。舌质淡暗，苔白厚腻，脉细缓。证属心脾气虚，湿邪停蓄，心脉受阻。治宜化湿理气，活血升脉。处方：紫苏梗10g，法半夏10g，白术30g，茯苓15g，香附10g，厚朴10g，乌药10g，太子参30g，羌活30g，川芎15g，丹参30g。日1剂，水煎服。服7剂后诸症均减，心率升至58次/分左右，继服半月后，脘腹已不胀，余症明显减轻，于方中去厚朴、乌药，加生黄芪。1个月后心率68次/分左右，稍乏力，偶有心悸胸闷，乃于方中去紫苏梗，加防风10g，升麻10g，泽泻30g。调服2个月后，心电图正常，随访2年未再发作。

按：此例为心脾气虚，致湿邪停聚，阻滞心脉而致脉缓。治用理气化湿法以调脉。方中以白术、茯苓、陈皮、半夏健脾化湿，紫苏梗、厚朴、香附、乌药理气化湿，羌活祛风以助化湿，川芎、丹参活血通脉，太子参补益心脾。全方共奏化湿通脉、补益心脾之功，使湿邪化，心脉通，心气足，缓脉愈。药后见效，最后以健脾补气、活血升脉法而善后。

例2：病态窦房结综合征

XX，女，57岁。1998年10月17日初诊。患者2个月前出现心悸，胸闷憋气，症状持续加重，经某医院检查诊为“病态窦房结综合征”，心电图示心动过缓，心率43次/分。嘱其安装起搏器治疗，患者拒绝，遂要求中医治疗。现症见：心悸，气短，胸闷痛，乏力，伴头晕，腰膝酸软，畏寒肢冷，大便溏，日2次。舌暗淡，苔薄白，脉迟而结。证属心脾肾虚，寒邪内生，阻滞心脉。治以温阳散寒，活血升脉。处方：生黄芪30g，太子参30g，白术30g，茯苓15g，桂枝10g，肉桂10g，仙茅15g，附子10g，干姜10g，鹿角15g，川芎15g，丹参30g。日1剂，水煎服。服药1周后，症状稍减，心率未见上升，2周后心率50次/分，诸症皆减。服药2个月后，症状明显减轻，心率58次/分。继服半年后，诸症消除，复查动态心电图心率62次/分，未见窦性停搏，未见窦房传导阻滞，阿托品试验阴性。随访2年未见复发。

按：此例为心脾肾阳虚而寒，寒痰阻滞心脉而致脉象迟而结，治用温阳散寒法以调脉。方中以附子、肉桂、鹿角、干姜、桂枝温阳散寒，黄芪、太子参、白术、茯苓健脾益气，川芎、丹参活血通脉。全方共奏温阳散寒、活血通脉之功效。

例3：房室传导阻滞

XX，女，50岁。1998年10月18日初诊。患者1年前出现心悸，胸闷，乏力，病情逐渐加重。经某医院查心电图示：①Ⅱ度Ⅰ型房室传导阻滞；②窦性心动过缓。动态心电图示：心率37次/分。超声心动图无异常。心房调搏示：

①窦房结起搏功能正常；②房室结传导功能异常；③阿托品试验阴性，但房室结在每分钟130次时仍为文氏传导。确诊为“心律失常，Ⅱ度Ⅰ型房室传导阻滞”，建议安装起搏器治疗，患者拒绝接受，遂要求中医治疗。现症见：心悸阵作，乏力，伴头晕，腹胀，下肢肿，便溏，日3次，畏寒肢冷，脉结，舌淡暗，苔白腻。证属心脾肾虚，寒痰瘀结，心脉受阻。治以温补心肾，健脾化痰，通脉散结。处方：生黄芪30g，太子参30g，肉桂10g，巴戟天10g，干姜10g，白术15g，茯苓15g，陈皮10g，法半夏10g，泽泻30g，羌活30g，独活30g，莱菔子10g，白芥子15g，川芎15g，丹参30g。服药两周后，症状明显改善，夜间心率可达48次/分左右，心电图示Ⅱ度Ⅰ型房室传导阻滞。以上方加减，服药半年后心电图示窦性心动过缓，Ⅰ度房室传导阻滞，心率62次/分。乃以上方为主，加减坚持服药2年后，查心电图已正常。随访2年未再复发。

按：此例为心脾肾虚，且有气、血、老痰相凝结而致心脉被阻，脉道不通而现结脉。治用温化散结法以调脉。方中以干姜、肉桂、鹿角温阳散寒，白芥子、莱菔子、陈皮、半夏、白术、茯苓化痰湿，黄芪、太子参补气以助通阳散寒化痰湿之力，川芎、丹参活血通脉散结。全方温补散寒化痰，活血通脉散结，使寒得化，瘀得祛，结得散而痊愈。

（《中医杂志》，2002年第11期）

十七、慢－快综合征中医辨证思路初探

慢－快综合征是由于窦房结功能异常所导致的病态窦房结综合征的一种重要类型，临床可见长时间的窦性停搏与心房扑动、心房纤颤或室上性心动过速交替出现。笔者师承全国名老中医魏执真教授，在临床实践中，对于治疗慢－快综合征的中医辨证有一些初步的心得，现总结如下：

慢－快综合征的辨证要点主要在于辨脉为纲，四诊合参，分期分型。

（一）辨证须以辨脉为纲

对慢－快综合征辨证时最重要的是对脉象的辨别。临床发现，现代医学客观检查所显示的心率、心律变化与中医所见的脉象具有直接的相关性。从中医脉学的视角深入观察，分析现代医学心脏电生理检查结果，深入挖掘相应的各种脉象的内涵，以此构建判定证型的出发点。慢－快综合征患者的脉象在大部分时间呈现缓慢的表现，主要脉象表现为迟脉和结脉。窦性心动过缓、心率小于50次/分的患者常见迟脉，窦性停搏、窦房传导阻滞的患者常见结脉。慢－快综合征患者在阵发性快速型心律失常发作时，如心房纤颤或心房扑动为涩数脉，阵发室上速时则为疾脉或极脉。现据师承将上述几种脉象分析论述如下。

1. 迟脉

迟脉指脉搏缓慢，古人制定的标准是医生一吸一呼之间，患者的脉搏搏动3次，相当于36～48次/分。关于迟脉《濒湖脉学》有以下记载："迟脉，一息三至，去来极慢。""迟来一息惟三至，阳不胜阴气血寒。但把浮沉分表里，阳不胜阴气血寒。"《四言举要》说："迟脉属阴，一息三至。"迟脉是阳气不足，阴寒内盛，气血凝滞所致。

2. 结脉

结脉指脉迟缓且时有间歇的脉象，也就是说，结脉除了脉搏频率缓慢之外，

尚须兼节律的不齐,《濒湖脉学》中的表述是“结脉,往来缓,时一止复来”“气血凝,老痰结滞”“阴盛则结”。可见结脉的形成多属寒邪及痰湿之邪阻滞,属于阴证、寒证。阴盛气结而阳不和,故脉迟而一止。大凡气郁、血瘀、痰郁、寒郁等均可见结脉。

3. 涩脉和涩数脉

涩脉是指往来艰涩不畅的脉象,具有脉细、频率慢、节律绝对不齐的特点,现代医学的心室率较慢的心房颤动所见即是涩脉。涩脉主病阴血不足。《濒湖脉学》记载:“涩脉,细而迟,往来难,短且散。”“涩缘血少或伤精,反胃亡阳汗雨淋。寒湿入营为血痹,女人非孕即无经。”《四言举要》载:“涩脉少血,或中寒湿……”涩脉不迟反数(心室率快的心房颤动),一方面阴血不足较比更甚,另一方面是瘀而化热或湿郁生热。

4. 疾脉和极脉

古人制定的疾脉的标准是医生一吸一呼之间,患者的脉搏搏动 7 次。搏动 8 次为极脉,相当于 120 次 / 分或更快。临床所见慢 – 快综合征患者在迟脉、结脉的基础上突发涩数脉或见疾、极脉较为常见,多提示阳损及阴,阴血不足,痰瘀化热之象。

5. 脱脉

医生一吸一呼之间,患者的脉搏搏动 9 次或以上为脱脉。慢 – 快综合征患者在迟脉、结脉的基础上发作脱脉,昭示阳气将竭,阴气将亡,阴阳将脱,是临床的极危之症,必须急予回阳救逆之剂。

由于慢 – 快综合征患者脉象一般呈现的是迟脉或结脉,快速型的脉象多为发作性阵发出现,因此,可以认为缓慢型脉象是患者病理本质的真实体现,而快速型是在缓慢型所代表的病理基础之上的演化。通过长期的临床实践,魏老认为,慢 – 快综合征的中医发病机理首先为心脾肾阳虚,寒邪内盛或寒痰凝结,心脉受阻,脉象见缓慢型脉象;其发作性快速型脉象所体现的病机多为阳损及阴,阴血不足,瘀而化热。笔者的体会是:慢 – 快综合征患者体质虽为心脾肾阳虚,但是当其快速型心律失常发作时,阴虚有热的病机更与临床所见相符合。这种认识基于以下两点分析:其一,脾肾阳虚,寒自内生,气化不利,水津凝结为痰湿，寒痰郁久化热；其二，心脾肾阳虚日久，阳损及阴，阴虚血少，血脉瘀阻，“血瘀之处，必有伏阳”（《成方便读》），瘀久化热。同时，我意识到上述两者又是密不可分的，阳不化阴，津液不布，一方面津化为痰，另一方面阴无所养，总的根源在于阳虚日久。慢－快综合征患者的脉象平时缓慢而又有发作性快速型脉象的机制也就明确了。慢－快综合征患者快速型心律失常往往可以自行转复为缓慢型心律失常，其机制在于心主血脉，如为热邪所迫，遂致脉率加速，这种脉率的增快是在患者原本阳虚阴盛的病理基础上的另一种短暂的邪热偏胜的病理状态，并不能就因此认为患者的阳虚阴盛的病理基础发生了根本性的变化，快速心跳一段时间后，心气阴耗伤，郁热亦因之有所发散，正邪均无力支持快速的心率，于是患者的脉象又会回复到缓慢型的脉象。当然，这种现象频繁发生必然更加剧患者心气阴的不足。因此，对于慢－快综合征患者的脉象无论慢快都必须给予同等重视。临床可见患者的脉象在由快转慢的瞬间出现较前更缓慢无力的脉象，并可见损脉、败脉，甚至脉不能还（室速、室，心搏骤停）而心跳停止，危亡立至。通过对慢－快综合征患者脉象的分析，初步解决了对其中医学病理本质的认识问题，建立了慢－快综合征各种心律失常与中医学的相应脉象之间的相对精确的对位关系。而这种对位关系的建立，使慢－快综合征的中医辨证分型、分期具有了更大的合理性，同时也提高了中医临床治疗的可操作性。

（二）四诊合参，分期分型

在临床上可以根据脉象的变化将慢－快综合征的病理过程分为相对的两个时期。凡慢－快综合征患者脉象以缓慢型脉象为主要表现，偶发或在一定时期内不发作快速型心律失常的时期，可以称为临床的缓解期；当快速型心律失常频发，在缓慢型脉象的基础上快速型脉象表现相对显著的患者，则可以认为处于临床的发作期。这两个分期仅是相对而言，不是孤立的、绝对的，在一定条件下二者可以相互转化。在此基础上再精确判定证型，对指导临床治疗更加具有现实意义。魏老辨证时不仅重视辨脉，也强调四诊合参，以下就是各期各型的舌脉症情的归纳和分析。

1. 舌象

（1）舌苔之厚薄可别痰湿之有无　舌苔白厚腻者多为脾肾阳虚，津液气化障碍，易导致水湿内停，化为痰浊；舌苔薄者，多为单纯虚寒证。

（2）舌质之变化可明阴阳之偏盛　慢－快综合征的本质为阳虚寒盛，缓解期多见舌质较淡；发作期的患者临床可见舌质较前偏红，此为阳损及阴，或痰湿、血瘀，郁而化热之证。

2. 症状

慢－快综合征患者的症状具有多样性。一般均有心悸，伴胸闷或痛，气短乏力，间有头晕黑矇等症状，以下是缓解期和发作期的各证型。

（1）缓解期

1）心脾肾虚，寒滞心脉。本型特点是寒象较重，脉迟。由于先天不足，后天失养，久病迁延，暴病伤阳，致使心脾肾三脏阳气不足，阴寒内生。心阳虚损，搏动力勉，故脉迟。阳气虚衰，失于温煦，故见畏寒肢冷而喜热；腰膝酸软，头晕耳鸣，小便清长，阳痿遗精等均缘于命门火衰，肾精不充，固摄失司；脾阳不足则见便溏；舌质淡暗，苔薄白或白滑，脉迟，均为阳虚寒盛之象。

2）心脾肾虚，寒痰互凝。本型特点是在阳虚寒生的基础上痰湿较重，脉结或结代。心脾肾阳，水湿浊化无权，生成痰湿，心脉被阻，脉行遏而不畅，出现脉迟而有间歇者，是为结脉。脾肾阳虚则见腰膝酸软，形寒肢冷，遇寒则加重；寒痰阻滞心脉则见胸闷窒塞，心悸气短；脾胃阳虚，寒痰于碍，而见脘痞腹胀；湿蒙清窍则头重如裹；湿性趋下，易袭阴位，故部分患者可见下肢水肿。

3）心脾肾阴阳俱虚。本型特点是在阳气不足的基础之上，阴虚血少较为突出。脉见涩脉，临床心电图表现为心室率缓慢的心房纤颤。涩脉的形成是心脾肾阳虚与阴虚血少并见。阴血虚则脉失濡养、脉不流利；阳虚寒盛，心脉鼓动乏力故脉来迟缓；兼有寒湿之邪阻碍血行而见血流不畅；三者相合，就产生了涩脉。

（2）发作期

1）阴血不足，瘀而化热。本型主要特点是症见阳损及阴，心气阴两伤，血脉瘀阻，瘀而化热。心脾肾阳虚日久，脾虚则化源不足，心失滋养，肾虚则水火不能相济，而致心气阴血不足，血脉流通不畅遂致瘀阻，瘀久化热，热迫心神，引起疾脉或涩数脉；心悸、乏力、气短、口干咽燥为心气阴不足之象；胸闷或胸痛，舌暗红为心之气阴不足，血脉瘀阻之象；手足心热，便干，若见苔薄黄，是阴虚化热之象。

2）湿停阻脉，瘀郁化热。本型特点为脾虚湿盛化热的症状显著。脾肾阳虚，水湿温化无权，生成痰湿，湿停阻脉，瘀郁生热，扰动心神，致使心悸加重，频繁发作；湿性重着，易伤阳气，兼之心气本虚，故见心悸，气短，乏力懒言，四肢沉重；湿为阴邪，易阻遏气机，气机升降失常，脉行阻滞不畅，胸闷如堵，脘腹胀满，纳呆食少，大便黏腻不爽；口苦心烦，舌质暗红，苔白厚腻或兼淡黄；脉疾或涩数均为湿停阻脉，瘀郁化热之象。

3）阴阳虚极将脱。本型特点是阴阳虚极将脱之象明显，脉见极脱脉，且沉细无力之极，间有脉见浮象者。心脾肾阳虚日久，阳气虚极，脏腑俱已大损，尤其心气阴耗伤，血脉鼓动无力，气机升降无由，气血不足以荣养诸脏腑，故见心悸，气不足吸，神疲蜷卧，时作黑矇。如见昏厥，双目上视，颈项僵直，四肢抽搐，肌肤四肢逆冷，是真阳将脱，阴阳离决之危重症象。

综上所述，慢－快综合征患者心脾肾三脏阳气虚损、心脉瘀阻是其发病的根本性因素，是本象，心脉瘀阻、瘀而化热和湿停阻脉、瘀郁化热是其在患者原本的体质性病理基础之上发生的阶段性演化，是标象。基于这个认识，得出了辨脉为纲，四诊合参，分期分型的辨证思路。运用中医学的理论深入分析临床所见的舌脉症情，结合现代医学客观检查结果，找到其间内在的联系，发现期中的必然性，才能提高辨证的准确性，以此指导治疗，取得满意的临床疗效。

（《医药世界》，2006 年第 7 期）

十八、魏执真教授治疗病态窦房结综合征

魏执真教授为北京中医医院主任医师、教授、博士研究生导师，从事内科及心血管疾病的医疗、科研和教学工作 50 余年，对心血管学疾病的诊治经验丰富，尤其对临床上治疗棘手的心律失常，创建了独特的“以脉为主，四诊合参”“两类、十型、三证候”的辨证思路和方法，临床疗效满意。现将自己跟随魏执真教授临床诊治病态窦房结综合征的点滴所见介绍如下：

病态窦房结综合征属中医学的“心悸”病，常见心悸，胸闷，甚或胸痛，头晕，气短，乏力，怕冷，四肢凉或不温，脉象主要呈现缓慢型表现。根据病窦患者心率及心律的情况，主要脉象可分为迟脉（窦性心动过缓，心率小于 50 次 / 分）和结脉（窦性停搏和窦房传导阻滞等），此外，还可见涩数脉（慢 – 快综合征，阵发性心房颤动或心房扑动发作时所见脉象）及疾脉（阵发室上速发作时所见脉象）。

（一）病态窦房结综合征（迟脉）

病态窦房结综合征可表现显著而持续的窦性心动过缓，心率多在 50 次 / 分以下，脉为迟脉。病由禀赋薄弱，劳倦过度等均可导致心脾肾阳虚，阴寒之邪内生，寒邪主凝，致心脉瘀阻，脉来迟缓。

病案举例

XX，男，42 岁。初诊日期：2009 年 12 月 7 日。

5 年来无明显诱因阵发心悸，曾到医院经西医系统检查，诊断为病态窦房结综合征，未经系统治疗。现阵发心悸、胸闷夜间明显，夜间脉率约 39 次 / 分。平时气短、乏力、怕冷，睡眠不实，纳可，便调。查体：血压 110/70mmHg（14.6/9.3KPa），心率 45 次 / 分，心律齐，未闻及病理性杂音。舌质暗，苔薄白，脉迟。动态心电图示：最慢心率 38 次 / 分，最快心率 80 次 / 分，平均心率 53 次 / 分。提示：窦性心动过缓。西医诊断：病态窦房结综合征。中医辨证：

心脾肾阳虚，寒邪内生，心脉受阻。治则：温阳散寒，活血升脉。方用魏老师自拟温阳散寒调脉汤加减：太子参 30g，麦冬 15g，五味子 10g，丹参 30g，川芎 15g，香附 10g，佛手 10g，羌活 15g，生鹿角 15g，白术 10g，茯苓 15g。水煎服，日 1 剂。

增减服药半年，夜间心率由治疗前的 39 次 / 分升到 50 次 / 分，白天心率可达 70 次 / 分左右，心悸等诸症消失。复查动态心电图示最慢心率 46 次 / 分，最快心率 100 次 / 分，平均心率 65 次 / 分。随访至今病未复发。

按：本患者的迟脉为心脾肾阳虚，心脉不畅所致；心悸、胸闷、憋气为心脉瘀阻；气短、乏力为阳气虚；怕冷，舌质暗苔薄白为阳虚内寒之象。方中羌活、生鹿角温阳散寒升脉；太子参、麦冬、五味子、白术、茯苓益气养心健脾以助温阳散寒升脉；丹参、川芎活血通脉；香附、香橼、佛手理气以助升脉。共用温阳散寒，活血升脉。

（二）病态窦房结综合征（结脉）

结脉是指脉迟缓时有间歇的脉象，病态窦房结综合征中的窦性停搏和窦房传导阻滞均表现为结脉。

由于窦房结细胞产生的冲动过弱导致起搏功能障碍，或窦房结细胞的周围组织应激性过低，使冲动不能传出时，心房、心室不能按时接受窦性冲动的激动而停搏一次或数次，脉象表现为结脉。

病由劳倦过度或禀赋薄弱等致脾肾之阳亏虚，心阳失于脾肾之阳温煦，则心脾肾之阳俱虚，虚寒内生，寒凝血脉；又脾肾阳虚水液代谢紊乱，水湿内停日久化痰，寒痰相结，寒痰与气血凝结阻滞心脉，则脉迟而时一止，脉象为结脉。

病案举例

XX，女，67 岁。初诊日期：2008 年 9 月 18 日。

阵发心悸半年余。曾做心电图示心率 30 次 / 分，Ⅱ度窦房传导阻滞。于 2007 年 7 月以“病窦综合征？”入住医院。动态心电图示窦性心动过缓，Ⅱ度窦房传导阻滞。行食道电生理检查：窦房结恢复时间 2000ms。建议安装心脏起搏器，患者不愿接受，以“病态窦房结综合征”诊断出院，后服用中西成药等，症状改善不明显。现阵发心悸，胸闷，气短，乏力，形寒肢冷，眠差，纳少，便调。查体：血压 120/70mmHg（14.6/9.3KPa），心率 40 次 / 分，其中停搏 5 次，各瓣膜区听诊未闻及病理性杂音。舌质暗，苔薄白，脉结。动态心电图：平均心率 60 次 / 分，最小心率 30 次 / 分，最大心率 82 次 / 分。结论：窦性心动过缓及不齐，可见Ⅱ度窦房传导阻滞，交界性逸搏。西医诊断：病态窦房结综合征。中医辨证：心脾肾阳虚，寒痰瘀结，心脉受阻。治则：温补脾肾，活血升脉，化痰散结。方用魏老师自拟温化散结调脉汤加减：太子参 30g，麦冬 15g，五味子 10g，丹参 30g，川芎 15g，香附 10g，香橼 10g，佛手 10g，乌药 10g，生鹿角 15g，羌活 15g，陈皮 10g，半夏 10g，炒酸枣仁 30g，夜交藤 30g，焦三仙（即焦麦芽、焦山楂、焦神曲）各 15g。水煎服，日 1 剂。

增减服药 4 个月后，心悸等诸症消失，心率由治疗前的 40 次 / 分上升至 67 次 / 分。复查动态心电图示：平均心率 75 次 / 分，最小心率 53 次 / 分，最大心率 108 次 / 分。结论：窦性心律，大致正常。随访至今未复发。

按：本患者脉迟而有间歇为心脾肾阳虚，寒痰内生，心脉瘀阻，脉流结滞不通所致；寒痰阻滞心脉则见胸闷、心悸、气短；心神失养则眠差；形寒肢冷，舌质暗，苔薄白均为阳虚之象。方中生鹿角、羌活温阳散寒升脉；陈皮、半夏化痰湿；太子参、麦冬、五味子益气养心以助通阳散寒；丹参、川芎、香附、佛手、乌药理气活血，通脉散结；炒酸枣仁、夜交藤养心安神；焦三仙健脾消食。诸药配伍温补心肾，活血升脉，化痰散结。

（三）病态窦房结综合征（慢 - 快综合征，脉象迟脉兼疾脉或涩数脉）

病态窦房结综合征中，有的患者在窦性心动过缓的基础上出现阵发性室上性心动过速或阵发性心房颤动与扑动的发作。发作时脉象表现为疾脉或涩数脉，是由于心肾阴阳俱虚、血脉瘀阻、瘀久化热，致使时而出现热证，遂引起疾脉或涩而数脉（即慢 - 快综合征，阵发室上速和 / 或阵发性心房颤动）。

病案举例

XX，男，71 岁。初诊日期：2008 年 8 月 3 日。

1 年来阵发心悸、胸闷。近半年发作频繁，每天发作数次，每次持续 15

分左右。动态心电图示：最慢心率 31 次 / 分，最快心率 180 次 / 分，短阵性房性心动过速，阵发性心房颤动。现阵发心悸、胸闷，乏力，眠欠安，纳可，便偏干。查体：血压 130/85mmHg，心率 60 次 / 分，律齐，未闻及病理性杂音。舌质暗、苔薄黄，脉细弦。西医诊断：病窦综合征。中医辨证：心肾阴阳俱虚，寒湿瘀阻，瘀而化热。治则：益气养心，理气通脉，清热凉血。方用魏老师自拟清凉滋补调脉汤加减：太子参 30g，麦冬 15g，五味子 10g，丹参 30g，川芎 15g，香附 10g，香橼 10g，佛手 10g，牡丹皮 15g，赤芍 15g，黄连 10g，炒酸枣仁 30g。水煎服，日 1 剂。

增减服药半年后心悸、胸闷诸症消失。动态心电图示：窦性心律，最高心率 110 次 / 分，最低心率 54 次 / 分，平均心率 70 次 / 分。

按：患者脉迟兼频发疾脉或涩而数脉为心肾阴阳俱虚，血脉流通不畅，心脉瘀阻，瘀久化热所致；瘀热扰心则心悸、胸闷，乏力；大便干，苔薄黄均为内热之象。方中太子参、麦冬、五味子益心气养心阴；丹参、川芎活血通脉；香附、香橼、佛手理气以助通脉；牡丹皮、赤芍、黄连凉血清热；炒酸枣仁养心安神。诸药共用使病人心气阴足，血脉通，瘀热清。

病态窦房结综合征属于心律失常中的缓慢类。病人常见脉象为迟脉、结脉。魏老认为其主要发病机理为心脾肾阳虚，寒邪内生，寒痰凝结，心脉受阻。关于迟脉和结脉的病因病机，《濒湖脉学》曾记载“迟来一息至惟三，阳不胜阴气血寒”，又“阴盛则结，癥瘕积郁”，在此基础上瘀而化热时，则可见阳热类的脉象——疾脉，若再兼阴血亏虚，则可出现涩数脉（慢 - 快综合征）。

总之，魏老认为病态窦房结综合征的发病关键是“寒”，为阴证，其病在心，涉及心脾肾三脏，由心脾肾阳虚而致，亦有寒凝日久化热，致使时而出现热象者，表现为病态窦房结综合征的慢 - 快综合征。

（《云南中医学院学报》，2013 年第 1 期）

十九、魏执真辨证分型治疗缓慢型心律失常经验拾萃

魏执真教授擅长治疗心脑血管疾病，尤其在中医药治疗心律失常方面有深入研究和独特认识，积累了丰富的临床经验，下面对其治疗缓慢型心律失常的临床经验简要总结如下：

1. 病机认识

心律失常相当于中医的“心悸”。关于心悸历代均有论述，如《素问·痹论》“心痹者，脉不通，烦则心下鼓”，《丹溪心法·惊悸怔忡》“惊悸者血虚，惊悸有时，以朱砂安神丸”等记载，对心律失常（心悸）的病因病机进行了详细的记述。魏执真教授精研古籍，勤于临床，结合多年的临床实践，认为缓慢型心律失常的主要病机是由于心脾肾阳气亏虚。寒湿、痰饮之邪阻滞心脉，心脉瘀阻流通不畅。心主血脉，若心阳气亏虚，气虚无力帅血运行，阳虚无力鼓动血脉流通，再兼脾肾阳虚，气化失常，水湿痰饮停聚，阴寒之邪内生，而致心脉阻滞。阴寒之邪可致脉迟缓，瘀而致乱，故可见脉迟缓而不齐（结、代、涩）。魏教授提出形成缓慢型心律失常的病机关键是“阴寒”，必要环节是“心脉瘀阻”，根本因素是“心脾肾脏亏虚”。

2. 分型论治

对于缓慢型心律失常，根据伤及心脾肾肝的脏腑不同，以及本虚之气血阴阳亏虚程度，标实之寒湿、痰饮、寒凝等的兼夹不同而分为五型。

（1）心脾气虚，心脉瘀阻，血流不畅型　本型主要见于窦性心动过缓、结区心律、加速的室性自搏心律。临床可见心悸，气短，胸闷或胸痛，乏力，肢温不凉，舌质淡暗，苔薄白，脉缓而细弱。治以健脾补气，活血升脉，自拟健脾补气调脉汤：太子参、生黄芪、茯苓、白术、陈皮、半夏、羌活、川芎、丹参。

（2）心脾气虚，湿邪停蓄，心脉受阻型　本型主要见于窦性心动过缓等，可见心悸，气短，胸闷或胸痛，乏力，脘腹胀满，纳差，大便不爽，头晕胀，

苔白厚腻，质淡暗，脉缓而弦滑。治以化湿理气，活血升脉，自拟理气化湿调脉汤：白术、茯苓、陈皮、半夏、紫苏梗、川厚朴、香附、乌药、川芎、丹参。

（3）心脾肾虚，寒邪内生，阻滞心脉型　主要见于病态窦房结综合征、Ⅲ度房室传导阻滞或Ⅱ度Ⅱ型房室传导阻滞等。临床可见心悸，气短，胸闷，胸痛，乏力，怕冷，肢冷，便溏，腰腿酸软无力或可伴头晕耳鸣、阳痿等，舌质淡暗，苔薄白或白滑，脉迟。治以温阳散寒，活血升脉，自拟温阳散寒调脉汤：附子、肉桂、鹿角、干姜、桂枝、生黄芪、太子参、白术、茯苓、川芎、丹参。

（4）心脾肾虚，寒痰瘀结，心脉受阻型　主要见于早搏而心室率慢、Ⅱ度Ⅰ型房室传导阻滞及心室率慢的窦房传导阻滞。临床可见心悸，气短，乏力，胸闷，胸痛，怕冷或不怕冷，舌质淡暗，苔薄白，脉结或结代脉。治以温补脾肾，祛寒化痰，活血散结，自拟温化散结调脉汤：干姜、肉桂、鹿角、白芥子、莱菔子、陈皮、半夏、白术、茯苓、生黄芪、太子参、川芎、三七等。

（5）阴阳俱虚，寒湿瘀阻，心脉涩滞型　本型主要见于心室率缓慢的心房纤颤。临床表现为心悸，气短，胸闷，胸痛，乏力，大便偏干，舌暗红或兼碎裂，苔薄白，脉细涩。治以滋阴温阳，化湿散寒，活血通脉，自拟滋养温化调脉汤：白术、茯苓、陈皮、半夏、干姜、肉桂、桂枝、生黄芪、太子参、当归、白芍、生地黄、阿胶、川芎、丹参等。

3. 用药特色

（1）补气（阳）化湿，活血升脉　缓慢型心律失常的病机主要为心脾肾阳气亏虚，阳虚气化失常，内生寒湿、痰饮之邪阻滞心脉，心脉瘀阻，流通不畅，因此治以益气温阳，化湿活血，使心之阳气得复，鼓动有力，内生寒湿、痰饮之邪得除，则血脉畅通而达到提升脉率的效果。

（2）补勿致壅，活勿伤气　根据《素问·至真要大论》所提出的“久而增气，物化之常也；气增而久，夭之由也”，魏执真教授强调“过补致壅，久活耗气”，选药以清补、理气、和血之品为主。如补气用体润性和，具有补气养阴之功的太子参而不用大补元气的人参；温阳药亦少使用附子等大热之品，而选用桂枝、肉桂等辛温药；活血多用丹参、川芎、赤芍、牡丹皮等和血之品，而不选择具有活血破瘀作用的三棱、莪术，甚至红花、桃仁也较少使用；行气药选择佛手、香附、乌药、枳壳等理气药，而不用青皮、枳实等破气之品。在药量方面，也从小剂量开始，根据患者病情变化逐渐增加直到达到最佳效果。

（3）特殊用药　魏教授根据《素问·阴阳应象大论》“湿伤肉，风胜湿”及“风能胜湿”的理论，经过长期的临床实践、科研工作，在大量的解表类药物中最终筛选出羌活用于治疗缓慢型心律失常，可以显著地提高治疗效果，但用量必须达到15～30g，效果方能显著。

病案举例

XX，69岁，退休工人。初诊日期：2012年8月15日。

患者心悸反复发作3年，近1个月来发作频繁，每周发作2～3次，平时心率在40～50次/分。2012年7月3日动态心电图示：窦性心动过缓，间歇Ⅱ度房室传导阻滞。当时症见：阵发性心悸，伴气短、头晕、头脑发空感，大便不成形，舌淡暗红，苔薄白润，脉缓，心率50次/分。辨证：心脾气虚，湿邪停聚，心脉受阻。治以健脾化湿，活血升脉。方用自拟理气化湿调脉汤加减：紫苏梗10g，陈皮10g，半夏10g，生白术30g，茯苓15g，香附10g，乌药10g，太子参30g，生黄芪30g，羌活15g，丹参30g，川芎15g。水煎服，每天1剂。服药2周后心悸、头晕等减轻，心率在52～56次/分。继服前方4周后复诊，心率维持在60次/分左右，随诊半年，心率维持在60～70次/分，心悸、头晕等症消失。随访2年，病情平稳。复查心电图示：窦性心律，心率68次/分，Ⅰ度房室传导阻滞。

按：该患者为窦性心动过缓，Ⅱ度房室传导阻滞，属于缓慢型心律失常。心悸、气短，大便不成形为心脾气虚，湿邪内停的表现；头晕且头脑发空感为脾虚，清阳不升所致；“缓脉营衰卫有余，或风或湿或脾虚”，本患者的缓脉主脾气虚，湿邪内停；舌淡暗红为脾虚湿停，阻滞血脉及心气亏虚无力运行而致的血脉瘀阻之征；综合舌、脉、症，当辨证为心脾气虚，湿邪内停，心脉受阻。治以健脾化湿，活血升脉，使脾气旺，湿邪除，血脉通，心气鼓动有力。方中紫苏梗、香附、乌药理气化湿；白术、茯苓、陈皮、半夏健脾化湿；羌活祛风以助除湿；太子参、黄芪益气健脾；丹参、川芎活血通脉。诸药相合，切中病机，诸症渐解。

（《环球中医药》，2015年第7期）

二十、魏执真教授辨治缓慢型心律失常体会

国家级名老中医魏执真教授长期从事中医药防治心脑血管疾病的科、教、研工作，对心律失常、冠心病、心肌病、糖尿病、糖尿病性心脏病、脑动脉硬化、脑供血不足、大动脉炎等做了深入的研究。在中医药防治心律失常方面，魏教授创立了“以脉为主、四诊合参”及“两类、十型、三证候”的独特辨证理论与方法，疗效显著。笔者有幸跟随魏教授临床侍诊学习，聆听师训，获益匪浅，兹将魏教授治疗缓慢型心律失常临床经验介绍如下，以供同道临证参考。

1. 病性属“寒”，首先明确

魏教授将心律失常分为阳热与阴寒两类，每类又分为五型。阴寒类心律失常主要包括窦性心动过缓、病态窦房结综合征、各种传导阻滞及慢心室率的早搏等，类似于西医的缓慢型心律失常。这类心律失常脉象上主要表现为缓、迟、结、涩、结代等缓慢型脉象，脉搏迟缓或迟缓而有间歇。其主要病机为心脾肾虚，寒、湿、痰饮阻滞心脉，以虚为主，虚实夹杂。

2. “阴寒”致病，最为关键

缓慢类心律失常的主要病机是心脾肾阳气亏虚或兼阴血不足，寒湿、痰饮之邪阻滞心脉，心脉瘀阻，流通不畅。“阴寒”是形成本病的关键，阳气亏虚，气化失常，痰饮水湿内停，而致“心脉瘀阻”，“心脉瘀阻”又是发病的必要环节，痰饮、水湿、寒邪阻滞心脉是构成阴寒类心律失常的重要因素。阴寒之邪可致脉迟缓，痰、饮、水湿及瘀而致脉乱，故可见脉迟缓而不齐（结、代、涩）的缓慢型（阴寒类）心律失常。本类心律失常病机特点为本虚标实，本虚为心脾肾阳气不足，标实为水湿、痰饮、瘀血、寒凝。

3. 辨证论治，详分五型

根据病变所涉的脏腑不同，气血阴阳虚损程度的差异，以及寒湿、痰饮、寒凝之邪的不同等分为五型。

（1）心脾气虚，心脉瘀阻，血流不畅　本型主要见于窦性心动过缓、结区心律、加速性室性自搏心律。临床可见心悸，气短，胸闷或胸痛，乏力，不怕冷，可怕热，肢温不凉。舌质淡暗，苔薄白，脉缓而细弱。治以健脾补气，活血升脉。方选自拟健脾补气调脉汤：太子参、生黄芪补气升阳；茯苓、白术、陈皮、半夏健脾化湿；羌活祛风以助化湿；川芎、丹参活血通脉。全方共奏健脾补气，活血通脉之功，使心脾气充足，心脉得养，缓脉得以平复。

本型的脉象特点是脉缓而非迟、非结，其脉率在50～60次/分。《濒湖脉学》关于缓脉论述为："去来小快于迟，一息四至，如丝在经，不卷其轴，应指和缓，往来甚均，如初春杨柳舞风之象，如微风轻飐柳梢。""缓脉营衰卫有余，或风或湿或脾虚，上为项强下痿痹，分别浮沉大小区，寸缓风邪项背拘，关为风眩胃家虚，神门濡泄或风秘，或是蹒跚足力迂。"缓脉主脾虚及营阴不足、湿证及风证，既可出现在脾虚、营阴不足的虚证之中，又可出现在湿邪或风邪阻脉的实证当中，在临床上应结合其他症状、舌象以进一步区分，详加辨别。

（2）心脾气虚，湿邪停蓄，心脉受阻　本型主要见于窦性心动过缓、结区心律及加速性室性自搏心律等。可见心悸，气短，胸闷或胸痛，乏力，不怕冷，肢温，脘腹胀满，纳差，大便不实不爽，头晕胀。苔白厚腻，质淡暗，脉缓而弦滑。治以化湿理气，活血升脉。方选自拟理气化湿调脉汤：白术、茯苓、陈皮、半夏健脾化湿；紫苏梗、川厚朴、香附、乌药理气化湿；羌活祛风以助化湿；川芎、丹参活血通脉；太子参补益心脾。全方共奏化湿通脉，补益心脾之功，使湿邪化，心脉通，心气足，缓脉愈。

本证脉象特点为缓而弦滑，是脾虚，中气不足而兼有湿停。如大便溏薄可加诃子涩肠止泻，大便黏滞不爽加木香以增强行气或黄连厚肠胃等。

（3）心脾肾虚，寒邪内生，阻滞心脉　此型主要见于病态窦房结综合征、Ⅲ度房室传导阻滞或Ⅱ度Ⅱ型房室传导阻滞等。临床表现为心悸，气短，胸闷，胸痛，乏力，怕冷，肢冷，便溏，腰腿酸软无力或可伴头晕耳鸣，阳痿等。舌质淡暗，苔薄白或白滑，脉迟。此型不仅心脾虚弱，而且涉及肾，心脾肾阳虚，虚寒内生，治以温阳散塞，活血升脉之法，方选自拟温阳散寒调脉汤。附片、肉桂、鹿角、干姜、桂枝温阳散寒；生黄芪、太子参、白术、茯苓健脾益气以助温阳散寒；川芎、丹参活血通脉。

本证脉象特点为迟脉，迟脉较缓脉更慢，一般在50次/分以下，多在30～40次/分。《濒湖脉学》关于迟脉的记述："迟脉，一息三至，去来极慢。""迟一息至惟三，阳不胜阴气血寒。但把浮沉分表里，消阴须益火之源。"迟脉主阴主寒，脉搏有力为寒积，迟而无力为虚寒证。本证为心脾肾虚寒，其脉迟而无力。

（4）心脾肾虚，寒痰瘀结，心脉受阻　本型主要见于早搏而心室率慢、Ⅱ度Ⅰ型房室传导阻滞及心室率慢的窦房传导阻滞。临床可见心悸，气短，乏力，胸闷，胸痛，怕冷或不怕冷，肢温或肢凉。舌质淡暗，苔薄白，脉结或结代脉。治以温补脾肾，祛寒化痰，活血散结，方选自拟温化散结调脉汤：干姜、肉桂、鹿角温阳散寒；芥子、莱菔子、陈皮、半夏、白术、茯苓化痰湿，生黄芪、太子参补气以助通阳散寒化痰湿之力；川芎、三七粉活血通脉散结。全方温补，散寒化痰，活血通脉散结。

本型的特点是脉结或脉结代。结脉与缓脉、迟脉形成方面具有差别，结脉除心脾肾虚极、寒痰湿阻脉等因素外，还有气、血、老痰相凝结而心脉被阻的特点，因此脉流更为结滞不畅而有间歇之象。正如《濒湖脉学》所说："结脉，往来缓，时一止复来。""结脉皆因气血凝，老痰结滞苦沉吟，内生积聚外痈肿，疝瘕为殃病属阴。"

（5）阴阳俱虚，寒湿瘀阻，心脉涩滞　本型主要见于心室率缓慢的心房纤颤。表现为心悸，气短，胸闷，胸痛，乏力，大便偏干，舌暗红或兼碎裂，苔薄白，脉细涩。治以滋阴温阳，化湿散寒，活血通脉之法，方选自拟滋养温化调脉汤：白术、茯苓、陈皮、半夏健脾化湿；干姜、肉桂、桂枝温阳散寒；生黄芪、太子参补气，以助散寒化湿；当归、白芍、生地黄、阿胶滋补心肾之阴；川芎、丹参活血通脉。

本型脉象特点为细迟且叁伍不调的涩脉。《濒湖脉学》关于细脉及涩脉论述分别为："细脉萦萦血气衰，诸虚劳损七情乖，若非湿气侵腰肾，即是伤精汗泄来。寸细应知呕吐频，入关腹胀胃虚形，尺逢定是丹田冷，泄痢遗精号脱阴。""涩缘血少或伤精，反胃亡阳汗雨淋，寒湿入营为血痹，女人非孕即无经。寸涩心虚痛对胸，胃虚肋胀察关中，尺为精血俱伤候，肠结溲淋或下红。涩主血少精伤之病。女子有孕为胎病。无孕为败血。"细脉主阴血亏虚或湿浊内蕴之证，涩脉主病为血少或伤精，或阳气虚而寒湿痹阻血脉，本证脉细涩示阴血亏少，虚寒痰凝，血脉阻滞不通。

4. 三类证候，牢记于心

魏执真教授通过对长期的临床实践观察、分析、研究、总结发现，在心律失常的病程中会出现以下三种证候：①气机郁结。主要表现为脘腹、胸胁胀满，郁闷少欢，伴叹息，大便欠畅，食纳欠佳，舌暗，脉弦等。此种情况更会加重心脉瘀阻，治疗时可加用郁金、枳壳、香附、乌药、大腹皮、川厚朴等以加强行气开郁。②神魂不宁。失眠多梦，易惊，胆怯，精神不易集中或坐卧不安，舌淡暗，动脉等。心主神志，心脉不通可导致心神不宁，而心神不宁又可加重心脉瘀滞而加重病情，因此在治疗时可选择加入石菖蒲、远志、炒酸枣仁、夜交藤、合欢花、莲子心、百合、生龙骨、生牡蛎等。③风热化毒。咽痒，咽痛，鼻塞流涕，甚或恶寒发热，肢体酸痛，口干欲饮。此时主要对阳热类心律失常造成严重影响，常常可内外热邪相合，外热引动内热，两邪相煽而造成病情反复或加重，此时应遵循“夫痼疾加以卒病，当先治其卒病”的原则，暂停原发病的治疗，待外感病情治愈后再予治疗。

5. 精细选药，恰当配伍、用量

魏执真教授在长期的临床实践、科研工作中，对于治疗心律失常的药物进行了长期、反复的探索、筛选，通过对大量药物的临床观察比较后，确定羌活对阴寒类心律失常疗效显著。阴寒类心律失常其主要病机是心脾肾阳气亏虚，气化失常，水湿、痰饮内生，阻滞经脉。羌活为风药，正如《素问·阴阳应象大论》云“…湿伤肉，风胜湿…”，选用羌活可以加强祛湿，而且用量必须达到 15 ~ 30g，效果方能显著。

魏执真教授经常强调“过补致壅，久活耗气”这一重要思想。众所周知，具有补性的中药，虚证用之可以增气而得益，若补之不当或长期使用，可使一脏过胜，影响五脏的正常生克制化和气血运行，反而成为致病的原因，即“久而增气，物化之常也，气增而久，夭之由也”。因此益气药多选用体润性和，具有补气养阴之功效的太子参而不用具有大补元气的人参。对于祛邪药物也选择温和柔润之品，如活血多用丹参、川芎、赤芍、牡丹皮等，而不选择活血破瘀功用的三棱、莪术，甚至红花、桃仁也较少使用；行气药多选择佛手、香附、乌药、枳壳等，而不用青皮、枳实。在药量方面，多从小剂量开始，逐渐增加直到达到最佳效果，如羌活多从15g开始，可逐渐增加到30g，清心安神的莲子心则为1.5g。

病案举例

XX，女，69岁，退休工人。初诊日期：2012年8月15日。

患者近3年来自觉阵发性心悸，24小时动态心电图（Holter）示窦性心动过缓，阵发性心房颤动，间歇Ⅱ度房室传导阻滞，房性早搏，室性早搏，短阵性房速，Ⅰ度窦房传导阻滞。既往患有甲状腺功能减低、高脂血症。平时口服门冬氨酸钾镁片，病情无明显好转。就诊时症见：阵发性心悸，近1个月来发作频繁，每周发作2～3次，每次持续时间为30分钟左右，发作时心率在60～70次/分，平时心率在40～50次/分，伴气短，时有头晕，头脑发空感，胸闷，入睡困难，口干，口苦，纳可，腹胀，大便黏滞不畅，舌苔薄黄，脉迟。查体：血压110/70mmHg，心率55次/分，心律齐，各瓣膜听诊区未闻及病理性杂音。中医诊断：心悸。辨证：心肾阴阳俱虚，血脉瘀阻，瘀而化热。治以益气养阴，理气温通，凉血清热。方用自拟清凉滋补汤加减：太子参30g，麦冬15g，五味子10g，香附10g，香橼10g，佛手10g，乌药10g，牡丹皮15g，赤芍15g，黄连10g，桂枝10g，沙参30g。日1剂，水煎服。

服药1周后，患者心悸气短减轻，心房颤动每周仍有2～3次发作，发作时自测心率为45～52次/分，每次持续时间为20分钟左右，仍有头晕，下肢乏力，腰酸软，大便头干，腹胀，舌淡，苔薄黄，脉弦细。前方加羌活15g。服14剂后复诊，心房颤动近2周发作1次，头晕消失，乏力明显减轻，腹胀及胸闷等均减轻，大便仍初头干，小便调，睡眠好转，舌红，苔薄黄，脉弦细。于二诊用药基础上加瓜蒌30g。服药后5周内未再发作心悸，继续随诊以巩固疗效。

（李云虎）

第三节　诊治冠心病心绞痛特色学术体系理论研究文章选录

一、论冠心病心绞痛证治

冠心病心绞痛是冠状动脉供血不足，心肌急剧地暂时性缺血缺氧引起的以发作性胸痛为主要表现的临床综合征。西医学认为该病病变主要为冠状动脉内膜脂质沉积和纤维组织增生引起血管腔狭窄，当血管腔狭窄小于50%时患者可无症状，当狭窄为50%～75%时，心肌缺血、需氧与供氧失衡，由于代谢异常产生的腺苷、乳酸、激肽等致痛物质造成心绞痛。

《内经》中有关冠心病心绞痛有如下记载："心病者，胸中痛，胁支满，胁下痛，膺背肩甲间痛，两臂内痛。""心手少阴之脉……是动则病嗌干心痛，渴而欲饮，是为臂厥，是主心所生病者……""忧思则心系急，心系急则气道约，约则不利。""手少阴气绝则脉不通，脉不通则血不流。"魏执真教授根据这些记载分析认为，冠心病心绞痛的中医病名为"胸痹""心痛"，其病位在心，病理是心脉不通，不通则痛，病性属本虚标实。心主血脉，脉为血之府，血液充盈方可循行脉内周流不息，而血液的周流又赖于心阳气的鼓动。心为阳中之太阳，以阳气为用，心的阳气具有温煦和推动的作用，只有心阳气充沛，方能使血液正常运行，通达全身。如果心阳气衰弱，便使心用障碍，血行不利。另一方面，心脏以血为体，心阳气的温煦和推动正常，有赖于心阴血的濡养和滋润，正所谓"阴在内，阳之守也；阳在外，阴之使也"。若心阴血及心阳气不足，则心体、心用受损，均能引起血流不通的心痛。所以，心阳气或心阴血不足是冠心病心绞痛的根本原因。另外，忧郁思虑等情致因素伤及心脏，而致心脉气机阻滞；饮食不节，痰湿内生，阻滞心脉；寒邪内侵，阻滞心脉等也是心脉不通的原因。

因此对于冠心病心绞痛的治疗，魏教授认为必须标本兼顾。治本，即补养阴血，扶助心阳，以促进血脉循行流畅。魏教授通过长期临床观察总结，临床上所见患者主要表现为心之气阴不足，而单纯心阳虚者不多见，因此在药物选择上常用太子参、麦冬、五味子以扶正。太子参味甘微苦，性平，功能补气生津，为补气药中的清补之品，补而不燥；麦冬味甘微苦，性微寒，滋补肺胃之阴，兼养心阴，补而不腻；五味子味酸性温，可生津止渴，养心敛汗。三味药共用，又寓“生脉散”之意，既可补气，又能养阴，不燥不腻，对于心之气阴亏虚所致诸症，尤为适宜，另一方面，气属阳，补气也可扶助阳气。治标，即调理气机，活血通脉，这里魏教授用药的特点是“和血”。魏教授认为，该病的病理乃心脉阻滞，血流不畅，即血液在经脉之中流通不畅，并不等同于“瘀血”。瘀血致病的特点可见疼痛为刺痛、痛处固定、入夜尤甚，或见肿块、出血，或见面色黧黑、肌肤甲错，与心绞痛所见之症不同，所以魏教授在用药上注重和血，避免应用三棱、莪术、水蛭、虻虫等破血之品，以免损伤正气。魏教授常用丹参、川芎二药。丹参一味，功同四物，其味苦，性微寒，善祛瘀生新，调养血脉；川芎乃血中气药，味辛性温，可上行头目，下行血海，行气活血，走而不守。二药一寒一温，相互配合，活血通脉而不伤正，并使药性不致过寒或过温。另一方面，血属阴主静，血不能自行，需赖于气的推动，即“气为血之帅”之意。气机郁滞则血行不利，流通不畅，不通则痛，故而魏教授还十分重视理气药的应用，通过理气以助活血通脉。因该病之本为“虚”，魏教授认为当理气而不能破气，喜用香橼、佛手轻清之品，而很少应用青皮、枳实之属。香橼味辛酸苦，性温，有调气、宽胸、化痰之功；佛手味辛苦酸，性温，可理气和中，疏肝解郁。二味药皆药性和平，可调理气机，久用而不致伐伤正气。又因二药药力缓和，故魏教授还喜于方中同时应用香附一味。香附味辛微苦微甘，性平，《本草纲目》谓其“利三焦，解六郁，……其味多辛能散，微苦能降，微甘能和，乃足厥阴肝、手少阳三焦气分主药，而兼通十二经气分”，且香附兼入血分，为“血中气药”。香附、香橼、佛手三药共用，药力适中，使气机调畅，血行流通，而不流于耗气破气之弊。魏教授有时方中只有调气之品，而无活血之药，仍能取效，推究其中奥妙，盖气行则血行，通过理气使血脉通畅，故而虽未用丹参、川芎，心痛亦解。此外，川芎毕竟性偏温，香附前人亦有“苦燥而能耗血散气”之说，久用稍有耗气伤阴之弊，而方中有太子参、麦冬、五味子，则可佐制二药的温燥之性。由此亦可以看出魏教授组方之严谨、轻灵、巧妙。另外，由于饮食不节，痰湿内生，或寒邪内侵，皆可阻滞心脉，而致心脉不通，故临床上魏教授还根据患者具体病因而相应选用化痰湿、逐寒邪等法则。

魏教授通过长期临床观察总结，认为冠心病心绞痛以下两型临床最为常见：

1. 心气阴虚，郁瘀阻脉

主要症状：心痛时作，心悸气短，胸闷憋气，疲乏无力，口干欲饮，大便欠畅。

主要舌脉：舌质略红或嫩红裂，少苔或薄白苔。脉细弦。

分析：忧郁思虑，使心之气阴耗损，气机不调，心脉瘀阻，心神失养，故见心痛时作，心悸气短，胸闷憋气，疲乏无力；舌质略红或嫩红裂，少苔，口干欲饮，大便欠畅为阴虚气滞所致。

治法：益气养心，理气通脉。

方药：自拟通脉理气汤。太子参、麦冬、五味子、香附、香橼、佛手、丹参、川芎等。

方解：太子参、麦冬、五味子益心气养心阴；丹参、川芎活血通脉；香附、香橼、佛手理气以助通脉。全方共奏益气养心、理气通脉之功。

2. 心脾不足，痰湿阻脉

主要症状：心痛时作，心悸气短，乏力，胸胁苦满，脘腹痞胀，大便不爽，纳谷不香。

主要舌脉：舌胖质淡暗，苔白厚腻。脉弦滑。

分析：多食多饮伤及脾胃，脾失健运则痰湿内生，阻遏气机，痰气交阻，令心脉不通，故见心痛时作；脾气耗伤，心失所养，故见心悸气短，乏力；湿阻中焦，气机不畅，故见胸胁苦满，脘腹痞胀，二便不爽，纳谷不香；舌胖质淡暗，苔白厚腻，脉沉滑或弦滑为脾虚湿盛，气滞痰阻之征。

治法：疏气化痰，益气通脉。

方药：自拟疏化活血汤。紫苏梗、香附、乌药、川厚朴、陈皮、半夏、太子参、白术、茯苓、川芎、丹参等。

方解：白术、茯苓、半夏、陈皮健脾祛湿化痰；紫苏梗、川厚朴、香附、乌药理气宽胸，以助痰湿之邪得化；丹参、川芎活血通脉；太子参补益心脾。全方共奏疏气化痰，益气通脉之功。

病案举例

例 1 XX，男，44 岁，干部。初诊时间：2000 年 9 月 10 日。

阵发压迫样心前区闷痛 3 年，加重 1 个月。患者阵发心前区闷痛，于安静时出现，伴出大汗，含硝酸甘油方能缓解。平素感乏力，纳差，时有腹胀吞酸，大便黏而不爽。近 1 个月病情加重，每天发作 1 ～ 2 次，需含硝酸甘油 2 片后才可缓解。舌暗红，舌边齿痕，苔白厚腻，脉弦细。查：血压 130/80mmHg，心率 76 次 / 分。2000 年 2 月 1 日胸痛发作时心电图：Ⅱ、Ⅲ、aVF 导联 ST 段抬高 0.2mV，V2 ～ V4ST 段压低 0.2mV，V2T 波倒置，V3T 波呈负正双向。平日胸痛无发作时心电图：窦性心律，大致正常。2000 年初行冠状动脉造影示：前降支肌桥，对角支 40% 狭窄。

西医诊断：冠心病，前降支肌桥，变异型心绞痛。中医辨证：心脾不足，痰气阻脉。治法：疏气化痰，益气通脉。处方：紫苏梗 10g，陈皮 10g，半夏 10g，白术 10g，茯苓 15g，香附 10g，乌药 10g，川厚朴 10g，太子参 15g，丹参 30g，川芎 15g，木香 10g，黄连 10g，吴茱萸 6g。水煎服，日 1 剂。

服药 1 周，胸痛发作减少，2 ～ 3 天发作 1 次，含硝酸甘油 1 片后缓解。仍有吞酸，舌脉如前。上方加瓦楞子 15g。7 剂药后，胸痛继减，7 天来只发作 1 次，吞酸已除，乏力、纳差亦有好转，舌苔转薄。继续随症加减服药 1 个月，胸痛未作。此后守方服药 2 个月，患者未发作胸痛，纳可，大便调。心电图示窦性心律，大致正常。半年后随访，患者未发作心绞痛。

按：本例患者为中年男性，年四旬，发现冠心病 3 年余，通过发作时心电图的变化以及冠状动脉造影诊断为冠心病，前降支肌桥，变异型心绞痛。综合患者阵发心前区闷痛、乏力、纳差、腹胀吞酸、大便黏而不爽、舌暗红边齿痕、苔白厚腻的症状及舌象，该患者辨证为心脾不足，痰气阻脉，故予疏气化痰、益气通脉之剂。方中紫苏梗、川厚朴、香附、乌药疏理调畅气机；白术、茯苓、半夏、陈皮健脾化痰燥湿；太子参补益心脾；川芎、丹参活血通脉；黄连、吴茱萸制酸和胃，且黄连与木香配伍可理气厚肠。诸药共用，使心脾气充足，痰湿得化，气机调畅，血脉流通，药后胸痛发作减少。随症加入瓦楞子，以加强制酸之力。共加减服药三个半月，患者病情得到控制，胸痛未发作。

例2　XX，男，61岁，退休工人。初诊时间：2004年8月17日。

患者冠心病、心绞痛3年。近1个月慢走100m则胸痛发作，停步后可缓解。伴乏力、气短、汗出，纳可，口干欲饮，时有头晕，眠安，二便调。舌质暗红有裂纹，苔薄白，脉细弦。高血压史4年，现服降压0号，血压控制在（140～150）/（80～90）mmHg。查体：血压150/80mmHg，心率76次/分。心电图：窦性心律，ST-T改变，ST段V4～V6下降0.1mV，T波Ⅱ、Ⅲ、avF导联低平，V4～V6倒置。

西医诊断：冠心病，恶化劳力型心绞痛。中医辨证：心气阴虚，瘀郁阻脉。治法：益气养心，理气通脉。处方：太子参30g，沙参30g，麦冬15g，五味子10g，丹参30g，川芎15g，香附10g，香橼10g，佛手10g，乌药10g，川牛膝30g，地龙30g。水煎服，日1剂

服药1周后，胸痛减轻，可慢走300m，口干、头晕减轻，血压145/（80～90）mmHg。随症加减，服用上方1个月后，可缓慢步行2km。查心电图与前比较，冠状动脉供血不足表现明显改善，血压正常。继随症加减服药3个月，可慢走3km不觉胸痛。心电图大致正常。

按：本例患药为老年男性，年过六旬，五脏之气已虚。心主血脉，心气不足，不能帅血运行，心脉痹阻，不通则痛故动则胸痛发作；乏力、气短、汗出亦为心气虚之表现。口干欲饮、舌质暗红有裂纹、苔薄白为心气阴虚、血脉瘀阻之征。辨证为心气阴虚，瘀郁阻脉，治以益气养心，理气通脉。方中太子参、麦冬、五味子、沙参益心气养心阴；香橼、佛手、香附、乌药理气以助通脉；丹参、川芎活血通脉；川牛膝、地龙活血，引血下行。诸药共用，使心气阴足，心脉通畅，胸痛减轻。经逐步调理，直至心绞痛病情控制。

例3 XX，女，67岁，退休工人。初诊时间：2006年1月12日。

冠心病史20年。近1个月缓慢步行时常自觉胸痛，伴乏力、胸闷，腹胀，纳可，眠安，二便调。舌质暗红，苔薄白，脉细弦。既往高血压史10余年，现服络活喜，血压控制在正常水平。查体：血压120/70mmHg，心率66次/分。心电图：窦性心律，ST-T改变，ST段V4～V6下降0.1mV，T波V1～V3倒置，V4～V6负正双向或低平。

西医诊断：冠心病，恶化劳力型心绞痛。中医辨证：心气阴虚，瘀郁阻脉。治法：益气养心，理气活血通脉。处方：太子参30g，麦冬15g，五味子10g，香附10g，香橼10g，佛手10g，乌药10g，大腹皮10g，丹参30g，川芎15g。水煎服，日1剂。

服药2周后症减，步行时稍感乏力、气短，未发作胸痛。眠欠安，易早醒。复查心电图与前比较ST-T改变明显改善。于前方加百合15g，又服药2周，症平稳，疾步行走时偶有轻微胸痛，睡眠有所改善。前方继服2周，未发作胸痛，但近日头晕、头胀，血压偏高。方中加川牛膝30g，地龙30g，服药2周后，头晕、头胀消失，胸痛未发作。守方继服药1个月，病情控制。半年多后随访未发作心绞痛。复查心电图ST-T改变基本恢复正常。

按：本例患者为老年女性，年近七旬，五脏之气已虚，且久患胸痹之证，心气已虚。心主血脉，心气不足，不能帅血运行，气虚血瘀，不通则痛，故缓慢步行时常自觉胸痛；心悸、乏力为心气虚损，血运无力所致；胸闷、腹胀为气机阻遏之象；舌质暗红、苔薄白、脉细弦为气阴两虚、血脉瘀阻之征。故予以益气养心、理气活血通脉之剂，方中太子参、麦冬、五味子益气养心；香附、香橼、佛手、乌药理气宽胸；大腹皮行气除腹胀；丹参、川芎活血通脉。随后又因早醒加百合养心安神；头晕、头胀加川牛膝、地龙逐瘀通经，引血下行。诸药共用，使得心绞痛不再发作，病情控制。

例4 XX，女，72岁，退休干部。初诊时间：2006年6月20日。

冠心病史20余年，近半月时感心前区疼痛，每天发作1～2次，含硝酸甘油后可缓解。伴乏力，气短，胸闷，头晕头胀，眠欠安，纳可，大便溏，日3行。舌质暗红，苔白厚腻，脉细弦缓。既往高血压史10余年，现血压控制尚可。心电图示：窦性心动过缓（心率 55 次 / 分），肢导低电压。血压 130/70mmHg。

西医诊断：冠心病，不稳定性心绞痛；心律失常，窦性心动过缓。中医辨证：心脾气虚，湿邪停聚，心脉受阻。治法：理气化湿，补益心脾，活血升脉。处方：紫苏梗 10g，陈皮 10g，半夏 10g，白术 30g，茯苓 15g，香附 10g，乌药 10g，丹参 30g，川芎 15g，太子参 30g，羌活 15g，炒薏苡仁 30g。水煎服，日 1 剂。

服药 1 周，服药期间胸痛发作 3 次。继服药 2 周后，诸症减轻，每周胸痛发作 1 次，心率升至 58 ~ 60 次 / 分。守方服药 1 个月后，诸症消失，胸痛未发作。大便成形，苔转正常。心率升至 64 次 / 分。

按：本例患者为老年女性，年逾七旬，五脏之气已虚。心气不足，不能帅血运行，血脉瘀阻；脾虚失运，痰湿内生，阻遏气机，痰气交阻，亦可阻滞心脉，故胸痛阵发、脉搏缓慢。再结合乏力，气短，胸闷，大便溏，舌质暗红，苔白厚腻的症状及舌象分析，该患者辨证为心脾不足，湿邪阻脉，心脉受阻。故予理气化湿、补益心脾、活血升脉之剂。方中半夏、白术、茯苓、陈皮、紫苏梗、香附、乌药健脾理气化湿；羌活祛风以助化湿；太子参补益心脾；丹参、川芎活血通脉；炒薏苡仁健脾止泻。药后胸痛发作减少，心率慢改善。共服药近 2 个月，诸症除，未发作胸痛，心率亦由 55 次 / 分升至 64 次 / 分。

例 5 XX，男，74 岁，退休干部。初诊时间：2005 年 10 月 27 日。

阵发胸痛 10 月余。每于上 3 层楼、快走时发作胸痛，停步则缓解。伴心悸、乏力、气短，口干欲饮，纳可，眠安，二便调。舌质红有裂纹，少苔，脉细弦，既往高血压史 10 余年，服降压药，血压控制尚可。查体：血压 130/75mmHg，心率 60 次 / 分。心电图：窦性心律，ST 段 V4 ~ V6 下降 0.2mV。超声心动图：心内结构未见异常。

西医诊断：冠心病，稳定劳力型心绞痛。中医辨证：心气阴虚，血脉瘀阻。治法：益气养心，理气通脉。处方：太子参 30g，沙参 30g，麦冬 15g，五味子 10g，香附 10g，香橼 10g，佛手 10g，乌药 10g，丹参 30g，川芎 15g。水煎服，日 1 剂。

服药 1 周，胸痛减轻，由上 3 层楼时发作胸痛，转为上 5 层楼时发作胸痛。

心悸、乏力、气短、口干欲饮较前亦有改善。继服药 2 周后，上 5 层楼时未觉胸痛，复查心电图 ST 段 V4 ~ V6 下降 0.1mV。继续服药 1 个月后，无心绞痛发作，诸症除。复查心电图大致正常。

按：本例患者年事已高，脏气已虚。心气不足，气虚帅血无力，血脉瘀阻，则出现活动时胸痛。再结合心悸，乏力，气短，口干欲饮，舌红有裂纹少苔，脉细弦的症状及舌脉分析，证属心气阴不足，血脉瘀阻，故治以益气养心、理气通脉。方中太子参、沙参、麦冬、五味子益心气养心阴；香附、香橼、佛手、乌药理气以助活血通脉；丹参、川芎活血通脉。全方共用，使心之气阴充足血脉通畅。药后阵发胸痛、心悸等症减轻。最终病情得到控制，胸痛无发作，心悸、气短等症消除。

（《中国现代百名中医临床家丛书：魏执真》，2011 年）

二、魏执真教授辨治冠心病心绞痛

魏执真教授为全国第四、五批老中医药专家学术经验继承指导老师，享受国务院政府特殊津贴，从事中医临床、教学及科研工作。魏教授勤求古训，精研古籍，汲取前人的学术思想精华并与临床相结合，反复总结、归纳，形成一套完整而独特的学术体系。现就魏教授治疗冠心病心绞痛的临床经验做一介绍。

（一）病机认识

1. 病位在心，五脏相关，与肝脾关系密切

冠心病心绞痛相当于中医“胸痹”“胸痛”，中医文献中又称之为“心痛”“胸痹”“真心痛”“胸中痛”等。魏教授根据《灵枢·经脉》“心手少阴之脉，起于心中…是动则病嗌干心痛，渴而欲饮，是为臂厥。是主心所生病者”，《素问·痹论》“心痹者，脉不通，烦则心下鼓，暴上气而喘”及《素问·脏气法时论》“心病者，胸中痛，胁支满，胁下痛，膺背肩甲间痛，两臂内痛”等论述，提出其病位在心，病理为心脉不通，不通则痛，疾病发生发展过程中与肝脾、肾等诸脏的盛衰有关，尤其与肝、脾的功能变化最为密切。

魏教授认为，肝气郁结见于所有冠心病心绞痛患者。肝为心之母，心主血脉，肝主藏血，心主神志藏神，肝主疏泄藏魂，心、肝在气血运行及情志调节方面协调互用，病理上相互影响。《灵枢·口问》曰：“忧思则心系急，心系急则气道约，约则不利。”《杂病源流犀烛·心病源流》又说：“喜之气能散外，余皆足令心气郁结而为心痛也。”“总之七情之由作心痛，七情失调可致气血耗竭，心脉失畅，痹阻不通而发心痛。”气为血帅，血为气母，情志失调，肝失疏泄，气机郁结，气血运行不畅，心脉不通，不通则痛，反之，心脉瘀阻，心失所主，心神不宁，也会导致肝失疏泄，进而影响心主血脉的功能。

脾胃为后天之本，气血生化之源，脾胃功能障碍，运化失常，聚湿生痰，或心阳不足，火不生土，亦致脾失健运，痰浊内生，上犯心胸清旷之区，清阳不展，心脉闭阻，正如《古今医鉴》所云："心脾痛者，亦有顽痰死血。"同时，胃在心下，胃病亦可直接引起心病，《证治准绳·心痛胃脘痛》云："胃脘之受邪，非止其自病者多；然胃脘逼近于心，移其邪上攻于心，为心痛者亦多。"

2. 本虚标实，以虚为主，阴虚或气阴两虚多见

当前多数医家认为冠心病心绞痛的病机为本虚标实，本虚以阳气亏虚为主，标实为气滞、痰浊、寒凝、血瘀等。魏教授经过40余年的临床观察发现，在本虚方面更多表现为阴虚或气阴两虚，而单纯阳虚者并不多见。关于阴虚内热心痛的最早论述见于《灵枢·经脉》："心手少阴之脉，起于心中…是动则病嗌干心痛，渴而欲饮，是为臂厥，是主心所生病者。"造成阴虚或气阴两虚的原因可能为：①辛辣厚味，痰火内生。随着生活水平的提高，食用肥甘厚味及辛辣食物的增加，致使湿热、燥热内生，伤津灼液或气血津液生成不足。②过服温补，燥热伤阴。越来越多的现代人服用保健品，而保健品性多温热，同时，当前多数医师运用补气温阳药，如人参、附子等燥热之品，造成伤阴劫液或阴虚火旺。③情志失调，化火伤阴。当前社会结构变化剧烈，竞争激烈，生活节奏加快，精神压力剧增，思虑过度，精血暗伤，或情志失调，肝失疏泄，郁久化火伤阴。

（二）治疗原则

1. 疏肝解郁，理气通脉，活勿伤正

魏教授认为，肝气郁结，气滞血瘀为冠心病心绞痛的共同病机，确定疏肝解郁、理气通脉法贯穿于冠心病心绞痛的整个治疗过程。《薛氏医案》言："肝气通则心气和，肝气滞则心气乏。"提出肝气条达是心主血脉功能正常的重要条件。《明医杂著·医论》曰："凡心脏得病，…此心病先求于肝，清其源也。"《血证论》云："肝属木，木气冲和条达，不致遏郁，则血脉得畅，设木郁为火，则血不和。"均强调舒肝行气，气机畅达在心病治疗中的重要性。同时魏

教授从气为血之帅，气行则血行，气滞则血瘀的理论出发，重视理气药的应用，有时只用理气药而不用活血药亦可取得良好疗效。在药物选择上，强调理气和血，活勿伤正，理气药多选用香附、香橼、佛手、乌药等理气之品，而不用青皮、枳实等破气之品，活血药则用丹参、川芎、牡丹皮、赤芍等和血之品，而不用三棱、莪术、水蛭等破血之品。

2. 补气养阴，健脾除湿，补勿致壅

气阴两虚及脾虚湿蕴为冠心病心绞痛的常见病机，补气养阴，健脾除湿为其重要治则。冠心病为慢性疾病，在治疗上不可一蹴而就，应采取缓图的方法，甚至需要终身服药才能取得稳固的疗效。根据《素问·阴阳应象大论》“壮火之气衰，少火之气壮。壮火食气，气食少火。壮火散气，少火生气”以及《素问·至真要大论》“久而增气，物化之常也。气增而久，夭之由也”，强调严防“过补致壅”，故在药物的选择上，常用太子参、麦冬、五味子清补之品，可生津止渴，补养气阴，三味药共用，又寓“生脉散”之意。气虚为寒，阳虚是气虚的进一步发展，魏教授临证强调补气助阳，运用补气药以达到阳气渐复的目的，而极少用附子、干姜等温燥助阳之品以防伤阴劫液。脾为痰湿之源，脾健则湿除，常用紫苏梗、白术、茯苓、陈皮等健脾除湿，根据“风胜湿”理论，常以具有疏风除湿作用的紫苏梗作为君药。

（三）分型论治

1. 心气阴虚，瘀郁阻脉

临床表现：心痛时作，心悸气短，胸闷憋气，乏力，口干欲饮，大便欠畅，舌质红，少苔或无苔，脉细弦。

治法：益气养心，理气通脉。

方药：自拟通脉理气汤。太子参，麦冬，五味子，香附，香橼，佛手，丹参，川芎等。

2. 肝郁脾虚，痰湿阻脉

临床表现：心痛时作，心悸气短，乏力，胸胁苦满，脘腹痞胀，大便不爽，纳谷不香，舌质淡胖，苔白厚腻，脉弦滑。

治法：疏肝健脾，化湿通脉。

方药：自拟疏化活血汤。紫苏梗，香附，乌药，川厚朴，陈皮，半夏，太子参，生白术，茯苓，川芎，丹参等。

（四）典型案例

例1 XX，男，61岁。初诊日期：2013年4月12日。

因胸闷痛反复发作3年，加重1个月就诊。刻下症见：平走100m出现胸闷痛，休息后可缓解，伴乏力，气短，汗出，口干，欲饮，时有头晕，眠安，纳可，二便调，舌质暗红，苔薄白，脉细弦。既往高血压4年，口服降压0号，血压控制在（140～150）/（80～90）mmHg。心电图示：窦性心律，ST段V4～V6下降0.1mV，T波Ⅱ、Ⅲ及AVF低平，T波V4～V6倒置。诊断：胸痹心痛病（心气阴虚，瘀郁阻脉）。治法：益气养心，理气通脉。处方：太子参30g，北沙参30g，麦冬15g，五味子10g，香附10g，香橼10g，佛手10g，乌药10g，川牛膝30g。水煎服，日1剂。2周后复诊，胸痛、乏力、气短等减轻，早醒，加百合15g。继服2周后复诊，常速行走无胸闷痛，但有头晕，头胀，加地龙30g，川牛膝30g。3周后头晕、头胀等症状消失，胸闷痛未发作，在原方基础上随证加减，随诊1年胸痛无发作，复查心电图ST-T改变基本恢复正常。

按：本患者年过六旬，五脏之精气已虚，心之气阴不足，血行不畅，心脉痹阻，不通而痛，气短、乏力、汗出为气虚，口干欲饮为阴虚内热之症，综合舌暗红，舌质裂，苔薄白，脉细弦，辨证为心气阴虚，瘀郁阻脉。治以太子参、麦冬、沙参、五味子益气养心；香附、香橼、佛手、乌药理气以通脉，丹参、川芎活血通脉；川牛膝引血下行。复诊时患者早醒，心肾失交，加百合交通心肾；头晕、头胀为肝阳上亢，加川牛膝、地龙逐瘀通经，引血下行。之后在原方的基础上随证加减，正复邪祛，心脉得通，通而不痛，诸证消失。

例2 XX，女，72岁。初诊日期：2013年6月23日。

主因胸痛反复发作20余年，加重半月就诊。近半月于休息时自觉心前区疼痛，活动加重，每天发作 1 ～ 2 次，用硝酸酯类药物可缓解，伴乏力，气短，头晕，头胀，纳可，大便稀溏，每日 2 ～ 3 次，舌质暗红，苔白厚腻，脉细弦缓。心电图示：窦性心律，肢导低电压。诊断：胸痹心痛病（肝郁脾虚，痰湿停聚，心脉受阻）。治法：理气化湿，补益心脾，活血通脉。处方：紫苏梗 10g，陈皮 10g，半夏 10g，生白术 30g，茯苓 15g，香附 10g，乌药 10g，丹参 30g，川芎 15g，太子参 30g，羌活 15g，炒薏苡仁 30g。水煎服，日 1 剂。1 周后复诊，服药期间胸痛发作 3 次。继服 2 周后复诊，胸痛半月内发作 1 次，连服 1 个半月后胸痛消失，日常活动无发作，随诊 1 年，病情平稳。

按：患者为老年女性，心气不足，血行无力，脾虚失运，痰湿内生，阻遏气机，久病情志失调，肝失疏泄，气机不畅，均可造成心脉不通，胸痛发作。乏力、气短、大便溏为心脾气虚，头晕为脾虚清阳不升所致，头胀、胸闷为肝气郁结，结合舌质暗红，苔白厚腻，脉细弦缓，辨证为肝郁脾虚，痰湿停聚，心脉受阻。予半夏、白术、炒薏苡仁、茯苓、陈皮、香附、乌药疏肝理气，健脾化湿；羌活、紫苏梗祛风以助化湿；太子参补益心脾；丹参、川芎活血通脉。全方共奏理气化湿，补益心脾，活血通脉之功，使正气复，邪气除，心脉通，疾病渐愈。

（《西部中医药》，2015 年第 9 期）

三、魏执真教授辨治胸痹心痛病（冠心病心绞痛）之经验特色

胸痹心痛病，是以患者自觉胸部闷痛为主症的一种疾病。轻者胸闷如窒，重者可由胸痛彻背，背痛彻心。

关于胸痹心痛病的临床表现的描述，最早可见于《内经》。《灵枢·五邪》载："邪在心，则病心痛……"《素问·脏气法时论》载："心病者，胸中痛，胁支满，胁下痛，膺背肩甲间痛，两臂内痛。"张仲景《金匮要略》正式提出"胸痹"的名称，并进行了专门的论述，如《金匮要略·胸痹心痛短气病脉证治》载"胸痹之病，喘息咳唾，胸背痛，短气，寸口脉沉而迟，关上小紧数""胸痹不得卧，心痛彻背"，把病机归纳为"阳微阴弦"。现多见于西医诊断为冠心病心绞痛、急性心肌梗死恢复期、不稳定性心绞痛、冠心病介入术后恢复，亦可见于心肌病、心脏瓣膜病、糖尿病心脏病及心脏神经官能症等。

冠状动脉粥样硬化性心脏病（简称冠心病），是指由于冠状动脉粥样硬化斑块及其破裂、血栓形成、血管痉挛等因素造成冠脉严重狭窄或闭塞，引起心肌缺血、缺氧、功能障碍、梗死的临床疾病。冠心病的病死率较高，2005 年中国有 60 多万人死于冠心病，2013 年中国心血管病报告显示，冠心病的死亡率仍在处于较高的水平。冠心病已经成为导致人类死亡的最主要疾病之一。

1. 病因病机

魏执真教授认为，胸痹心痛病其病位在心，病性属本虚标实，以心脏亏虚为本，以血脉流通不畅为标，基本病机为心脏亏虚，心脉不通，不通则痛。

心体阴而用阳，若忧郁思虑、饮食劳作或寒邪内侵等因素伤及心脏，使心之气阴耗损，心体受损，心气衰微，心气帅血无力，心脉流通不畅，心用失司，则出现胸痹心痛病。

2. 治法用药

对于胸痹心痛病的治疗，魏教授认为必须标本兼顾。

治本，即益气养阴，补养阴血，扶助心阳，以促进血脉循行流畅。魏教授认为胸痹心痛病以心脏亏虚为本。心脏的气血阴阳均能受损致虚，但因心脏体阴用阳，心主血，且内藏君火，故临床多见气阴两虚，单纯气虚及单纯阳虚者与气阴两虚比较为数较少，虚寒类型所占比例更少。而且据魏教授多年临床观察，许多虚寒型的患者也兼有阴血不足，只不过是以虚寒表现为主。所以胸痹心痛病临床中最多见的类型除气阴两虚者外就属气血阴阳俱虚者。

因此，魏教授常选用太子参、麦冬、五味子以扶正治本。太子参，味甘微苦，性平，功能补气生津，补而不燥，为补气药物中的清补之品；麦冬，味甘微苦，性微寒，补而不腻，功能滋补肺胃之阴，兼能滋养心阴；五味子，味酸性温，功能养心生津，止渴敛汗。三药同用取生脉散之意，益气养阴，不燥不腻，治疗心之气阴亏损所导致的诸病，尤其适宜。从另一层面讲，气属阳，益气也可以助阳。

魏教授也有时用沙参代替太子参，或者沙参和太子参同用。一般情况下，气虚明显者大多选用太子参，而阴虚明显者大多选用沙参。如果患者气阴两虚而气虚不著，平素口干明显，或经常出现口疮、咽痛、牙痛等情况，此时大多选用沙参养阴益气。如果患者气虚症状明显，平素经常口干咽痛，应用沙参后还有明显的气短乏力表现，可以沙参和太子参同用以补气养阴。

治标，即调理气机，活血通脉。魏教授认为该病之心脉阻滞、血流不畅，是因心之气阴虚损，血液在经脉之中流通不畅，并不等同于“瘀血”，临床治疗强调理气以和血通脉恢复其用，通过理气以助活血通脉，滋养心之阴血以补其体，标本兼顾。章楠《医门棒喝》中言“欲培其根本，必先利其机枢”，魏教授认为心用主动，调理气机，恢复其用，同时亦可使心体得补。吴鞠通言：“善治血者，不治之有形之血，而求之无形之气。”血属阴主静，血不能自行，需赖于气的推动，“气为血之帅，气行则血行”。气不帅血，心用障碍，则血脉流行不畅，不通则痛，所以魏执真教授非常重视理气之药在临床中的应用。但是，因为该病本虚，应用理气而不能破气伤正，故而魏教授常选用香橼、佛手等轻清之品，而很少应用青皮、枳实等破气之属。香橼，味辛酸苦，性温，功能宽胸调气、化痰；佛手，味辛苦酸，性温，功能理气和中，疏肝解郁。二药皆药性平和，可以调畅气机，而不攻伐正气。又因为二药力量和缓，所以魏教授还常同时应用香附、乌药以加强理气之功。香附，味辛微苦微甘，性平，兼入血分，为血中之气药，《本草纲目》载其能“利三焦，解六郁，…… 其味多辛能散，微苦能降，微甘能和，乃足厥阴肝、手少阳三焦气分主药，而兼通十二经气分”。乌药，味辛，性温，尤善于调气顺气止痛。香橼、佛手、香附、乌药四药同用，药力适中，理气以通脉，使气机畅达，血脉流通，而无耗气破气之弊。

另一方面，如果患者确实表现有血瘀之象，如唇舌紫暗，或兼见瘀点、瘀斑，且仅用理气药物疗效不佳时，魏教授主张“和血”，也就是选择活血而不伤正的药物。她认为，该病的病机为心脉瘀阻不畅，即血液在心脉之中运行不畅，并不等同于所谓的“瘀血”。瘀血致病的特点为刺痛且痛处固定、入夜尤甚，或有肿块、出血，或面色黧黑、肌肤甲错。所以，魏教授在选药上，主张避免应用三棱、莪术、水蛭、虻虫等逐瘀破血之品，以免伤正。魏教授常常选用川芎、丹参或鸡血藤、三七。丹参，味苦，性微寒，可祛瘀生新，调养血脉；川芎，味辛，性温，上行头目，下行血海，可行气活血，乃血中气药，走而不守。二药配合，活血通脉而不伤正。三七，味甘苦，性温，化瘀血而不伤新血，又可止血。鸡血藤，味苦微甘，性温，行血补血，舒筋活络。

魏教授对于活血化瘀药的临床应用比较谨慎。她认为，对于唇舌紫暗、甚至兼有瘀斑瘀点者，适当选用活血而不破血的药物，即“和血”之品，对患者是可以有一定的益处的。但是目前，大多数的冠心病患者都在服用西药阿司匹林、氯吡格雷等以抗血小板聚集，如果联合使用活血化瘀的中药，有可能增加出血的风险。魏教授主张通过调气理气，使气行则血行，来达到助血脉流通的目的，故而常常方中虽未用川芎、丹参，心痛亦解。

另外，由于饮食不节，痰湿内生，或寒邪内侵，皆可痹阻心脉，而致心脉流通不畅，所以临床上魏教授还根据患者具体病因而相应选用化痰湿、逐寒邪等法则。

3. 辨证分型

魏教授通过长期临床观察总结，认为冠心病心绞痛临床最为常见以下两型：

（1）心气阴虚，郁瘀阻脉

主要症状：胸痛时发，心悸，气短，乏力，口干欲饮，大便不畅。

主要舌脉：舌质红或嫩红，碎裂，苔少或薄白。脉细弦。

分析：忧郁思虑，饮食劳作，使心之气阴耗损，气机不调，心脉瘀阻，心神失养，心用失司，故见胸痛时发，心悸，气短乏力；口干、大便不畅、舌质红或嫩红、舌质碎裂、少苔、脉细为气阴两虚所致。

治法：益气养阴，理气通脉。

方药：魏教授自拟通脉理气汤。太子参、麦冬、五味子、香附、香橼、佛手、乌药。

方解：太子参、麦冬、五味子合生脉散之意益心气养心阴；香附、乌药、香橼、佛手理气通脉。全方共奏益气养阴、理气通脉之功。

加减应用：若阴虚明显或内热明显出现口咽干燥，可以沙参代替太子参，养阴益气。若血脉瘀阻明显，如胸痛固定不移、舌质瘀点瘀斑，则加丹参、川芎以助活血通络。若心气虚明显，如神疲乏力，气喘自汗明显，可加生黄芪以补气。若气机不畅致痰浊中阻，见胸闷如窒，加瓜蒌以通阳祛浊。若阴虚便秘，口干大便干结，加玄参、生地黄合麦冬，取增液汤之意以滋阴通便。若气虚便秘，加生白术、木瓜、生甘草以健脾祛浊、助运通便。如瘀热扰心，见入睡难，加莲子心。如心肾阴虚，阴不敛阳，见早醒，加百合。如忧思多梦，加炒酸枣仁。

（2）心脾不足，痰湿阻脉

主要症状：胸痛时发，心悸，气短乏力，胸胁苦满，脘腹痞胀，大便不畅，纳食不香。

主要舌脉：舌胖，质淡暗，苔白厚腻。脉弦滑。

分析：思虑过度，心脾受损，脾失健运，津液敷布失常，湿邪停聚，或者饮食不节，中土受伤，脾失健运则痰湿内生，阻遏气机，痰气交阻，令心脉不通，故见胸痛时发；脾气耗伤，心体失其所养，故见心悸气短、乏力；湿阻中焦，气机不畅，故见胸胁苦满，脘腹痞胀，大便不畅，纳食不香；舌质淡暗，苔白厚腻，脉弦滑为脾虚湿盛、气滞痰阻之征。

治法：疏气化痰，益气通脉。

方药：魏教授自拟疏化活血汤。紫苏梗、半夏、陈皮、白术、茯苓、香附、乌药、太子参。

方解：白术、茯苓、半夏、陈皮取二陈汤之意健脾祛湿化痰；紫苏梗、香附、乌药理气宽胸，祛湿通脉；太子参补益心脾之气，兼顾本虚。故全方共奏疏气化痰，益气通脉之功。

加减应用：若气滞明显，见脘腹胀满为著，加厚朴、枳壳、大腹皮、以助理气之功。若脾虚湿困明显，见便溏为著，加山药、生薏苡仁、健脾止泻。若患者血脉瘀阻明显，如胸痛固定不移、舌质瘀点瘀斑，则加丹参、川芎、以助活血通络。若寒湿停蕴耗伤阳气，见畏寒肢冷，舌淡暗，脉缓、结、代，加羌活、桂枝、祛风散寒以助湿化。若湿郁化热，见心悸时作，口苦，苔黄白相兼厚腻及黄厚腻，脉数、疾、促、滑，加牡丹皮、赤芍、以凉血清热，加黄连以厚肠。

4. 心得体会及创新

现代医学认为，冠心病发病的重要病理基础是动脉粥样硬化。目前，积极防止动脉硬化斑块病变进展及其不稳定性加重，并且促进冠状动脉侧支循环形成建立，是冠心病治疗的主要原则。而针对冠脉肌桥、冠脉微血管病变，调节心肌与冠脉供血、能量代谢之间的供需平衡，亦是治疗的关键。仲景提出“阳微阴弦”，可知本病总属本虚标实，临床首辨虚实，再辨标本。“不通则痛”“不荣则痛”，心用失常，心体受损，心脉痹阻，则发为胸痹。故益气、养阴、固本以荣养心体，心脉得荣；理气、祛痰、化湿、祛邪以复心用，心脉得痛，标本兼顾，攻补兼施。不论是冠心病、冠状动脉肌桥、心脏微血管病变，还是心脏神经官能症、心脏瓣膜病者，但以胸闷痛为主证，中医属“胸痹心痛病”范畴者，皆可以此法施治。

根据中医“三因制宜”法则，对于胸痹心痛病临床施治时，尚可根据季节、个人体质进行加减化裁。如夏天暑湿季节，脾虚湿蕴体质者，湿邪更盛，或喜食生冷，损伤脾胃，脾胃运化失司，湿邪内生，上犯心胸，气机不畅，心脉痹阻不通，而成胸痹心痛病。临床可见胸闷痛阵作，腹胀，不欲饮食，渴不欲饮，苔白厚腻。可以魏教授自拟疏化活血汤与藿香正气散合用，以加强祛湿理气之效，而暂去太子参以防补气壅遏。湿邪停滞，邪不去则气不畅，若一味补益则有“闭门留寇”之患，故用药宜给邪以出路，使通中寓补，补中寓通，通补兼施。藿香正气散出自《太平惠民和剂局方》，具有解表化湿、理气和中之效，若加用瓜蒌薤白半夏汤则稍显温燥。方中藿香芳香化浊，辟秽和中，亦常加佩兰，配合藿香以除湿；厚朴、大腹皮理气降浊除胀；白术、茯苓以健脾除湿和中；半夏、陈皮理气燥湿，和中降逆；香附、乌药斡旋气机，理气以通脉。待湿气渐祛，舌苔转薄，再去藿香、佩兰、厚朴、大腹皮等治标之品，酌加补气养心之药以治其本。

5. 验案举例

例1　XX，男，44岁。初诊日期：2013年4月1日。

主诉：阵发胸闷痛半年余。

现病史：患者半年前突发胸闷痛剧烈，伴大汗出，至当地医院就诊，诊断为“急性广泛前壁心肌梗死，急性左心衰，应激性溃疡”，冠脉造影示回旋支中段闭塞细小，于回旋支中段闭塞病变处行经皮冠状动脉球囊扩张二次，回旋支病变弥漫细小，TIMI Ⅱ级。出院后现坚持服用阿司匹林、波立维、倍他乐克、立普妥、曲美他嗪、呋塞米、依姆多、螺内酯，仍时有胸闷气短，快走时出现，乏力明显，时有心悸，纳差眠差，遂来诊。现症见时有胸闷气短，行走50m或上2层楼则发作胸闷憋气，偶伴胸痛，休息数分钟可自行缓解，乏力明显，时有心悸，口干苦喜饮，纳差眠差，入睡难，夜间可平卧，无腹胀，大便偏干结。

既往史：高脂血症5年。

查体：血压120/75mmHg。双肺呼吸音粗，心率67次/分，律齐，腹软，双下肢不肿。舌红暗，苔薄黄，脉细弦。

辅助检查：冠脉造影示（2012-11-20）回旋支中段闭塞细小，于回旋支中段闭塞病变处行经皮冠状动脉球囊扩张二次，回旋支病变弥漫细小，TIMI Ⅱ级。心脏超声 （2013-3-11）示左心增大，右房增大，左室壁节段性运动异常，左心功能降低，EF 46%，肺动脉高压（中度），主动脉瓣少量反流，二、三尖瓣中量反流。

中医诊断：胸痹心痛病（心气阴虚，郁瘀阻脉）。西医诊断：冠状动脉粥样硬化性心脏病，稳定性心绞痛，陈旧性前壁心肌梗死，冠状动脉球囊扩张术后，心功能不全，心功能Ⅱ级（NYHA分级），高脂血症。立法：益气养阴，理气通脉。处方：理气通脉汤加味。太子参30g，麦冬15g，五味子10g，香附

10g，香橼10g，佛手10g，乌药10g，莲子心1.5g，沙参30g。水煎服，日1剂。

服药7剂后气短乏力有所减轻，纳食增加，口干喜冷饮，大便干结，2～3天1行，舌脉同前。前方加生地黄30g，玄参30g。继服14剂后气短乏力改善，偶有胸闷不适，口干好转，大便仍偏干，舌脉同前。前方加瓜蒌30g。继服14剂后气短乏力明显改善，现可行走500m或爬4层楼，大便不干，但难下，日1行，舌脉同前。前方加生白术30g，木瓜15g，生甘草10g，继服14剂，诸症著减，无胸闷痛发作，纳眠可，二便调，舌脉同前。效不更方，守方继服以巩固疗效。

按：此例患者胸闷憋气为其主症，兼症气短乏力、心悸口干、纳差眠差、大便干结，舌红暗，苔薄黄，脉细弦。辨证为心之气阴两虚，阴虚心脉失养，气虚无力推动，血脉瘀滞，心脉瘀阻，故见胸闷憋气。魏教授认为心体阴而用阳，心阴不足，心火独亢而扰神则失眠，心脾气虚，脾失健运，则气短乏力、纳差。故治以益气养阴，理气通脉。魏教授应用理气通脉汤加味治疗。方中沙参、太子参、麦冬、五味子益气养阴，香附、乌药、香橼、佛手理气以助通脉，使气行则血行，莲子心清心安神以助安眠。二诊时纳食增而口干便干，魏教授考虑阴虚为甚，加用生地黄、玄参，合麦冬以成增液汤，大补阴津并助通便；四诊时气短乏力明显改善、口干好转，而大便难下，魏教授加用经验方生白术、木瓜、生甘草，健脾通便，脾升胃降则便自通。

例2 XX，男，61岁。初诊日期：2012年10月22日。

主诉：阵发胸闷痛1年余。

现病史：患者1年多前活动中突发胸闷痛剧烈，伴大汗出，至当地医院就诊，诊断为“急性前壁心肌梗死”，并予行经皮冠状动脉球囊扩张及支架植入术，术后坚持服药。3个月前活动中再次出现剧烈胸闷痛，至当地医院住院诊断“急性非ST段抬高型心肌梗死，心功能不全”，并予行冠状动脉旁路移植术，住院期间出现“心律失常－持续性室性心动过速”，予行心脏永久起搏器植入术。出院后坚持服药：呋塞米、胺碘酮、螺内酯、消心痛（硝酸异山梨醇酯）、波立维、辛伐他汀、卡维地洛等，仍时有胸闷气短不适，遂来诊。现症见活动半小时则胸闷憋气，偶伴胸痛，休息数分钟可自行缓解，安静时即觉气短乏力，夜间尚可平卧，无胸痛发作，口干喜饮，腹胀，纳少，入睡难，大便偏软。

查体：血压110/75mmHg。神志清楚，言语清晰，反应灵敏，双肺呼吸音粗，双下肺可闻及少量湿啰音，心率68次/分，心律齐，腹平软，双下肢轻肿。舌淡暗，苔薄黄，中裂，脉沉细。

辅助检查：心脏超声（2012-9-13）示冠状动脉旁路移植术后，永久起搏器植入术后，节段型室壁运动异常，左室增大，二尖瓣少量反流，左室收缩功能减低，EF40%。

中医诊断：胸痹心痛病（心气阴虚，血脉不畅，瘀而化热）。西医诊断：冠心病，稳定性心绞痛，陈旧性心肌梗死，具有冠状动脉假体，冠状动脉旁路移植术，心脏永久起搏器植入术后，心功能不全，心功能Ⅱ级（NYHA分级）。立法：益气养阴，凉血清热，理气通脉。处方：通脉理气汤加减。太子参30g，麦冬15g，五味子10g，香附10g，香橼10g，佛手10g，乌药10g，牡丹皮15g，赤芍15g，黄连10g，诃子10g，炒薏苡仁30g，莲子心1.5g，炒白术30g。水煎服，日1剂。

服药7剂后仍有气短乏力，早醒，二便调，舌暗红，苔薄黄，脉细，脉搏68次/分。前方加百合15g。继服14剂后，气短乏力略有减轻，早醒，二便调，舌暗红，苔薄黄，脉细，脉搏70次/分。继服14剂后气短乏力改善，仍有早醒，食欲佳，二便调，舌暗红，苔薄黄，脉细，脉搏62次/分。前方百合加量至30g。继服14剂后气短乏力改善明显，可行走1小时无气短，眠可，二便调，舌暗红，苔薄黄，脉细，脉搏64次/分。心脏超声（2012-12-26）示冠状动脉旁路移植术后，永久起搏器植入术后，节段性室壁运动异常，左室增大，二尖瓣少量反流，左室收缩功能减低，EF 55%。继服。之后多次复诊病情平稳，可进行日常活动。

按：此例患者为冠心病心脏手术后，劳力而发胸闷憋气为其主症，兼症气短乏力、口干腹胀、入睡难、大便软，舌淡暗，苔薄黄、中裂，脉沉细。辨证为心之气阴两虚，阴虚心脉失养，气虚无力推动，血脉瘀滞，瘀久化热。立法为滋阴养血，凉血清热，理气通脉。魏教授选用通脉理气汤加减治疗。方中太子参、麦冬、五味子益气养阴，牡丹皮、赤芍清热凉血以清瘀热，香附、乌药、香橼、佛手、理气以助通脉，是气行则血行，莲子心清心安神，黄连厚肠，炒白术、诃子、炒薏苡仁健脾涩肠止泻。

例3 XX，女，81岁。初诊时间：2006年6月20日。

主诉：阵发胸闷痛20余年，加重半月。

现病史：患者20余年前因胸闷痛阵发于西医院诊断为“冠心病”，建议行冠脉造影检查，患者拒绝，坚持服用西药。近半月时感心前区闷痛，安静及活动中均有出现，每天发作1～2次，含硝酸甘油后数分钟可缓解，为求中医治疗来诊。现症见阵发心前区闷痛，安静及活动中均有出现，每天发作1～2次，含硝酸甘油后数分钟可缓解，伴乏力，气短，胸闷，头晕头胀，眠欠安，纳可，大便溏，日3行。

既往史：高血压史10余年，现血压控制尚可。

查体：舌质紫暗，苔白厚腻，脉细弦缓。血压130/70mmHg。

辅助检查：心电图示窦性心动过缓，心率55次/分。

中医诊断：胸痹心痛病（心脾气虚，湿邪停聚，心脉受阻）。西医诊断：冠状动脉粥样硬化性心脏病，不稳定性心绞痛，窦性心动过缓，高血压Ⅲ级（很高危）。立法：理气化湿，补益心脾，活血升脉。处方：疏化活血汤加减。紫苏梗10g，陈皮10g，半夏10g，白术30g，茯苓15g，香附10g，乌药10g，丹参30g，川芎15g，太子参30g，羌活15g，炒薏苡仁30g。水煎服，日1剂。

服药1周，服药期间胸痛发作3次。继服药2周后，诸症减轻，每周胸痛发作1次，心率升至58～60次/分。守方服药1个月后，诸症消失，胸痛未发作，大便成形，苔转正常，心率升至64次/分。

按：本例患者为老年女性，年逾七旬，五脏之气已虚。心气不足，不能帅血运行，血脉流通不畅；脾虚失于健运，痰湿内生，阻遏气机，痰气交阻，亦可阻滞心脉，故胸痛阵发、脉搏缓慢。再结合乏力、气短、胸闷、大便溏，舌质紫暗，苔白厚腻的症状及舌象分析，辨证为心脾两虚，湿邪停聚，痹阻心脉。治疗以理气化湿，补益心脾，活血升脉之剂。魏教授选用疏化活血汤加减治疗。

方中半夏、陈皮、白术、茯苓祛湿健脾，紫苏梗、香附、乌药理气化湿通脉，羌活祛风胜湿、温通经脉，太子参补益心脾之气，川芎、丹参活血 通脉，炒薏苡仁健脾止泻。药后胸痛发作减少，心率慢改善。共服药近 2 个月，诸症除，未发作胸痛，心率亦由 55 次 / 分升至 64 次 / 分。

（韩垚）

第四节　诊治糖尿病性心脏病特色学术体系理论研究文章选录

一、论糖尿病性心脏病证治

（一）辨证论治经验

糖尿病性心脏病是糖尿病最重要的并发症之一，其中包括冠心病、糖尿病性心肌病、微血管病变和自主神经功能紊乱所致的心律失常以及心功能不全，还可包括高血压性心脏病，总称为糖尿病性心脏病。其临床表现有休息时心动过速、心绞痛、无痛性心肌缺血、无痛性心肌梗死、直立性低血压和猝死、心力衰竭等特点。

糖尿病性心脏病的发病机理十分复杂，尚未完全阐明。目前认为，糖尿病性心肌病的发病机理可能与糖尿病所致的心肌细胞代谢紊乱，心肌内微血管病变有关；糖尿病的冠状动脉粥样硬化则与高血糖症、高胰岛素血症、高血压、高脂蛋白血症以及血小板机能亢进、凝血异常、自主神经病变有关；心脏自主神经病变的主要病理改变，则为心脏自主神经纤维发生节段性断裂、增厚、嗜银高反应性和纤维数减少，这些可能与微血管病变引起神经营养失调，脂肪、糖和蛋白质的代谢紊乱有关。

在中医古代文献中，虽无糖尿病性心脏病的名称，但有消渴并发心痛的记载，如东汉张仲景在《伤寒论》中曾有“消渴，气上撞心，心中痛热……”的记载，隋代巢元方在《诸病源候论》中也有“消渴重，心中痛”的论述。现多数人把糖尿病性心脏病归属于“消渴”“胸痹”“心悸”的范畴，魏执真教授认为糖尿病性心脏病的中医病名可称为“消渴病心病”；糖尿病性冠心病的中医病名可称为“消渴病胸痹”；糖尿病性心律失常可称为“消渴病心悸”；糖尿病性心力衰竭可称“消渴病心衰病”等。

魏执真教授认为：消渴病心病乃消渴病未能及时治疗进一步发展而成，其病位在心，涉及于肺、脾、胃、肝、肾等脏腑，以心气阴虚或心脾两虚，血脉瘀阻，郁热或痰湿阻脉为其特点，病变总属本虚标实之证，进一步发展可致心气衰微，水饮停聚，甚或阴竭阳绝、阴阳离决证或阴阳猝绝而致厥证。

1. 消渴病心病的辨证规律及要点

消渴病的主要病机是肺脾肾之阴虚燥热，若不及时治疗，不断耗气伤阴进而涉及于心，使得心脏气阴耗伤，心体受损，心用失常，于是心脉瘀阻，心神不安，遂形成消渴病心病。另外，消渴病人多食多饮使中土受伤，脾失健运，痰湿内生，痰湿之邪阻滞气机，痰气互阻也可引起心脉不通而形成消渴病心病。其中心气阴虚，瘀郁阻脉或心脾两虚，痰湿阻脉而成消渴病胸痹；心气阴虚，心脉瘀阻，瘀久化热而形成消渴病心悸病（糖尿病性快速型心律失常）；心脾两虚，痰湿阻脉亦可形成消渴病心悸病（糖尿病性缓慢型心律失常）；若心脏病再进一步发展而成心用衰微，心脉瘀阻，进而引致其他脏腑经脉瘀阻，脏用失常而形成消渴病心衰。如血瘀于肺致肺失通调，三焦不利，水饮停聚而上逆，凌心射肺，可见心悸，气短，咳喘不能平卧，水肿，尿少。心气衰微，心脉瘀阻而致肝脾胃血脉瘀阻，可见胁胀痛，胁下痞块，腹胀，纳呆，大便溏或不爽，水肿加重。消渴病心病晚期肾阴阳虚衰，肾脉瘀阻，开阖失司，更致尿少，水肿，动则喘甚，同时头晕，目眩，腰膝酸软乏力，面目黧黑，肢凉。心气衰微，再进一步加重而致阴竭阳绝，阴阳离决，则会出现消渴病脱证（休克），或阴阳猝绝离则可致消渴病厥证（猝死）。

2. 治疗方法

《素问·阴阳别论》载“二阳结谓之消”。《临证指南医案》亦指出“三消之证，虽有上、中、下之分，其实不越阴亏阳亢，津涸热淫而已”。从古至今多数医家都认为消渴病的基本病机为阴津亏耗，燥热偏盛，阴虚为本，燥热为标。魏执真教授认为，由于消渴病心病是消渴病演变而来，故本病发病早期的证候表现多与心脏气阴耗伤，或阴血亏虚，心脉瘀阻，瘀郁化热有关，治疗宜以益气养心，滋阴养血，理气通脉，清热凉血为主；发病中晚期，消渴病失治已久，心脾肺肾诸脏皆受损，阴阳俱虚，寒痰瘀血，水湿内停，治疗则应以温阳散寒，化湿理气，活血通脉，泻肺利水为主。如遇情志、外感所伤，出现气机郁结，神魂不宁，风热化毒等兼夹证候，也需辨证施治，灵活加减用药，以求疗效更佳。

3. 消渴病心病的辨证分型及治疗

（1）消渴病胸痹

1）心气阴虚，瘀郁阻脉

主要症状：心痛时作，心悸气短，胸闷憋气，疲乏无力，口干欲饮，大便偏干。

主要舌脉：舌质略红或嫩红裂，少苔或薄白苔。脉细数或细弦数。

分析：消渴病耗气伤阴损及心脏，令心之气阴耗伤，血脉瘀阻，心神失养，故见心痛时作，心悸气短，胸闷憋气，疲乏无力；舌质略红或嫩红裂，少苔，口干欲饮，大便偏干为阴虚内热，耗伤阴津所致。

治法：益气养心，理气通脉。

方药：自拟通脉理气汤。沙参、太子参、麦冬、五味子、生地黄、花粉、香附、香橼、佛手、丹参、川芎、三七粉（分冲）等。

2）心脾不足，痰气阻脉

主要症状：心痛时作，心悸气短，乏力，胸胁苦满，脘腹痞胀，大便不爽，纳谷不香。

主要舌脉：舌胖质淡暗，苔白厚腻。脉沉细而滑或弦滑。

分析：消渴病多食多饮伤及脾胃，脾失健运则痰湿内生，阻遏气机，痰气交阻，令心脉不通，故见心痛时作；脾气耗伤，心失所养，故见心悸气短，乏力；痰阻中焦，气机不畅，故见胸胁苦满，脘腹痞胀，二便不爽，纳谷不香；舌胖质淡暗，苔白厚腻，脉沉滑或弦滑为脾虚湿盛，气滞痰阻之征。

治法：疏气化痰，益气通脉。

方药：自拟疏化活血汤。紫苏梗、香附、乌药、川厚朴、陈皮、半夏、太子参、白术、茯苓、川芎、丹参等。

（2）消渴病心悸

消渴病心悸临床分两类、十种证型、三种证候。两类是阳热类（快速类）

和阴寒类（缓慢类），各分为五种证型，各型又可兼见三种证候。

1）阳热类

①心气阴虚，血脉瘀阻，瘀郁化热

主要症状：心悸，气短，疲乏无力，胸闷或胸痛，面色少华，急躁怕热，口干欲饮。

主要舌脉：舌质暗红、碎裂，苔薄白或薄黄。脉数，疾，促，细。

分析：消渴日久伤及心脏，致使心脏气阴耗损，心脉瘀阻，瘀久化热，热可致急，瘀可致乱，遂引起胸闷或胸痛，心悸，数脉、疾脉或数而时止的促脉；气短乏力，面色少华，口干欲饮，舌暗红碎裂，苔薄黄，脉细为心气阴虚，瘀郁化热之征。本型主要包括糖尿病性心脏病合并窦性心动过速、阵发性室上性心动过速、心室率偏快的各种早搏、室性心动过速等。

治法：益气养心，理气通脉，凉血清热。

方药：自拟清凉滋补调脉汤加味。太子参、沙参、麦冬、五味子、丹参、川芎、香附、香橼、佛手、牡丹皮、赤芍、黄连、葛根、天花粉等。

②心脾不足，湿停阻脉，瘀郁化热

主要症状：心悸，气短，疲乏无力，胸闷或有疼痛，口苦，纳差，脘腹痞满，大便溏，黏而不爽。

主要舌脉：苔白厚腻或兼淡黄，舌质暗红。脉数，疾，促，滑。

分析：消渴日久致脾虚痰湿内停，痰湿阻脉，心气耗损，痰气瘀阻，瘀久化热，热可致急，瘀可致乱，遂致数、疾、促、滑脉象；脘腹胀满，便黏不爽，口苦，纳差，苔白厚腻或兼淡黄是湿热困脾之象；胸闷或痛，舌质暗红为心脉瘀阻之征；心悸，气短，疲乏无力为心脾不足所致。此型亦可见于窦性心动过速、阵发性室上性心动过速、阵发性室性心动过速及各种心室率偏快的早搏。

治法：理气化湿，凉血清热，补益心脾。

方药：自拟清凉化湿调脉汤加味。紫苏梗、陈皮、半夏、白术、茯苓、川厚朴、香附、乌药、川芎、牡丹皮、赤芍、黄连、太子参、沙参、石斛、白芍等。

③心气衰微，血脉瘀阻，瘀郁化热

主要症状：心悸，气短，疲乏无力，胸闷或有疼痛，劳累后心悸，气短尤甚。

主要舌脉：舌胖暗红，苔薄。脉促代。

分析：本型见促代脉，代脉主脏气衰微，故此型患者的病机是心气虚衰，血脉瘀阻，瘀郁化热，与单纯促脉的区别是此型心气虚的程度严重，已达到虚衰的程度。消渴病失治之初，心气阴受损，血脉瘀阻，再失治则气阴由虚损至衰微，血脉瘀阻，瘀久化热，而致脉促代。劳累后心悸，气短尤甚，舌胖淡暗或暗红，为心气衰微、血脉瘀阻之征。本型主要见于频发室性早搏、频发房性早搏或频发结性早搏，甚至形成二联律或三联律者。

治法：补气通脉，清热凉血。

方药：自拟清凉补气调脉饮加味。生黄芪、沙参、人参、麦冬、五味子、丹参、川芎、香附、香橼、牡丹皮、赤芍、黄连等。

④心阴血虚，血脉瘀阻，瘀郁化热

主要症状：心悸，气短，胸闷，胸痛，面色不华，疲乏无力，大便易秘。

主要舌脉：舌质暗红、碎裂，苔薄白或少苔。脉涩而数。

分析：此型的形成是由于先天禀赋阴精不足或失血、大汗等阴液精血耗伤，或五志过极，心之阴液精血耗伤，或因劳倦，特别是房劳过度损伤肾阴，肾水不能上济于心而致心阴液精血亏虚，不能濡润心脉，而致心脉瘀阻，瘀久化热，而成涩而数之脉象。舌质暗红、碎裂，大便秘结等，也是阴液精血亏虚的征象。本型主要见于快速型心房纤颤。

治法：滋养阴血，理气通脉，清热凉血。

方药：自拟清凉养阴调脉汤加味。太子参、麦冬、五味子、白芍、生地黄、阿胶（烊化）、丹参、川芎、香附、香橼、佛手、牡丹皮、赤芍、黄连等。

⑤心气阴虚，肺瘀生水，瘀郁化热

主要症状：心悸，气短，胸闷，胸痛，咳喘，甚而不能平卧，尿少，水肿。

主要舌脉：舌质暗红，苔薄白或薄黄。脉细数。

分析：此型的病因是阴虚燥热之消渴病未能及时治疗而致心气阴受损，血脉瘀阻，瘀而化热；心脉瘀阻进而涉及其他脏腑，肺脉瘀阻常先出现，导致肺用失常，肺失肃降，水饮停聚，遂出现心悸，气短，且咳喘不能平卧，尿少，浮肿。舌暗红为血瘀之象，脉细数，苔薄黄乃气阴虚衰，瘀而化热之征。本型见于心力衰竭的心动过速者，主要是消渴心衰病中重度（Ⅱ～Ⅲ度），以左心衰为主者。

治法：补气养心，肃肺利水，凉血清热。

方药：自拟清凉补利调脉饮加味。太子参、沙参、石斛、麦冬、五味子、丹参、川芎、桑白皮、葶苈子（包煎）、车前子（包煎）、牡丹皮、赤芍、黄连等。

2）阴寒类

①心脾气虚，血脉瘀阻，血流不畅

主要症状：心悸，气短，胸闷或胸痛，乏力，不怕冷，口干，可怕热，肢温不凉。

主要舌脉：舌质暗淡，苔薄白。脉细缓。

分析：阴虚燥热之消渴病失治日久，涉及心脾，致使心脾气虚，心脉失养，血流不畅，运行无力缓慢而出现缓脉。此型的特点是脉缓而非迟、非结，不怕冷，甚至怕热，四肢不凉而温，苔薄白、质暗淡，一派心脾气虚，心脉失养，流行缓慢滞而不畅之象。但病在心脾而不在肾，是虚证而不是虚寒证，无明显的痰湿之邪。本型可见于窦性心动过缓、结区心律，加速性室性自主心律。

治法：健脾补气，活血升脉。

方药：自拟健脾补气调脉汤加味。太子参、沙参、石斛、生黄芪、白术、陈皮、半夏、茯苓、羌活、川芎、丹参等。

②心脾气虚，湿邪停聚，心脉受阻

主要症状：心悸，气短，胸闷或胸痛，乏力，不怕冷，口干，肢温，脘腹胀满，纳差，大便不实不爽，头晕胀。

主要舌脉：舌质淡暗，苔白厚腻。脉脉缓而弦滑。

分析：此型的特点与前一类型相同之处是脉缓，不怕冷，肢温不凉，说明其病位同在心脾，同是心脾气虚为本，病位未涉及于肾，属心脾气虚而无明显肾虚之象；与前一类型不同之处是，此型以湿邪停聚为主，本虚标实，且标实突出，故见脘腹胀满，纳差，大便不实、不爽，头胀而晕，苔白厚腻，脉缓兼弦滑等湿停气结之象，同时又有心悸，气短，乏力，舌淡暗等心脾气虚之证。此型亦见于窦性心动过缓、结区心律、加速性室性自主心律等。

治法：化湿理气，活血升脉。

方药：自拟理气化湿调脉汤加味。紫苏梗、陈皮、半夏、白术、茯苓、川厚朴、香附、乌药、羌活、川芎、丹参、太子参、石斛等。

③心脾肾虚，寒邪内生，阻滞心脉

主要症状：心悸，气短，胸闷，胸痛，乏力，怕冷，肢冷，便溏，腰腿酸软无力或可伴头晕耳鸣、阳痿等。

主要舌脉：舌质淡暗，苔薄白或白滑。脉迟。

分析：消渴病失治日久而致心肾阳虚，阴寒之邪内生，阻滞心脉，致使脉迟。此型的特点是脉迟而非缓、非结，自觉怕冷，肢凉不温，所以此型的病性是阳虚而寒之证，不同于前面两型之气虚无寒。病位则不仅在心脾，而且涉及于肾，故可见腰腿酸软，头晕，耳鸣，阳痿等。主要见于病态窦房结综合征、Ⅲ度房室传导阻滞或Ⅱ度Ⅱ型房室传导阻滞及室性自主心律等。

治法：温阳散寒，活血升脉。

方药：自拟温阳散寒调脉汤加味。生黄芪、太子参、白术、茯苓、附片、肉桂、生鹿角、桂枝、川芎、丹参、干姜等。

④心脾肾虚，寒痰瘀结，心脉受阻

主要症状：心悸，气短，乏力，胸闷，胸痛，怕冷或不怕冷，肢温或肢冷。

主要舌脉：舌质淡暗，苔薄白。脉结（缓而间歇或迟而间歇），结代脉。

分析：本型的特点是脉结或结代。结脉可有缓而间歇，或迟而间歇，两者的病机尚有区别，缓而时止者是因心脾气虚加之湿痰与气血凝结，阻滞心脉而成；迟而时止者是因心脾肾阳虚，寒痰与气血凝结，阻滞心脉。两者的症状尚有差别，缓而间歇者不怕冷，肢温；迟而间歇者怕冷而肢凉。结代脉是结脉而间歇频繁出现，甚而连续出现。结代脉与单纯结脉的区别是气虚更甚，已达到衰微的程度。主要见于早搏而心室率慢者、Ⅱ度Ⅰ型房室传导阻滞及心室率慢的窦房传导阻滞等。

治法：温补心肾，祛寒化痰，活血散结。

方药：自拟温化散结调脉汤加味。生黄芪、太子参、白术、茯苓、肉桂、生鹿角、干姜、白芥子、莱菔子、陈皮、半夏、川芎、三七粉（分冲）等。

⑤心肾阴阳俱虚，寒湿瘀阻，心脉涩滞

主要症状：心悸，气短，胸闷，胸痛，乏力，大便偏干。

主要舌脉：舌暗红或兼碎裂，苔薄白。脉细涩。

分析：本型的特点是细迟且叁伍不调的涩脉。涩脉的形成与本型的病机是心脾肾之阴精及气阳俱虚，且阴津精血不足为主。阴血不足心脉失其濡养，气阳不足，心脉失其温煦，且兼寒湿之邪阻滞心脉，诸多因素致使心脉受损，故出现脉细且缓而叁伍不调的涩脉。此型为阴阳气血俱虚、心脾肾俱虚且兼寒湿之邪停蓄的复杂证型。主要见于心室率缓慢的心房纤颤。

治法：滋阴温阳，化湿散寒，活血通脉。

方药：自拟滋养温化调脉汤加味。生黄芪、太子参、白术、茯苓、陈皮、半夏、干姜、肉桂、阿胶（烊化）、当归、白芍、生地黄、川芎、丹参等。

3）三种兼有证候

①气机郁结

主要兼有症状：脘腹、胸胁胀满，郁闷少欢。常叹息，大便欠畅，食纳欠佳。

主要兼有舌脉：舌暗更甚。脉弦脉。

分析：常因情志不舒，郁郁少欢，日久致肝气郁结，气机不畅，致使心脉瘀阻更甚，可加重前述各类型心律失常，或成为各型心律失常发作的诱因。

治法：须在该型原有治法中加入理气解郁药物。

用药：可选用郁金、枳壳、香附、乌药、大腹皮、川厚朴等药。

②神魂不宁

主要兼有症状：失眠多梦，易惊，胆怯，精神不易集中，或坐卧不宁。

主要兼有舌脉：舌淡暗。动脉。

分析：此证候多为惊恐、郁怒、思虑、忧郁等情志损伤心神，使神魂不宁，从而加重心脉流通不畅。

治法：须在该型原有治法中加入安神定志药物。

用药：可选用石菖蒲、远志、炒酸枣仁、夜交藤、合欢花、莲子心、百合、生龙骨（先煎）、生牡蛎（先煎）等药。

③风热化毒

主要兼有症状：咽痒，咽痛，鼻塞，流涕，甚或恶寒发热，肢体酸痛，口干欲饮。

主要兼有舌脉：舌红，苔薄白或薄黄。脉浮。

分析：兼此证候是因兼感上焦风热。心律失常的患者发病的重要环节是心脉瘀阻，若加之外感风热之邪，阻滞心脉，则必然加重心律失常的病情。尤其是阳热类心律失常再加风热之邪，内外之热相合，可使脉更急而更乱，则数、疾、促脉更加明显。

治法：暂停原方，运用疏风清热之法，直至风热之邪消退。

用药：可选用薄荷、荆芥、连翘、金银花、板蓝根、锦灯笼、黄芩等药。

（3）消渴病心衰

1）心气阴衰，血脉瘀阻，心用失司

主要症状：心悸，气短，气喘，动则尤甚。

主要舌脉：舌质暗红少津，苔薄白。细数。

分析：阴虚燥热之消渴病未能及时治疗而致心气阴受损，血脉瘀阻，再失治则心气阴由虚损至衰微，血瘀更甚，心用失司，则出现心悸，气短，气喘，动则尤甚；脉细数为气阴不足衰微之象，舌暗红为血脉瘀阻之象。此型主要见于消渴病心衰轻度（心功能不全Ⅰ度）。

治法：益气养心，活血通脉。

方药：生黄芪、太子参（或人参）、沙参、麦冬、五味子、丹参、川芎、香附、乌药、香橼、佛手、花粉等。

2）心气阴衰，血脉瘀阻，肺失肃降

主要症状：心悸，气短，咳喘，不能平卧，尿少，浮肿。

主要舌脉：舌质暗红，苔薄白。脉细数。

分析：阴虚燥热之消渴病未能及时治疗而致心气阴受损，血脉瘀阻，再继失治则心气阴由虚损至衰微，血瘀更甚而致肺脉亦见瘀阻，进而肺失肃降，水湿停聚，遂出现心悸，气短，且咳喘不能平卧，尿少，浮肿。舌暗为血瘀之象，脉细数乃气阴虚衰之脉。此型主要见于消渴病心衰中重度（心功能不全Ⅱ～Ⅲ度），以左心衰为主者。

治法：益气养心，活血通脉，泻肺利水。

方药：生黄芪、太子参（或人参）、沙参、麦冬、五味子、丹参、川芎、香附、乌药、桑白皮、葶苈子、泽泻、车前子（包煎）、石斛、花粉等。

3）心气衰微，血脉瘀阻，肝失疏泄，脾失健运

主要症状：心悸，气短，胁胀痛，胁下痞块，脘腹胀满，肢肿，尿少，大便溏或不爽。

主要舌脉：舌质暗红，苔薄白。脉细数。

分析：阴虚燥热之消渴病未能及时治疗而致心气阴受损，血脉瘀阻，再继失治则心气阴由虚损至衰微，血瘀更甚而致肝脾之脉亦见瘀阻，肝失疏泄，脾失健运，故出现心悸，气短，胁胀痛，胁下痞块，脘腹胀满，水肿尿少，大便溏或不爽。此型主要见于消渴病心衰中重度（心功能不全Ⅱ～Ⅲ度），右心衰为主者。

治法：益气养心，活血通脉，疏肝健脾。

方药：生黄芪、太子参、沙参、麦冬、五味子、丹参、川芎、香附、乌药、郁金、青皮、陈皮、川楝子、白术、茯苓、泽泻、车前子（包煎）、桃仁、红花、天花粉等。

4）心气衰微，血脉瘀阻，肾失开阖

主要症状：心悸，气短，咳喘不能平卧，尿少，水肿，头晕，耳鸣，腰酸腿软，面目黧黑，甚而肢凉怕冷。

主要舌脉：舌质淡瘦。脉细数。

分析：阴虚燥热之消渴病，未能及时治疗而致心气阴受损，心脉瘀阻，再继失治，则心气阴由虚损至衰微，血瘀更甚，而致肾脉瘀阻，进而肾气阴耗伤，开阖失司而致心悸，气短，尿少，水肿，咳喘，耳鸣，腰酸，面目黧黑，甚而肢冷怕冷。此型多见于消渴病心衰晚期。

治法：益气养心，活血通脉，温肾利水。

方药：生黄芪、太子参、沙参、麦冬、五味子、香附、乌药、丹参、川芎、生地黄、山茱萸、附子、肉桂、胡芦巴、车前子（包煎）、泽泻等。

（二）验案举例

例 1 XX，女，62 岁，干部。初诊日期：2004 年 2 月 17 日。

糖尿病病史 5 年，高血压史 3 年。现服降压药及降糖药，血压、血糖控制尚可。近 1 年阵发心悸，心率快，最快时达 105 次 / 分，伴乏力、气短、口干，时有头晕，夜寐欠安，无明显多食易饥，二便调。舌暗红碎裂，苔薄黄少津，脉细弦数。查体：血压 130/80mmHg，心率 100 次 / 分，律齐。心电图：窦性心动过速，心率 112 次 / 分。超声心动图：主动脉硬化，左心室舒张功能降低，心率过速。

中医诊断：消渴病心悸。西医诊断：糖尿病性心律失常。辨证：心气阴虚，血脉瘀阻，瘀郁化热。治法：益气养心，理气通脉，凉血清热。方药：沙参 30g，太子参 30g，麦冬 15g，五味子 10g，天花粉 10g，丹参 30g，川芎 15g，香附 10g，香橼 10g，佛手 10g，牡丹皮 15g，赤芍 15g，黄连 10g，莲子心 1.5g。日 1 剂，水煎服。

服药 2 周，心悸减轻，自测脉搏 90 次 / 分。舌苔薄微黄，较前转润。服药 1 个月后诸症均减，心悸明显改善，夜寐转安，心率 82 次 / 分。此后患者又服药 1 个半月，病情平稳，诸症已除。平日自测脉搏 70 次 / 分。

按：本例患者糖尿病病史五年，症见阵发心悸，心率快，为消渴日久伤及心脏，致使心脏气阴耗损，心脉瘀阻，瘀久化热，热可致急，瘀可致乱，遂引起心悸、脉数，再结合患者乏力、气短、口干、舌暗红碎裂、苔薄黄少津的症状及舌象，辨证为心气阴虚，血脉瘀阻，瘀郁化热。故治以益气养心，理气通脉，凉血清热。方中太子参、沙参、麦冬、五味子、天花粉益气养阴；丹参、川芎活血通脉；香附、香橼、佛手理气以助通脉；牡丹皮、赤芍凉血清热；黄连厚肠；莲子心清热安神。诸药共用，使心之气阴足，血脉通畅，瘀热清解，而心悸之症消除。

例 2 XX，女，72 岁，退休工人。初诊日期：2005 年 9 月 23 日。

发现糖尿病 4 年余。主诉反复心悸，夜间阵发性呼吸困难 9 月余，加重半月。患者 2005 年 1 月开始出现心悸，夜间阵发性呼吸困难，8 月因心功能不全住院治疗20天。现口服消心痛、二甲双胍、拜糖平及利尿剂，血糖控制在正常范围。现症见心悸，气短，乏力，口干，动则气喘，夜间喘憋加重，需高枕卧位。轻咳少痰，双下肢肿，少尿，大便欠畅。舌暗红，苔薄黄少津，脉细数。血压110/70mmHg，心率97次/分，律齐。当日心电图示：窦性心律，完全性右束支传导阻滞，Ⅰ度房室传导阻滞，前壁、下壁陈旧心肌梗死，V5～V6导联电压明显降低。2005年8月20日超声心动图示：节段性室壁运动异常；右心室、右心房扩大；左室收缩舒张功能降低；二、三尖瓣关闭不全（中度）；肺动脉高压（中）；主动脉瓣关闭不全；心包积液。

中医诊断：消渴病心衰。西医诊断：糖尿病性心功能不全，心功能Ⅲ～Ⅳ级。辨证：心气阴衰，血脉瘀阻，肺失肃降，水湿停聚。治法：益气养心，活血通脉，泻肺利水。方药：太子参30g，麦冬15g，五味子10g，沙参30g，丹参30g，川芎15g，香附10g，香橼10g，佛手10g，乌药10g，桑白皮30g，葶苈子30g（包煎），泽泻30g，车前子30g（包煎）。日1剂，水煎服。

服药1周，心悸气短、动则气喘减轻，夜间可平卧，尿量增加，双下肢肿减轻，大便调，舌脉同前，心率90次/分。继服药2周，心悸、气短、动则气喘明显减轻，无阵发性夜间呼吸困难。可于室内活动，双下肢浮肿消退，二便调，舌暗红、苔黄，脉弦细，心率76次/分。此后随症加减服药1个月，病情稳定，心悸、气短、喘憋、乏力和咳嗽等症消除。心率72次/分。

按：本例患者为老年女性，年逾七旬，症见动则气喘，夜间喘憋加重，需高枕卧位，轻咳少痰，双下肢肿，少尿，大便欠畅。此因阴虚燥热之消渴病未能及时治疗而致心气阴受损，由虚损至衰微，心脉瘀阻而致肺脉瘀阻，进而肺失肃降，水湿停聚。心气阴衰故见心悸、气短、乏力；血脉瘀阻、肺失肃降故见夜间喘憋，轻咳少痰；肺通调水道失司，水湿停聚，故见双下肢肿、少尿；肺失宣降，气机郁滞，升降失调，故见大便欠畅。舌暗红为血瘀之象，脉细数乃气阴虚衰之征。故予益气养心、活血通脉、泻肺利水之剂，方中太子参、沙参、麦冬、五味子益心气、养心阴；香附、香橼、佛手、乌药、丹参、川芎理气活血通脉；桑白皮、葶苈子、泽泻、车前子泻肺利水消肿。诸药共用，使心之气阴足，血脉通畅，肺之肃降正常，水湿祛除，心衰症状很快得到控制。

例3 XX，男，52岁，干部。初诊日期：2005年11月15日。

发现糖尿病5年余，现服降糖药，血糖控制一般。患者近半年阵发胸痛，于快走时发作，停步休息可缓解，伴心悸、气短、乏力，口干，脘腹胀满，纳差，大便不爽，夜寐安。舌质红舌体瘦，苔白腻，脉细滑。血压130/75mmHg，心率75次/分，律齐。心电图：窦性心律，ST-T改变，V4～V5导联ST段下降0.1mV，T波倒置。

中医诊断：消渴病胸痹。西医诊断：糖尿病性心脏病，冠心病心绞痛。辨证：心脾不足，痰气阻脉。治法：疏气化痰，益气通脉。方药：紫苏梗10g，陈皮10g，半夏10g，白术10g，茯苓15g，香附10g，乌药10g，川厚朴10g，太子参15g，丹参30g，川芎15g，木香10g，黄连10g。日1剂，水煎服。

服药2周，快走时无胸痛发作。心悸、气短、口干、脘腹胀满亦减轻，大便畅，舌苔转为薄白，脉细。此时患者痰湿之邪祛除，消渴病之阴虚为本之象显露，故处方沙参30g，太子参30g，麦冬30g，五味子30g，石斛10g，香附10g，香橼10g，佛手10g，丹参30g，川芎15g。继服药1个月，胸痛无发作，余症亦除。复查心电图大致正常。

按：本例患者糖尿病5年余，症见阵发胸痛，于快走时发作，停步休息可缓解，为消渴病胸痹之表现。消渴病本有阴虚，患者口干、舌质红、舌体瘦、脉细即为阴虚见症；再结合心悸、气短、乏力、脘腹胀满、纳差、大便不爽，苔白腻，脉滑的症状及舌脉分析，患者又有脾虚失健运，痰湿内生，阻遏气机，痰气交阻，心脉不通，则见胸痛时发。故治宜先疏气化痰，益气通脉。方中紫苏梗、川厚朴、香附、乌药疏理调畅气机；白术、茯苓、半夏、陈皮健脾化痰燥湿；太子参补益心脾；丹参、川芎活血通脉；木香、黄连理气厚肠。诸药共用，使心脾气充足，痰湿得化，气机调畅，血脉流通。药后胸痛无发作，舌苔转薄痰湿之邪祛除，故又以益气养心、理气通脉为法治疗。方中太子参、麦冬、五味子、沙参、石斛益气养阴；香附、香橼、佛手理气以助通脉；丹参、川芎活血通脉。经逐步调理，病情控制，诸症消除。

例4： XX，男，55岁，工人。初诊日期：2000年9月15日。

糖尿病史6年余。主诉阵发胸闷不适近1年，于慢走约2站路时出现，休息后可缓解伴心悸、乏力，口干欲饮，纳可，早醒，二便调。舌质红暗，少苔，脉细。既往高血压史5年，现服降压药，血压控制尚可。血压125/70mmHg，心率72次/分，律齐。心电图示：左心室舒张功能降低。冠脉CT血管造影术：窦性心律，V4～V6导联T波浅倒。超声心动图示：未见异常。

中医诊断：消渴病胸痹。西医诊断：糖尿病性心脏病微血管病变。辨证：心气阴虚，瘀郁阻脉。治法：养阴益气，理气活血通脉。处方：沙参30g，太子参30g，生地黄10g，石斛10g，麦冬15g，五味子10g，香附10g，香橼10g，佛手10g，乌药10g，丹参30g，川芎15g，百合15g。日1剂，水煎服。

服药1周，胸闷减轻，由慢走2站路时发作胸闷，减轻至慢走近3站路时发作。心悸、口干减轻。继服药2周，胸闷无发作，心悸、口干明显改善，乏力亦减，睡眠转安。继守方服药1个月，病情稳定，未发作胸闷。诸症除。复查心电图大致正常。

按：本例患者糖尿病史6年余，症见阵发胸闷不适于慢走约2站路时出现，休息后可缓解，为消渴病耗气伤阴损及心脏，令心之气阴耗伤，血脉瘀阻所致。心悸、乏力、口干欲饮、舌质红暗、少苔、脉细亦为气阴亏虚，兼有血瘀之征。综合患者症、舌、脉，辨证为心气阴虚，瘀郁阻脉，故治以养阴益气、理气活血通脉之法。方中沙参、生地黄、石斛、太子参、麦冬、五味子养阴益气；香附、香橼、佛手、乌药理气以助通脉；丹参、川芎活血通脉；百合清心安神。全方共奏养阴益气、活血通脉之功，使胸闷诸症减轻至消除。

（《中国现代百名中医临床家丛书：魏执真》，2011年）

二、糖尿病性心脏病的中医辨证治疗

（一）糖尿病性心脏病概况

1. 糖尿病性心脏病的概念

1979 年 Ledet 首先提出了糖尿病性心脏病的特定概念，认为本病是特异的糖尿病性心肌损害、心脏微血管及大血管损害、心脏自主神经损害，分别或结合地累及心脏的结果。临床指糖尿病人所并发或伴发的心脏病，包括糖尿病性冠心病、糖尿病性心肌病、微血管病和自主神经损害所致的心律失常等。其病因、发病机理、病理生理、病理解剖、临床表现等与非糖尿病性心脏病均比较有其不同特点。目前这一病名已为国内外内分泌代谢病专家及许多心血管病专家公认，已见于国内外医学专著中。

2. 加强糖尿病性心脏病中医防治研究工作的必要性

目前糖尿病性心脏病的发病率已占糖尿病症人的 40% 以上。糖尿病病人约 80% 死于心血管病变，是糖尿病病死首位原因。随着糖尿病发病率的迅速增长，目前糖尿病性心脏病已对人民生命健康构成威胁，已成为心血管疾病中主要的类型。近年来国内外医学专家对本病研究均十分重视，但西医的治疗效果却不够理想，故加强中药防治研究工作成为一个十分迫切的重要课题。

3. 糖尿病性心脏病的病理特点

（1）糖尿病性心胜病的病理损害为心脏的大、中、小血管及心肌的全面损害，不同于非糖尿病性冠心病，后者主要损害大血管即冠状动脉，糖尿病心脏损害往往首先出现于微血管及心肌，继而再损害冠状动脉。

（2）糖尿病冠状动脉粥样硬化的程度较非糖尿病冠心病为重，后者粥样硬化呈斑块状或线条状，而前者是全壁的硬化，且多枝硬化。冠状动脉狭窄程度也较重，三支病变者比非糖尿病冠心病为多。

（3）其心肌内有较多PAS染色阳性的糖蛋白沉积，心肌及血管壁等组织内有大量的脂肪蓄积，有较多结缔组织及钙盐沉积。因此，其病情重，病死率高。

（4）糖尿病性心脏病的发病机制尚未完全阐明。目前研究证实糖尿病因代谢、血管、神经、血凝等方面的失常与相互影响，在其发病中起重要作用。

1）高血糖及糖化血红蛋白及锗酵解失常等致组织缺氧，影响心肌、血管内皮组织代谢，造成血管内皮及心肌损害，心肌内糖蛋白沉积导致其收缩力和顺应性减低。

2）糖尿病高脂血症是形成冠状动脉损害的重要因素。

3）糖尿病的血液高凝倾向及血瘀倾向是形成血栓的重要因素。

4）糖尿病人常在早期就影响自主神经，从而影响心血管功能调节，可导致严重心律失常、心源性休克，甚至猝死。

（5）糖尿病性心脏病的临床特点：

1）糖尿病性冠心病的临床特点：①糖尿病性心脏病无痛性心肌缺血及心肌梗死更为多见（心肌梗死约占30%，而非糖心病占17.6%）。②糖尿病性心脏病心肌梗死的部位与冠状动脉狭窄的部位不一致者较非糖尿病性冠心病者为多。③糖尿病合并心梗预后更加不良。面积大，易发生严重合并症（糖心病占27%，非糖心病占17%），心功不全发生率为非糖心病的4倍，心梗再发率高，为非糖心病的2倍，死亡率高，首次心梗后五年存活率与非糖心病分别为38%、75%，二次梗后为25%、50%，行PTCA术后5年死亡率分为35%、19%。

2）糖尿病性心肌病的临床特点：1972年Ruber最先发表了长期糖尿病患者尸检结果，发现心肌有弥漫性小灶坏死和纤维化而没有冠状动脉狭窄硬化，其心电图有ST-T改变，超声心动示心肌肥厚（尤其室间隔），EF下降，左室舒张压上升和容量减少，末期出现心脏扩大，心功能不全，被称为糖尿病性心肌病。有报告冠状动脉造影发现无冠脉狭窄的糖尿病患者有55%心电图不正常，而非糖尿病者仅27.5%不正常，推测其ST-T改变可能与心肌及微血管损害有关。

3）糖尿病心脏自主神经损害的表现：①休息时特别是卧位及夜间心动过速，心脏变异指数异常。②直立性低血压。③猝死。④晨间心肌缺血高峰缺如。⑤合并高血压者比例增高（与非糖心病分别为55%、35%）。

（6）糖尿病性心脏病西医治疗概况：目前对于糖尿病性冠心病西医的治疗方法和非糖尿病性冠心病基本相同，但是由于糖尿病性心脏病的特点，使得上述治疗方法受到很多限制。由于糖尿病冠心病产生的冠状动脉阻塞病变广泛而严重，三支病变及重度病变所占比例大，故经皮冠状动脉成形术（PTCA）及冠状动脉旁路移植术之成功率低，复发率高，手术死亡率高。血管紧张素转换酶抑制剂，钙离子拮抗剂对血压的影响及咳嗽、乏力、水肿等副作用，使得伴有心肌病变及微血管病的糖尿病冠心病人的依从性较差。ß受体阻滞剂对血糖、血脂及血压的干扰作用也令其使用受限。所以目前西医治疗不够满意，对于心肌病及微血管病更感棘手。

（二）糖尿病性心脏病中医辨证论治

1. 糖尿病性心脏病的中医病名

糖尿病性心脏病的中医病名可称为“消渴病心病”。糖尿病性冠心病中医可称为“消渴病胸痹”；糖尿病性心律失常，可称“消渴病心悸”；糖尿病性心衰可称“消渴病心衰”等。消渴病心病与非消渴病心病比较，在病因、病机、主症、主舌象、主脉象及证型方面均有不同特点，临床需分别清楚。

2. 糖尿病性心脏病的辨证特点

糖尿病性心脏病与非糖尿病性心脏病比较在辨证治疗方面有其特点，临证时掌握其特点才能准确辨证，立法及处方，以获得良好效果。我院曾通过对105例糖尿病并发冠心病患者与冠心病患者对比分析，经统计学方法处理后发现：两者在年龄、病程、舌苔、脉象及辨论分型方面存在差异。

3. 糖尿病性心脏病病因病机

中医认为消渴病心病的病因是消渴病不及时治疗致病情进一步发展演变而

成。消渴病的主要病机是肺脾肾之阴虚燥热，若不及时治疗，则不断耗气伤阴进而涉及于心，使得心脏气阴耗伤，心体受损，心用失常，于是心脉瘀阻，心神不安，遂形成消渴病心病。另外，消渴病病人多食多饮使中焦受伤，脾失健运，痰湿内生，痰浊之邪阻滞气机，痰气互阻也可引起心脉不通而形成消渴病心病。其中心气阴虚，郁瘀阻脉或心脾两虚，痰湿阻脉而成消渴病胸痹病；心气阴虚，心脉瘀阻，瘀久化热而成消渴病心悸病（快速型心律失常），心脾两虚，痰湿阻脉亦可形成消渴病心悸病（缓慢型心律失常）；若心脏病再进一步发展而成心用衰微，心脉瘀阻，进而引起其他脏腑经脉瘀阻，脏用失常而形成消渴病心衰，如血瘀于肺致肺失通调，三焦不利水饮停聚而上逆，凌心射肺，出现水肿喘促。心气衰微，心脉瘀阻而致肝脾肾血脉瘀阻，出现腹胀，纳呆，水肿加重。消渴病心病晚期肾阴阳虚衰，心气衰微，再进一步发展而致阴竭阳绝，阴阳离决，则会出现消渴病脱症（休克），或阴阳猝厥，会出现消渴病厥证（心搏骤停）。

总之，消渴病心病的病因属消渴病未能及时治疗进一步发展而成。其病位在心，涉及于肺、脾、胃、肝、肾等脏腑。以心气阴虚或心脾两虚，心脉瘀阻，郁热或痰湿阻脉为其特点，进一步发展可致心气衰微，水饮停聚，甚或阴竭阳绝，阴阳离决症或阴阳猝厥而致厥证。

4. 消渴病的治疗原则

（1）消渴病的基础病治疗，不但不能放松，而且更应该认真对待，采用中西医结合治疗疗效更好。一定要在了解尿糖与血糖的基础上，根据每天四段四次尿糖的变化，配合适当饮食，一般说，脂肪应少，优质蛋白要够，要适度，盐碱均不能多，降血糖药物应足够。

（2）活动量要适当。

（3）情绪、精神状态要好。

（4）有感冒或感染应及时治疗，特别是肺部感染应及时控制。

（5）及时发现及治疗糖尿病性心血管病变。

5. 消渴病胸痹的辨治。

参见前篇《论糖尿病性心脏病证治》。

（《糖尿病（消渴病）中医诊治荟萃——全国第五次中医糖尿病学术大会论文集》，1999 年）

三、魏执真诊治糖尿病并发心律失常经验

魏执真教授从事中医临床、教学及科研工作已整整四十载。在长期的工作实践中，魏老师勤于研读经典，熟于临床实践，融汇新知，中西参合，在糖尿病和心血管疾病方面积累了丰富的经验，尤对心律失常的研究更为深入，形成了独特的学术体系。吾曾有幸伺师左右，兹不揣浅陋，试将魏老师诊治糖尿病并发心律失常的主要学术思想及经验简述如下：

魏老师认为，糖尿病并发心律失常中医可称为“消渴病心悸”，临床宜分两类、十种证型、三种证候治疗。两类分别是阳热类（快速类）和阴寒类（缓慢类），各分五种证型，各型中又都可能出现气机郁结、神魂不宁、风热化毒三种证候。

（一）阳热类

1. 心气阴虚、血脉瘀阻、瘀郁化热型

本型主要见于糖尿病合并窦性心动过速、阵发性室上性心动过速、心室率偏快的各种早搏、室性心动过速等，临床可见心悸，气短，疲乏无力，胸闷或胸痛，面色少华，急躁怕热，舌质暗红、碎裂，苔黄，脉数、疾、促、细等症。魏老师认为，此型多因阴虚燥热之消渴病日久伤及于心，使心之气阴耗损。心主血脉，心气不足，不能帅血畅行，致心脉瘀阻，瘀久化热。热可致急，瘀可致乱，遂引起心悸、数脉、疾脉、数而时止的促脉，脉数、疾、促均是血瘀化热的表现；心气阴虚可见心悸气短，疲乏无力，面色少华，脉细；心气阴虚，血脉瘀阻可见胸闷刺痛，舌暗红碎裂；黄苔为化热之征。故治疗当以益气养心、理气通脉、凉血清热为法，方用自拟清凉滋补调脉汤，药用太子参、麦冬、五味子益气养阴，丹参、川芎活血通脉，牡丹皮、赤芍、黄连清热凉血，香附、香橼、佛手理气通脉，再加葛根、花粉养阴生津以顾其本，全方共奏益气养心、

理气通脉、凉血清热之功，以使气阴足、血脉通而瘀热清，数、疾、促脉得以平，心悸自止。

2. 心脾不足、湿停阻脉、瘀郁化热型

本型可见于糖尿病合并窦性心动过速、阵发性室上性心动过速、阵发性室性心动过速、各种心室率偏快的早搏者，临床主要症见心悸，气短，疲乏无力，胸闷或有疼痛，口苦，纳差，脘腹痞满，大便溏、黏而不爽，舌质暗红，苔白厚腻或兼淡黄，脉数、疾、促、滑。魏老师指出，此型乃脾虚痰湿停滞之消渴病日久致痰湿阻脉、心脉不通，加之心气耗损、痰气瘀阻、郁久化热而成。热可致急，瘀可致乱，遂引起数脉、疾脉、促脉等心律失常的脉象，数、促、疾、滑是湿热阻脉的脉象；脘腹胀满，便黏不爽，口苦，纳差，苔白厚腻及厚腻兼黄是湿热困脾之象；胸闷或痛，舌质暗，脉促（数而时一止）均为心脉瘀阻之征；心悸，气短，疲乏无力，大便不实是心脾不足所致。故治疗当以理气化湿、凉血清热、补益心脾为法，方用自拟清凉化湿调脉汤，药用白术、茯苓健脾化湿，陈皮、半夏温化痰湿，紫苏梗、川厚朴、香附、乌药理气宽胸，川芎活血通脉，牡丹皮、赤芍、黄连清热凉血，太子参主益心脾，再加白芍滋阴以防津伤，全方共奏理气化湿、凉血清热、补益心脾之功，使心脾气足，停湿消退，心脉通畅，瘀热化解而数、疾、促脉得以平复。

3. 心气衰微、血脉瘀阻、瘀郁化热型

本型主要见于糖尿病合并频发室性期前收缩、频发房性期前收缩或频发结性期前收缩，甚至形成二联律或三联律者，临床症见心悸，气短，疲乏无力，胸闷或有疼痛，劳累后心悸、气短尤甚，舌胖淡暗或暗红，苔薄，脉促代。魏老师强调，此型患者虽与上述两型同时具有血脉瘀阻、瘀久化热形成促脉的病机，但此型是促代脉，而前面两型是促脉。促脉是指脉数而有间歇；代脉是指脉间歇频发或有规律出现，即“止有定数”，如二联律、三联律等；促代脉是指促而且代的脉象。因代脉主脏气虚衰，故此型病机当为心气虚衰、血脉瘀阻、瘀郁化热。因此当治以补气通脉、清热凉血为法，方用自拟清凉补气调脉汤，药用生黄芪、太子参、人参大补心气，麦冬、五味子养心阴以助补气，丹参、川芎活血通脉，香附、香橼、佛手理气通脉，牡丹皮、赤芍、黄连清热凉血。本方与清凉滋补调脉汤的区别在于本方是前方加用生黄芪、人参等大补心气之

品而成。前方功效只是补气滋阴、通脉凉血，故主治心气阴虚，血脉瘀阻，瘀郁化热之证；本方侧重补心气，通脉凉血，主治心气衰微，血脉瘀阻，瘀郁化热之证。

4. 心阴血虚、血脉瘀阻、瘀郁化热型

本型主要见于糖尿病合并快速型心房纤颤者，临床症见心悸，气短，胸闷，胸痛，面色不华，疲乏无力，大便秘结，舌质红暗碎裂，苔薄白或少苔，脉涩而数。魏老师认为，此型患者临床特点是涩而数之脉。涩脉主心阴精血亏虚加寒湿之邪痹阻血脉之病，故典型的涩脉是细而迟，不调，艰涩不畅之脉；此型是不调，但不迟反而数，因为此型的病机只是心阴精血亏虚而致血脉瘀阻，瘀郁化热，并无寒湿之邪阻脉。而此型与促脉型比较，心阴精血损伤更甚。故治疗当以滋阴养血、理气通脉、清热凉血为法，方用自拟清凉养阴调脉汤，药用麦冬、五味子、白芍、生地黄滋补心阴血，太子参补气以生阴血，丹参、川芎活血通脉，牡丹皮、赤芍、黄连清热凉血，香附、香橼、佛手理气活血通脉，全方共奏滋阴养血、理气通脉、清热凉血之功，主治因心阴血亏虚，血脉瘀阻，瘀郁化热而致之涩数脉。

5. 心气阴虚、肺瘀生水、瘀郁化热型

本型见于糖尿病合并心力衰竭心动过速者，主要是心衰病中、重度（Ⅱ～Ⅲ度），并以左心衰为主。临床主要症见心悸，气短，胸闷，胸痛，咳喘，甚而不能平卧，尿少，水肿，舌质红暗，苔薄白或薄黄，脉细数。魏老师指出，此型的病因是阴虚燥热之消渴病失治而致心气阴受损、血脉瘀阻，再继失治则心气阴由虚损至衰微，血瘀更甚而致肺脉亦见瘀阻，进而肺失肃降，水湿停聚，此时肺脉瘀阻常先出现，日久致肺用失常而出现肺失肃降、水饮停聚的临床表现，即可见心悸、气短、咳喘不能平卧、尿少、浮肿等症；舌暗为血瘀之象；脉细数乃气阴虚衰之征。此数脉的形成除因气阴两虚引起的血脉瘀阻、瘀久化生之热鼓动血脉使脉搏增快外，尚有因水饮停聚、阻滞血脉，使血脉更加闭阻，瘀热更盛之故。此型特点是除因心气不足、血脉瘀阻、瘀久化热而致之脉细数外，尚兼有肺失肃降、水饮停聚的表现，故临床除心悸、气短、胸闷、胸痛等症状外，尚可见咳喘，甚而不能平卧，尿少肢肿，舌质暗红，苔薄黄。治疗时除益气养心、理气活血、凉血通脉外，尚需肃肺利水，使水饮去，血脉通，瘀热除，而数脉平。故其治法当为补气养心、肃肺利水、凉血清热，方用自拟清凉补利调脉汤，药用生黄芪、太子参大补心气，麦冬、五味子滋心阴，丹参、川芎活血通脉，桑白皮、葶苈子、泽泻、车前子泻肺利水，牡丹皮、赤芍、黄连清热凉血，全方共奏补气养心、肃肺利水、凉血清热之功，使得心气充足，血脉畅行，肺脉流通，水道通利，瘀热消退，而心悸平复，数脉调整。

（二）阴寒类

1. 心脾气虚、血脉瘀阻、血流不畅型

本型可见于糖尿病合并窦性心动过缓、结区心律及加速的室性自搏心律者，临床主要症见心悸，气短，胸闷或胸痛，乏力，怕热，不怕冷，肢温不凉，舌质淡暗，苔薄白，脉缓而细弱。魏老师认为，阴虚燥热之消渴病失治日久累及于心，使心气阴耗伤，迁延失治又进一步发展致气虚更甚，同时累及于脾，使心脾气虚，血脉瘀阻，血流不畅，运行缓慢无力而出现缓脉。此型特点是脉缓而非迟、非结，不怕冷，甚至怕热，四肢不凉而温，舌质暗淡，苔薄白，一派心脾气虚，心脉失养，血行缓慢，滞而不畅之象，但位在心脾而不在肾，是虚证而不是虚寒证，且无明显的湿痰之邪。故治疗当以健脾补气、活血升脉为法，方用自拟健脾补气调脉汤，药用白术、茯苓健脾化湿，太子参、生黄芪大补心脾之气，配以防风、羌独活祛风，川芎、丹参活血通脉，全方共奏健脾补气、活血通脉之功，使心脾气虚所致之缓脉得以平复。

2. 心脾气虚、湿邪停聚、心脉受阻型

本型亦见于糖尿病合并窦性心动过缓、结区心律及加速的室性自搏心律者等，临床主要症见心悸，气短，胸闷或胸痛，乏力，不怕冷，肢温，脘腹胀满，纳差，大便不实不爽，头晕而胀，舌质淡暗，苔白厚腻，脉缓而弦滑。魏老师强调，消渴病失治日久心脾两伤，脾失健运，湿邪停聚，湿停阻脉，脉流失畅，形成缓脉。此类型与前述类型相同之处是脉缓、不怕冷、肢温不凉，说明其病位同在心脾，同是心脾气虚为本，病位未涉及于肾，属于心脾气虚而无明显肾虚之证；不同之处是此型以湿邪停聚为主，本虚标实，且标实表现突出，故症见脘腹胀满，纳差，大便不实不爽，头胀而晕，苔白厚腻，脉缓兼弦滑等

湿停气结之象；但同时又有心悸、气短、乏力、舌淡暗等心脾气虚之症，所以是以湿为标，以虚为本。故治疗宜急则治其标，以化湿为主，兼顾健脾补气，待湿化后可能转化为心脾不足、心失所养的1型，此时则可按1型的治疗原则继续治疗调养收功。所以治法当为化湿理气、活血通脉，方用自拟理气化湿调脉汤，药用白术、茯苓、陈皮、半夏健脾化湿，紫苏梗、川厚朴、香附、乌药理气化湿，羌独活祛风以助化湿，川芎、丹参活血通脉，太子参补益心脾，全方共奏化湿通脉、补益心脾之功，使湿邪化、心脉通、心气足、缓脉愈。

3. 心脾肾虚、寒邪内生、阻滞心脉型

本型主要见于糖尿病合并病态窦房结综合征、Ⅲ度房室传导阻滞或Ⅱ度Ⅱ型房室传导阻滞及室性自搏心律者等，临床症见心悸，气短，胸闷，胸痛，乏力，怕冷，肢冷，便溏，腰腿酸软无力，或可伴头晕耳鸣，阳痿等，舌质淡暗，苔薄白或白滑，脉迟。魏老师指出，消渴病失治日久而心肾阳虚，阴寒之邪内生，阻滞心脉，致使脉迟。此型特点是脉迟而非缓、非结，自觉怕冷，肢凉不温，属阳虚而寒之证，不同于前述两型之气虚无寒。病位不仅在心脾，且涉及于肾，故可见腰腿酸软、头晕、耳鸣、阳痿等。另外此型不仅有寒邪，且有痰阻心脉。所以治疗宜用辛温辛热之品温补脾肾且散寒化痰、活血通脉，以使寒痰祛而心脉通，迟脉转常，虚寒之症消失。故治法当为温阳散寒、活血通脉，方用自拟温阳散寒调脉汤，药用附片、肉桂、鹿角、干姜、桂枝温阳散寒，生黄芪、太子参、白术、茯苓健脾益气、助温阳散寒，川芎、丹参活血通脉，全方共取温阳散寒、活血通脉之功效。

4. 心脾肾虚、寒痰瘀结、心脉受阻型

本型主要见于糖尿病合并早搏而心室率慢者、Ⅱ度Ⅰ型房室传导阻滞及心室率慢的窦房传导阻滞者等，临床症见心悸，气短，乏力，胸闷，胸痛，怕冷或不怕冷，肢温或肢冷，舌质淡暗，苔薄白，脉结（缓而间歇或迟而间歇）、结代。魏老师认为，本型特点是脉结或结代。结脉可有缓而间歇或迟而间歇。缓而时止者是心脾气虚，加之湿痰与气血凝结阻滞心脉而成，故症可见不怕冷，肢温；迟而时止者是心脾肾阳虚，寒痰与气血凝结阻滞心脉，故症可见怕冷而肢凉，同时还可兼见头晕耳鸣，腰腿酸软等。此型与前述阴寒类1、2、3型的差别分别是：此型为结脉，1、2型是缓脉，3型是迟脉。结脉与缓脉和迟脉的

形成有差别，结脉除心脾肾虚及寒痰湿阻等因素外尚有气、血、老痰相凝结而心脉被阻的特点，因此脉流更加结滞不通而出现脉有间歇之象。故治疗结脉除补气或温阳散寒外，尚宜重通气活血、逐痰破瘀散结。结代脉是结脉且间歇频繁出现，甚而连续出现，其与单纯结脉形成的区别是结代脉气虚更甚，达到衰微的程度，故治疗结代脉时要更加重用补气之品方可取得满意效果。因此治法当为温补心肾、祛寒化痰、活血散结，方用自拟温化散结调脉汤，药用干姜、肉桂、鹿角温阳散寒，白芥子、莱菔子、陈皮、半夏、白术、茯苓化痰湿，生黄芪、太子参补气以助通阳散寒化痰湿之力，川芎、三七粉活血通脉散结，全方温补，散寒化痰、活血通脉散结，治疗心脾肾虚，寒痰瘀结，心脉受阻之脉结证。

5. 心肾阴阳俱虚、寒湿瘀阻、心脉涩滞型

本型主要见于糖尿病合并心室率缓慢的心房纤颤者，临床症见心悸，气短，胸闷，胸痛，乏力，大便偏干，舌暗红或兼碎裂，苔薄白，脉细涩。魏老师强调，本型特点是出现细迟且三五不调的涩脉。涩脉的形成与本型的病机是心脾肾之阴精及气阳俱虚，且以阴津精血不足为主。阴血不足、心脉失其濡养，气阳不足、心脉失其温煦，且兼寒湿之邪阻滞心脉，诸多因素致使心脉受损，故出现脉细且缓而不调的涩脉。此型为阴阳气血俱虚，心脾肾俱虚且兼寒湿之邪停聚的复杂证型，因此治疗法则较其他类型更为复杂，且取效更为困难。治法为滋阴温阳、化湿散寒、活血通脉，方用自拟滋养温化调脉汤，药用白术、茯苓、陈皮、半夏健脾化湿，干姜、肉桂温阳散寒，生黄芪、太子参补气以助散寒化湿，当归、白芍、生地黄、阿胶滋补心肾之阴，川芎、丹参活血通脉，全方共使寒湿消散，心肾阴阳充足，心脉得以温煦濡润，心血得以畅通，涩脉得以纠正。

（三）三种证候

1. 气机郁结

主要兼见脘腹、胸胁胀满，郁闷少欢、常叹息，大便欠畅，食纳欠佳，舌暗甚，脉弦等症。魏老师认为，患者常因情志不舒，郁郁少欢，肝气郁结，气

机不畅，致心脉瘀阻更甚，可加重前述各类型心律失常，或成为各型心律失常发作的诱因，因此各类各型心律失常如兼见气机郁结证候时需予以重视，加用疏郁理气药物方能取得治疗心律失常的良好效果。故上述各型如兼见气机郁结证时，宜在该型原有治法中加入理气解郁之法，可选加郁金、枳壳、香附、乌药、大腹皮、川厚朴等药。

2. 神魂不宁

主要兼见失眠多梦，易惊、胆怯，精神不易集中或坐卧不宁，舌淡暗，脉动等症。魏老师指出，此证候多为惊恐、郁怒、思虑、忧郁等情志损伤心神，使神魂不宁。心之两大功能，一为主血脉，一为藏神。心病则可分别出现两种功能失调的表现，同时两者又可互为影响。心脉流通不畅可致心神不宁，心神不宁又可加重心脉流通不畅，因此心律失常时若兼见神魂不宁则应予以重视，并加以相应治疗，否则不会取得良好疗效，尤其是睡眠不安及失眠会加重心律失常的出现，必须加用宁心安神之品。故上述各型如兼见神魂不宁时，宜在该型原有治法中加入安神定志之法，可选用石菖蒲、远志、炒酸枣仁、夜交藤、合欢花、琥珀粉、朱砂粉、生龙骨、生牡蛎等药。

3. 风热化毒

主要兼见咽痒、咽痛，鼻塞，流涕，甚或恶寒发热，肢体疼痛，口干喜饮，舌红，苔薄白或薄黄，脉浮等症。魏老师强调，兼此证是因兼感上焦风热而成。心律失常发病的重要环节是心脉瘀阻，若加之外感风热之邪阻滞心脉，则必然加重心律失常的病情，尤其是阳热类心律失常再加风热之邪，内外之热相合，可使脉更急而更乱，则数、疾、促脉更加明显，所以若兼感风热时必须予以高度重视。此时处方用药必须加用疏风清热之品（风热之邪较轻时），即上述各型如兼见风热化毒时，宜在该型原有治法中加入疏风清热之法，可选用薄荷、荆芥、连翘、金银花、板蓝根、锦灯笼等药，或暂用疏风清热之方（风热之邪较重时），待风热消退后再继用原治疗心律失常之药更为适宜。

在上述治疗同时，魏老师还特别强调，消渴病基础病的治疗亦应认真对待，采用中西医结合治疗疗效更好；活动量要适当，情绪、精神状态要好；宜配合正确饮食，一般说脂肪应少，优质蛋白要够，糖要适量，盐碱均不能多；对感冒或感染者宜及时治疗，特别是肺部感染应及时控制。

（四）验案举隅

例1 XX，女，60岁，工人。初诊日期：2001年5月15日。

糖尿病史10余年，冠心病、下壁心梗病史5年。近1个月时感心悸，胸闷气短，心前区刺痛，伴乏力，口干，急躁怕热，夜寐不安，大便偏干，舌质暗红，苔黄，脉细促。心电图示：偶发室性期前收缩，陈旧性下壁心梗，ST－T改变。诊断为消渴病心悸，证属阳热类心气阴虚、血脉瘀阻、瘀郁化热型。治宜益气养心、理气通脉、凉血清热为主，方用清凉滋补调脉汤加味。药用太子参30g，麦冬15g，五味子10g，丹参30g，川芎15g，香附10g，香橼10g，佛手10g，牡丹皮20g，赤芍20g，黄连10g，葛根10g，天花粉10g，石菖蒲10g，远志10g。日1剂。水煎服。并予西药拜糖平50mg，每日3次，控制血糖。服药7剂后诸症减，在此方基础上化裁治疗1月余后复诊症状消失，未再发室性期前收缩，心电图ST－T改变也恢复正常。

例2：XX，男，53岁，干部。初诊日期：2001年4月24日。

原发性高血压史10余年，糖尿病史8年余，冠心病、心律失常、窦性心动过缓病史3年。自觉心悸，气短，胸闷不适，倦怠乏力，汗出，动辄尤甚，头晕头胀，腹胀，纳差，大便溏而不爽，舌质淡，舌苔白腻，脉缓而滑。心电图示：窦性心动过缓，ST－T改变。诊断为消渴病心悸，证属阴寒类心脾气虚、湿邪停聚、心脉受阻型。治宜化湿理气、活血通脉为主，方用理气化湿调脉汤加味。药用紫苏梗10g，陈皮10g，半夏10g，白术15g，茯苓15g，川厚朴10g，香附10g，乌药10g，太子参30g，川芎15g，丹参30g，羌活、独活各10g，浮小麦10g。日1剂，水煎服。予西药糖适平30mg，每日3次，控制血糖。服药14剂后症状好转，唯偶感心悸，乏力，时有胸闷气短，断其证转属心脾气虚、血脉瘀阻、血流不畅型，治宜健脾补气、活血通脉，方用健脾补气调脉汤，药用生黄芪30g，太子参30g，白术10g，茯苓5g，川芎15g，丹参30g，防风10g，羌活、独活各10g。继服14剂后诸症消失，心电图检查示大致正常。

（《中国医药学报》，2003年第3期）

四、糖尿病心脏自主神经病变 20 例中医临床治疗体会

糖尿病自主神经病变临床发病率较高，病变涉及范围广泛，给患者的身心很大的伤害，其导致的心脏自主神经病变的典型表现是快而固定的心动过速，易发生猝死，目前尚缺乏理想有效的治疗方法。笔者运用魏执真教授的辨证施治的思路，将糖尿病心脏自主神经病变分两型进行施治，即心气阴虚、血脉瘀阻、瘀郁化热型和心脾不足、湿停阻脉、瘀郁化热型；分别采用益气养心、理气通脉、凉血清热和补益心脾、理气化湿、凉血清热方法治疗。临床治疗 20 例患者心率均由 100 余次 / 分降至 90 次 / 分以下，疗效较为满意。说明运用中医中药辨证施治治疗糖尿病所致的心脏自主神经病变——窦性心动过速，不失为行之有效的治疗方法。

（一）临床资料

共 20 例患者，男 9 例，女 11 例，年龄最小 45 岁，最大 66 岁。发现糖尿病最短 5 年，最长 10 年，均表现为较固定的窦性心动过速。静息时心率最慢 102 次 / 分，最快 120 次 / 分左右。其中辨证属心气阴虚、血脉瘀阻、瘀郁化热型 13 例，心脾不足、湿停阻脉、瘀郁化热型 7 例。

（二）治疗方法

1. 心气阴虚，血脉瘀阻，瘀郁化热型

症状：心悸不宁，乏力，气短，胸闷，或胸痛，心烦少寐，手足心热，口燥咽干，大便干结或不干而欠畅。

舌脉：舌质暗红，可见舌有裂纹，舌苔薄黄，或苔少或光剥。脉细数无力。

分析：消渴日久伤及心，导致心气阴耗伤，心脉瘀阻，瘀郁化热，又热可

致急，瘀可致乱，遂引起心悸，脉数，胸闷或胸痛；乏力、气短为心气耗伤；心烦，手足心热，口燥咽干为心阴受损；大便干结或不干而欠畅，舌质暗红有裂纹，舌苔薄黄或苔少或光剥，脉细数无力，均为心气阴虚，瘀郁化热之征。

立法：益气养心，理气通脉，凉血清热。

药物组成：太子参 30g，沙参 30g，白芍 15g，麦冬 15g，五味子 10g，丹参 30g，川芎 15g，香附 10g，香橼 10g，佛手 10g，牡丹皮 15g，赤芍 15g，黄连 10g。水煎服，日 1 剂。

方解：方中沙参、白芍、太子参、麦冬、五味子益气养阴；丹参、川芎活血通脉；牡丹皮、赤芍凉血清热；黄连清热且厚肠以防牡丹皮、赤芍寒凉致泻；香附、香橼、佛手理气疏肝以助活血通脉、散郁热。全方共奏益气养阴，凉血清热，活血通脉之功。

2. 心脾不足，湿停阻脉，瘀郁化热型

症状：心悸，气短，乏力，胸闷或有胸痛，脘腹胀满，口干但不欲多饮，纳差，大便黏而不爽。

舌脉：舌质暗红，苔白厚腻或兼淡黄。脉滑数或弦数，数而有力或无力。

分析：消渴日久致脾虚痰湿内停，痰湿阻脉，心气耗损，痰气瘀阻，瘀郁化热，热可致急，瘀可致乱，遂致脉数，心悸；心脾不足则气短，乏力；心脉瘀阻则胸闷或有胸痛，舌质暗红；脘腹胀满，口干但不欲多饮，纳差，大便黏而不爽，苔白厚腻或兼淡黄，滑脉均为湿热困脾，运化失常之征。

立法：理气化湿，凉血清热，补益心脾。

药物组成：紫苏梗 10g，陈皮 10g，半夏 10g，白术 10g，茯苓 15g，川厚朴 10g，香附 10g，乌药 10g，太子参 30g，丹参 30g，川芎 15g，牡丹皮 15g，赤芍 15g，黄连 10g。水煎服，日 1 剂。

方解：方中陈皮、半夏、白术、茯苓健脾祛湿；紫苏梗、香附、乌药、川厚朴理气化湿；丹参、川芎活血通脉；牡丹皮、赤芍凉血清热；黄连厚肠以防牡丹皮、赤芍寒凉致泻；太子参补益心气以治其本。全方共奏化湿清热，理气通脉，补益心脾之功。

3. 治疗效果

20位患者，疗程最短2个月，最长半年，静息心率均由100余次/分降至90次/分以下，心悸诸症减轻或消失。

4. 典型病例

XXX，女，52岁。初诊日期：2009年2月21日。

糖尿病10年余，现服拜糖平和二甲双胍，配合饮食控制及适当运动，血糖控制尚可。近1年来心悸时轻时重，心率快，自数脉搏110次/分，伴有乏力，气短，胸闷，心烦易急，入睡难，口干欲饮，大便偏干。查体：血压130/80mmHg，心率115次/分，律齐，未闻及病理性杂音，两肺听诊正常，未闻及干湿啰音，肝脾未及，双下肢不肿。舌质暗红，苔薄黄，脉细数。心电图：窦性心动过速（114次/分）。超声心动图：左心室舒张功能减低，心率快。西医诊断：糖尿病，窦性心动过速。中医诊断：消渴病，心悸病。辨证：心气阴虚，血脉瘀阻，瘀郁化热。治则：益气养心，活血通脉，凉血清热。处方：太子参30g，麦冬15g，五味子10g，丹参30g，川芎15g，香附10g，香橼10g，佛手10g，牡丹皮15g，赤芍15g，黄连10g。水煎服，日1剂。服药2周后心悸、乏力、气短诸症减轻，入睡难较前好转，无胸闷及心烦急躁，仍口干欲饮，大便偏干，心率100次/分，舌质红，苔薄黄，脉弦数。前方加北沙参30g，玄参30g。水煎服，日1剂。服药1个月后，心悸明显减轻，无乏力、气短，眠安，纳可，大便调，心率92次/分。舌质暗红，苔薄黄，脉细略数。增减服药3个月后，心悸未作，安静时心率85次/分，舌质暗红，苔薄黄，脉细弦。

（三）讨论

糖尿病心脏自主神经病变，主要表现为迷走神经受损，导致不能抑制交感神经的兴奋性，交感神经处于相对亢奋的状态，致使心率快而且固定，静息时心动过速也不减慢，即较为固定的窦性心动过速，不易受外界因素影响，有时心率可达130次/分，患者感觉心悸。窦性心动过速属于中医的“心悸病”，脉象为数脉。早在《濒湖脉学》记载“数脉，一息六至脉”，脉率大约120次/分。

又《濒湖脉学》云“数脉为阳热可知，只将心肾火来医”，强调数脉主“热”。魏执真教授认为其主要病因病机一是心气阴不足，血脉瘀阻，瘀郁化热；二是心脾不足，脾虚湿停，湿郁化热。认为“热”是心动过速——脉数发生的关键，心脉瘀阻是其发生的必要环节，心脏亏虚是其根本因素。热可致急，于是出现脉搏快速搏动的数脉。临床上笔者根据患者的临床表现，辨证分析，分别纳入上述两个证型，给予中药凉血清热，益气养阴，活血通脉，或凉血清热，补益心脾，理气化湿的方法，治疗20例取得较满意的疗效。

（《中国美容医学》，2012年第21期）

五、魏执真教授辨治消渴病心病（糖尿病性心脏病）之经验特色

近年来，魏教授提出了消渴病心病（糖尿病性心脏病）的概念。

“糖尿病性心脏病”这一概念被越来越多的心血管病专家所重视，指糖尿病病人所发生的心脏病，其病理机制和临床表现与一般人所发生的心脏病有其不同特点。糖尿病性心脏病主要包括糖尿病心脏大血管病变、微血管病变、心肌病变和心脏自主神经病变等所导致的冠心病、心律失常、心功能不全等，是糖尿病最重要的远期并发症之一，其中以糖尿病并发心脏大血管病变即冠心病最为多见。随着糖尿病发病率在世界范围内的日益升高，其心血管并发症已严重威胁到糖尿病病人远期生存，并成为影响其病死率的首要原因。

在中医古代文献中，虽无“消渴病心病”的名称，但有相关发病情况的记载，可以认为本病是消渴病继发胸痹心痛病、心悸病、心衰病等。如《素问•阴阳别论》中记载：“二阳之病发心脾……其传为息贲者，死不治。”“二阳结谓之消……”清代陈士铎《辨证录》载：“消渴，口干舌燥，吐白沫，气喘不能卧，但不甚大渴，渴时须饮水，饮之后，化为白沫。”可以认为是对消渴病心衰病的描述。《灵枢•师传》中所载：“胃中热则消谷，令人悬心善饥。”描述了消渴病心悸病。东汉张仲景的《伤寒论》中曾载“厥阴之为病，消渴，气上撞心，心中疼热”及隋代巢元方的《诸病源候论•消渴候》中载“厥阴之病，消渴重，心中痛”，可以认为是对消渴病胸痹心痛病的描述。而华佗《中藏经》所载“消渴之疾久不愈，令人患水气。其水临时发散，归于五脏六腑，则生为病也”则描述了消渴并发水肿的病机。

魏执真教授认为，糖尿病性心脏病的中医病名可以称为“消渴病心病”，其病位在心，按临床表现，糖尿病性冠心病及糖尿病性心肌病的中医病名可以称为“消渴病胸痹心痛病”，而糖尿病心脏病心律失常可称为“消渴病心悸病”，糖尿病心脏病心力衰竭可称为“消渴病心衰病”。

（一）病因病机

《素问·阴阳别论》言“二阳结谓之消”，《临证指南医案》也指出了“三消之证，虽有上、中、下之分，其实不越阴亏阳亢，津涸热淫而已”。从古至今，中医大多数医家都认为消渴病的基本病机为阴津亏虚，燥热偏盛。

魏执真教授认为，消渴病心病是因为消渴病未能及时得到有效治疗，进一步发展形成的。其病位在心，发病与肺、脾胃、肝、肾各脏腑相关。病性属本虚标实，以心气阴虚或心脾两虚为本，以痰湿或郁热阻遏脉道，血脉流通不畅为标。如果病情进一步发展，可导致心气衰微，气虚不能敷布津液，水湿停聚泛溢或上逆，甚至出现阴竭阳绝、阴阳离决证，或阴阳猝绝而致的厥证。

1. 禀赋不足，元气虚弱

《灵枢·五变》载“五脏皆柔弱，善病消瘅”。禀赋不足，元气虚弱，各种致病因素诱发消渴病发，肺、脾、肾之阴虚燥热，病情迁延，五脏相关，涉及于心，使得心之气伤阴耗，心体受损，心用失常，心脉瘀阻，心神受扰，而形成了消渴病心病。

2. 饮食不节，中土受伤

《灵枢·本脏》载“脾脆，则善病消瘅”，《脾胃论》载“有善食而瘦者，胃伏火邪于气分则能食物，脾虚则肌肉削，即食亦也”。多饮多食是导致消渴病发的重要外在因素。消渴病人饮食不节，过食肥甘厚味，损伤中土，使得脾失健运，内生之痰湿阻滞气机，痰气交阻，阻遏脉道，心脉不畅，遂形成了消渴病心病。

其中，若心气阴虚，心脉流通不畅，瘀郁阻脉，或者心脾两虚，痰湿阻脉，遂形成了消渴病胸痹心痛病。若心气阴虚，心脉流通不畅，瘀郁化热，热扰心神，遂形成了消渴病心悸病（快速型心律失常）。若心脾两虚，痰湿阻脉，心脉失养，心用失常，无力鼓动运行血脉，遂形成了消渴病心悸病（缓慢型心律失常）。若病情进一步发展，心体损伤更甚，心气衰微，不能帅血畅行，心脉瘀阻，进而可以引起其他脏腑经脉瘀阻，而出现脏用失常，遂形成了消渴病心衰病。心肺同居上焦，肺助心以主治节，若血瘀于肺，治节失常，肺失通调，三焦不利，水饮内停而上逆，凌心射肺，可见咳喘不能平卧、心悸、气短、水肿尿少；心气衰微，心脉瘀阻而致肝脾胃血脉瘀阻，可见水肿加重、胁胀痛、胁下痞块、腹胀纳呆、大便溏或不爽。消渴病心病晚期肾阴阳虚衰，肾脉瘀阻，开阖失司更致尿少水肿、动则喘甚，并见头晕目眩、腰膝酸软乏力、面目黧黑、肢凉。阴阳互根，心气衰微若进一步加重，阳损及阴，而导致阴竭阳绝，则会出现消渴病脱证（休克），或者阴阳猝绝而致消渴病厥证（猝死）。

（二）分期分型治疗

1. 分期治疗

魏执真教授认为，由于消渴病心病是由消渴病演变而来，故在其治疗过程中除针对心系疾病进行治疗外，亦应始终顾及消渴病。根据病机病程变化，此病主要分两期诊治。

消渴病心病发病早期的证候表现，多与心之气伤阴耗或阴血亏虚而致心脉瘀阻、瘀郁化热有关。所以治疗从益气养阴、滋阴养血、理气通脉、凉血清热立法。

消渴病心病发病中晚期，消渴病失治日久，心、脾、肺、肾诸脏皆受耗伤，阴阳俱虚，且寒痰瘀血、痰湿水饮皆生。所以治疗从温阳散寒、活血升脉、疏气化痰、化湿理气、泻肺利水立法。

如果遇到外感所伤、情志不调，而出现风热化毒、气机郁结、神魂不宁等兼证，要辨证施治，灵活加减用药，必要时“急则治其标”，以求更佳疗效。

2. 辨证分型

消渴病心病的辨证分型治疗，参见心悸病、胸痹心痛病、心衰病等疾病，结合消渴病阴虚燥热之本进行治疗。消渴病胸痹常见证型为心气阴虚、瘀郁阻脉、心脾不足、痰气阻脉（同胸痹心痛病辨证）。消渴病心悸临床分两类、十型、三证候（同心悸病辨证）。消渴病心衰病常见证型（同心衰病辨证），即①心气衰微，血脉瘀阻，心用失司；②心气阴衰，血脉瘀阻，肺失肃降；③心气衰微，血脉癖阻，肝失疏泄，脾失健运；④心气衰微，血脉瘀阻，肾失开合。

（三）心得体会及创新

消渴病心病包括消渴病合并心悸病、胸痹心痛病、心衰病等病证。其疾病的发生发展有以下两个特点：

1. 血脉瘀阻

久病入络。由《灵枢•五变》载“血气逆留，髋皮充肌，血脉不行，转而为热，热则消肌肤，故为消瘅”，可知出现消渴病并发症多是由消渴病日久，血脉不畅、瘀郁化热发展而来。故消渴病发展到消渴病心病，气阴不足、阴虚燥热为其本，而血脉瘀阻不畅为其重要的病理改变。治疗当中，较单纯心系疾病，除滋阴润燥外，尤其需要注意疏通血脉，可酌情加用丹参、当归、桃仁、红花、鸡血藤等活血养血通络之品。

2. 肾精亏虚

久病及肾。“五脏之伤，穷必及肾”“三消者，本起肾虚”，肾为元气之根，《灵枢•五变》载“肾脆，则善病消瘅易伤”，《外台秘要》载“消渴者，原其发病，此责肾虚所致”，由此可知，肾脏亏虚贯穿消渴病的病程始终，消渴病日久或失治，更易损伤肾精，故消渴病发展至消渴病心病亦存在肾脏亏虚、肾精不足的这一重要病机。

《医贯》载“治消渴之法，无论上、中、下，滋其肾水，则渴自止”，而《医学心悟》载“三消之证，皆燥热结聚也。……三消之治，不必专致本经而滋其化源则病易痊矣”。治病求本，其本皆在肾之下焦。刘完素在《三消论》中提出了对于消渴病的治宜“补肾水阴寒之虚，而泻心火阳热之实，除胃肠燥热之甚，济一身津液之衰”，从而使“津液生而不枯，气血利而不涩，则病日已矣”，故消渴病心病的诊治过程中尤其需要重视肾精的滋补，可酌情加用桑椹、黄精、生地黄、玄参、龟板等滋阴益肾之品。其中，桑椹味甘性寒，归心、肝、肾经，可滋阴补血、生津润肠，《本草崇原》载其“止消渴，利五脏，关节痛，安魂，镇神”，故可以治疗消渴病心病之气阴不足、阴虚内热、心神失养或心神被扰而不安之心悸。而《本草经疏》载桑椹“甘寒益血而除热”，可以凉血补血益阴，而消渴“由于内热津液不足，生津故止渴。五脏皆属阴，益阴故利五脏。阴不足则关节之血气不通，血生津满，阴气长盛，则不饥而血气自通矣”，故对于消渴病心病之阴虚燥热、血气不畅、瘀郁化热者尤为适合。

（四）验案举例

例 1 XX，女，72 岁。初诊日期：2014 年 7 月 2 日。

主诉：阵发胸闷胸痛 2 年余，加重 1 月余。

现病史：患者 2 年前因生气后胸闷胸痛阵发，至西医院查冠脉 CTA 后诊断为“冠心病”，予服倍他乐克、阿司匹林。之后胸闷痛症状阵发，多于生气后或劳累时出现，休息数分钟至十余分钟可自行缓解。近 1 月劳累后再次出现胸闷隐痛不适，休息数分钟可自行缓解，遂来诊。现症见阵发胸闷隐痛，时有心悸，食后脘胀，口干口涩，不欲饮水，水入则觉停于胃脘，鼻咽干燥，口有异味，易饥饿，气短乏力，入睡难，易醒，醒后难再入睡，大便黏滞不畅，小便频急色黄，下肢轻肿。

既往史：2 型糖尿病 10 余年，现服二甲双胍并应用胰岛素治疗，空腹血糖 10 ～ 17mmol/L，餐后血糖 20mmol/L。高脂血症 5 年，现服阿托伐他汀 20mg，每晚 1 次。反复泌尿道感染多年。

查体：血压 130/80mmHg，舌红暗，舌体瘦，苔白黄相兼，厚腻，脉细弦。

辅助检查：冠脉 CTA （2012 年 4 月 16 日）示左前降支近段轻度狭窄，回旋支开口中度狭窄，中央支开口轻度狭窄。单支血管轻中度狭窄。

中医诊断：消渴病胸痹心痛病（心脾不足，痰气阻脉）。西医诊断：糖尿病性心脏病，冠状动脉粥样硬化性心脏病，稳定性心绞痛，2 型糖尿病，高脂血症。立法：疏气化湿，补益心脾，理气通脉。处方：疏化活血汤加减。紫苏梗 10g，陈皮 10g，半夏 10g，茯苓 15g，炒白术 10g，香附 10g，乌药 10g，枳壳 10g，太子参 30g，木香 10g，黄连 10g，沙参 30g，麦冬 15g，五味子 10g，玉竹 30g，大腹皮 10g，冬瓜皮 30g。水煎服，日 1 剂。

服药 1 周，服药期间胸闷痛发作较前减少，下肢水肿消失，大便通畅，腹胀减轻，但小便不畅，舌脉同前。前方加淡竹叶 10g，生甘草 10g，取导赤散之意，清心火导热 下行而利小便。继服药 2 周后，诸症减轻，胸闷痛未发作，气短乏力，舌苔转为薄黄，脉细，考虑痰湿渐祛，而消渴病之阴虚燥热为本之象显露，改方为沙参 30g，太子参 30g，麦冬 15g，五味子 10g，香附 10g，乌药 10g，香橼 10g，佛手 10g，石斛 10g，玉竹 30g，黄精 10g。守方服药 1 个月后，诸症消失，胸闷痛均未发作，病情平稳，苔转正常。

按：本例老年女性，糖尿病10余年，症见阵发胸闷胸痛，为消渴病胸痹心痛病之表现。消渴病本有阴虚燥热，患者口干，舌质红、舌体瘦、脉细皆为阴虚之象，再结合心悸、气短乏力、食后脘胀、大便黏滞不畅、舌红暗、苔厚腻等症状体征，可知患者亦有脾虚失运，痰湿内生而阻遏气机，痰气交阻，痹阻心脉，则见胸闷痛时作。故急则治其标，宜先疏气化湿，补益心脾，理气通脉。方中紫苏梗、香附、乌药、枳壳调畅气机，陈皮、半夏、白术、茯苓健脾化湿，太子参、沙参、麦冬、五味子、玉竹补益气阴，木香、黄连理气燥湿，大腹皮、冬瓜皮取五皮饮之意以理气除湿利水。诸药合用，使心脾得补，痰湿得祛，气顺而血脉调畅。服药后胸闷痛未发作，舌苔转薄，考虑为痰湿之邪渐去，又以益气养阴、理气通脉为法进行调理治疗而收功，病情平稳，诸症皆消。

例2 XX，女，71岁。初诊日期：2012年10月12日。

主诉：活动后喘促伴水肿1月余。

现病史：患者近1个月发现活动后喘促明显，休息后好转，伴见双足踝肿胀，曾服利尿剂螺内酯及中药汤剂效不著，晨起偶有头晕，爬2层楼即喘促、心慌，夜间尚可平卧，活动后胸闷背痛，乏力，气短，口干明显，无腹胀，双下肢轻度水肿，纳可，眠欠安，夜尿略频，大便调。

既往史：高血压20余年，2型糖尿病30年余，持续心房颤动3年。现服拜糖平50mg，每日3次；康忻5mg，每天1次，华法林2.5mg，每天1次，立普妥20mg，每晚1次。血糖血压控制良好。

查体：血压120/80mmHg，心率74次/分，心律绝对不齐，第一心音强弱不等，神志清楚，言语清晰，反应灵敏，双下肢轻肿。舌红暗，苔薄少，微黄，右侧花剥，有裂纹，脉细涩。

辅助检查：心脏超声（2011年3月30日）示双房增大，主动脉瓣少量反流，心包积液（少量），升主动脉及肺动脉增宽，心功能略减低，EF54%。下肢血管超声（2011年3月30日）示双下肢动脉硬化伴多发斑块形成，双下肢深静脉回流基本通畅。动态心电图（2012年6月12日）示持续心房颤动伴长间歇，最长间隙2.1s，持续性ST-T改变，平均心率87次/分，心率39～157次/分。生化（2012年9月6日）示尿酸493mmol/L，血脂（-），肝功（-），血常规（－），国际标准化比值（INR）1.79，糖比血红蛋白（HbA1C）6.4%，空腹血糖 8.4mmol/L。

中医诊断：消渴病心衰病（气阴两虚，心脉瘀阻，肺失肃降）。西医诊断：糖尿病性心脏病，心力衰竭心功能Ⅱ级（NYHA 分级），2 型糖尿病，心律失常，持续性心房颤动，高血压。立法：益气养阴，理气通脉，泻肺利水。处方：太子参 30g，北沙参 30g，麦冬 15g，五味子 10g，香附 10g，香橼 10g，佛手 10g，乌药 10g，冬瓜皮 30g，大腹皮 10g，桑白皮 10g，百合 30g，黄精 30g。水煎服，日 1 剂。

服药 7 剂后下肢水肿减轻，气短乏力改善，口干喜饮，无腹胀，无口苦，无手足凉，无腰痛，舌红暗，苔少薄黄，右侧剥脱，脉细涩，心率 84 次 / 分。效不更方，继服 7 剂后下肢水肿明显改善，气短乏力改善，口干喜饮，无腹胀，无口苦，无手足凉，无腰痛，舌红暗，苔少薄黄，右侧剥脱，脉细涩，心率 82 次 / 分，前方去大腹皮、桑白皮，继服。之后多次复诊，病情平稳，逐渐可爬 4 层楼无气短乏力。

按：此例患者糖尿病 30 年，本次以“活动后喘促伴水肿”来诊，属中医“消渴病心衰病”范畴，结合舌脉，中医辨证该患者消渴病日久而致心气阴虚，心脉瘀阻，涉及于肺，肺脉瘀阻，肺失肃降，治节失司，不能通调水道下输膀胱，而致水饮停聚，凌心射肺，出现心悸气短，喘促水肿。无手足凉无腰痛可见非肾阳虚所致水肿。口干喜饮、苔少剥脱可知已有阴伤虚热。治以益气养阴，理气通脉，泻肺利水。方中太子参、沙参、麦冬、五味子益气养阴；桑白皮、冬瓜皮、大腹皮取五皮饮之意，泻肺利水；香附、香橼、佛手、乌药理气行水、理气通脉；百合、黄精养阴以清虚热。诸药合用，起到了心气复、血脉通、聚水除、水道通利的作用，使心衰得以缓解。

病重需用厉药，然而厉药也是双刃剑。结合该病例具体情况，夜间尚可平卧且水肿不甚，可知目前本虚标实，以本虚为主。故不用葶苈子，防伤正气。患者长期服用华法林抗凝，虽有血瘀之征，不宜应用大量活血之药，气帅血行，方中应用理气药即可达到活血作用，使气行则血行，气行则水行，故尤其要注意通畅气机。

（韩垚）

附　魏执真教授缓脾法治疗糖尿病

魏执真教授是国家级名老中医专家，从事内科心脑血管疾病及糖尿病的医疗、教学及科研工作50余年，积累了丰富的临床经验，形成了一套完整而独特的学术体系。在糖尿病的治疗方面，魏执真教授应用缓脾法治疗2型糖尿病，针对多食易饥明显、不能自主控制食欲，应用降糖药物及胰岛素等干预手段均难使血糖达标者取得一定的满意效果。兹将魏执真教授运用缓脾法治疗糖尿病的思想经验介绍如下。

1.“脾运太过”与糖尿病的病机

糖尿病，属于中医“消渴病”的范畴，是体质因素加饮食情志失节、年高体倦、劳欲过度等多种病因所致，是以多饮、多食、多尿、体倦乏力、尿有甜味为典型症状的病证，历代医家相关论述颇丰。目前多认为其发病以燥热内盛伤阴，病程日久，耗气伤阴，气阴两虚，晚期阴损及阳，乃至阴阳两虚。魏执真教授根据中医经典理论及历代先师认识，结合自身临床经验，发扬了既往对糖尿病病因病机的传统认识，在内热伤阴基本病机的认识基础上，提出“脾运太过”在糖尿病发生发展中的作用，在传统养阴清热治法基础上应用“缓脾法”，对消谷善饥为主症，伴口干喜饮、便秘、烦急眠差等阴津亏虚、胃府燥热为特点的2型糖尿病及糖尿病前期或具有上述表现的2型糖尿病初发阶段可取得满意的降糖效果。

脾主运化，运即转运输送，化即消化吸收，人体水谷精微的化生均有赖于脾的运化转输功能。《素问·经脉别论》所说的“饮入于胃，游溢精气，上输于脾，脾气散精，上归于肺”，《素问·厥论》里的“脾主为胃行其津液者也”，都是指的脾胃的运化功能。饮食水谷入胃后，在脾的作用下，将水谷化为精微，输布到全身。《医宗必读》云：“一有此身，必资谷气，谷入于胃，洒陈于六腑而气至，和调于五脏而血生，而人资之以为生者，故曰后天之本在脾。”脾的运化水谷精微功能正常，机体摄入的水谷才能得以运化吸收，才能化生精气，维持人体正常的生理活动。

历代医家及教科书中论及脾的运化功能失常多指脾运不及。魏执真教授认为，脾主运化，脾的运化功能失常即脾失健运，可表现为脾运不及和脾运太过。脾运不及、脾阳不足，则脾运化水谷精微的功能减退，机体的消化吸收机能随之失常，表现为腹胀、食欲不振，便溏，以致倦怠、消瘦等表现。脾运太过之病，正如《金匮钩玄》所云“经谓土气太过曰敦阜，亦能为病”，《灵枢·五邪说》中云“邪在脾胃，则病肌肉痛，阳气有余，阴气不足，则热中善饥”。脏腑皆有阴阳，脾亦有阴阳。脾阳有余，阴气不足，则水谷精微脾运化太过，则机体的消化吸收功能亢进，临床可表现为胃热之消谷善饥、口干喜饮、便秘、烦急、眠差等。《素问·奇病论》曰：“帝曰：有病口甘者，病名为何？何以得之？岐伯曰：此五气之溢也，名曰脾瘅。夫五味入口，藏于胃，脾为之行其精气，津液在脾，故令人口甘也。此肥美之所发也，此人必数食甘美而多肥也。肥者令人内热，甘者令人中满，故其气上溢，转为消渴。治之以兰，除陈气也。”临床观察中发现，糖尿病患者多有食欲旺盛而致血糖控制不佳，而血糖控制不佳者又容易出现食欲亢进，二者常常为恶性循环。糖尿病患者临床消谷善饥的表现，正是由于脾阳有余，脾运太过，致脾阴虚，燥热内生，加速了水谷化为精微的速度，土失去了原有的和缓之性。脾运太过，多食过量水谷、肥甘厚味，令中焦生湿生热入血，则表现为血糖升高。

2. 缓脾理论与糖尿病的治疗

《素问·脏气法时论》中云：“脾欲缓，急食甘以缓之。”魏教授认为，脾欲“缓”主要相对于“急”而言，即是指在脾运太过之时，当应用甘味之品缓脾，以制约脾的过于运化，使脾运恢复正常。正如陈修园所说：“土德和厚，故欲缓。病，则失中和之气矣。”治当抑阳益阴，缓脾有抑阳益脾阴之意。魏执真教授受此启发，结合消渴病内热伤阴耗气，阴虚津亏的病机，主张当运用“缓脾”之法治疗糖尿病尤其是具有消谷善饥症状者，创制了糖尿病的验方缓脾方（玉竹、生白术、竹叶、茯苓、火麻仁加减）。方中君药玉竹性味甘、微寒，归肺、胃经，《质问本草》记载玉竹可“缓脾养胃”，取其甘平柔润之性，既能缓脾运太过，同时能够养阴生津。生白术为臣，白术性味甘、苦、温，归脾、胃经，正如《本草求真》云“白术缘何专补脾气？盖以脾苦湿，急食苦以燥之，脾欲缓，急食甘以缓之。白术味苦而甘，既能燥湿实脾，复能缓脾升清，且其性最温，服之能健胃消谷，为脾脏补气第一要药也”。竹叶性味甘、辛、淡、寒，归心、胃、小肠经，《本草求真》云“竹叶据书皆载凉心缓脾，……无非因其轻能解上，辛能散郁，甘能缓脾”，竹叶既可缓脾，又可专入胃经，直达病所，以清胃中燥热，为臣药兼使药。茯苓、火麻仁为佐药，茯苓可淡渗缓脾，防他药甘寒伤脾及滋腻太过；火麻仁则缓脾润燥以约脾，并佐竹叶清阳明内热。方中诸药多为甘味之品，且文献记载均有“缓脾”之功，乃取“甘以缓之”，以制约脾运，不使其太过之意。

3. 验案举例

XXX，男，55岁，初诊日期：2011年5月8日。

患者糖尿病病史5年余，于西医院内分泌专科正规治疗，血糖仍不能控制达标。患者欲求中西医结合治疗，故来就诊。症见多食易饥，每日主食量8～9两，仍觉饥饿难忍，空腹血糖11mmol/L，烦躁，失眠，乏力，便干，舌嫩红中裂，少苔，脉细略数。辨证为脾运太过致阴津亏虚、胃府燥热。治以缓脾生津、清热为法，予魏执真教授自拟缓脾方加减。玉竹30g，玄参15g，生白术30g，竹叶10g，火麻仁10g，茯苓10g。水煎服，日1剂。服药2周后复诊，患者多食易饥明显改善，每日主食量6～7两已不觉饿，口干、多饮等症亦明显减轻，便通、眠安。原方继服14剂。2周后复诊，空腹血糖8.9mmol/L，已无明显多食易饥症状。上方加减继服1个月后患者空腹血糖6.8mmol/L，无特殊不适。半年后随访，血糖控制稳定。

（《北京中医药》，2018年第6期）

第五节　诊治心力衰竭特色学术体系理论研究文章选录

充血性心力衰竭

一、论充血性心力衰竭证治

充血性心力衰竭简称心力衰竭或心衰，也称心功能不全。因患各种心脏疾病导致心肌收缩力减弱，不能将静脉回心血液充分排出，静脉血液回流受阻，引起静脉系统淤血；另一方面发生动脉系统供血不足，不能满足人体组织代谢需要，从而出现一系列临床症状和体征。心衰按其临床表现分为左心衰、右心衰和全心衰。左心衰主要为肺淤血的临床表现，症见呼吸困难、咳嗽和咯血，呼吸困难表现为劳力性呼吸困难、夜间阵发性呼吸困难和端坐呼吸严重时可出现急性肺水肿。右心衰由于各脏器慢性持续淤血和水肿，患者可有食欲不振、恶心、呕吐、腹胀、腹痛和尿少等表现。全心衰是左、右两侧心力衰竭的临床表现同时存在，但夜间阵发性呼吸困难等肺淤血表现反较单纯性左心衰时减轻。心衰如不能缓解，可引起心律失常、电解质紊乱、心源性肝硬化、肺栓塞、急性肺水肿等并发症，所以心衰为内科危重症，若不及时救治会迅速恶化死亡。

充血性心力衰竭按患者所能胜任的体力活动能力将心功能分为四级：Ⅰ级，一般体力活动不受限制，不出现乏力、心悸、呼吸困难、心绞痛等症状，无心力衰竭体征，通常称心功能代偿期；Ⅱ级，体力活动稍受限，休息时无症状，但中等体力活动时（如常速步行 1.5 ～ 2km 路或登 3 层楼等），即出现乏力，心悸，呼吸困难症状及心力衰竭体征，如心率加快、肝肿大等，相当于心力衰竭Ⅰ度；Ⅲ级，体力活动明显受限，休息时无症状，轻微体力活动（如日常家务劳动、常速步行 0.5 ～ 1km 路、登 2 层楼等），即出现心悸、呼吸困难、心绞痛及肝肿大、水肿等症状和体征。卧床休息后症状好转，但不能完全消失，相当于心力衰竭Ⅱ度；Ⅳ级，不能胜任任何体力活动，休息时仍有疲乏、心悸、呼吸困难或心绞痛及明显的心力衰竭体征，如内脏淤血及显著水肿，长期可导致心源性肝硬化，相当于心力衰竭Ⅲ度。

目前治疗充血性心力衰竭西医方面虽然不断取得重大进展，但临床中尚有不少病例治疗困难，需要采用中医或中西医结合方法。

笔者认为心衰的病机，是各种心体病变日久不愈，心体受损，心用衰微，其病位在“心”，心用衰微是该病的关键。心主周身之血脉，心气衰微不能帅血畅行，进而引起其他脏腑经脉瘀阻，气机壅塞，脏用失常，心衰影响他脏大体上是沿着肺→肝→脾→胃→肾的顺序发展。根据这一特点，在心衰的治疗上，以益气养心、理气通脉为基本法则，再依据他脏受损情况，分别加用调整相应受损脏腑功能的治法，以下分别叙述之：

1. 心气衰微，血脉瘀阻，心用失司

主要症状：心悸且烦，神疲乏力，动则气喘，汗出，口唇暗紫。

主要舌脉：舌质暗红，苔薄白。细数无力。

分析：各种心体病变微，心用失司，则出现心悸且烦，神疲乏力，动则气喘，汗出，口唇暗紫；脉细数无力为心气衰微之象，舌质暗红为血脉瘀阻之象。

治法：益气养心，理气通脉。

方药：生黄芪，太子参，麦冬，五味子，丹参，川芎，香附，乌药，香橼，佛手等。

方解：生黄芪、太子参、麦冬、五味子益气养阴，丹参、川芎活血通脉，香附、乌药、香橼、佛手理气以通脉。

2. 兼肺脉瘀阻

兼有症状：胸闷憋气，咳逆倚息不能平卧，尿少肢肿。

主要舌脉：舌质暗红，苔腻。弦滑数。

分析：心气衰微不能帅血畅行，进而引起肺脉瘀阻，致肺失肃降，治节失司，不能通调水道下输膀胱，而致水饮停聚，上逆凌心射肺，出现胸闷憋气，咳逆倚息不能平卧，尿少肢肿；舌暗红、苔腻、脉弦滑为血脉瘀阻，兼有水湿之象。

治法：益气养心，理气通脉，泻肺利水。

方药：生黄芪，太子参，麦冬，五味子，丹参，川芎，香附，乌药，香橼，佛手，桑白皮，葶苈子，泽泻，车前子（包煎）等。

方解：于益气养心、理气通脉之基本方中加桑白皮、葶苈子、泽泻、车前子以清肃肺气，泻肺利水。

3. 兼肝脉瘀阻

兼有症状：胁胀疼痛或胁下痞块。

主要舌脉：舌质紫暗。细弦数。

分析：肝脉瘀阻，致肝失疏泄，则见胁胀疼痛或胁下痞块；舌紫暗、脉弦为血脉瘀阻、肝失疏泄之象。

治法：益气养心，行气活血，养阴柔肝。

方药：生黄芪，太子参，麦冬，五味子，丹参，川芎，香附，乌药，香橼，佛手，郁金，青皮，当归，白芍，桃仁，红花，赤芍等。

方解：于益气养心、理气通脉之基本方中加用郁金、青皮、当归、白芍、桃仁、红花、赤芍以行气活血，养阴柔肝。

4. 兼脾胃脉络瘀阻

兼有症状：脘腹胀满不适，纳呆，恶心，便溏。

主要舌脉：舌质暗，舌体偏胖，苔腻。细弦数或滑数。

分析：脾胃脉络瘀阻，致脾失健运，胃失受纳，则出现脘腹胀满、纳呆、恶心、便溏；舌暗略胖、苔腻，脉细弦或滑，为脾胃脉络瘀阻、脾失健运、水湿内生之象。

治法：益气养心，理气通脉，健脾利湿。

方药：生黄芪，太子参，麦冬，五味子，丹参，川芎，香附，乌药，香橼，佛手，白术，茯苓，陈皮，半夏，泽泻，车前子（包煎），川厚朴，大腹皮等。

方解：于益气养心、理气通脉之基本方中加茯苓、陈皮、半夏健脾和胃，泽泻、车前子利水渗湿，川厚朴、大腹皮行气以助化湿。

5. 兼肾脉瘀阻

兼有症状：二便不通，腰酸肢冷，耳鸣，头晕，肢凉怕冷，面色黧黑。

主要舌脉：舌质暗红，苔薄白腻或舌光红而瘦。细滑数。

分析：肾脉瘀阻，关门开合不利，则见二便闭塞不通等症；舌质暗红、苔薄白腻或舌光红而瘦、脉细滑为肾脉瘀阻、肾用失司之象。

治法：益气养心，理气通脉，温肾利水。

方药：生黄芪，太子参，麦冬，五味子，丹参，川芎，香附，乌药，香橼，佛手，山茱萸，山药，制附子，肉桂，胡芦巴，泽泻，车前子（包煎）等。

方解：于益气养心、理气通脉之基本方中加用制附子、肉桂、胡芦巴以温肾阳；山药健脾补肾；山茱萸既能补肾益精，又能温肾助阳，寓“善补阳者，必于阴中求阳”之意；泽泻、车前子利水。

由于心衰在不同阶段各脏腑受损程度不同，因此上述心气衰微、心用失司及他脏兼证出现于心衰不同阶段，大体上，心衰Ⅰ度时，主要为心气衰微、心用失司，而心衰Ⅱ～Ⅲ度时，则为涉及肺、肝、脾胃、肾等脏。从另一角度看，兼见肺脉瘀阻时主要见于左心衰；兼见肝、脾胃、肾脉瘀阻时主要见于右心衰。心衰晚期则出现肾脉瘀阻，肾阴耗竭，肾阳衰竭，导致阴竭阳绝、阴阳将脱的垂危状态，此时急宜回阳救逆，用独参汤、四逆汤加五味子、山茱萸等以治疗。以上所述，为以“心”为中心，按照他脏受影响的顺序来分析心衰的治疗。下面，从辨证分型角度，再行分析。根据主症舌脉，临床上常见以下几种分型：

1. 心气衰微，血脉瘀阻，心用失司（类似于心衰Ⅰ度）

主症：心悸，气短，气喘，活动多则出现。

主要舌脉：舌质暗红少津，苔薄白。脉细数。

治法：益气养心，理气通脉。

方药：生黄芪，太子参（或人参），麦冬，五味子，丹参，川芎，香附，乌药，香橼，佛手等。

2. 心气阴衰，血脉瘀阻，肺失肃降（肺瘀生水）（类似于心衰Ⅱ～Ⅲ度）

主症：心悸，气短，咳喘，不能平卧，尿少，浮肿。

主要舌脉：舌质暗红，苔白腻。脉弦滑数。

治法：益气养心，活血通脉，泻肺利水。

方药：生黄芪，太子参（或人参），麦冬，五味子，丹参，川芎，香附，乌药，桑白皮，葶苈子，泽泻，车前子（包煎）等。

3. 心气衰微，血脉瘀阻，肝失疏泄，脾失健运（类似于右心衰）

主症：心悸，气短，胁胀痛，胁下痞块，肢肿，尿少，大便溏或不爽。

主要舌脉：舌质暗红，苔薄白。脉细弦数。

治法：益气养心，活血通脉，疏肝健脾。

方药：生黄芪，太子参，麦冬，五味子，丹参，川芎，香附，乌药，枳壳，川厚朴，白术，茯苓，郁金，青皮，当归，桃仁，红花，泽兰，泽泻等。

4. 心气衰微，血脉瘀阻，肾失开合（类似于心衰晚期）

主症：心悸，气短，咳喘不能平卧，尿少水肿，头晕，耳鸣，腰腿酸软，面目黧黑，甚而肢凉怕冷。

主要舌脉：舌质淡瘦，苔少。脉细数。

治法：益气养心，活血通脉，温肾利水。

方药：生黄芪，太子参，麦冬，五味子，丹参，川芎，香附，乌药，山茱萸，山药，生地黄，肉桂，制附子，胡芦巴，泽兰，泽泻，车前子（包煎）等。

治验病案举例

例1 XX，女，60岁，干部。初诊日期：2000年8月5日。

患风湿性心脏病，心房纤颤。近2年出现心功能不全改变。服西药地高辛、氨酰心安、阿司匹林等，但仍于上3层楼时乏力、心悸、呼吸困难而需要休息。查体血压120/80mmHg，双肺未闻及异常，心率95次/分，心律绝对不齐，心尖部可闻及双期杂音，肝右肋缘下1cm，剑突下3cm，双下肢不肿。舌暗，苔薄黄，脉细涩而数。超声心动图示：心房纤颤，左房扩大，二尖瓣狭窄（中度），二尖瓣关闭不全，二尖瓣反流（中量），主动脉瓣反流（少量）。射血分数57%。

西医诊断：风湿性心脏病，二尖瓣狭窄并关闭不全，心房纤颤，心衰Ⅰ度。中医辨证：心气虚衰，心脉瘀阻。立法：益气养心，理气通脉。处方：太子参30g，麦冬15g，五味子10g，丹参30g，川芎15g，香附10g，佛手10g，乌药10g。水煎服，日1剂。

服上方7剂后，上3层楼时乏力、心悸、呼吸困难症状减轻。舌暗，苔薄黄，脉细涩，心率80次/分，律绝对不齐。继服上方14剂，上3层楼已不觉心悸、呼吸困难，但仍乏力，舌脉同前。心率70次/分，律绝对不齐。两寸脉弱，提示仍气虚，拟加重补气，加生黄芪30g，服药1个月，上3层楼已无乏力等不适症状。遵原方继服2个月，无不适。复查超声心动图示：射血分数提高，由57%上升到78.8%。

按：本患者风湿性心脏病，心房颤动，心衰。近2年中等体力活动则心悸、乏力、呼吸困难而需休息，心率快，肝肿大，相当于心功能Ⅱ级（心衰Ⅰ度），左心衰竭。中医辨证心体病变日久进一步耗伤心之气阴，而致心气衰微无力帅血运行，血脉瘀阻，心用失司，故劳累即心悸、乏力、呼吸困难；舌质暗、苔薄黄、脉细涩而数为心气阴虚衰，血脉瘀阻之征。其病位在心，尚未涉及其他脏腑。治以益气养心，理气通脉。方中太子参、生黄芪、麦冬、五味子补益心之气阴；丹参、川芎活血通脉；香附、佛手、乌药调畅气机，又理气以助通脉，合用则心之气阴得补气血运行通畅，心脏功能恢复。

例2 XX，男，69岁。入院时间：1985年5月1日下午2时。

患者近3年来反复出现憋气、咳喘、下肢浮肿等，外院诊断“高血压，冠心病，心力衰竭”。近2周来又咳嗽喘憋，下肢水肿，尿少，每日尿量仅400mL左右。现心悸、气短，喘憋严重，不能平卧，痰多色白呈泡沫状。尿量昨日仅200mL，大便3日未行。查体：半卧位，喘息状，血压150/110mmHg，双肺偶闻干鸣音，双肺底可闻湿啰音，心界扩大，心率100次/分，心律齐，心尖部可闻及Ⅱ级收缩期杂音。肝大右肋缘下4cm，剑下10cm，双下肢凹陷性水肿。舌质暗红，苔黄白相间，脉细数无力。胸片：心脏呈普大型，两肺纹理粗乱。

西医诊断：冠心病，心力衰竭Ⅲ度，高血压。中医诊断：心衰。辨证：心气虚衰，血脉瘀阻，肺气壅塞，水饮停聚。立法：益气养心，理气通脉，泻肺利水。处方：太子参30g，麦冬15g，五味子10g，丹参30g，川芎15g，香附10g，乌药10g，桑白皮30g，葶苈子30g（包煎），车前子30g（包煎）。急煎2剂，浓煎200mL，分4次服。

服药后当日尿量增至600mL，大便1次，喘憋减轻，夜间能间断入睡。次日心率下降至92次/分，两肺湿啰音明显减少。继服上方，水煎服，日1剂，分2次服，连服3日，喘咳缓解能平卧，心率下降为84次/分，肺部啰音消失。尿量每日1500mL左右，浮肿消退。但于活动后仍心悸气短。宗原意加重益气之品，加用生黄芪。继服20天，患者一般活动后无不适，生活可自理。心率80次/分，血压150/90mmHg，出院。

按：该患者高血压、冠心病、心力衰竭已3年，近2周又咳嗽、喘憋严重，不能平卧，痰多色白呈泡沫状，尿量少。两肺底可闻湿啰音，肝大右肋缘下4cm，剑下10cm。双下肢凹陷性水肿。胸片示心脏呈普大型，两肺纹理粗乱。从症状和体征看，该患者心功能为Ⅳ级（心力衰竭Ⅲ度），全心衰竭以左心衰为主。中医辨证该患者心气衰微，血脉瘀阻，已涉及肺，肺脉瘀阻，肺失肃降，治节失司，不能通调水道下输膀胱，而致水饮停聚，凌心射肺，出现心悸，气短，咳嗽，喘憋，不能平卧，下肢浮肿，尿少；肺气不降，腑气不通则大便3日未行；脉细数无力、舌质暗红、苔黄白相间为心气阴衰、血脉瘀阻之征。治拟益气养心，理气通脉，泻肺利水。方中太子参、麦冬、五味子益气养心；丹参、川芎活血通脉；香附、乌药调畅气机，理气以助通脉；桑白皮、葶苈子、车前子清肃肺气，泻肺利水。诸药共用，起到了心气复、血脉通、聚水除、水道利的作用，使心衰缓解。

例3：XX，女，67岁。初诊日期：2000年5月14日。

冠心病史10余年。近半年来反复双下肢水肿，尿少，脘腹胀满，胁胀疼痛，休息时仍有心悸、气喘、乏力，近半个月上述症状加重，伴纳呆、便溏。查体：血压130/80mmHg。心界扩大，心率90次/分，心律齐，心尖部可闻及Ⅱ级收缩期杂音。腹部膨隆，腹水征阳性，肝大剑突下11cm，右肋缘下5cm，双下肢凹陷性水肿。舌质暗红，苔薄白，脉细滑数。

西医诊断：冠心病，心衰Ⅲ度。中医诊断：心衰病。辨证：心气虚衰，血脉瘀阻，兼肝脾胃血脉瘀阻，气机壅塞，水饮停聚。立法：益气养心，理气通脉，舒肝和胃，健脾利水。处方：太子参30g，麦冬15g，五味子10g，丹参30g，川芎15g，香附10g，乌药10g，郁金10g，红花10g，桃仁10g，陈皮10g，半夏10g，白术10g，茯苓15g，泽泻30g，车前子30g（包煎），泽兰15g。

服药1周后，尿量增加，下肢水肿及脘腹胀满、胁胀疼痛诸症均减轻。继服原方2周，下肢水肿又减，尿量正常，诸症又减，纳增。遵原方继服1个月，双下肢轻肿，无脘腹胀满及胁胀疼痛，无心悸气喘，纳可，便调。继续服药2个月后，患者生活自理，双下肢水肿基本消失，无明显不适。血压110/70mmHg，心率75次/分，腹部平软，肝剑突下4cm，右肋缘下1cm。双下肢无水肿。

按：患者冠心病10余年。近半年双下肢水肿，尿少，脘腹胀满，胁胀疼痛，休息时仍有心悸、气喘、乏力。查体示心界扩大，心率90次/分，腹部膨隆，腹水征阳性，肝大剑突下11cm，右肋缘下5cm，双下肢凹陷性水肿。从症状体征看，该患者相当于心功能Ⅳ级（心衰Ⅲ度）以右心衰为主。中医辨证心气衰微，心脉瘀阻，已涉及肝脾胃血脉瘀阻，使肝失疏泄，脾失健运，胃失和降，则胁下痞块（肝大），脘腹胀满，胁胀疼痛，纳呆，下肢水肿尿少，大便溏；心悸、气喘、乏力、舌暗红、脉细数为心气虚衰、血脉瘀阻之象。治以益气养心，理气通脉，舒肝和胃，健脾利水。方中太子参、麦冬、五味子益气养心；丹参、川芎活血通脉；香附、乌药疏肝理气，调畅气机；又有郁金、桃仁、红花加重行气活血之力；陈皮、半夏和胃降逆；白术、茯苓健脾和胃；泽泻、车前子、泽兰利水消肿。诸药合用则心气得补，血脉得通，肝疏脾健胃和，服药后心衰症状很快得以缓解。

（《中国现代百名中医临床家丛书：魏执真》，2011年）

二、魏执真教授辨证治疗充血性心力衰竭的经验

魏执真教授从事内科心脏及血管疾病的临床科研及教学工作40余年，学识渊博，经验丰富，疗效卓著。笔者有幸侍诊多年，目睹魏教授治疗大量心脑血管疾病，其辨证思路、遣方用药独特，疗效显著。现将魏教授治疗充血性心力衰竭的经验介绍于下，以与读者共享：

魏教授认为充血性心力衰竭的病机，是各种心体病变日久不愈进一步耗伤而致心气虚衰，无力帅血运行，气滞阻脉，心脉瘀阻，心用失司。因心主周身之血脉，心脉瘀阻进而引起其他脏腑经脉瘀阻，气机壅塞，脏用失常。心气虚衰，心用失司时，则见神疲乏力、心悸胸闷、动则气喘、汗出、口唇暗紫、脉数无力。如兼肺脉瘀阻则致肺失通调，三焦不利，水饮停聚，上逆凌心射肺，可兼见尿少、水肿、咳喘不得平卧、舌暗苔腻、脉弦滑数。如兼肝脾胃脉瘀阻，而致肝失疏泄，脾失健运，胃失受纳，可兼见脘腹胀满、胁胀疼痛、纳呆、水肿、胁下痞块、舌胖紫暗、脉细弦数等。如兼肾脉瘀阻，肾失开合，可兼见尿少肢肿、头晕耳鸣、腰酸腿软、肢凉怕冷、面色黧黑、脉细滑数、舌质暗红、苔薄白腻或光红而瘦。

由于心衰的部位不同、程度不同，尚兼有不同脏腑的血脉瘀阻，故除出现心气虚衰、心脉瘀阻的表现外，还可兼见其他脏腑血脉瘀阻、功能失常的表现。所以充血性心衰的治则，是在益气养心、理气通脉基础上，分别加用调整相应受损脏腑功能的治法。魏教授采用的基本治则是益气养心、理气通脉。药用生黄芪、太子参、麦冬、五味子、丹参、川芎、香附、乌药、香橼、佛手等。兼见肺脉瘀阻、肺失肃降、治节失司，不能通调水道，三焦不利，水湿停聚，凌心射肺，加用桑白皮、葶苈子、泽泻、车前子等以清肃肺气、泻肺利水。兼见肝脉瘀阻，加用行气活血养肝之品，如郁金、青皮、白芍、当归、桃仁、红花、赤芍、三棱、莪术等。兼见脾胃脉络瘀阻、脾失健运、胃失和降，加健脾和胃利水湿之品，如白术、茯苓、陈皮、半夏、泽泻、车前子、川厚朴、大腹皮等。

兼见肾脉瘀阻、开合不利，症见二便闭塞、头晕、耳鸣、腰酸痛等，加温肾利水之品，常用制附子、胡芦巴、车前子等。

病案举例

例1：XX，女，62岁。初诊日期：2004年8月5日。

患风湿性心脏病、心房颤动、心功能不全2年。服西药地高辛、阿司匹林等，但仍于中等体力活动如上3层楼时，因乏力、心悸、呼吸困难而需要休息。查体：血压120/80mmHg，心率95次/分，心律不齐，心房颤动，心尖部可闻及双期杂音，两肺未闻及异常。肝右肋缘下1cm，剑突下3cm。双下肢无浮肿。舌质暗，苔薄黄，脉细涩而数。超声心动图示：心房颤动，左房扩大，二尖瓣狭窄（中度），二尖瓣关闭不全，二尖瓣反流（中量），主动脉瓣反流（少量），射血分数57%。诊断：风湿性心脏病二尖瓣狭窄并关闭不全，心房颤动，心力衰竭Ⅰ度。中医辨证：心气虚衰，心脉瘀阻。治法：益气养心，理气通脉。处方：太子参30g，麦冬15g，五味子10g，丹参30g，川芎15g，香附10g，佛手10g，乌药10g。每日1剂，水煎2次分服。

服上方7剂后，上3层楼时乏力、心悸、呼吸困难症状减轻，心率80次/分。继服上方14剂，上3层楼已不觉心悸、呼吸困难，但仍乏力，心率70次/分。两寸脉弱，示仍气虚，拟加重补气力量，加生黄芪30g。服药1个月，上3层楼已无乏力。遵原方继服2个月，无不适症状。复查超声心动图示射血分数由57%上升到78.8%。

按：本例患者心体病变日久不愈进一步耗伤心之气阴，而致心气虚衰，无力帅血运行，血脉瘀阻，心用失司则中等体力活动出现乏力、心悸、呼吸困难；舌质暗，苔薄黄，脉细涩而数均为心之气阴虚衰、血脉瘀阻之征。其病位在心，尚未涉及其他脏腑。治以益气养心、理气通脉。方中太子参、麦冬、五味子补益心之气阴；丹参、川芎活血通脉；香附、佛手、乌药调畅气机，以助通脉；复诊时仍有乏力明显，原方加生黄芪助太子参补益心气。诸药合用则心之气阴得补，气血运行通畅，心衰得以控制。

例2 XX，男，69岁。入院时间：1985年5月1日下午2时入院。

患者近3年来反复出现憋气、咳喘、下肢浮肿等，外院诊断“高血压，冠心病，心力衰竭”。近2周来又咳嗽，喘憋，下肢水肿，尿少，每日尿量仅400mL左右。现心悸、气短，喘憋严重，不能平卧，痰多色白呈泡沫状，尿量昨日仅200mL，大便三日未行。查体：半卧位，喘息状，血压150/110mmHg，心界扩大，心率100次/分，心律齐，心尖部可闻及Ⅱ级收缩期杂音。双肺偶闻干鸣音，两肺底可闻湿啰音。肝大右肋缘下4cm，剑下10cm。双下肢凹陷性水肿。舌质暗红苔黄白相兼，脉细数无力。X线胸片：心脏呈普大型，两肺纹理粗乱。诊断：冠心病，心力衰竭Ⅲ度。高血压。中医辨证：心气虚衰，血脉瘀阻，肺气壅塞，水饮停聚。治法：益气养心，理气通脉，泻肺利水。处方：太子参30g，麦冬15g，五味子10g，丹参30g，川芎15g，香附10g，乌药10g，桑白皮30g，葶苈子30g，车前子30g（包）。急取2剂，用水浓煎200mL，日分4次服。

服药后当日尿量增至600mL，大便1次，喘憋减轻，夜能间断入睡。次日心率下降至92次/分，两肺湿啰音明显减少。继服上方，水煎服，日1剂，分2次服。连服3日，喘咳缓解，能平卧。心率下降为84次/分，肺部啰音消失，尿量每日1500mL左右，浮肿消退，但活动后仍心悸气短。宗原意加重益气之品，加用生黄芪30g。继服20天，一般活动后无不适，生活自理，心率80次/分，血压150/90mmHg，出院。

按：本例患者心气虚衰，血脉瘀阻，并已涉及肺脏，肺脉瘀阻，肺失肃降，治节失司，不能通调水道，下输膀胱，而致水饮停聚，凌心射肺，出现心悸、气短、咳嗽、喘憋、不能平卧、下肢浮肿、尿少；肺气不降，腑气不通则大便秘结。治以益气养心、理气通脉、泻肺利水。方中太子参、麦冬、五味子益气养心；丹参、川芎活血通脉；香附、乌药调畅气机，以助通脉；桑白皮、葶苈子、车前子清肃肺气，泻肺利水，取得良效。

例3　XX，女，67岁。初诊日期：2000年5月14日。

冠心病10余年。半年来反复双下肢水肿，尿少，脘腹胀满，胁胀疼痛，休息时有心悸、气喘、乏力。近半月上述症状复发加重，伴纳呆、便溏。查体：血压130/80mmHg，心界扩大，心率90次/分，心律齐，心尖部可闻及Ⅰ～Ⅱ级收缩期杂音。腹部膨隆，腹水征阳性，肝大剑突下11cm，右肋缘下5cm。

双下肢凹陷性水肿。舌质暗红，苔薄白，脉细滑数。诊断：冠心病，心力衰竭Ⅲ度。中医辨证：心气虚衰，血脉瘀阻，兼肝脾胃脉瘀阻，气机壅塞，水饮停聚。治法：益气养心，理气通脉，疏肝和胃，健脾利水。处方：太子参30g，麦冬15g，五味子10g，丹参30g，川芎15g，香附10g，乌药10g，郁金10g，红花10g，桃仁10g，陈皮10g，半夏10g，白术10g，茯苓15g，泽泻30g，车前子30g（包煎），泽兰15g。日1剂，水煎2次分服。

服上方7剂后，尿量增加，下肢水肿及脘腹胀满、胁胀疼痛诸症均减轻。继服原方14剂，下肢水肿又减，尿量正常，诸症又减，纳增。遵原方继服14剂，双下肢轻肿，无脘腹胀满及胁胀疼痛，无心悸气喘，纳可，便调。继续服药1个月，患者生活自理，双下肢水肿基本消失，无明显不适。血压110/70mmHg，心率75次/分，腹部平软，肝剑突下4cm，右肋缘下1cm。

按：本例患者心气虚衰，血脉瘀阻，已涉及肝脾胃，致肝脾胃血脉瘀阻，肝失疏泄，脾失健运，胃失和降则见胁下痞块（肝大）、脘腹胀满、胁胀疼痛、纳呆、下肢水肿、尿少、大便溏；心悸、气喘、乏力、脉细数、苔薄白、舌质暗红为心气虚衰、血脉瘀阻之象。治以益气养心、理气通脉、疏肝和胃、健脾利水。方中太子参、麦冬、五味子益气养心；丹参、川芎活血通脉；香附、乌药疏肝理气，调畅气机；郁金、桃仁、红花行气活血养肝；陈皮、半夏和胃降逆；白术、茯苓、泽泻、车前子、泽兰健脾利水。服药后心衰症状得以缓解。

（《北京中医药大学学报（中医临床版）》，2007年第4期）

三、魏执真教授辨治心衰病（心力衰竭）之经验特色

"心衰"的病名首见于西晋王叔和的《脉经》，其载"心衰则伏"，而《圣济总录·心脏门》中记载"心衰则健忘，不足则胸腹胁下与腰背引痛，惊悸，恍惚，少颜色，舌本强"。张伯礼等在主编"十二五"普通高等教育本科国家级规划教材《中医内科学》时在心系疾病系统中增加了"心衰病"，首次规范了其病名。主要见于西医诊断的心力衰竭病。

心力衰竭为充血性心力衰竭的简称，也称心功能不全，是多种心脏疾病发展而来的一种临床综合征，由各种初始原因导致的心肌损害，如心肌梗死、心肌病、炎症等，均可引起心排血量减少和（或）心室充盈压升高，临床以组织血液灌注不足及肺循环和（或）体循环淤血为主要特征，典型症状包括休息或活动时呼吸困难、乏力，典型体征包括呼吸频率加快、心动过速、肺部啰音、胸腔积液、颈静脉充盈、心脏扩大、肝脏淤血肿大、外周水肿等。

心力衰竭可以按起病而分为急性心衰和慢性心衰，按发生部位而分为左心衰、右心衰和全心衰，按心脏舒张和收缩功能而分为舒张性心力衰竭和收缩性心力衰竭等。

心力衰竭按纽约心脏学会（NYHA）标准分为四级。Ⅰ级：一般体力活动不受限制，无心力衰竭体征。Ⅱ级：体力活动稍受限制，日常中等体力活动时出现心力衰竭症状。Ⅲ级：体力活动明显受限，轻微体力活动即出现心力衰竭症状。Ⅳ级：静息状态下即有心力衰竭症状，不能胜任任何体力活动。根据心力衰竭发生发展进程也可分为四个阶段：阶段A即"前心衰阶段"，有心力衰竭高危因素但没有器质性心脏病或心力衰竭症状；阶段B即"前临床心衰阶段"，有器质性心脏病但是没有心力衰竭症状；阶段C即"临床心衰阶段"，有器质性心脏病，既往或目前有心力衰竭症状；阶段D即"终末期心衰阶段"，需要特殊治疗措施的难治性心力衰竭。

心力衰竭作为心血管疾病的终末期，常常反复发作。虽然目前西医已经在

病生理认识及新药开发方面取得了很大进展,但临床上仍有不少患者治疗困难。

(一)病因病机

魏执真教授认为，心力衰竭属中医“心衰”范畴，其病位在心，其病机是各种心体病变日久不愈，心体受损，心用衰微，而心用衰微是该病的病机关键。心主一身之血脉，心气衰微则不能帅血畅行，心脉瘀阻，五脏相关，进而引起其他脏腑经脉瘀阻不通，气机壅塞，脏用失常，大体上是沿着肺→肝→脾→胃→肾的顺序发展，如兼肺脉瘀阻则可见咳逆倚息不能平卧、胸闷憋气，兼肝脉瘀阻可见胁胀疼痛或胁下痞块，兼脾胃脉络瘀阻可见脘腹胀满不适、纳呆恶心，兼肾脉瘀阻可有二便闭塞不通、腰酸肢冷、耳鸣头晕、肢凉怕冷、面色黧黑等症状。

心衰病病本在心，心体受损、心气阴不足为本，心用失常、肺脾肾功能失调为标。心气不足，血脉瘀阻，则肺脉瘀阻，肺用失常，肺失肃降，不能通调水道，肾用失司，脾失于运化水湿，均可出现水湿停聚，水饮上犯心肺则见喘，水湿泛溢肌肤则见肿。

心衰病在不同阶段不同脏腑受损程度有所不同。大体上，心功能Ⅰ~Ⅱ级时，即前心衰阶段和前临床心衰阶段，病位在心，主要病机为心气衰微、心用失司；而心功能Ⅲ~Ⅳ级时，即临床心衰阶段和终末期心衰阶段，病位在心，涉及肺、肝、脾胃、肾等脏，可兼有肺脾肾功能失调，如肺脉瘀阻，肺失肃降，不能通调水道，或肾用失司气化不利，或脾失于运化水湿而水湿停聚。从另一角度看，左心衰及收缩性心力衰竭常兼见肺脉瘀阻；右心衰及舒张性心力衰竭常兼见脾胃、肝以及肾之络脉瘀阻。心衰晚期则可能出现肾阳衰亡，肾阴耗竭，甚至阴竭阳绝、阴阳将脱的垂危状态，此时治疗急应回阳救逆。

(二)治则治法

魏教授认为心衰病的治疗应根据病程进展而分阶段治疗。因为心衰病的阶段不同、程度不同，尚可兼有不同脏腑的血脉瘀阻，所以除了出现心气衰微、心脉瘀阻的表现外，还可兼见其他脏腑功用失常的表现。根据这一特点，在心衰病的治疗上，以益气养阴、理气通脉为基本法则，再依据他脏受损情况，分别加用调整相应脏腑功能的治法，如泻肺利水、养阴柔肝、健脾利湿、温肾利水等。

（三）辨证治疗

根据主症及舌象脉象情况，临床上常见以下几种分型：

1. 心气衰微、血脉瘀阻、心用失司

主要症状：气喘，活动多则出现，心悸且烦，气短，神疲乏力，胸闷汗出。

主要舌脉：舌质暗红少津，苔薄白。脉细数无力。

分析：各种心体病变日久不愈，耗伤心体，心气阴虚，心用失司，心肺气虚则动则气喘、神疲乏力；心神失养，则出现心悸且烦；气虚帅血无力，心脉痹阻则胸闷、口唇暗紫；气虚，卫气不固则汗出；舌暗红为血脉瘀阻之象，脉细数无力为心气阴衰微之征。

立法：益气养阴，理气通脉。

方药：太子参，生黄芪，麦冬，五味子，香附，乌药，香橼，佛手。

方解：太子参、生黄芪、麦冬、五味子取生脉饮之意，大补气阴。香附、乌药、香橼、佛手理气以助通脉，使血随气动。全方体用同调，补心体，助心用，通达气机。此方亦为治疗心衰病的基础方。

加减应用：若血脉瘀阻明显，可加丹参、川芎活血通脉。若阴虚明显，可改生黄芪为沙参，以加强益气养阴之功。

2. 心气阴衰、血脉瘀阻、肺失肃降（肺瘀生水）

主要症状：咳喘不能平卧，胸闷憋气，心悸，气短，尿少，浮肿。

主要舌脉：舌质暗红，苔白腻。脉弦滑数。

分析：气为血帅，血随气动。心气衰微，不能帅血畅行，心肺同居上焦，肺助心以主治节，进而引起肺脉瘀阻，肺失肃降，治节失司，不能通调水道、下输膀胱，三焦不利，从而导致水饮停聚，水气上逆，凌心射肺，心脉不畅，血瘀水停，出现咳逆倚息不能平卧，胸闷憋气，心悸不安，尿少，水饮泛溢肌肤则见肢肿；舌暗红、苔腻、脉弦滑为血脉瘀阻，兼有水湿之象。

立法：益气养阴，活血通脉，泻肺利水。

方药：太子参、生黄芪、麦冬、五味子、桑白皮、葶苈子、泽泻、车前子、香附、乌药、香橼、佛手。

方解：此方于益气养阴、理气通脉的基本方中，加用桑白皮、车前子、泽泻、葶苈子以泻肺利水，标本兼治。肺为水之上源，肺朝百脉而主治节，故急宜宣降肺气，使其恢复其通调水道而利于治节，朝百脉而辅助心行血脉。

加减应用：若血脉瘀阻明显，可加丹参、川芎活血通脉。若阴虚明显，可加沙参以加强益气养阴之功。若水肿明显，可加五皮饮以利水消肿。

3. 心气衰微、血脉瘀阻、肝失疏泄、脾失健运

主要症状：气喘心悸，气短乏力，胁胀痛，胁下痞块，脘腹胀满，水肿，大便溏或不畅。

主要舌脉：舌紫暗，苔薄白。脉细弦数。

分析：心气衰微不能帅血畅行，子病及母，进而引起肝脉瘀阻，致肝失疏泄，则见胁胀疼痛或胁下痞块；舌紫暗、脉弦为血脉瘀阻、肝失疏泄之象。心气衰微，帅血无力，母病及子，进而引起脾胃脉络瘀阻，致脾失健运，胃失受纳，则出现脘腹胀满、便溏；舌暗、脉细弦为脾胃脉络瘀阻，脾失健运，水湿内生之象。

立法：益气养阴，活血通脉，疏肝健脾。

方药：生黄芪、太子参、麦冬、五味子、香附、乌药、白术、茯苓、陈皮、半夏、郁金、大腹皮、当归、赤芍、桃仁、红花、泽泻、泽兰。

方解：此方于益气养阴、理气通脉之基本方中，加用桃仁、当归、红花、赤芍以养阴柔肝，加用茯苓、白术、半夏、陈皮以健脾和胃，泽兰、泽泻以利水渗湿，郁金、香橼、佛手、香附、乌药理气通脉、行气以助湿化。

加减应用：若血脉瘀阻明显，可加丹参、川芎活血通脉。若阴虚明显，可加沙参以加强益气养阴之功。若气滞腹胀明显，可加枳壳、川厚朴、青皮、槟榔理气除胀。若下肢水肿明显，可加车前子、五皮饮以利水消肿。

4. 心气衰微、血脉瘀阻、肾失开合

主要症状：咳喘不能平卧，水肿，心悸，气短乏力，腰腿酸软，头晕耳鸣，

面目黧黑，甚而肢凉怕冷。

主要舌脉：舌淡暗，苔少，舌体瘦。脉细数。

分析：肾脉瘀阻，开合不利，则见二便闭塞不通等症；舌淡暗，苔少，舌体瘦，脉细数为肾脉瘀阻，肾用失司之象。

立法：益气养阴，活血通脉，温肾利水。

方药：太子参、生黄芪、麦冬、五味子、香附、乌药、香橼、佛手、山茱萸、山药、生地黄、肉桂、黑附片、胡芦巴 、泽兰、泽泻、车前子。

方解：予生脉饮益气养阴，香附、香橼、佛手、乌药理气通脉之基本方中酌加用黑附片、肉桂、胡芦巴以温肾阳，再用六味地黄丸中三补药，山药健脾补肾，山茱萸和生地黄以补肾益精，寓“善补阳者，必于阴中求阳”之意，车前子和泽兰、泽泻以利水消肿。

加减应用：若血脉瘀阻明显，可加丹参、川芎活血通脉。若阴虚明显，可加沙参以加强益气养阴之功。若气滞腹胀明显，可加大腹皮、槟榔理气除胀。若水肿明显，可加五皮饮以利水消肿。

（四）心得体会及创新

各种心体病变日久不愈，心体受损，心气衰微，心用失司而导致心衰病。心衰病一旦出现，可能因为外感、劳累等多种诱因而反复发作。根据其病程进展可分为急性发作期和慢性平稳期，临床要抓主要矛盾，根据主要病机，分时期进行标本治疗，急则治其标兼顾其本。

在心衰病急性发作期，水饮凌心射肺，肺失肃降，则见咳喘不能平卧，治疗以泻肺利水，桑白皮、葶苈子等治其标；水饮泛溢肌肤，则见水肿，治疗以通调水道，五皮饮、泽泻、车前子等以利水；心气阴虚，故益气养阴以治其本；血脉运行不畅而瘀阻，故理气以助通脉，而兼顾健运脾胃、舒畅肝气。

在心衰病慢性平稳期，心气不足，帅血不利，血脉瘀阻，以心肺气虚兼有阴虚而心用失常为主要病机，临床表现为胸闷心悸气短，遇劳则发。故治疗主要以益气养阴补益心体，理气以通脉恢复其用，体用同调，补心体，助心用，通达气机。

在心衰病的终末期，久病入络，久病及肾，往往心肾同病，兼有肾阴阳虚，逐渐至阴竭阳绝，肾阴耗竭，肾阳衰微，甚至阴不敛阳，虚阳上越之戴阳证，及阴阳离决之厥证等危急重症。此时当急用独参汤、四逆汤加五味子、山茱萸等以回阳救逆治疗。

血行瘀滞为心衰病贯穿全病程的重要病理改变，治疗上应重视理气调气，使气行则血行。重视气机的升降流通和枢机的调理，从而恢复肝升肺降、脾升胃降的生理功能，气机流畅，血行通顺，推陈而致新，新血乃生，虚损得补。

心衰病其本为心体虚损，故治标之药物需注意中病即止，防止耗气伤阴。

对于心衰病水肿的治疗，亦可考虑加用荆芥穗、防风、麻黄等风药以祛风胜湿利水，提壶揭盖。对于心衰病兼有脾虚痰湿内滞、胃气上逆，而见纳呆恶心，亦可考虑加用旋覆代赭汤以和胃降逆、祛痰湿而下气。

（五）验案举例

例1 XX，男，26岁。初诊日期：2014年5月23日。

主诉：阵发喘憋1年余。

现病史：患者2013年6月感冒后发热，曾于当地医院诊断为“上呼吸道感染”，具体用药不详。后乏力明显，持续发热，伴胸闷，动则气促，3月4日收住院诊断为“感染性心内膜炎”，经抗感染治疗退热，3月28日于当地医院行主动脉瓣置换术，术后发生“多发感染、肝昏迷、肾衰、脾脓肿”，经透析等抢救措施，肝肾功能基本恢复，出院后坚持服药，现服阿莫西林、华法林、福辛普利、氢氯噻嗪、复方丹参滴丸等，目前仍活动则喘促憋气，时胸闷心悸，气短乏力，可爬一层楼，行走200～300m需休息，夜间尚可平卧，心烦怕热，口干明显，自汗，入睡难，早醒，无咽痛，无腹胀，纳差，二便调。既往体健。

查体：BP110/70mmHg。神清，精神弱，双肺底呼吸音低，心率72次/分，双下肢无明显水肿。舌暗红，苔薄黄少，有齿痕，质碎裂，脉沉细。

辅助检查：心电图（2014-1-22）示窦性心律，不完全右束支传导阻滞，心率70次/分。心脏超声（2014-5-13）示主动脉瓣人工机械瓣置换术后，未见瓣周漏，人工机械瓣功能正常，二尖瓣前叶瓣尖强回声，赘生物可能性大，右心增大，主动脉瓣轻度返流，二尖瓣中度返流，三尖瓣重度返流，考虑感染性心内膜炎不除外，射血分数（EF）60%，E/A 174/123 > 1。腹部超声（2014-4-22）示肝内静脉增宽（1.5cm），考虑淤血肝，下腔静脉稍宽，胆囊稍小，脾厚，双侧胸水，腹水 2.2cm，右下腹 8.3cm×3.3cm，左下腹 6.4cm×2.7cm。

中医诊断：心衰病（心气衰微，血脉瘀阻，心用失司）。西医诊断：心力衰竭，心功能 III 级（NYHA 分级），主动脉瓣置换术后，感染性心内膜炎，胸腔积液，腹腔积液。立法：益气养阴，理气通脉。处方：沙参 30g，麦冬 15g，五味子 10g，香附 l0g，香橼 10g，乌药 l0g，佛手 l0g，百合 30g，莲子心 1.5g。水煎服，日 1 剂。

服药 7 剂后气短乏力减轻，纳食增加，可行走 500m 左右，睡眠较前安稳，二便调，舌暗红，齿痕，碎裂，苔薄黄，脉沉细，脉搏 78 次 / 分，腹超（2014 年 6 月 6 日）示肝内静脉增宽（1.5cm），考虑淤血肝，下腔静脉增宽（2.2cm），胆囊稍小，脾厚，腹水少量，右下腹 9cm×1.9cm，左下腹 2.4cm×0.8cm。考虑胸腹水较前有所吸收，活动耐力较前增加，效不更方。继服 14 剂后乏力改善，可行走 1km，爬楼 2 层，无明显喘憋发作，纳眠好，口干明显改善，心烦消失，无腹胀，舌淡红，苔薄黄，质碎裂，脉沉细，脉搏 76 次 / 分，齐。前方去乌药防久活耗气。继服 28 剂后乏力明显减轻，可爬 4 ~ 5 层楼无不适，易饥饿，眠可，无腹胀，二便调，体重增加，舌淡红，苔薄黄，脉细略弦，脉搏 83 次 / 分，律齐。生化（2014 年 7 月 17 日）示总胆红素（TBiL）33.5μmol/L，直接胆红（DBil）26.3 μmol/L，谷草转氨酶（AST）56U/L，谷丙转氨酶（ALT）56U/L，α-羟基丁酸脱氢酶（HBDH）224U/L，碱性磷酸酶（ACP）161U/L。腹超（2014 年 7 月 17 日）示肝内静脉增宽（1.3cm），考虑淤血肝，下腔静脉增宽（1.9cm），胆囊稍小，脾厚，肝右叶后方可见 7. 0cm 液性暗区（右上腹积液）。超声心动图示：主动脉瓣人工机械瓣置换术后，心包积液，主动脉瓣、二尖瓣、三尖瓣返流轻度，右室内径 46mm，E/A > 1，EF58%。前方加玉竹 30g 养胃阴，乌药 10g 理气助运。继服 14 剂后，诸症消失，体力恢复，易饥感减轻，眠可，排便通畅，舌淡红，苔薄黄，脉细弦，脉搏 80 次 / 分。效不更方，守方继服巩固疗效。

按：心体病变日久，可以进一步耗伤心之气阴，从而导致心气衰微，无力帅血运行，血脉流行不畅，心用失司，故动即喘促、心悸、气短乏力；心阴不足，故口干明显，心烦怕热；舌质暗红、苔薄黄，脉沉细，为心气阴虚，血脉瘀阻之征。该病例虽然有肝淤血，但无腹胀，且下肢不肿，夜间尚可平卧，苔亦为薄黄而非白腻，可知其肺、肝及脾胃络脉瘀阻不甚。其病位在心，尚未涉及其他脏腑。治疗以益气养阴，理气通脉。口干心烦，阴虚较为明显，故不用生黄芪，而用沙参。方中沙参、麦冬、五味子取生脉散之意，以补益心之气阴；香附、乌药、香橼、佛手调畅气机，理气以助通脉，兼有心神不宁之失眠，加用莲子心清心火，百合养心肺之阴以安神，合用则心之气阴得补，气血运行通畅，心脏功能恢复。该病例需注意，病人为重症感染性心内膜炎引起心力衰竭，热毒直入心包，耗气伤阴，较一般心力衰竭患者阴虚更甚，治疗中当注意护阴。

例2 XX，女，60岁。初诊日期：2009年8月6日。

主诉：阵发喘憋2年，加重1月。

现病史：患者2年前出现上3层楼时喘憋，伴乏力、心悸，休息后逐渐好转。近1月做家务即出现喘憋，伴下肢水肿，至西医医院就诊，诊断为“心力衰竭”，予服呋塞米等利尿，下肢水肿改善，但仍有活动时憋气，为中医诊治来诊。现病史：活动时如爬3层楼出现喘憋，呼吸困难，伴心悸，乏力，口干，纳眠可，二便调。

既往史：发现风湿性心脏病25年，心房颤动15年。现服西药呋塞米、螺内酯、地高辛、阿司匹林、倍他乐克。

查体：血压120/80mmHg，双肺呼吸音粗，心率95次/分，心律绝对不齐，心尖部可闻及双期杂音，肝右肋缘下1.5cm，双下肢不肿。舌质暗，苔薄白，脉细涩数。

辅助检查：心脏超声示左房扩大，二尖瓣中度狭窄伴中量返流，主动脉瓣少量返流，EF34%。

中医诊断：心衰病（心气衰微，血脉瘀阻，心用失司）。西医诊断：心力衰竭，心功能Ⅱ级（NYHA分级），风湿性心脏病，二尖瓣狭窄并关闭不全，持久性心房颤动。立法：益气养阴，理气通脉。处方：太子参30g，沙参30g，麦冬15g，五味子10g，香附10g，香橼10g，佛手10g，乌药10g。水煎服，日1剂。

服药7剂后，上3层楼时喘憋、心悸，乏力症状有所减轻，心率82次/分，心律绝对不齐，舌质暗，苔薄白，脉细涩。继服14剂后，上3层楼时已无喘憋、心悸，仍感乏力，心率74次/分，心律绝对不齐，两寸脉弱，加生黄芪30g以大补元气。服药28剂后，上3层楼已无乏力等不适症状。效不更方，守方继服3月余，复查心脏超声，EF由34%提高到52%。

按：本患者活动时喘憋发作，属中医心衰病范畴。心体病变日久，进一步耗伤心之气阴，从而导致心气衰微，无力帅血运行，血脉瘀阻，心用失司，故活动时出现喘憋，伴心悸、气短乏力。舌质暗，苔薄白，脉细涩数，为心气阴虚衰，血脉瘀阻之征。其病位在心，尚未涉及其他脏腑。故治疗以益气养阴，理气通脉。方中太子参、沙参、生黄芪、麦冬、五味子取生脉散之意，以大补心之气阴；香附、乌药、佛手、香橼以调畅气机，理气通脉，诸药合用则心之气阴得补，气血运行通畅，心脏功能恢复。

（韩垚）

心力衰竭－舒张功能不全

四、魏执真教授柔肝清眩汤治疗高血压左室舒张功能减退的临床经验

魏执真教授为国家级名老中医药专家，从事内科及心血管疾病的医疗、科研和教学工作50余年，对心律失常、冠心病心绞痛、心力衰竭、糖尿病性心脏病、高血压、脑动脉硬化、脑供血不足等做了非常深入的研究。我等有幸随师临证侍诊，兹就魏教授以柔肝清眩汤治疗高血压左室舒张功能减退的经验总结并介绍如下，以飨同道。

高血压是临床常见的心血管疾病，临床上对高血压患者进行超声心动图检查，往往提示有左室舒张功能减退。

传统中医学中并无“高血压”以及“左室舒张功能不全”之名，通常高血压归于“眩晕”“头痛”等范畴；左室舒张功能减退多数情况下没有明显的临床症状，有些患者可表现心悸、气促等症。近年来中医对于高血压左室舒张功能减退多从益气、活血、平肝入手。魏执真教授亦从肝论治，施以柔肝清眩汤，临床观察在一定程度上可以改善 E/A 数值，从而改善左室舒张功能。

高血压患者临床最主要的症状是头晕，临床或伴有头痛、颈僵、耳鸣等兼挟症。魏教授通过长期临床观察和总结，认为高血压患者临床以“阴虚肝旺”证型最为多见，表现头晕、头胀，因烦劳恼怒而加剧，心烦易急，口干口苦，舌红苔黄，脉弦细。肝为风木之脏，体阴而用阳，其性主动主升。阳盛体质之人，阴阳平衡失其常度，阴亏于下，阳亢于上；或因郁怒焦虑，肝失条达，肝气郁结，气郁化火，耗伤阴血，阴不制阳；或因肝肾阴虚，阴不涵阳，以致肝阳升动太过；肝阳上亢，清空被扰，则见头晕头胀，因烦劳恼怒而加重。心烦易急，口干口苦，舌红，苔黄，脉弦细，亦为阴虚肝旺之征。《内经》中载“诸

风掉眩，皆属于肝”，叶天士在《临证指南医案》中言“肝为风脏，因精血耗竭，水不涵木，木少滋荣，故肝阳偏亢，内风时起”。故魏执真教授拟柔肝清眩汤以养阴平肝降逆。

药物组成：白芍，桑叶，菊花，石决明，珍珠母，钩藤，天麻，川牛膝，香附，乌药，丹参，川芎。

方解：《临证指南医案》中载“凡肝阳有余，必须介类以潜之，柔静以摄之，味取酸收，或佐咸降，务清其营络之热，则开者优矣”。观魏教授所设之方，其中即蕴含了如此妙法。方中石决明、珍珠母，归肝、心经，可平肝潜阳，且二者为介类，即“介类以潜之”之意；白芍归肝、脾经，其性柔润，有养肝阴，调肝气，平肝阳之效，即“柔静以摄之”。从药性药味看，石决明、珍珠母，性味咸寒，白芍苦、酸、甘，微寒，即为“味取酸收，或佐咸降”之意。从归经看，所选之石决明、珍珠母、白芍又皆归肝经，对于阴虚肝旺、肝阳上亢的病机特点，也尤为适宜。虽然用药不能单纯拘泥于归经，但根据病证所及脏腑，适当选用归某一经的药物，对于疗效的提高，还是有益的。再看钩藤、天麻，亦归肝经，二者常共用，可平肝潜阳止眩晕；桑叶、菊花清肝热利头目；川牛膝苦酸平，功擅苦泄下降，能引血下行，对阴虚阳亢之证，与上述诸药配伍，可增强潜阳镇摄之力，在此用量必须大至30g方能奏效；川芎归肝、胆、心包经，辛散温通，为“血中气药”，上行头目，下行血海，有行气活血、搜风、开郁等作用；丹参归心、肝经，一味丹参，功同四物，为活血化瘀之要药。香附辛、微苦、微甘、平，归肝、脾、三焦经，能通行十二经、八脉的气分，前人称它能“主一切气”，为疏肝解郁、行气止痛之要药；乌药辛温，归肺、脾、肾、膀胱经，可散寒行气止痛，二者相合，主散诸般气症。香附、乌药、川芎偏温燥，但方中有大量白芍阴柔，四药可互相制约各自的温燥阴柔。诸药共用，具有养阴平肝潜阳之功，使亢阳得降，清窍得利，而眩晕止。纵观全方，配伍精当，其中所蕴含的深意，值得玩味。

魏执真教授在临床应用本方时，常根据患者症状加减用药。如耳鸣加灵磁石、蝉蜕、龙胆草；头晕甚、便秘加决明子、沙苑子、白蒺藜；腰酸膝软加桑寄生、续断、杜仲；心烦失眠入睡难加莲子心、黄连、连翘、栀子、黄芩、龙胆草；早醒加百合；多梦加炒酸枣仁。

高血压左室舒张功能减退，魏教授从肝论治，概因多数高血压中医证属“阴虚肝旺”，投以柔肝清眩汤，使肝之阴血得养，上亢之肝阳得降，则心之气血亦得以调畅，心悸气促之症随之消除。

验案举例

XX，女，50岁。初诊日期：2010年6月15日。

近3年血压不稳，冬天血压150～160/110 mmHg，夏天120/80 mmHg左右。曾服替米沙坦。患者常觉头晕头胀，头沉，眼花。晨眼睑肿，眼胀。心悸，健忘，周身沉、乏力，口干口苦，目干涩。常情志不畅。大便偏干。舌红暗边齿痕，苔薄黄，脉左细，右略弦。近2个月未服降压药。平常血压120/70 mmHg左右，前两天达170/120 mmHg，今晨自测血压150/85mmHg。

魏教授处方如下：白芍30g，桑叶10g，菊花10g，石决明30g（先煎），珍珠母30g（先煎），钩藤10g，天麻10g，川牛膝30g，香附10g，乌药10g，丹参30g，川芎15g。7剂，水煎服，日1剂。

服药1周，患者头晕头胀减轻，自测血压（130～140）/（80～85）mmHg，眼睑肿、心情不舒、大便干好转，舌脉如前。超声心动图示：左心室舒张功能减低，E/A 0.67。效不更方，继以前方加减共服药3个月，诸症平稳，自测血压120/80 mmHg左右。复查超声心动图示：左心室舒张功能减低，E/A 0.85。

按：该患者主症头晕头胀头沉，血压不稳，脉细弦，可知肝阳上亢。又有口干，目干涩，大便偏干，舌红暗、苔薄黄，则为阴虚之征。故辨证阴虚肝旺，当治以滋阴平肝降逆。魏教授方中白芍养阴柔肝以制亢阳；石决明、珍珠母、钩藤、天麻平肝潜阳熄风；桑叶、菊花清肝热利头目；川牛膝活血引血下行；香附、乌药理气调畅气机；丹参、川芎活血行气开郁。诸药合用，使阴血得养，上亢之肝阳得以平逆，方药对症，服药1周，不但头晕头胀减轻，眼睑肿、心情不舒亦有好转。眼睑肿，在此考虑为气机不通，继而水液停滞。方中有香附、乌药调畅气机，气机通畅，有利于水液的代谢；另一方面，《本经》中言白芍可“利小便”，方中大量白芍除柔肝作用外，也可利水，故眼睑肿减轻。心情不舒，一般则之于肝郁，常用柴胡、白芍配伍，魏老虽未用此药对，但方中有香附理气解郁，宣畅十二经之气分，兼入血分，《本草纲目》中载其“解六郁……乃气病之总司，女科之主帅也”，故仍可达到疏肝解郁之功。香附虽性显辛燥，但方中有大量白芍可以制约其燥性，故亦不必担心其耗血散气。服药3个月后，复查超声心动图示E/A较前提高，提示左室舒张功能有一定程度改善。

（戴梅）

五、柔肝清眩汤治疗心脏舒张功能减退理论初探

心脏舒张功能减退主要与心室充盈量减少、弹性回缩力降低和心室僵硬度增加有关。从病理生理机制上看，心脏舒张功能减退与心肌肥厚关系密切。心肌肥厚可延缓左心室主动松弛，肥厚的左心室壁僵硬度增加使左心室顺应性下降，从而使左心室充盈减少和充盈压升高，进而影响舒张功能。刘某通过病例对照研究发现心脏舒张功能减退的发生是多因素共同作用的结果，而其中原发性高血压首位危险因素。而高血压患者最主要的表现为头晕，甚至眩晕，属于中医学“眩晕”范畴，魏执真教授认为高血压眩晕的病机主要责之于“阴虚肝旺，肝阳上亢”，从而提出“柔肝降逆养阴”法为治疗该类型眩晕的主要法则，并创立柔肝清眩汤治疗，取得了满意疗效。因此可以使用柔肝清眩汤治疗高血压导致的左心室肥厚心脏舒张功能减退。

1. 心脏舒张功能减退中医病因病机

心脏舒张功能减退常见于高血压患者，可表现为头目眩晕，腰酸乏力，急躁易怒，时有口干口苦，大便干，甚至心烦失眠，舌质红，苔黄，脉沉细，其中主症为眩晕。其病因多为劳倦过度，情志不遂，饮食失节，房劳过度。《内经》云“诸风掉眩，皆属于肝”“髓海不足，则脑转耳鸣，胫酸眩冒”，肾又主骨、生髓、通脑，因此眩晕与肝肾关系密切，肝主藏血，肾主藏精，肝肾同源，劳倦过度伤及肾阴，阴不制阳可出现肝阳上亢，正如《内经》所言“阳气者，烦劳则张，精绝，辟积于夏，使人煎厥”，严重者可出现“煎厥”，即急性脑血管疾病。肝主疏泄，可调畅气机，情志不遂，甚者急躁易怒，可使得肝气上逆。饮食失节，多指嗜食肥甘厚腻之品，《内经》云“饮食自倍，肠胃乃伤”，脾胃运化失司，湿热内生，日久热邪耗伤阴液，阴不制阳，也可出现肝阳上亢。肾主生殖，房劳过度则耗伤肾精，肾精属阴，肾精亏虚，则阴虚阳亢。

2. 柔肝清眩汤方解

柔肝清眩汤由白芍、川牛膝、桑叶、菊花、石决明、珍珠母、钩藤、天麻组成。方中白芍是君药，《神农本草经》中无赤芍与白芍之分，陶弘景《本草经集注》才指出芍药有白芍、赤芍之分。前人谓“白补赤泻，白收赤散”，一语而道破二者的主要区别。在功效方面，白芍长于养血调经，敛阴止汗，平抑肝阳；赤芍则长于清热凉血，活血散瘀，清泄肝火。在应用方面，白芍主治阴血亏虚，肝阳偏亢诸证，赤芍主治血热、血瘀所致诸证。白芍、赤芍皆能止痛，均可用治疼痛。白芍长于养血柔肝，缓急止痛，主治肝阴不足，血虚肝旺，肝气不舒所致的胁肋疼痛、脘腹四肢拘挛作痛；赤芍则长于活血祛瘀止痛，主治血滞诸痛，因能清热凉血，故血热瘀滞者尤为适宜。临床赤白芍同用也常有之。天麻、钩藤、石决明、珍珠母为臣药，其中天麻、钩藤、石决明为天麻钩藤饮主要配伍，意在平肝潜阳，加用珍珠母增强平肝、镇肝之力。桑叶、菊花清泻肝热为佐药，川牛膝引火下行。如肾阴亏虚较重者，加用生地黄、麦冬滋补肾阴，兼有痰热上扰者，加用竹茹、胆南星清热化痰，兼有心烦失眠者，加用炒栀子、淡豆豉清心除烦，诸药并用，虚实兼治，故可取的较好疗效。

3. 柔肝清眩汤治疗心脏舒张功能减退可行性

临床观察发现，柔肝清眩汤治疗高血压引起的眩晕，可明显改善症状，同时对平稳降压有较好疗效，而高血压患者在病情发展过程中可出现心脏舒张功能减退，因此应用柔肝清眩汤治疗高血压患者，有已病防变之意，即如果已经出现心脏舒张功能减退，本方在平稳降压同时，可改善心脏舒张功能；如果尚未出现舒张功能减退，本方可预防或延缓心脏舒张功能减退。目前研究已发现柔肝清眩汤治疗脑动脉硬化性眩晕疗效显著，是否可改善心室肥厚，冠状动脉硬化需要进一步研究。当然仅仅靠临床观察柔肝清眩汤治疗心脏舒张功能减退的疗效是远远不够的，还需要前瞻性、大样本、多中心随机对照试验研究证实，同时基础研究也应该深入研究，如通过动物模型观察柔肝清眩汤对心肌细胞的作用。

（申子龙）

第六节　诊治心肌病特色学术体系理论研究文章选录

一、论心肌病证治

（一）辨证论治经验

心肌病是一组原因未明的原发性或特发性心肌疾病，临床表现主要有心脏扩大、心力衰竭、心律失常、血栓栓塞和猝死，分为扩张型（充血型）、肥厚型及限制型心肌病，其中扩张型及肥厚型心肌病临床常见。

扩张型心肌病发病年龄小，起病缓慢，多在临床症状明显时才就诊，如有气急，甚至端坐呼吸，水肿和肝肿大等充血性心力衰竭的症状和体征时才被诊断，常合并各种类型的心律失常。心电图常具有非特异性 ST–T 改变，异常 Q 波，左室肥厚，左或右束支传导阻滞或房室传导阻滞，房性或室性心律失常。超声心动图左、右心室扩大，室壁变薄或正常，弥漫性运动减弱；左房扩大，二尖瓣或三尖瓣返流；有时心腔内有血栓；可有左或（和）右室射血分数降低。扩张型心肌病缺乏特异性诊断指标，临床上看到心脏扩大、心律失常和充血性心力衰竭的患者时，如超声心动图证实有心脏扩大与心脏弥漫性搏动减弱，即应考虑有本病的可能，但应排除各种病因明确的器质性心脏病，才可以确立诊断。

肥厚型心肌病以青壮年多见，常有家族史。部分患者可无症状，因猝死或体检才被发现。许多患者有心悸、胸痛、劳力性呼吸困难，伴有流出道梗阻的患者可在起立或运动时出现眩晕，甚至神志丧失等。心电图常有左室或双室肥厚及左房扩大改变，左束支传导阻滞，偶有前壁或下壁出现深的 Q 波或 QS 型，酷似心肌梗死，但 Q 波窄、R 波高可鉴别。超声心动图对诊断本病具有重要意义。室间隔不对称性肥厚，舒张期间隔厚度 / 后壁厚度＞ 1.3，间隔运动低下。有梗阻的病例可见室间隔流出道部分向左心室内突出，二尖瓣前叶收缩期前向运动（SAM 征）及主动脉瓣收缩中期关闭现象。

目前西医治疗心肌病虽有一定疗效，但尚存在许多困难。魏教授通过长期临床观察体会、潜心研究总结，运用中医辨证论治的方法治疗心肌病，使一些经西医治疗后疗效欠满意的患者，得到比较满意的疗效。

1. 扩张型心肌病

根据扩张型心肌病的临床主要表现是心悸，心率快，气短，乏力，甚至气急，端坐呼吸，水肿和肝肿大等，魏教授认为该病的病因病机是先天禀赋不足，心气阴血亏虚，心体失养，外感六淫之邪伤及心体，思虑过度、忧郁惊恐、劳倦过度、饮食不节及大病久病等耗伤心气阴血，均使心体受损，心用虚衰，因心气虚衰，无力帅血运行，致心脉瘀阻；进一步引起其他脏腑血脉瘀阻，气机壅塞，诸脏之“用”皆有减损。故本病的病位在心，但也涉及肺、脾、胃、肝、肾等脏腑，以心气衰微，水饮停聚，或瘀郁日久化热为其特点。临床上常见如下证型：

（1）心气阴衰，心脉瘀阻

主症：心悸，气短，气喘，活动多则出现。

主要舌脉：舌质暗红少津，苔薄白。脉细数。

立法：益气养心，理气通脉。

药物组成：生黄芪，太子参，麦冬，五味子，丹参，川芎，香附，乌药，香橼，佛手等。

（2）心气阴衰，血脉瘀阻，肺失肃降

主症：心悸，气短，咳喘，不能平卧，尿少，浮肿。

主要舌脉：舌质暗红，苔薄白。脉弦滑数。

立法：益气养心，活血通脉，泻肺利水。

药物组成：生黄芪，太子参，麦冬，五味子，丹参，川芎，桑白皮，葶苈子，泽泻，车前子（包煎），香附，乌药等。

（3）心气衰微，血脉瘀阻，肝失疏泄，脾失健运

主症：心悸，气短，胁胀痛，肋下痞块，脘腹胀满，肢肿，尿少，大便溏或不爽。

主要舌脉：舌质暗红，苔薄白。脉细弦数。

立法：益气养心，活血通脉，疏肝健脾。

药物组成：生黄芪，太子参，麦冬，五味子，丹参，川芎，香附，乌药，川厚朴，郁金，青皮，川楝子，白术，茯苓，泽泻，桃仁，红花等。

（4）心气衰微，血脉瘀阻，肾失开合

主症：心悸，气短，咳喘不能平卧，尿少水肿，头晕，耳鸣，腰酸腿软，面目黧黑，甚而肢冷怕凉。

主要舌脉：舌质淡瘦，少苔或无苔。脉细数。

立法：益气养心，活血通脉，温肾利水。

药物组成：生黄芪，太子参，麦冬，五味子，香附，乌药，丹参，川芎，生地黄，山茱萸，制附子，肉桂，胡芦巴，车前子（包煎），泽泻等。

（5）心气阴虚，肺瘀生水，瘀郁化热

主症：心悸，气短，胸闷，咳喘，甚而不能平卧，尿少，肢肿。

主要舌脉：舌质暗红，苔薄白或薄黄。脉脉细数。

立法：补气养心，肃肺利水，凉血清热。

药物组成：生黄芪，太子参，麦冬，五味子，丹参，川芎，桑白皮，葶苈子（包煎），泽泻，车前子（包煎），牡丹皮，赤芍，黄连等。

（6）心阴血虚，血脉瘀阻，瘀而化热

主症：心悸，气短，胸闷，乏力，大便易秘。

主要舌脉：舌质红暗碎裂，苔薄白或少苔。脉涩而数。

立法：滋养阴血、理气通脉、清热凉血。

药物组成：太子参，沙参，麦冬，五味子，白芍，生地黄，丹参，川芎，香附，香橼，佛手，牡丹皮，赤芍，黄连等。

2. 肥厚型心肌病

根据肥厚型心肌病常有家族史，且多数患者有心悸、胸痛、劳力性呼吸困难，有的患者可在起立或运动时出现眩晕等表现，魏教授认为该病的病因病机主要是先天禀赋不足或劳倦过度、思虑忧郁等使心气阴耗伤，心体受损，气血运行不畅，心脉瘀阻；饮食不节、思虑伤脾，脾失健运，痰湿内生，痰湿之邪阻滞气机，痰气互阻也可引起心脉不通；血脉瘀阻日久又可化热；心脉瘀阻兼肝肾阴虚，可致阴虚肝旺，肝阳上亢。临床常见如下证型：

（1）心气阴虚，心脉瘀阻

主症：心痛时作，心悸气短，胸憋，疲乏无力，口干欲饮，大便偏干。

主要舌脉：舌质暗红或嫩红裂，少苔或薄白苔。脉细数或细弦数。

立法：益气养心，理气通脉止痛。

药物组成：太子参，麦冬，五味子，香附，香橼，佛手，丹参，川芎等。

（2）心脾不足，痰气阻脉

主症：心痛时作，心悸气短，乏力，胸胁苦满，脘腹痞胀，大便不爽，纳谷不香。

主要舌脉：舌胖质淡暗，苔白厚腻。脉沉细而滑或弦滑。

立法：疏气化痰，益气通脉。

药物组成：紫苏梗，香附，乌药，川厚朴，陈皮，半夏，太子参，白术，茯苓，川芎，丹参等。

（3）心气阴虚，血脉瘀阻，瘀郁化热

主症：心悸，气短，胸闷，乏力，面色少华，口干欲饮。

主要舌脉：舌质暗红，碎裂，苔薄白或薄黄。脉数或促。

立法：益气养心，理气通脉，凉血清热。

药物组成：太子参，麦冬，五味子，丹参，川芎，香附，香橼，佛手，牡丹皮，赤芍，黄连等。

（4）阴虚肝旺，肝阳上亢

主症：头晕目眩，头胀，急躁易怒，口干苦，大便偏干。

主要舌脉：舌质红，苔黄。脉细脉弦。

立法：养阴平肝降逆。

药物组成：白芍，桑叶，菊花，石决明（先煎），珍珠母（先煎），钩藤，天麻，川芎，丹参，川牛膝，地龙，香附，乌药等。

心肌病除以上证型外，病到晚期因心肾阴阳虚衰，进一步发展而致阴竭阳绝，阴阳离决，则会出现脱症（休克），或阴阳猝厥，而出现厥证（心脏骤停）。此时急宜回阳救逆治疗。

（二）治验病案举例

例 1 XX，男，34 岁。初诊日期：2002 年 7 月 9 日。

患者 2 年来每逢轻度体力活动则觉心悸、气短、乏力，经西医系统检查诊断为扩张型心肌病，曾服中西药物症情改善不著。查体：血压 140/70mmHg，两肺听诊正常，心率 105 次 / 分，二尖瓣听诊区可闻及 2 ~ 3/6 级收缩期杂音，腹软，肝脾不大，双下肢无浮肿。心电图：ST-T 改变。动态心电图示窦性心律，偶发室性早搏。超声心动图示：左、右心室扩大，弥漫性运动减弱；左房扩大，二尖瓣和三尖瓣轻度反流；左室射血分数 49%。现仍轻度体力活动则心悸、气短、乏力，多汗，睡眠不实，纳可，大便调。舌质暗红，苔薄黄，脉细略数。

西医诊断：扩张型心肌病。中医辨证：心气阴衰，心脉瘀阻。立法：益气养心，理气通脉。处方：生黄芪 30g，太子参 30g，麦冬 15g，五味子 10g，丹参 30g，川芎 15g，香附 10g，香橼 10g，佛手 10g，浮小麦 30g，炒酸枣仁 30g。水煎服，日 1 剂。

服药 1 个月后，轻度体力活动时心悸、气短、乏力多汗等症状较前减轻，心率 90 次 / 分。原方随症加减服用 2 个月后，轻度体力活动时无心悸、气短、乏力、多汗等症状，心率 85 次 / 分。又增减服药 2 个月，患者从事一般体力工作无不适症状，纳可，眠安，大便调。心率 70 次 / 分。复查心电图：ST-T 改变较前明显改善。超声心动图：左、右心室轻度扩大；二尖瓣和三尖瓣少量反流；左室射血分数由 49% 上升到 61%。

按：该患者为扩张型心肌病，轻度体力活动则心悸、气短、乏力、多汗，心率快，舌质暗红，苔薄黄，脉细略数。其心悸、气短、乏力为心气阴虚衰、心脉瘀阻所致；汗为心之液，心气虚则多汗，而多汗更致心气阴亏；舌暗红、苔薄黄、脉细略数也为心气阴虚衰之象。辨证为心气阴虚衰，心脉瘀阻。选用益气养心、理气通脉之法。方中生黄芪、太子参、麦冬、五味子益心气养心阴；丹参、川芎活血通脉；香附、香橼、佛手理气以助通脉；浮小麦止汗；炒酸枣仁养心安神。诸药合用使心气阴恢复，血脉流畅。服药 3 个月临床症状消失，5 个月后复查超声心动图左室射血分数由 49% 上升至 61%。

例 2　XX，男，53 岁，工人。初诊日期：1999 年 3 月 31 日。

阵发胸痛 3 个月，曾住院检查及治疗，诊断为肥厚型心肌病，服西药症状无明显改善。现阵发胸痛，胸闷憋气，心悸，气短，无明显头晕，纳可，眠安，二便调。舌质暗红，苔薄白，脉细弦。查体：血压 130/70mmHg，两肺听诊正常，心率 72 次 / 分，心尖部可闻及 2 ～ 3/6 级收缩期杂音，腹软，肝脾不大，双下肢无浮肿。超声心动图示：室间隔厚度 22mm，运动幅度 10.4mm，射血分数 79%，左室流出道 16.0mm，舒张功能降低。

西医诊断：肥厚型心肌病。中医辨证：心气阴虚，心脉瘀阻。立法：益气养心，通脉理气。处方：太子参 30g，麦冬 15g，五味子 10g，丹参 30g，川芎 15g，香附 10g，香橼 10g，佛手 10g，乌药 10g，水煎服，日 1 剂。

服药 2 周后，胸痛未作，心悸、胸闷憋气、气短诸症减轻。舌质暗红，苔薄白，脉细弦。随症加减服药 3 个月后胸痛未作，无心悸，无胸闷憋气及气短。复查超声心动图：室间隔厚度由初诊时的 22.0mm 减至 16.8mm，运动幅度由 10.4mm 降到 8.0mm，左室流出道由 16.0mm 升至 20.3mm。随访 1 年无不适症状。

按：该患者为肥厚型心肌病，以阵发胸痛为主症，此为心气阴亏，心脉瘀阻，不通则痛；心悸、胸闷憋气、气短为心气耗伤、心体受损、心用失常、心脉瘀阻之征；舌质暗红、苔薄白、脉细弦也为心气阴亏虚，血脉瘀阻之象。辨证为心气阴虚，心脉瘀阻，选用益气养心，通脉理气治法。方中太子参、麦冬、五味子益心气养心阴；丹参、川芎活血通脉；香附、香橼、佛手、乌药理气以助通脉。全方共奏益气养心，通脉理气之功，使心气阴充足，心脉流畅，疗效显著，超声心动图显著好转。

例 3　XX，男，58 岁。初诊日期：2005 年 4 月 4 日。

患者于 2004 年 9 月因经常心悸、气短、乏力，经西医全面系统检查诊断为扩张型心肌病，心功能不全Ⅲ度。服西药系统治疗病情变化不显著。现心悸、气短、乏力，不能平卧，阵发呼吸困难，双下肢浮肿，尿量少（约

600mL/24h），腹胀，纳可，大便软，日3次。舌质暗，苔薄白，脉细。查体：血压120/80mmHg，两肺底可闻湿啰音，心率90次/分，二尖瓣及三尖瓣听诊区可闻及2/6级收缩期吹风样杂音，腹部平坦，腹水征阴性，肝右肋缘下3cm，双下肢水肿。超声心动图示：全心扩大，以左心为著，室壁运动普遍降低，主动脉瓣关闭不全（轻度），二尖瓣关不全（轻度），三尖瓣关闭不全（轻度），主动脉增宽，肺动脉高压（轻度），左室收缩功能降低。左室射血分数25.8%。

西医诊断：扩张型心肌病，心力衰竭Ⅲ度。中医辨证：心气虚衰，血脉瘀阻，肺失肃降，脾失健运，水饮停聚。治则：益气养心，理气通脉，泻肺利水，健脾。处方：生黄芪30g，太子参30g，麦冬15g，五味子10g，丹参30g，川芎15g，香附10g，香橼10g，佛手10g，桑白皮15g，葶苈子15g（包煎），泽泻30g，车前子30g（包煎），白术30g，茯苓15g。水煎服，日1剂。

服药2周后，心悸、气短、乏力减轻，可平卧，未出现阵发呼吸困难，无腹胀，尿量达1000mL/24h。大便软，日2次。查体双肺湿啰音消失，肝右肋缘下1cm，双下肢轻度浮肿，上方加炒薏苡仁30g。服药2周后，心悸、气短、乏力等明显减轻，双下肢水肿消失，尿量1000～1500mL/24h，大便调。随症增减继服原方半年后，步行1km，无心悸、气短、乏力症状。查体双肺呼吸音清，肝肋下未及，双下肢不肿。复查超声心动图：室壁运动减弱明显改善，射血分数提高，左室射血分数由25.8%上升到47.3%。

按：此患者为扩张型心肌病，心功能不全。心悸、气短、乏力，不能平卧，阵发呼吸困难，双下肢浮肿，尿少。查体示心率偏快，两肺底湿啰音，肝右肋缘下3cm。属心功能Ⅳ级（心衰Ⅲ度），全心衰竭，以左心衰为主。因心气虚衰，血脉瘀阻，故轻度体力活动则心悸气短；结合呼吸困难、不能平卧、腹胀、大便软的表现分析，病已涉及肺脾，肺失肃降，脾失健运；舌质暗、苔薄白、脉细也为心气虚衰、血脉瘀阻之象。治以益气养心、理气通脉、泻肺利水、健脾之法。方中生黄芪、太子参、麦冬、五味子益气养心；丹参、川芎活血通脉；香附、香橼、佛手调畅气机；桑白皮、葶苈子、泽泻、车前子泻肺利水；白术、茯苓、炒薏苡仁健脾止泻。全方共奏益气养心、理气通脉、泻肺利水、健脾之功。服药2个多月后心衰缓解。

（《中国现代百名中医临床家丛书：魏执真》，2011年）

二、魏执真教授辨治扩张型心肌病

魏执真教授为国家级名老中医药专家。从事内科及心血管疾病的医疗、科研和教学工作50年，医术精湛，擅长治疗心律失常、糖尿病性心脏病、心力衰竭、心肌病、脑动脉硬化和脑供血不足等心脑血管疾病，在临床、教学和科研各方面均有突出成就。我等有幸随师临证侍诊，聆听师训，获益匪浅，兹就魏教授辨治扩张型心肌病的临床经验总结如下，以飨同道。

（一）病因病机

扩张型心肌病的临床主要表现是心悸，心率快，气短，乏力，甚至喘憋不能平卧，水肿和肝肿大等，魏教授认为该病的病因病机是先天禀赋不足，心气阴血亏虚，心体失养，或外感六淫之邪伤及心体，或思虑过度、忧郁惊恐、劳倦过度、饮食不节及大病久病等耗伤心气阴血，均可使心体受损，心用虚衰，因心气虚衰，无力帅血运行，致心脉瘀阻；进一步可引起其他脏腑血脉瘀阻，气机壅塞，诸脏之“用”皆有减损。总之，本病之病因病机为本虚标实，病位在心，并且涉及肺、脾、胃、肝、肾等脏腑，以心气衰微，心脉瘀阻，或瘀郁日久化热为基本特点。

（二）辨证施治

该病以心气虚衰、心脉瘀阻为本，故魏教授治疗重在益气养心、理气通脉，所立基本处方为：生黄芪，太子参，麦冬，五味子，丹参，川芎，香附，香橼，佛手，乌药。方中生黄芪、太子参、麦冬、五味子益气养阴，丹参、川芎活血通脉，香附、香橼、佛手、乌药理气以助通脉。该方适于扩张型心肌病属心气阴衰、心脉瘀阻证，病位在心者，症见心悸，气短，气喘，活动多则出现。舌暗红少津，苔薄白，脉细数。魏教授治疗扩张型心肌病时常以此方为基本方，再根据其他脏腑受损情况，分别加用调整相应受损脏腑功能的治法。

根据本病涉及脏腑之不同，魏教授常将扩张型心肌病又分为以下五种证型：

1. 心气阴衰，血脉瘀阻，肺失肃降

本型除见心悸，气短外，并见咳喘不能平卧，尿少，浮肿，乃心气衰微不能帅血畅行，进而引起肺脉瘀阻，肺失肃降，治节失司，不能通调水道下输膀胱，致水饮停聚，上逆凌心射肺。脉多见弦滑或兼数。治以益气养心、理气通脉、泻肺利水，于基本方中加用桑白皮、葶苈子、泽泻、车前子。

2. 心气衰微，血脉瘀阻，肝失疏泄，脾失健运

此型兼见胁胀痛，胁下痞块，脘腹胀满，肢肿，尿少，大便溏或不爽，脉细弦，为影响至脾、胃、肝之脉络瘀阻，脾失健运，胃失受纳，肝失疏泄。常于基本方中加用郁金、青皮、川厚朴、川楝子、白术、茯苓、泽泻、桃仁、红花等以行气活血、疏肝健脾、利水消肿。

3. 心气衰微，血脉瘀阻，肾失开合

本型症见心悸，气短，咳喘不能平卧，尿少水肿，头晕，耳鸣，腰酸腿软，面目黧黑，甚而肢冷怕凉。舌淡瘦，少苔或无苔，脉细数。为心气衰微，血脉瘀阻，影响至肾脉瘀阻，肾失开合。治宜在基本方中加用制附子、肉桂、胡芦巴以温肾阳；加生地黄、山茱萸滋阴，且山茱萸既能补肾益精，又能温肾助阳，寓“善补阳者，必阴中求阳”之意；加泽泻、车前子利水。

4. 心气阴虚，肺瘀生水，瘀郁化热

本型以患者自觉心悸、心率快为主要特点。舌暗红，苔薄白或薄黄，脉细数。一方面心气阴虚，血脉瘀阻，瘀而化热；另一方面肺脉瘀阻，肺失肃降，水饮停聚，故治以补气养心，肃肺利水，凉血清热。方用生黄芪、太子参、麦冬、五味子、丹参、川芎、桑白皮、葶苈子、泽泻、车前子、牡丹皮、赤芍、黄连。该方实则是在治疗“心气阴衰，血脉瘀阻，肺失肃降”方中加入牡丹皮、赤芍以凉血清热，针对心率快之病机中“瘀热”为关键因素而设，黄连厚肠，恐牡丹皮、赤芍寒凉致泻。

5. 心阴血虚，血脉瘀阻，瘀而化热

该型症见心悸，气短，胸闷，乏力，大便易秘，舌红暗碎裂，苔薄白或少苔，脉涩而数，其中脉涩兼数为该型辨证的关键。涩而兼数脉主心阴精血亏虚，血脉瘀阻，瘀而化热，故治以滋养阴血、理气通脉、清热凉血，方用魏教授自拟之清凉养阴调脉汤，药用太子参、沙参、麦冬、五味子、白芍、生地黄、丹参、川芎、香附、香橼、佛手、乌药、牡丹皮、赤芍、黄连。方中沙参、麦冬、五味子、白芍、生地黄滋补阴血；太子参补气以生阴血；丹参、川芎活血通脉；牡丹皮、赤芍凉血清热；黄连厚肠；香附、香橼、佛手、乌药理气以助活血通脉。

（三）验案举例

XX，男，40 岁。初诊日期：2009 年 11 月 23 日。

患者2周前突然出现憋气，下肢肿，不能平卧，在外院诊为“扩张型心肌病”。目前服药地高辛及速尿等。刻下症见：乏力，走 300m 觉喘憋，下肢肿，腹胀，口干喜饮，大便黏而不爽。舌红暗边齿痕，苔黄，脉细数。心率 120 次 / 分。11 月 9 日超声心动图示：全心增大，左房横径 48.5mm，左房长径 59.4mm，右房横径 60.6mm，右房长径 58mm，左室舒张末期内径 64.2mm，左室收缩末期内径 56.3mm。右室横径 32mm。室壁运动普遍减低，左心收缩功能明显减低，左室射血分数（LVEF）26%。二尖瓣返流（轻度），三尖瓣返流（轻度），肺动脉高压（轻度）。西医诊断：扩张型心肌病。中医诊断：心衰病。辨证：心气阴虚，血脉瘀阻，兼有湿邪内阻。立法：益气养阴，理气通脉。处方：生黄芪 30g，太子参 30g，麦冬 15g，五味子 10g，香附 10g，香橼 10g，佛手 10g，乌药 10g，木香 10g，黄连 10g。水煎服，日 1 剂。服药 1 周，患者腹胀消除，大便好转，下肢肿减轻，平路行走 2 里路时才觉喘憋，仍心率偏快，舌红暗、边齿痕，苔黄，脉沉细，心率 92 次 / 分。上方去木香，加牡丹皮、赤芍各 15g 凉血清热。服药 2 周，患者喘憋、心悸、下肢肿基本消失，可平路行走 2 ~ 3km，间断有轻微胸闷。此后守方加减服药 4 个月，患者病情稳定，无自觉不适。查体：心率 72 次 / 分。2010 年 4 月 2 日超声心动图：左室及右室增大，左室舒张末期内径 62mm，左室收缩末期内径 44mm，右室径 28mm。LVEF55%。二尖瓣返流（轻度），三尖瓣返流（轻度）。

按：该患者扩张型心肌病，就诊时症见乏力，走300m觉喘憋，下肢肿，腹胀，口干喜饮，大便黏而不爽。乏力为气虚之征，气虚不耐劳作，则见活动后喘憋；阴虚则口干喜饮；心气亏虚，心脉瘀阻，影响及肺，肺通调水道失常，三焦气化不利，则出现肢肿。腹胀乃气机不通所致。舌红暗、边齿痕，苔黄，脉沉细，为气阴亏虚、血脉瘀阻之征。患者并有大便黏而不爽，此乃湿热蕴于大肠之象。综观症舌脉，辨证心气阴虚，血脉瘀阻，兼有湿邪内阻。选用益气养心，理气通脉之法。方中生黄芪、太子参、麦冬、五味子益心气养心阴，且生黄芪还有利水消肿之功；香附、香橼、佛手、乌药理气，调畅气机，可助通脉，还可使气机调畅，亦有利于水液代谢；木香、黄连调气行滞。服药1周，患者喘憋、下肢肿即减轻，腹胀消除，大便好转。因患者心率快，故加牡丹皮、赤芍凉血清热。共服药3周，患者喘憋、心悸、下肢肿基本消失。又服药4个月，病情平稳，复查超声心动图左心房、右心房大小恢复正常，左室舒张末期内径、左室收缩末期内径和右室径均有缩小，LVEF由26%上升至55%。

该患者下肢肿，但魏教授开始并未用泽泻、车前子等药，而患者服药后肢肿减轻并消除，究其原因，一方面方中生黄芪可补气利尿；另一方面，水液代谢有赖于气机通畅，方中有香附、香橼、佛手、乌药，魏教授每每在方中都有此四味，俾气机通畅，有利于血脉流通和水液代谢。这也是魏教授遣方用药特点之一，四味药看似轻描淡写，实则蕴藏深机，耐人寻味。

（《中国中医药现代远程教育》，2011年第9期）

第七节　诊治脑动脉硬化、供血不全特色学术体系理论研究文章选录

一、论脑动脉粥样硬化证治

（一）辨证论治经验

脑动脉粥样硬化是由于脂质代谢障碍所引起的一种疾病，是全身动脉硬化的一部分。与该病有关的主要危险因素有血脂异常、高血压、吸烟、糖尿病和高胰岛素血症等。随着脑动脉硬化的逐渐进展，脑组织会因缺血而软化、坏死，脑细胞变性死亡，最后产生脑萎缩和脑动脉硬化性痴呆。

脑动脉硬化可分为三期：第一期为脑动脉硬化症早期，主要是大脑功能减退，表现为头晕、头痛、眼花、耳鸣、记忆力减退，特别是近事易忘、名称易忘等，反应变得迟钝，注意力不集中，情绪不稳定，低沉，烦闷急躁，易激惹，对环境的适应能力和工作能力减退。第二期，主要表现为脑供血不足的症状和体征，如意识突然丧失、肢体瘫痪、偏盲或失语等表现，每次发作持续数分钟至数小时，发作过后症状基本消失。又称一过性脑缺血发作，简称TIA。第三期，随着病情的逐渐加重，脑内软化灶相继出现，表现为某些神经系统综合征，如痴呆、精神变态、行动失常、智力及记忆力减退以至性格完全变化等症状。也可在此基础上发生脑血管病，即出现严重的脑中风（脑出血和脑梗死）而危及生命，即使能存活，也会遗留严重的后遗症。因此及早认识和预防脑动脉硬化是十分重要的。

本病尚缺乏敏感而又特异的早期实验室诊断方法。主要通过：①眼底检查，可见动、静脉交叉压迫现象，动脉变细，反光增强，呈银丝样。②空腹静脉血浆检查，低密度脂蛋白、胆固醇、甘油三酯和脂蛋白增高，高密度脂蛋白降低。

③颅脑多普勒超声检查（TCD），可发现脑血管弹性减低，血流量减少，即判断脑供血指标及脑动脉硬化指标。④脑 CT，可看到多个小灶低密度区，脑室扩大、脑沟变宽、脑萎缩等。

目前中医界对脑动脉硬化、脑供血不足的治疗，多采用益气活血及理气活血法，用补阳还五汤及血府逐瘀汤加减，临床疗效良好。但魏教授通过长期临床观察，认为养阴平肝降逆法疗效更优，因绝大多数患者临床所见头晕、头胀，因烦劳恼怒而加剧，心烦易急，口干口苦，舌红苔黄，脉弦细，为阴虚肝旺，肝阳上亢的表现，而非气虚血瘀及气滞血瘀的表现。从主症头晕的特点分析，脑动脉硬化，脑供血不足之头晕多伴头胀，而很少伴头空虚感或头刺痛。头胀是邪扰清空，头空虚感是气血亏虚，清窍失养所致，头刺痛是瘀血的表现。由此可见，脑动脉硬化、脑供血不足的主要证型是阴虚肝旺、肝阳上亢，选用养阴平肝降逆法治疗更为合适。魏教授通过临床观察也证实了养阴平肝降逆法之疗效相比益气活血和理气活血法更优。脑血管超声检查方面，脑动脉硬化及脑供血指标的改善，养阴平肝降逆法也优于益气活血及理气活血法。

补阳还五汤于《医林改错》中记载其主治中风后半身不遂，口眼㖞斜，语言謇涩，口角流涎，大便干燥，小便频数，遗尿不禁者。由此可见补阳还五汤治疗的是脑梗死及其后遗症，而非脑动脉硬化、脑供血不足的眩晕症。脑梗死患者虽有脑动脉硬化，但两者是该病的不同阶段，从中医角度看，两者为不同的证。前者是中风半身不遂证，后者是眩晕证。两种不同证之间的中医治法方药是否可以通用，要由证型是否相同决定，这也体现了中医辨证论治的思想。

另外，供血不足不一定是中医气血虚之虚证，所以在供血不足的治疗中，不宜一概用补气血之法，仍需具体辨清证型后加以施治。同样，治疗脑动脉供血不足和冠状动脉供血不足的中药方剂之间是否因为动脉供血不足而通用，也由证型是否相同而决定。

下面从脑动脉硬化，脑供血不足的主症、舌脉、治法和方药分别叙述之：

主要症状：头晕、头胀，因烦劳恼怒而加剧，急躁易怒，口干口苦，大便欠畅。

主要舌脉：舌质红，苔黄。脉弦细。

分析：肝体阴而用阳，其性主动主升。郁怒焦虑，肝失疏泄，肝气郁结，气郁化火，耗伤阴血，阴不制阳；因肝肾阴虚，阴不涵阳，以致肝阳升动太过；肝阳上亢，清空被扰，则头晕头胀，因烦劳恼怒而加剧。急躁易怒，口干口苦，舌红，苔黄，脉弦细，为阴虚肝旺之征，大便欠畅为气机不调。

治法：养阴平肝降逆。

药物组成：白芍，桑叶，菊花，石决明（先煎），珍珠母（先煎），钩藤，天麻，川芎，丹参，川牛膝，地龙，香附，乌药。

方解：白芍苦酸微寒，归肝、脾经，其性柔润，有养肝阴，调肝气，平肝阳之效。石决明、珍珠母，味咸性寒，归肝、心经，皆为介类，介类可潜阳，二药同用，平肝潜阳，清肝明目；钩藤甘微寒，归肝、心包经，天麻甘平，归肝经，二者常共用，可平肝潜阳止眩晕；桑叶苦甘寒，菊花辛甘苦微寒，二药合用，可清肝热利头目，且与石决明、珍珠母、白芍等配伍，能平肝息风。川牛膝苦酸平，功擅苦泄下降，能引血下行，对阴虚阳亢之证，与上述诸药配伍，可加强潜阳摄阴、镇肝息风之力；地龙咸寒，为虫类药，入血搜风、通经力强，活血通络，在此主要起到协助他药、引血下行之功，且川牛膝、地龙用量必大至 30g 方能取效。川芎归肝、胆、心包经，辛散温通，为“血中气药”，上行头目，下行血海，有行气活血、搜风、开郁等作用；丹参归心、肝经，一味丹参，功同四物，为活血化瘀之要药。香附辛、微苦、微甘、平，归肝、脾、三焦经，能通行十二经、八脉的气分，前人称它能“主一切气”，为疏肝解郁、行气止痛之要药；乌药辛温，归肺、脾、肾、膀胱经，可散寒行气止痛，二者相合，主散诸般气症。香附、乌药、川芎偏温燥，但方中有大量白芍阴柔，四药可互相制约各自的温燥阴柔。诸药共用，具有养阴平肝潜阳之功，使亢阳得降，清窍得利，而眩晕止。

临床应用本方时，常根据患者症状加减用药。如耳鸣加灵磁石、蝉蜕、龙胆草；头晕甚、便秘加决明子、沙苑子、白蒺藜；腰酸膝软加桑寄生、续断、杜仲；心烦失眠入睡难加莲子心、黄连、连翘、栀子、黄芩、龙胆草；早醒加百合；多梦加炒酸枣仁、夜交藤。

笔者过多年临床实践，体会到严格遵照中医理论，密切联系临床实际，准确辨证施治，是提高中医疗效的关键。

（二）治验病案举例

例 1　XX，男，62 岁，初诊日期：2004 年 4 月 29 日。

患者阵发头晕 1 年余，曾查脑血管超声示脑动脉硬化，未予重视。近 2 个月患者阵发头晕加重，曾用西药治疗病情未见明显变化。现症见：头晕，头胀，伴耳鸣，心烦易急，纳可，大便调，入睡难。舌暗红，苔薄黄，脉细弦。查体：血压 130/80mmHg，双肺未闻及干湿啰音。心率 70 次 / 分，律齐，各瓣膜听诊区未及病理性杂音。腹软，肝脾未及，双下肢不肿。脑血管超声：脑动脉硬化，大脑中动脉流速低。心电图：正常。

西医诊断：脑动脉硬化，脑供血不足。中医诊断：眩晕。辨证：阴虚肝旺，肝阳上亢。立法：养阴平肝降逆。处方：白芍 30g，桑叶 10g，菊花 10g，石决明 30g（先煎），珍珠母 30g（先煎），钩藤 10g，天麻 10g，川芎 15g，丹参 30g，地龙 30g，川牛膝 30g，香附 10g，乌药 10g，灵磁石 15g（先煎），蝉蜕 10g。水煎服，日 1 剂。

服药 1 周，患者头晕减轻，仍耳鸣，急躁，入睡难。上方加莲子心 1.5g。服药 2 周后，头晕头胀已除，耳鸣减轻，无心烦，睡眠转安。随症加减服药 2 个月后，患者诸症消除。复查脑血管超声示：脑动脉硬化早期血流改变，大脑中动脉流速正常。

按：该患者阵发头晕、头胀，伴耳鸣，此为肝阴不足，肝阳升发太过，血随气逆，上扰清窍所致。要抓头晕头胀这一证候特点，以区别于气血亏虚的头空虚感和气滞血瘀的头刺痛。再结合心烦易急、入睡难、舌暗红、苔薄黄、脉细弦等症状及舌脉分析，该患者辨证为阴虚肝旺，肝阳上亢，治以养阴平肝降逆。方中白芍养阴柔肝以制亢阳；石决明、珍珠母、钩藤、天麻平肝潜阳息风；桑叶、菊花、蝉蜕清肝热利头目；川牛膝、地龙活血引血下行，增强潜阳镇摄之力；灵磁石潜阳安神，聪耳明目；丹参、川芎、香附、乌药理气活血通脉。

诸药共用具有养阴平肝潜阳之功，使亢阳得降，清窍得利，眩晕得止。脑血管超声检查示脑动脉硬化指标改善，脑供血不足指标恢复正常。

例 2 XX，女，59 岁，初诊日期：2005 年 5 月 19 日。

患者近 1 个月经常头晕、头胀，脑血管超声示脑动脉硬化、椎基底动脉供血不足。曾服中药补阳还五汤，症状反重。现头晕、头胀，急躁易怒，口干，无心悸，纳可眠尚安，大便调。舌质红暗，苔薄黄，脉细弦。既往高血压、糖尿病病史，服西药降压药，血压控制在（120 ~ 130）/（70 ~ 80）mmHg。服降糖药及控制饮食，血糖基本正常。查体：血压 130/80mmHg，双肺未闻及干湿啰音。心率 70 次 / 分，律齐，各瓣膜听诊区未闻及病理性杂音，腹软，肝脾未及，双下肢无浮肿。脑血管超声示：脑动脉硬化血流改变，椎基底动脉供血不足。心电图示：正常。

西医诊断：脑动脉硬化，椎基底动脉供血不足。中医辨证：阴虚肝旺，肝阳上亢。治则：养阴平肝降逆。处方：白芍 30g，桑叶 10g，菊花 10g，石决明 30g（先煎），珍珠母 30g（先煎），钩藤 10g，天麻 10g，川芎 15g，丹参 30g，地龙 30g，川牛膝 30g，香附 10g，乌药 10g，沙参 30g。水煎服，日 1 剂。

服药 1 周，头晕、头胀均减轻。3 周后，头晕、头胀消失。原方随症加减服用 2 个月后，患者无任何不适，精神体力佳。复查脑血管超声由初诊时的脑动脉硬化血流改变、椎基底动脉供血不足，恢复到脑动脉硬化早期血流改变、椎 - 基底动脉供血正常。

按：此患者西医诊断为脑动脉硬化、椎 - 基底动脉供血不足，前医根据脑动脉硬化和供血不足给予益气活血的补阳还五汤治疗，症状反重。脑动脉硬化和供血不足不一定是中医的气滞血瘀和气血亏虚。此患者表现为头晕头胀、急躁易怒、口干、舌质红暗、苔薄黄、脉细弦等一派肝阴亏虚、肝阳上亢的征象，用药性偏温之益气活血的补阳还五汤，势必使肝阳更加亢盛，则头晕头胀诸症加重。笔者抓住肝阴亏虚、肝阳上亢而致头晕头胀、急躁易怒、脉细弦等这一病理机制，用养阴平肝降逆法治疗后，患者头晕头胀诸症消失，脑血管超声示脑动脉硬化改善，椎基底动脉供血恢复正常。

（《中国现代百名中医临床家丛书：魏执真》，2011 年）

二、魏执真教授临床应用柔肝清眩汤经验

魏执真教授在首都医科大学附属北京中医医院建院之初即从事内科临床工作，至今已有半个多世纪，积累了丰富的临床经验，尤其是在心血管疾病的治疗上具有独特的学术见解及显著的临床效果。笔者在魏教授身边侍诊近 2 年，现仅对魏教授自拟柔肝清眩汤临床应用介绍如下。

（一）柔肝清眩汤组成及方解

柔肝清眩汤是魏教授临床最常用的方剂之一，全方平肝潜阳、滋阴息风，主要用于阴虚阳亢所致的头痛、头晕、头胀、眼部不适及耳鸣耳聋，以及与之有关的胸闷胁胀、善太息、急躁易怒及失眠等，多用于高血压、脑血管病、神经官能症，甚至眼科、五官科疾病（主要是耳病）的辨治。

基本组成：白芍，桑叶，菊花，石决明（先煎），珍珠母（先煎），川牛膝，天麻，钩藤。加减：伴口唇干燥多饮、大便干者，加沙参、麦冬、五味子；伴胸胁满闷、脘腹堵胀轻者，加用香附、香橼、佛手、乌药，重者加槟榔、枳壳；血瘀者，加用丹参、川芎；若便秘加决明子和（或）槟榔；腰酸膝软加桑寄生、续断、杜仲；肢体麻木加蜈蚣、全蝎；颈僵加葛根；心烦加黄连、连翘、栀子；失眠加炒酸枣仁、夜交藤、莲子心；健忘加石菖蒲、远志。

方中重用白芍酸寒入肝为君，养肝阴，敛肝阳，柔肝止痛。牛膝趋下焦，一者引肝热下行助白芍潜肝阳，一者补益肝肾以治本，含有上病下取之意；石决明、珍珠母性属沉静，重用之可以降心火，清肝热，潜肝阳，安心神，利耳目，以上三味共为臣药。钩藤、天麻平肝潜阳，佐助石决明之用；桑叶、菊花入肝肺二经，借秋金肃杀之气，内清外疏，凉肝息风。

（二）柔肝清眩汤的临床应用

1. 高血压

魏教授认为原发性高血压发生的关键在于人体的阴阳失调，其中心病机为阴虚肝旺。血气不宁，肝阴暗耗；又忧思郁怒，肝气郁久，化火伤阴；或老年肾亏，或劳伤过度，致使肾水不足，水不涵木。以上种种均可导致肝肾阴亏、肝阳上亢的临床证候，导致原发性高血压。

例　患者，女，64 岁，以“头晕间作 2 个月”于 2010 年 4 月 12 日就诊于魏教授。患者于两个月前无明显诱因出现血压增高，血压最高 180/105mmHg，未服用西药。就诊时症见：头晕沉重，头胀，眼目间紧胀不舒，前额轻痛，双腿乏力，腹满纳呆，夜寐欠安，大便偏干。舌质暗红，舌苔黄厚。脉弦细。此阴虚肝旺、风阳上扰之证，治以柔肝潜阳，兼清阳明。处方：白芍 30g，桑叶 10g，菊花 10g，石决明 30g（先煎），珍珠母 30g（先煎），钩藤 10g，天麻 10g，川牛膝 30g，北沙参 30g，麦冬 15g，五味子 10g，香附 10g，乌药 10g，莲子心 1.5g。水煎服，日 1 剂。

服药 7 剂后，患者诉头晕头胀明显减轻，心悸亦减少，血压维持在 150/（80 ~ 90）mmHg，基本没有头痛发作，余症状皆有一定程度的好转。守此方加减 1 个月余患者症状消失，血压多次测量均在（130 ~ 140）/80mmHg，患者遵医嘱又坚持服药 1 月余，未再就诊。

按：魏教授分析此例认为，患者为老年女性，新发高血压半年，就诊时脉症合参是典型的阴虚阳亢之象，并有肝木横克脾胃，用柔肝清眩汤是顺理成章之事。因其有腹满纳呆之象，故加入香附、乌药疏肝理脾，消七情郁结，属标本兼治之法。

2. 脑动脉硬化症

魏教授通过长期临床观察发现脑动脉硬化、脑供血不足的绝大多数患者四诊所见是头晕、头胀，烦劳恼怒而加剧，急躁易怒，口干苦，大便欠畅，舌质红，苔黄，脉弦细。此为阴虚肝旺，肝阳上亢的表现，故多用滋阴平肝法治疗。

例 患者，男，57岁，主因“头晕半年，加重1周”于2010年8月6日就诊。在外院查头颅核磁、脑血流图、颈椎X线等，结果示脑动脉硬化血流改变，椎－基底动脉供血不足。以阿司匹林、威氏克、维脑路通等口服，症状无缓解。就诊时症见：头晕伴有头胀，颈部僵硬感，很少有头痛，间断有恶心无呕吐，近几个月来觉视物模糊，或有眼胀，口干口苦，饮水一般，脘腹胀，大便偏干，食欲较差，入睡困难，且醒后无法再次入睡。平素性情急躁，舌质偏红，中有少许裂纹，苔薄黄略干，脉细弦有力。处方：白芍30g，桑叶10g，菊花10g，石决明30g（先煎），珍珠母30g（先煎），钩藤10g，天麻10g，川牛膝30g，北沙参30g，麦冬10 g，五味子10g，香附10g，香橼10g，佛手10g，乌药10g，莲子心1.5g，百合15g。水煎服，日1剂，每日2次。7剂。

二诊时诉头胀已经明显减轻，伴随目痛颈部僵硬感亦减轻，入睡较前容易，睡眠质量好转。魏教授诊后，谓方已获效，继服。此患者前后守方2月余，症状改善且情绪亦较前平和。复查脑血流图，未见异常，即脑动脉硬化改变已经消失。

按：患者以“头晕头胀”入院，头胀尤其明显，甚者欲用手捶打，伴随口干口苦等一系列症状，平素性情急躁，结合其舌脉，魏教授认为患者系阴虚阳亢型头晕，故应用柔肝清眩汤滋阴潜阳而获效，不仅改善了症状，而且连影像学病理改变亦消失。

3. 大动脉炎

本病是西医难治的一种疾病，总体来说没有什么令人满意的疗法。魏教授在多年的临床工作中，总结出了自己独特的经验，对于阴虚阳亢型的大动脉炎应用本方获得了较为满意的疗效。

例 患者，女，56岁，主因“头晕胀1年”于2010年6月11日就诊。患者近1年头晕胀，右臂凉、乏力，西医院查右无名动脉闭塞，诊断为大动脉炎。曾服用中西药物，症状改善不明显。现头晕胀，耳鸣，易急躁，多梦，头晕严重时伴恶心、呕吐，胸背部隐痛，右臂凉，乏力，大便偏干。舌质暗红，苔薄黄，右脉未触及，左脉弦细。血管超声示：右无名动脉闭塞。中医辨证：

阴虚肝旺，气滞血瘀。治法：养阴平肝，活血通脉。处方：白芍 30g，桑叶 10g，菊花 10g，石决明 30g（先煎），珍珠母 30g（先煎），钩藤 10g，天麻 10g，川牛膝 30g，地龙 30g，灵磁石 15g（先煎），丹参 30g，川芎 15g，香附 10g，乌药 10g，片姜黄 10g。水煎服，日 1 剂。

服药 1 个月后，患者头晕胀、耳鸣、急躁减轻，恶心呕吐未作，胸背部隐痛减轻，仍睡眠多梦。右脉由触不到变为脉微。左上肢血压由 180/（90 ~ 95）mmHg 下降至 166/90mmHg，右上肢血压由 15/0mmHg 上升至 75/30mmHg。上方加炒酸枣仁 30g，夜交藤 30g。服药 2 个月后，无头晕胀、耳鸣及烦躁，无胸背部隐痛，右臂凉减轻且较前有力，睡眠好转。舌暗红，苔薄黄，脉左弦细，右脉由微到细。左上肢血压由 1 个月前的 166/90mmHg 降至 166/80mmHg，右上肢血压由 1 个月前的 75/30mm Hg 升至 90/50mmHg。随症增减服药半年后，患者无明显不适，右臂不凉且有力，左脉弦细，右脉细左上肢血压由初诊时的 180/（90 ~ 95）mmHg 降至 150/75mmHg，右上肢血压由初诊时的 15/0mmHg 升至 110/60 mmHg。血管超声示：右无名动脉狭窄。

按：本患者大动脉炎，右无名动脉闭塞，右桡动脉不可触及，右上肢血压几乎不可测知。再结合头晕胀、耳鸣、烦躁、多梦及舌质暗红，苔薄黄，右脉无，左脉弦细的表现分析，辨证为阴虚肝旺，气滞血瘀。治宜养阴平肝，活血通脉。应用柔肝清眩汤加减，经治疗患者自症状消失，右桡动脉搏动恢复，右臂血压由初诊时的 15/0mmHg 升至 110/60mmHg，左臂血压由初诊时的 180/（90 ~ 95）mmHg 降至 150/75mmHg。血管超声由右无名动脉闭塞转为狭窄。

（《北京中医药》，2011 年第 6 期）

三、魏执真教授辨治眩晕病（高血压、脑供血不足、大动脉炎）之经验特色

眩晕病是头晕和目眩的总称，正如《医学统旨》所载："眩者，谓忽然眼见黑花昏乱，少顷方定；晕者运也，谓头目若坐舟车而旋转也，甚有至于卒倒而不知者。"头晕指站立不稳，感觉自身或外界景物旋转，目眩指眼花，两者常同时出现、合并发作。轻者闭目则止，重者如坐舟车。现代医学的高血压、脑动脉硬化、脑供血不足、多发性大动脉炎等以头目眩晕为主要表现者皆属此范畴。

（一）病因病机

魏执真教授认为，眩晕病病位在清窍，病性属本虚标实。其病发生与肝肾阴阳失调密切相关，风、火、痰、瘀、虚夹杂为患最为常见。最常见病因病机为阴虚肝旺、肝阳上亢，其次为风痰上扰、脾虚湿停，再次为肝肾阴虚、清窍失养和气血不足、清窍失养。现代人生活压力大，精神紧张，导致气血不宁，肝阴暗耗，同时，忧思恼怒使得肝气郁结，日久化火伤阴，阴虚阳失其所附，肝阳偏亢，而年老肾虚，或者过度劳伤，肾阴不足，水不涵木，肝木偏旺，均可导致肝肾阴虚，肝阳上亢，肝阳化风，风阳上扰清窍而致眩晕病。临证常见头晕头胀，头痛耳鸣，腰膝酸软，心悸乏力，多梦眠差，舌暗红，苔薄黄，脉细弦。

《素问·至真要大论》载"诸风掉眩，皆属于肝"，盖风性上飏易犯巅顶。叶天士在《临证指南医案》中言"肝为风脏，因精血耗竭，水不涵木，水少滋荣，故肝阳偏亢，内风时起"。有鉴于此，可知眩晕病多离不开肝，其发病多为阴虚肝旺。然而，病人素体是有阴阳偏胜偏衰之殊的，故亦有"无虚不作眩""无痰不作眩""无风不作眩"的论断，是为提醒医者，临证时要辨证论治，知常达变，灵活处理。

（二）治则治法

眩晕病成因复杂，病位涉及肝、肾、脾、心等多个脏腑，临床表现具有多样性，除眩晕这一主要症状之外，尚可伴有多个兼症。所以魏教授认为治疗眩晕病需要全面兼顾，正如《素问·至真要大论》所言“谨守病机，各司其属。有者求之，无者求之，盛者责之，虚者责之。必先五脏，疏其血气，令其调达，而致和平，此之谓也”。

魏执真教授认为，眩晕之为病，由于人体阴阳失调，升降紊乱，气血逆乱，治疗关键在于燮理阴阳，斡旋升降，方符合“治病必求于本”的经旨。

肝体阴而用阳，喜调达恶抑郁，阴虚肝旺者，治宜柔肝滋养清镇。故针对最为常见的阴虚肝旺所致眩晕病，魏教授自创柔肝清眩汤治之。

对于眩晕病，魏教授的恩师秦伯未老临证尤其注重脏腑辨证。秦老认为：“头晕目眩，为肝血不足，肝阳、肝风上扰的主证之一。也有偏重肝热引起肝阳上扰的，伴有两太阳穴胀痛。凡治本证，不能离开养血、潜阳、清热，且养血药必须柔润，否则反能煽动风阳，必要时还须滋肾育阴。”《中医临证备要》载：“视物旋转欲倒，严重的不能张目，目开即觉天翻地覆，胸中泛痒欲吐。多由肝肾阴亏，虚阳化风上扰，亦称肝风、内风，不宜误用辛散。”魏教授临证思想及遣方用药深受秦老影响，比如柔肝清眩汤中以白芍、川牛膝为主药滋养肝阴，佐以石决明、珍珠母重镇潜阳，桑叶、菊花以清热平肝等。

程门雪曾言：“时病重苔，慢性重脉。”眩晕病临证脉细弦，细为脏阴之亏，弦为肝木之旺。若细弦脉以细为主，则可知其以肝肾阴虚为重，柔肝清眩汤中酌加滋补肝肾品；若弦细脉以弦为主，则可知其以上亢之肝阳为重，柔肝清眩汤中酌加重镇潜阳之品。

（三）辨证治疗

1. 阴虚肝旺

主要症状：头晕头胀，耳鸣，头痛，口干口苦，腰腿酸软，乏力，多梦，大便干结，小便黄。

主要舌脉：舌暗红，苔薄黄。脉弦细或细弦。

分析：此型患者焦虑郁怒，情志失调，肝失疏泄，肝气郁结，久之气郁化火，耗伤阴血，阴不制阳，或者房劳、年老等因素，导致肝肾阴虚，阴不涵阳，肝阳上亢，阳动生风，风阳上扰清窍，则见头晕头胀、头痛、耳鸣。肝肾阴虚则乏力、腰腿酸软。口干口苦，大便干结，小便黄，舌暗红，苔薄黄，脉弦细或细弦等，皆为肝内郁热之象。

立法：养阴平肝潜阳，活血通络。

方药：魏教授自拟柔肝清眩汤加减。白芍、桑叶、菊花、石决明（先煎）、珍珠母（先煎）、钩藤、天麻、川牛膝、香附、乌药。

方解：此方中重用白芍为君，味苦酸，性凉，归肝脾经，《本草经疏》载白芍“专入脾经血分，能泻肝家火邪”，能“制肝补脾”，酸寒泻肝而“安脾肺”，养肝血，敛肝阳，柔肝止痛，不健脾而脾自安。

以草木介壳沉降之品配伍为臣。其中川牛膝味苦酸，性平，入肝肾经，功能补肾填精、逐瘀通经、通利关节而强筋骨、引血下行。《本草经疏》载牛膝“走而能补，性善下行”。《本草蒙筌》载其“善理一身虚羸，能助十二经脉”。《本草乘雅》载牛膝承上以接下，“使下者仍顺乎下”，而“若伤热火烂之上炎，使其旋顺乎下”。《得配本草》载牛膝“入足厥阴、少阴经血分。益肝肾之精气，破瘀血之癥结……又能引火下行”。《本草疏证》载牛膝可“纳火气于水中，化炎上为润下，……能使火随水而下，水抑火而平”。张锡纯在《医学衷中参西录》中言“重用牛膝引其气血下行，并能引其浮越之火下行，……愚因悟得此理，用以治脑充血证，伍以赭石、龙骨、牡蛎诸重坠收敛之品，莫不随手奏效，治愈者不胜记矣”。故魏教授在柔肝清眩汤中应用大剂量川牛膝以引上扰之肝阳、风阳下行而滋水清肝，既可以引血下行以去有余，又可引诸药下行而补不足，含有上病下取之意。石决明、珍珠母性属重镇沉静，重用之可以降心火、清肝热、潜肝阳、安心神、利耳目。

以下六味共为佐使：钩藤，味甘，性微寒，归肝、心包经，可熄风止痉、清热平肝，《得配本草》载钩藤能“平肝风，除心热，祛肝风而不燥”，《本草新编》载“风火之生，多因于肾水之不足，以致木燥火炎”，故治疗应当“于补阴药中少用钩藤，则风火易散”。天麻，味甘辛，性平，归肝经，可熄风止痉、平抑肝阳、祛风通络；《本草纲目》载“天麻，乃肝经气分之药”，又言“天麻乃定风草”，为“治风之神药”；《本草备要》载天麻“益气强阴，通血脉，强筋力，疏痰气”，但强调天麻的临床应用中需注意“风药中须兼养血药，制其燥也；养血药或兼搜风药，宣其滞也。古云：治风先治血，血行风自灭”。钩藤、天麻合用熄风平肝，配伍大剂量白芍、牛膝以防其过燥。

桑叶，味苦甘，性寒，归肺、肝经，可疏散风热、清肺润燥、清肝明目。《本草经疏》载桑叶“甘所以益血，寒所以凉血，甘寒相合，故下气而益阴”，《本草分经》载其可以“滋燥凉血，止血去风，清泄少阳之气热”。菊花，味辛甘苦，性微寒，归肺、肝经，能疏散风热、平肝明目、清热解毒。《本草纲目》载其“补水所以制火，益金所以平木”，可使“木平则风息，火降则热除”，《本草经疏》载其“专制风木，故为去风之要药”。桑叶、菊花合用平肝清热。

香附、乌药合用使顺气则风散，理气则血调，防潜降之品过于滞重，调畅气机而散肝中之郁，以承肝条达之性。

全方药味虽多但错落有致，配伍合理，共奏育阴潜阳，柔肝安脾，理气活血，通脉降逆的功效。

加减应用：若血瘀明显，可加丹参、川芎通利血脉。若风阳上扰明显，可加地龙祛风清热而通络。若腹胀便秘明显者，可加用决明子、槟榔以清肝通便。若肢体麻木，可加桑枝、丝瓜络、首乌藤搜风通络。若颈僵，可加葛根舒筋。若腰酸膝软者，可加用续断、杜仲、桑寄生以补肝肾强筋骨。若心烦失眠，可加连翘、莲子心清心安神。若多梦，可加炒酸枣仁、夜交藤以养阴助眠。若耳鸣，可加代赭石、生磁石以重镇潜阳。若健忘，可加石菖蒲、远志启窍开智。若肝失疏泄，气机郁滞，血行不畅，血脉瘀阻，脉络不通，出现肩臂麻木、酸痛、发凉之症，可加鸡血藤、片姜黄以活血通脉、舒筋活络。

2. 脾虚湿停

主要症状：头晕，头昏蒙，脘腹胀满，气短，纳差，大便溏或黏滞不畅。

主要舌脉：舌质暗红，中裂，苔白厚腻。脉滑或沉弦。

分析：此型患者因情志不畅，肝郁日久，伤及脾胃，或思虑过度、饮食失节等因素损伤脾胃，脾失健运，痰湿内生，风阳夹之上扰清窍，则见头晕目眩。气短，脘腹胀满，纳差，大便溏或黏滞不畅，舌质暗红，中裂，苔白厚腻，脉滑或沉弦等症状，是为脾虚湿停之征。

立法：健脾利湿，平肝熄风。

方药：魏教授自拟疏化活血汤加减。紫苏梗、陈皮、半夏、茯苓、白术、川厚朴、香附、乌药、天麻、钩藤、泽泻。

方解：方以半夏白术天麻汤化裁。陈皮、半夏二陈以燥湿和中，紫苏梗、厚朴、香附、乌药理气燥湿，天麻、钩藤平肝熄风，茯苓、白术燥湿健脾助运，泽泻引邪下行。较之半夏白术天麻汤原方，加紫苏梗、厚朴、香附、乌药以加强理气燥湿，调和中焦气机之功，加钩藤以加强平肝祛风之效，加泽泻，合白术，取泽泻汤之义，《金匮要略·痰饮咳嗽病脉证并治》第 25 条载“心下有支饮，其人苦冒眩，泽泻汤主之”，泽泻主渗在上之水，引邪下行。

加减应用：若兼见心悸、胸闷、气短乏力等心脾两虚者，可加太子参以健脾益气。若兼血脉瘀阻，可加丹参、川芎以活血通脉。若兼肩臂麻木、疼痛，可加鸡血藤、片姜黄以舒筋活血。

3. 肝肾阴虚

主要症状：头晕，头窍发空，腰膝酸软，口干，心悸，胸闷，失眠多梦，大便偏干。

主要舌脉：舌暗红，质碎裂，苔薄白或薄黄而少。脉沉细。

分析：《灵枢·海论》记载“髓海不足，则脑转耳鸣，胫酸眩冒，目无所见，懈怠安卧”。此型患者因劳累、久病或年老体衰等各种原因，导致肝肾阴虚，肾精不充，髓海空虚，而致眩晕。腰为肾之府，肝主筋，肝肾阴虚，则腰膝酸软。阴虚，肾水不能上济于心，心脉失养，则心悸胸闷。阳不入于阴，心肾不交，则失眠多梦。肠燥津亏则大便偏干。口干，舌暗红，质碎裂，苔薄白或薄黄而少，脉沉细，是为肝肾阴虚之征。

立法：滋补肝肾。

方药：六味地黄丸合生脉饮合杜仲丸加减。生地黄、白芍、山茱萸、茯苓、泽泻、沙参、麦冬、五味子、杜仲、续断、桑寄生、川牛膝、香附、乌药。

方解：六味地黄丸大补肝肾；杜仲丸补肝肾、强筋骨、填肾精；白芍、川牛膝柔肝降逆、引血下行；生脉饮益气养阴、补益心肺，使金水相生，滋水之上源；香附、乌药疏肝理气。全方补中有泻，通补兼施。

加减应用：若兼有肝风上扰，可加天麻、钩藤以平肝熄风。若兼血脉瘀阻，可加丹参、川芎以活血通脉。

4. 气血不足

主要症状：头晕，头窍发空，心悸，胸闷，口干，气短，失眠，多梦。

主要舌脉：舌淡暗，苔薄白或薄黄。脉沉细弱。

分析：《灵枢·口问》载“上气不足，脑为之不满，耳为之苦鸣，头为之苦倾，目为之眩”。此型患者因妄行作劳、忧思过虑、久病大病等各种原因，导致气阴血亏虚，气血不足，清窍失于荣养，而见头目眩晕。气血不足，心失所养，心神不宁，故可见心悸胸闷、失眠多梦。气短，口干，舌质淡暗，苔薄白或薄黄，脉沉细弱，是为气阴血虚之征。

立法：益气养血，兼以活血通脉。

方药：魏教授自拟通脉理气汤加减。太子参、麦冬、五味子、丹参、川芎、香附、乌药、香橼、佛手、葛根等。

方解：方中以生脉饮为基础方益气养阴，补益心肺；丹参一味功同四物，补血活血，川芎理气活血疏风，香附、乌药、香橼、佛手斡旋中焦气机；葛根健脾升发清阳。

加减应用：若兼见便溏，可加山药、白术健脾益气以助气血生化之源。若气虚帅血无力，阴血亏虚则血行涩滞，致血脉瘀阻不畅，血不荣筋，则可兼见颈部拘急，上肢无力、凉、麻或疼痛之症，可加鸡血藤、片姜黄活血舒筋。

（四）心得体会及创新

眩晕病魏教授虽然分为四种常见证型，然而在临床实际诊疗时，我发现必须根据患者的具体情况来辨证论治，决不能拘泥于这四种证型。清代陈修园曾言：“盖风非外来风，指厥阴风木而言，与少阳相火同居，厥阴气逆，则风生而火发，故河间以风火立论也。风生必挟木势而克土，土病则聚液而成痰，故仲景以痰饮立论、丹溪以痰火立论也。究之肾为肝母，肾主藏精，精虚则脑海空而头重，故《内经》以肾虚及髓海不足立论也。其言虚者，言其病根，其言实者，言其病象，理本一贯。”五脏相关，常相兼为病。

眩晕病者，临床常见母病及子，肝郁化火，扰动心神，耗伤气阴，若兼见阳热类心悸病者，可加牡丹皮、赤芍以凉血清热；若兼见心失所养、心气阴虚之心悸胸闷、口干乏力者，可加太子参、麦冬、五味子以益气养阴。心肝同治，使心神得安，血得凉则静而归藏，肝阴得养，肝阳得潜。

眩晕病者，亦可见肝脾同病，肝旺脾虚，风痰上扰者。其人阴虚肝旺，而肝郁日久，伤及脾胃，脾失运化，胃不降浊，痰浊内生，肝风挟痰冒犯清空，而作眩晕。临床既见头晕头胀、口干口苦、心烦失眠、腰膝酸软的阴虚阳亢之象，又见脘腹胀满、纳呆体倦、大便黏滞不畅之脾虚停湿之象。治疗当肝脾同治，以柔肝清眩汤合疏化活血汤加减。方中有诸多理气之品，如香附、香橼、佛手、乌药，气机生动，虽有白芍、牛膝，亦不会太过滋腻。待痰湿渐消，逐步减少燥湿之品以防温燥太过而伤阴。

同时，在辨证论治的基础上，也要注意随症加减用药。如肝肾阴虚，目失所养而见视力模糊者，可加用密蒙花、决明子等；兼见耳鸣者，可加用生磁石、蝉蜕、龙胆草等；兼见鼻塞不闻香臭者，可加用辛夷、苍耳子等；若心神被扰而兼见失眠多梦者，可加用莲子心、连翘清心助眠，或炒酸枣仁、夜交藤、百合养阴助眠；兼见腰腿酸软无力，可加杜仲、续断、桑寄生等补益肝肾；若兼见上肢凉麻疼痛，可加鸡血藤、片姜黄；下肢凉麻疼痛，可加桑枝、丝瓜络、木瓜；后背凉麻疼痛，可加秦艽；颈部拘急，可加葛根。

（五）验案举例

例1 XX，女，40岁。初诊日期：2013年3月8日。

主诉：阵发头晕头胀2个月余。

现病史：患者近2个月头晕头胀时作，劳累后尤甚，曾于社区医院查超声示“颈动脉梗死－大动脉炎可能”，后至当地西医院诊断为“大动脉炎”，现服阿司匹林、氨甲蝶呤、硫酸羟氯喹等免疫抑制剂，但仍有头晕头胀时作伴乏力，曾服中药汤剂（生黄芪30g，太子参20g，葛根20g，当归尾15g，丹参15g，赤芍15g，桂枝10g，莪术12g，鸡血藤20g，络石藤30g，秦艽15g，地龙15g，续断30g，淫羊藿12g）。服14剂后头胀更甚，遂来诊。症见：头晕头胀时作，活动劳累后尤甚，枕部不适，视物模糊，偶有心悸，乏力气短，口干苦喜饮，无胸闷胸痛，腹胀，纳可，入睡难，大便偏干，月经正常。既往史：否认。过敏史：否认药物、食物过敏史。

查体：右上肢血压120/85mmHg，左上肢血压135/90mmHg。神志清楚，言语清晰，反应灵敏，双肺呼吸音清，心率70次/分，律齐，腹软，双下肢轻肿。舌暗红，苔薄黄，脉细弦。

辅助检查：颈部超声（2012-11-5）示左侧颈总动脉闭塞，左侧颈内动脉远段及左侧颈外动脉管腔变窄，左侧颈外动脉分支可见逆流，左侧颈内动脉、颈外动脉均为低速血流，右侧颈总动脉内膜增厚，符合大动脉炎。血沉（2012-11-8）13mL/h。心脏超声（2012-4-27）示左室舒张功能减低，E/A 0.8，EF 67%。

中医诊断：眩晕病（阴虚肝旺）。西医诊断：多发性大动脉炎。立法：养阴平肝。处方：柔肝清眩汤加减。白芍30g，桑叶10g，菊花10g，珍珠母30g（先煎），石决明30g（先煎），钩藤10g，天麻10g，川牛膝30g，香附10g，乌药10g，莲子心1.5g，沙参30g，麦冬15g，五味子10g。水煎服，日1剂。

服药7剂后，头晕、头胀明显减轻，气短、乏力改善，口干好转，腹胀减，无口苦，颈部不适感，二便调，舌暗红，苔薄黄，脉细弦，脉搏70次/分。前方加秦艽10g，葛根10g，木瓜15g。继服14剂后头晕明显减轻，已经逐渐减少免疫抑制剂应用，效不更方，之后多次复诊，随症加减，病情平稳，并逐渐减停免疫抑制剂。

按：该患者来诊时以“头晕头胀时作，活动劳累后尤甚，舌暗红，苔薄黄，脉细弦”为主症，伴有“视物模糊，心悸，乏力气短，口干苦喜饮，腹胀，入睡难，大便偏干”，属中医“眩晕病”范畴，结合舌脉，乃阴虚肝旺，肝阳上亢，母病及子，耗伤气阴，兼见心气阴不足所致。是本虚标实，以标实为主。患者亦有乏力、气短、口干的气阴不足症状，但目前气虚并非主要矛盾，且从头晕的表现分析，若为气虚清阳不升、清窍失养，则头晕当伴“头空虚感”。该患者头晕伴见头胀，而非头空虚感，故需和气虚清阳不升所致头晕相鉴别。其辨证要点为头晕伴见头胀。魏教授以养阴平肝降逆为法，兼益气养阴。方中用大量白芍养阴柔肝以制亢阳，川牛膝活血引血下行，石决明、珍珠母、钩藤、天麻平肝潜阳熄风，桑叶、菊花清肝热利头目，葛根、秦艽、木瓜舒筋活络。

患者兼见乏力气短口干，故考虑肝热影响及心，母病及子，耗伤气阴，故以沙参、麦冬、五味子益气养阴，香附、乌药理气活血。

尤其需注意不能一见头晕、乏力就认为一定是气血亏虚、清阳不升。观前医所用之方，以大剂量益气升阳药物为主，辨证不准确从而影响遣方用药的准确性。应该抓住患者头晕、头胀痛这一特点，结合其他症状及舌脉，辨其证型，为阴虚肝旺，对症下药，则效如桴鼓。大动脉炎区别于其他眩晕病的病机特点是存在血脉不畅，但患者长期服用阿司匹林抗血小板聚集，且兼有气阴不足，虽有血脉不畅之征，不宜应用大量活血之药，气帅血行，方中应用理气药即可达到活血作用，使气行则血行，尤其要注意通畅气机。

例2 XX，女，54岁。初诊日期：2012年8月6日。

主诉：阵发头晕2月余。

现病史：患者近2个月头晕阵作，自觉血热上冲头面，发作时自测血压（140～150）/（90～100）mmHg，平时血压120/80mmHg左右，未系统诊治，至门诊就诊。刻下症见头晕阵作，自觉血上冲头面，头部前部发空、枕部胀痛不适，心悸气短，乏力，口干不欲饮，腰酸，畏寒肢冷，自汗，双下肢轻肿，小便少，便溏。

既往史：颈椎病、椎基底动脉供血不足病史5年。

过敏史：否认药物、食物过敏史。

查体：血压120/80mmHg，脉搏74次/分，神志清楚，言语清晰，反应灵敏，双下肢轻肿。舌暗红，苔薄微黄、湿润，脉沉细，双尺脉弱。

辅助检查：脑超示椎基底动脉供血不足。

中医诊断：眩晕病（肾阴阳俱虚，浮阳上扰）。西医诊断：椎基底动脉供血不足。立法：滋阴助阳，引火归元。处方：六味地黄丸加减。生地黄10g，山茱萸10g，茯苓15g，泽泻15g，炒山药15g，炒肉桂10g，杜仲炭10g，续断10g，桑寄生30g，白术30g，薏米30g，太子参30g，麦冬15g，五味子10g，香附10g，乌药10g。水煎服，日1剂。

服药7剂后头晕及血热上冲头面感较前减轻，大便较前成形，小便较前增加。舌暗红，苔薄白，中部淡黄，湿润，脉沉细，尺脉较前有力。继服前方7

剂后头晕明显改善，大便急，食后即泻，自觉口干口苦，左侧牙龈轻痛。舌暗红，苔薄微黄，脉沉细，尺脉较前有力。考虑川牛膝下行助泻，太子参补气助热，前方去川牛膝、太子参，加木香 10g，黄连 10g，取香连丸之意以厚肠止泻，继服 14 剂后，病情明显改善，诸症著减。之后多次复诊，随症加减，病情平稳。

按：魏教授强调临证时不要忘记中医之根本，就是辨证论治，不要一见“眩晕”就选一派重镇潜阳之品。此例患者头晕、血热上冲头面为主症，兼症为畏寒肢冷、自汗便溏、小便少、下肢肿，患者症状一派上热下寒。结合舌暗红，苔薄黄而湿润，脉沉细，双尺脉弱，辨证为脾肾不足，肾之阴阳俱虚，浮阳上扰清窍。立法为健脾补肾，滋阴补阳，引火归元。

魏教授尤其强调此眩晕病例之虚火，需鉴别阴虚阳亢的龙雷之火还是虚阳上浮。前者本虚标实，治疗需滋阴重镇以潜阳；后者以虚为主，治疗需注意引火归元。此例为肾阴阳俱虚，浮阳上扰，故处方应用桂附地黄丸为基础方滋阴助阳，水中补火，肉桂引火归元，助阳而不伤阴。因为此病例阴阳俱虚，故去附子防大热伤阴。精确的辨证论治应用于临床，故 7 剂后诸证均减，效如桴鼓。三诊患者食后即泻，合用香连丸。食后即泻，里急即为气滞。黄连，苦能燥湿；木香辛行气，温和脾，能通利三焦，泄肺以平肝，使木邪不克脾土，气行而滞去也。一寒一热，一阴一阳，有相济之妙。处方灵活，随证变通。

（韩垚）

第八节　诊治多发性大动脉炎特色学术体系理论研究文章选录

论多发性大动脉炎证治

（一）辨证论治经验

多发性大动脉炎是常见的周围血管病，又称为缩窄性大动脉炎、无脉病、主动脉弓综合征、高安氏动脉炎等，是主动脉及其分支的慢性、进行性炎变。本病的病因尚未明确。本病可引起不同部位动脉的狭窄或闭塞；少数病例因炎变破坏动脉壁，造成动脉扩张或动脉瘤。因病变累及的动脉不同而有不同的临床类型，其中以头和臂部的动脉受累最为常见，常可导致上肢的无脉症，其次是累及降主动脉、腹主动脉所致的下肢无脉症和肾动脉受累引起的肾动脉狭窄性高血压，也可见肺动脉和冠状动脉受累。

临床上由于受累血管的部位、程度和范围不同，症状轻重不一。起病时多有发热、食欲不振、周身不适、体重减轻、夜汗、关节痛、胸痛和乏力等症状，少数病例发病前无任何症状，常因动脉狭窄与闭塞的表现而就诊。头臂动脉型主要是脑缺血的一些表现，如头昏、眩晕、头痛、视力减退等，严重者可有抽搐、失语、偏瘫或昏迷等；上肢缺血可致上肢无力、酸痛、肢体麻木，甚至肌肉萎缩等。查体可见单侧或双侧动脉搏动消失或减弱。肾主动脉型如果是下肢缺血则会出现下肢无力、发凉和间歇性跛行等；腹主动脉狭窄或肾动脉狭窄多伴有高血压，严重高血压可发生心力衰竭；肠缺血可出现肠绞痛、腹泻、便血等。查体可发现下肢动脉搏动减弱或消失，血压明显减低或测不出，病变部位可听到血管杂音。混合型具有上述两型以上的特点，病变广泛，部位多发，病情一般较重。肺动脉型可出现肺动脉高压的表现，如心悸、气短、肺动脉瓣区第二心音增强。多发性大动脉炎合并高血压者死亡率高。死亡原因最多是心力衰竭，其次是脑出血、心肌梗死、肾功能不全等。

西医治疗应用皮质激素、免疫抑制剂、非甾体抗炎剂、抗血小板凝聚剂、血管扩张剂等以及手术均有一定效果，但尚存在很多困难。魏执真教授根据长期临床体会，使用中医辨证论治方法治疗，取得满意效果，使不少西医不能解决病痛的病人得到康复。魏老通过临床观察，认为该病临床多见以下三种证型：

1. 阴虚肝旺型

主要症状：头晕，头痛，耳鸣，多梦，心悸，乏力，腰腿酸痛，臂凉，大便干结，尿黄。血压一侧或双侧测不到或血压高。

主要舌脉：舌质红苔薄黄。寸口脉细弱或无脉或细弦。

分析：此型患者或因郁怒焦虑，肝失疏泄，肝气郁结，气郁化火，耗伤阴血，阴不制阳，或因肝肾阴虚，阴不涵阳，以致肝阳升动太过，使得肝阳上亢，清空被扰，则见头晕，头痛，耳鸣。肝失疏泄，气机郁滞，则血行不畅，血脉瘀阻，脉络不通，出现臂凉之症。舌红，苔薄黄，大便干结，寸口脉细弱或无脉或细弦等，亦为肝热兼有脉络不通之象。总之，此型的病机特点为阴虚肝旺，脉络欠通。

治法：养阴平肝潜阳，活血通络。

药物组成：白芍、桑叶、菊花、石决明（先煎）、珍珠母（先煎）、钩藤、天麻、川芎、丹参、川牛膝、地龙、香附、香橼、佛手、片姜黄等。

2. 心气阴虚型

主要症状：心悸，气短，胸闷，憋气，失眠多梦，上肢无力、凉、麻或疼痛，口干，大便欠畅。上肢血压测不出或明显降低。

主要舌脉：舌质暗红，苔薄白或薄黄。寸口脉沉细弱或无脉。

分析：此型患者因思虑、劳累、大病久病等各种原因导致心气阴血亏虚，气虚无力帅血运行，阴血亏虚血行涩滞，致血脉瘀阻，而见上肢无力、凉、麻或疼痛之症。心悸，气短，胸闷，憋气，失眠多梦，口干，舌质暗红，苔薄白或薄黄，寸口脉沉细弱或无脉，是为心气阴虚，血脉瘀阻之征。总之，此型的病机特点为心气阴虚，血脉瘀阻。

治法：益气养心，活血通脉。

药物组成：太子参、麦冬、五味子、丹参、川芎、香附、香橼、佛手、鸡血藤、片姜黄等。

3. 脾虚湿停型

主要症状：心悸，胸闷，憋气，气短，脘腹胀，纳差，大便黏不爽，上肢无力、凉、麻或疼痛，活动后加剧。上肢血压测不出或明显降低。

主要舌脉：舌质暗红，苔白厚腻。脉寸口沉或无脉。

分析：此型患者因思虑过度、饮食失节等因素导致心脾受伤，脾失健运，湿邪停聚，湿邪阻脉，血脉瘀阻，则见上肢无力、凉、麻或疼痛。心悸，胸闷，憋气，气短，脘腹胀，纳差，大便黏而不爽，舌质暗红，苔白厚腻，寸口沉或无脉等症状及舌脉，是为心脾不足，湿邪停聚之征。总之，此型的病机特点为脾虚湿停，血脉瘀阻。

治法：健脾利湿，活血通脉。

药物组成：紫苏梗、陈皮、半夏、白术、茯苓、川厚朴、香附、乌药、太子参、川芎、丹参、鸡血藤、片姜黄等。

以上所述为临床常见证型，然而临证治疗时，必须根据患者的具体情况辨证论治，决不能拘泥于这三种证型。此外，还可在辨证论治的基础上随症加减，如视力模糊或复视选加决明子、木贼、沙苑子、白蒺藜、密蒙花等；耳鸣选加灵磁石、蝉蜕、龙胆草等；鼻塞不闻香臭选加辛夷、白芷、苍耳子等；失眠多梦选加莲子心、炒酸枣仁、夜交藤、百合等；腰腿酸软无力选加寄生、续断、杜仲等。

（二）治验病案举例

例 1 ××，女，56 岁。初诊日期：1997 年 8 月 14 日。

患者近 1 年头晕胀，右臂凉、乏力，某院查右无名动脉闭塞，诊断为大动脉炎。曾服用中西药物，症状改善不明显。现头晕胀，耳鸣，易急躁，多梦，头晕严重时伴恶心、呕吐，胸背部隐痛，右臂凉，乏力，大便偏干。舌质暗红，苔薄黄，右脉未触及，左脉弦细。查体：左上肢血压 180/（90 ~ 95）mmHg，右上肢血压 15/0mmHg。两肺听诊正常，心率 72 次 / 分，律齐，各瓣膜听诊区未闻及病理性杂音，腹软，肝脾不大，双下肢无浮肿，右侧桡动脉搏动消失。

血管超声示：右无名动脉闭塞。

西医诊断：大动脉炎，右无名动脉闭塞。

中医辨证：阴虚肝旺，气滞血瘀。

立法：养阴平肝，活血通脉。

处方：白芍 30g，桑叶 10g，菊花 10g，石决明 30g（先煎），珍珠母 30g（先煎），钩藤 10g，天麻 10g，川牛膝 30g，地龙 30g，灵磁石 15g（先煎），丹参 30g，川芎 15g，香附 10g，乌药 10g，片姜黄 10g。水煎服，日 1 剂。

服药 1 个月后，患者头晕胀、耳鸣、急躁减轻，恶心呕吐未作，胸背部隐痛减轻，仍睡眠多梦。右脉由触不到变为脉微。左上肢由 180/（90 ~ 95）mmHg 下降至 166/90mmHg，右上肢血压由 15/0mmHg 上升至 75/30mmHg。上方加炒酸枣仁 30g，夜交藤 30g。服药 2 个月后，无头晕胀、耳鸣及烦躁，无胸背部隐痛，右臂凉减轻且较前有力，睡眠好转。舌暗红，苔薄黄，脉左弦细，右脉由微到细。左上肢血压由 1 个月前的 166/90mmHg 降至 166/80mmHg，右上肢血压由 1 个月前的 75/30mmHg 升至 90/50mmHg。随症增减服药半年后，患者无明显不适，右臂不凉且有力，左脉弦细，右脉细，左上肢血压由初诊时的 180/（90 ~ 95）mmHg 降至 150/75mmHg，右上肢血压由初诊时的 15/0mmHg 升至 110/60mmHg。血管超声示由右无名动脉闭塞转为右无名动脉狭窄。

按：本患者大动脉炎，右无名动脉闭塞，右桡动脉不可触及，右上肢血压几乎不可测知。再结合头晕胀、耳鸣、烦躁、多梦及舌质暗红、苔薄黄、右脉无、左脉弦细的表现分析，辨证为阴虚肝旺，气滞血瘀。治宜养阴平肝，活血通脉。方中白芍养阴柔肝以制亢阳；石决明、珍珠母、钩藤、天麻平肝潜阳熄风；桑叶、菊花清肝热利头目；川牛膝、地龙活血通络，引血下行，增强潜阳镇摄之力；灵磁石潜阳安神，聪耳明目；丹参、川芎、香附、乌药、片姜黄理气活血通脉。诸药共用具有养阴平肝潜阳、理气活血通脉之功。经治疗患者自觉症状消失，右桡动脉搏动恢复，血压右臂由初诊时的 150mmHg 升至 110/60mmHg，左臂由初诊时的 180/（90 ~ 95）mmHg 降至 150/75mmHg。血管超声由右无名动脉闭塞转为狭窄。

例2 XX，女，63岁。初诊日期：2005年8月31日。

患者近1年心悸、憋气，经西医检查诊断为多发性大动脉炎，累及头臂动脉、肺动脉，主动脉瓣关闭不全，心脏扩大，肺动脉高压，心功能Ⅲ级。曾服西药治疗病情未见明显变化。现自觉上2层楼则心悸、憋气、气短、乏力，纳可，二便调，入睡难，多梦。舌质暗红，苔薄白，左右寸口脉不能触及。查体：双上肢血压测不出，双肺呼吸音清，心率67次/分，律齐，二尖瓣听诊区可闻及收缩期吹风样杂音，主动脉瓣听诊区可闻及舒张期吹风样杂音，肺动脉瓣听诊区第二心音亢进，腹平软，肝脾未及，双下肢无浮肿。外周血管造影示：大动脉炎累及头臂动脉、左右颈总动脉、左右锁骨下动脉。心脏超声示：主动脉瓣损害，关闭不全为主，主动脉瓣少中量反流，二尖瓣少中量反流，三尖瓣少量反流，肺循环高压。EF 59%。

西医诊断：多发性大动脉炎累及头臂动脉、左右颈总动脉、左右锁骨下动脉，主动脉瓣关闭不全，心脏扩大，肺动脉高压，心功能Ⅲ级。

中医辨证：心气阴虚，血脉瘀阻。

立法：益气养心，理气通脉。

处方：太子参30g，麦冬15g，五味子10g，丹参30g，川芎15g，香附10g，香橼10g，佛手10g，乌药10g，片姜黄10g，莲子心1.5g，炒酸枣仁30g。水煎服，日1剂。

服药1个月后症减，原上2层楼则心悸憋气，现上2层楼无心悸憋气，仍入睡难，舌脉如前，心率78次/分。加夜交藤30g。服药2个月后，上3层楼无心悸憋气。舌质暗红，苔薄白，脉由左右寸口脉不能触及改变为脉微。双上肢血压由初诊时测不出，到左上肢50/20mmHg，右上肢40/20mmHg。上方随症加减服3个月后，上4层楼不觉心悸、气短、憋气，纳可，眠安，二便调。脉由1个月前的脉微到脉细，血压左上肢由1个月前的50/20mmHg升高到65/35mmHg，右上肢由40/20mmHg升高到50/30mmHg。继续随症加减服药半年后，无心悸憋气等症状无其他不适。脉细，脉率70次/分。血压由初诊时测不出到基本恢复正常，左上肢100/70mmHg，右上肢100/65mmHg。复查心脏超声，EF由初诊时的59%上升至68%。

按：此患者大动脉炎，再结合心悸、憋气、气短、乏力、舌质暗红、苔薄白、左右寸口脉不能触及等症状和舌脉分析，病机属心气阴虚，血脉瘀阻。治以益气养心、活血通脉之法。方中太子参、麦冬、五味子补益心之气阴；丹参、川芎、片姜黄活血通脉；香附、香橼、佛手、乌药调畅气机，又理气以助通脉；莲子心、炒酸枣仁清热养心安神。诸药合用则心之气阴得补，气血运行通畅，诸症平复，双上肢血压由测不出恢复为左上肢 100/70mmHg，右上肢 100/65mmHg，EF 也由 59% 上升至 68%。

例 3 XX，女，39 岁。初诊日期：2002 年 7 月 29 日。

患者近 1 年来自觉双上肢无力、麻木。经西医检查诊断为多发性大动脉炎。现自觉双上肢无力、凉、酸痛、麻，全身乏力，食欲不振，脘腹胀，睡眠尚可，大便溏，舌淡，苔白厚腻，左右脉无。查体：双上肢血压测不出，两肺听诊正常，心率 67 次 / 分，心律齐，各瓣膜听诊区未及病理性杂音，腹平软，肝脾不大，双下肢无浮肿，两侧桡动脉搏动消失。血管超声检查示：大动脉炎累及左右颈动脉、左右锁骨下动脉，动脉搏动强度和血流量降低。

西医诊断：多发性大动脉炎。

中医辨证：脾虚湿停，血脉瘀阻。

立法：健脾化湿，活血通脉。

处方：紫苏梗 10g，陈皮 10g，半夏 10g，白术 15g，茯苓 15g，川厚朴 10g，香附 10g，乌药 10g，太子参 30g，丹参 30g，川芎 15g，桑枝 30g，丝瓜络 10g，鸡血藤 30g，片姜黄 10g。

服药 2 个月后，自觉双上肢无力、酸痛、凉、麻等症状减轻，由左右脉无到脉微，血压由双上肢血压测不出到左上肢 100/60mmHg，右上肢 90/60mmHg。继续随症加减服药 3 个月后，双上肢无力、凉、痛、麻等症状消失，纳可，二便调。舌质淡红，苔薄白，脉由微到细。血压左上肢由 1 个月前的 100/60mmHg 升至 110/70mmHg，右上肢由 90/60mmHg 升至 100/60mmHg。又加减服药 3 个月，患者精神体力佳，血压由初诊时双上肢血压测不出到左上肢 110/75mmHg，右上肢 105/70mmHg。复查血管超声正常。

按：本患者大动脉炎，双上肢无力、发凉、麻、酸痛，左右脉无，此为血脉瘀阻之象，再结合患者气短乏力、食欲不振、脘腹胀、大便溏、舌淡、苔白厚腻等症状和舌象分析，病机乃属心脾不足，脾虚湿停，血脉瘀阻。治宜益气健脾化湿，活血通脉。方中白术、茯苓、陈皮、半夏健脾化湿；紫苏梗、川厚朴、香附、乌药理气化湿；丹参、川芎、桑枝、丝瓜络、鸡血藤、片姜黄活血通脉；太子参补益心脾。全方共奏健脾化湿、理气活血通脉之功，使湿邪化、血脉通而病愈。

（《中国现代百名中医临床家丛书：魏执真》，2011 年）

第九节　诊治原发性高血压特色学术体系理论研究文章选录

论原发性高血压证治

（一）辨证论治经验

原发性高血压是心血管内科的常见病、多发病，临床可见体循环动脉压高于正常，是众多心脑血管疾病的危险因素。有效地降低血压，中止中小动脉血管的不良结构重塑，才能真正地保护心、脑、肾等靶器官。高血压患者临床最主要的症状是眩晕，中医辨证属于“眩晕”范畴，临床或伴有头痛、颈僵、耳鸣、腰膝酸软等兼夹症状。解决这些临床症状正是中医治疗高血压的优势。魏教授在近 50 年临床实践中运用中医药治疗了大量高血压患者，取得了良好稳定的临床疗效。

识病，辨证，治疗必须有所本，魏教授认为原发性高血压发生的关键在于人体的阴阳失调。患者的气血逆乱，或亢害于上，或旁流横行，多见血脉充溢，其中心病机在于阴虚肝旺。魏教授依据《内经》的 “诸风掉眩，皆属于肝” 的论断，认为原发性高血压所致眩晕的临床诊断和辨证治疗应该主要围绕肝来开展。现代人生活压力增大，精神长期紧张，导致血气不宁，肝阴暗耗；又忧思郁怒，肝气郁结日久每可化火伤阴；或老年肾亏，或劳伤过度，致使肾水不足，水不涵木。以上种种均可导致肝肾阴亏，肝阳上亢的临床证候，其表现与西医学中的原发性高血压相似。对此，先贤早有相应认识，叶桂在《临证指南医案》中的论述是：“肝为风脏，因精血耗竭，水不涵木，木少滋荣，故肝阳偏亢，内风时起。”鉴于原发性高血压所致眩晕的中心病机是“阴虚肝旺”，故以柔肝潜阳为法，立“柔肝清眩汤”治疗。

柔肝清眩汤的药物组成：白芍，川牛膝，地龙，石决明（先煎），珍珠母

（先煎），钩藤，天麻，香附，乌药，丹参，桑叶，菊花。

方解：重用白芍为君，养肝血，敛肝阳，益脾肺，柔肝止痛，不健脾而脾自安。以草木介壳沉降之品四味为臣，牛膝补益肝肾，趋下焦，地龙祛风清热，通络利水，合用能引血下行以去有余，又可引诸药下行而补不足，含有上病下取之意；石决明、珍珠母性属沉静，重用之可以降心火，清肝热，潜肝阳，安心神，利耳目。以下7味共为佐使，钩藤、天麻熄风祛痰，清心止痉；桑叶、菊花秉秋金肃杀之气，疏散风热，廓清外卫；丹参一味，功同四物，入心肝二经，通利血脉，安神定志；香附、乌药相合，主散诸般气症，消七情郁结，顺气则风散，理气则血调，二物温燥，阴虚阳亢证本不宜，但在本方中，与他药相协，可使潜降之品不失于滞重，寒凉之属多几分温煦，且理气活血之外兼能散肝中之郁，以承肝条达之性。全方药味虽多但错落有致，配伍合理，共奏育阴潜阳，柔肝安脾，理气活血，通脉降逆的功效。原发性高血压的成因复杂，病位更涉及肝、肾、脾、心多脏，临床症状具有多样性，除眩晕这一主要症状之外，可伴有多个兼症，治疗需要全面兼顾。临床应用本方时，每多加味。若便秘加决明子和（或）槟榔；腰酸膝软加桑寄生、续断、杜仲；肢体麻木加蜈蚣、全蝎；颈僵加葛根；心烦加黄连、连翘、栀子；失眠加炒酸枣仁、夜交藤、莲子心；健忘加石菖蒲、远志。随症变量。

（二）治验病案举例

例1 XX，女，69岁。初诊日期：2004年3月5日。

患者高血压发现4个月，未经系统治疗，血压180/105mmHg。现症状：头晕沉重，眼周紧胀不舒，前额轻痛，双腿乏力，腹满纳呆，口干苦，寐欠安，大便干，3日1行。舌质暗红，舌苔白厚兼黄根腻，脉弦细有力。此为阴虚肝旺，风阳上扰之证，治以柔肝潜阳，兼清腑热。

处方：白芍30g，桑叶10g，菊花10g，石决明30g（先煎），珍珠母30g（先煎），川牛膝30g，地龙30g，天麻10g，钩藤10g，丹参30g，川芎15g，香附10g，乌药10g，决明子10g，槟榔10g，川厚朴10g，黄芩10g。7剂，每日1剂，水煎，早晚餐后温服。

1周后，患者诉眩晕减轻，头目轻快，头已不痛。大便服药次日即下，后3日，每日大便二三行，无所苦。近2日，大便日一行，畅而不溏，测血压160/95mmHg。去黄芩、决明子、川芎，加桑寄生30g，继服10余剂，后待舌苔转薄又略加养阴之品，血压稳定于140/85mmHg，诸症消失。

按：本例患者主证明确，以柔肝清眩汤加减，可谓药证相符。该患者眩晕之外，又兼有腹满纳呆，大便干，3日1行，舌苔白厚兼黄。故此仿仲圣“舌黄未下者，下之黄自去”之意，用决明子、槟榔、川厚朴、黄芩四味相合，清散气分无形之热，兼去胆胃肠腑有形之邪。

例2 XX，女，63岁。初诊日期：2003年10月11日。

患者头晕1天，伴颜面麻木。昨日因情志不畅，出现头晕，右侧颜面麻木感，伴口角流涎，略有胸胁满闷，纳食可，二便调，血压170/95mmHg。脑CT(－)。舌红，苔薄白欠润，脉弦细略数，左寸溢而上鱼。西医诊断为高血压，面神经炎。中医证属阴虚肝旺，风火相煽，筋脉失养。治以柔肝潜阳，滋阴息风，活血通脉。

处方：白芍30g，桑叶10g，菊花10g，石决明30g(先煎)，珍珠母30g(先煎)，牛膝30g，地龙30g，钩藤10g，天麻10g，香附10g，乌药10g，石菖蒲10g，远志10g，香橼10g，佛手10g，丹参30g，川芎15g，北沙参30g，全蝎3g，蜈蚣3g。水煎服，日1剂。

服药1周后，血压降至145/75mmHg，眩晕消失，头面麻木、口角流涎明显好转。加白蒺藜10g，服14剂，口角即不流涎。去蜈蚣，加三七、当归，继服20余剂，病若失。

按：本例患者为情志不畅引发高血压，伴有颜面麻木口角流涎。脉象可见溢脉，《难经·三难》言“脉有太过……遂上鱼为溢”，仍以柔肝清眩汤加味。石菖蒲合远志，名“远志汤”，出自《圣济总录》，用以通心窍、化痰浊、交心肾、理气散郁，取效甚捷，石菖蒲一味尚有安宫之意。香橼合佛手理气、宽胸、舒肝和胃、健胃化痰。全蝎配蜈蚣，二者俱入肝经，祛风通络、息风解痉。又重用沙参一味，养阴清肺，益胃生津，《本草纲目》语“专补肺气益脾与肾”，合同样重用之白芍，对汹汹上亢之风阳有甘以缓之、柔以化之之妙。张锡纯谓沙参“能使肺金之气清肃下行，镇戢肝木”，有一药多用之妙。

肝为将军之官，体阴而用阳，有刚脏之用，喜调达而恶抑郁。明乎此，治疗上笔者主张顺应“肝”的生理特性，并且结合高血压病程较长、治疗具有长期性的特点，虽患者偶有变症，医者胸中城府不动，遣方用药仍如抽丝剥茧，绝不轻为背城借一之举措。除非将军之官势不可当，有破壁欲出之象，卒中可发于转侧，急切间当然可以灵磁石、生赭石等“镇肝”为挽回之法外，常法仍以“柔肝、缓肝”为根本。正如叶氏治曹氏中风之言，“风火由脏阴而起，刚药必不见效，缓肝之急以息风，资肾之液以驱热，治法大旨如此”。

例3 XX，男，54岁。初诊日期：2004年12月4日。

近半年劳累后，头晕加重，反复发作，发作时常伴心悸，血压时高。因工作忙碌，无暇治疗。来诊时症见：头晕沉重，时发时止，乏力，气短，心烦多梦，睡眠欠安，小便调，大便略干。面色少华，舌暗尖红，苔薄白欠润，脉细弦数。血压160/90mmHg，心率86次/分。证属阴虚肝旺，心气阴虚。法以柔肝潜阳，益气凉血。

处方：白芍30g，桑叶10g，菊花10g，石决明30g（先煎），珍珠母30g（先煎），川牛膝30g，地龙30g，钩藤10g，天麻10g，香附10g，乌药10g，丹参30g，太子参30g，麦冬15g，五味子10g，牡丹皮15g，赤芍15g，川黄连10g，炒酸枣仁30g。水煎服，日1剂。

按：本例患者除阴虚肝旺之症，尚有心气阴虚之象。故加用加味生脉饮益心气养心阴；牡丹皮、赤芍、川黄连清热凉血，泻心中伏火以安心神，寓“实则泄子”之意。此时泻心火即是养肝阴，是不补而补。炒酸枣仁散心中结气，醒脾气利化源安和五脏。

服药7剂，眩晕、心悸均不发作。血压140/80mmHg，心率74次/分。复诊时以下方10余剂收功。处方：太子参30g，沙参30g，麦冬15g，五味子10g，白芍30g，川牛膝30g，地龙30g，香附10g，乌药10g。水煎服，日1剂。

按：笔者在临床实践中发现，高血压患者多有心跳较常人为快的现象，其原因在于，一方面肝阳夹气血上亢为患，心失所养，渐致心气阴不足，心脉瘀阻，瘀而化热，热可致急，脉搏加快；另一方面，肝郁化火，相火横肆，君火不安，神明被扰，心搏失常。故此，笔者强调心神安则肝阴得养，肝阳易潜，血得凉则静而归藏，肝体得充。在治疗高血压过程中，应用柔肝潜阳治法的同时，也常用凉血清热、养心安神之法。

例 4　XX，男，59 岁。初诊日期：2005 年 4 月 21 日。

眩晕反复 2 年，外院诊为高压病，予服西药，或增头痛腿肿，或干咳难耐，遂来就诊。现症见：眩晕，脘腹胀满，时有干呕，纳呆食少，体乏肢倦，心烦，夜寐失眠多梦，大便黏腻不畅。平时血压 150/100mmHg。舌质暗红尖甚，苔白厚水润，脉弦滑。证属肝旺脾虚，风痰上扰。治以理脾和胃，柔肝潜降为法。

处方：紫苏梗 10g，陈皮 10g，半夏 10g，白术 15g，茯苓 15g，川厚朴 10g，香附 10g，乌药 10g，川牛膝 30g，白芍 30g，石决明 30g（先煎），珍珠母 30g（先煎），羌活 15g，龙胆草 3g，莲子心 1.5g。水煎服，日 1 剂。

按：本例患者为肝脾同病。肝郁日久，伤及脾胃，致使脾失运化，胃不降浊，痰浊内生，风阳夹之上扰，冒犯清窍，故作眩晕。

本方以健脾化湿理气之品为众，又重用益肾柔肝之物，用羌活则取风能胜湿之意，且制牛膝、白芍之滋腻防其困脾。服 20 余剂，其间方中或有加用枳壳、大腹皮者，总以清化有形之湿、平衡中焦气机为念，在痰湿消退后，又以柔肝清眩汤加用健脾化湿之品 10 余剂收功。笔者在痰湿较盛之时仍兼重用柔肝之品而取效，不能不使人深思。

（《中国现代百名中医临床家丛书：魏执真》，2011 年）

第十节　诊治起搏器安装后心律失常特色学术体系理论研究文章选录

魏执真教授治疗缓慢型心律失常安装起搏器后心悸辨治经验

自 1958 年第一台人工心脏起搏器问世以来，起搏器在心血管病的治疗中发挥了越来越大的作用。随着对心律失常机制的深入认识及科学技术的发展，起搏器的科类及功能亦日新月异，适应证也随之扩大。1984 年美国首次发布了心律失常器械治疗指南，后经 1991 年、1998 年及 2002 年的修改，现欧美国家多应用 2013 年 ACC/AHA/NASPE 制定的指南。随着心脏起搏器的发展成熟，人类寿命延长，越来越多的缓慢型心律失常患者安装了心脏起搏器，显著地改善生活质量。但有一部分患者安装起搏器后，虽心电图等相关检查指标明显改善，也排除了起搏器综合征及与电极或起搏器有关的其他并发症，但仍有心悸、胸闷等临床症状。针对这一部分患者，西医还没有有效的解决方案，魏执真教授运用独特的“两类，十型，三证候”的心律失常辨证方法，有效地解决了这一问题，进一步地改善了患者的生活质量。

（一）缓慢型心律失常起搏器适应证

2013 年 ACC/AHA/NASPE 心律失常起搏器治疗指南，缓慢型心律失常的适应证主要有窦房结功能异常、成人获得性房室传导阻滞、慢性双分支阻滞、心肌梗死急性期后、超敏性颈动脉窦综合征和心源性神经晕厥等，其中最为常见的是窦房结异常、高度房室传导阻滞。缓慢型心律失常起搏器治疗的基本原则是纠正心动过缓，改善因心动过缓引起的症状；防止心搏骤停，预防猝死；强调自身心脏起搏系统病变的不可逆性，如Ⅲ度 AVB 或Ⅱ a 类 AVB。从总体上来看，绝大多数安装起搏器的患者基础心室率低于 60 次 / 分，根据魏执真教授心律失常的分类法，当属“阴寒类”心律失常。

（二）阴寒类心律失常辨证论治经验

魏执真教授认为，阴寒类心律失常的主要病机是心脾肾阳气亏虚或兼阴血不足，寒湿、痰饮之邪阻滞心脉，心脉瘀阻流通不畅。“阴寒”是关键，“心脉瘀阻”是必然环节。根据气血阴液亏损的不同，寒痰湿饮的差别，以及所在脏腑的不同，又分为五型。在所有的缓慢型心律失常中，病态窦房结综合征属于阴寒类心律失常的特殊类型，其辨证论治又具有其自身特点而单独论治。魏教授认为，病态窦房结综合征的发病关键是“寒”或“寒、痰、气血瘀结”，而心脾肾阳气亏虚是基本因素。如发生快慢综合征的表现，则为心脾肾阴阳俱虚，寒热错杂。

1. 阴寒类心律失常辨证论治经验

（1）心脾气虚，心脉瘀阻，血流不畅型：表现心悸，气短，胸闷或伴胸痛，乏力，不怕冷，可怕热，肢温不凉，舌质淡暗，苔薄白，脉缓而细弱。可见于窦性心动过缓、结区心律、加速性室性心动过速。治以健脾补气，活血升脉。自拟健脾补气调脉汤。药用太子参，生黄芪，白术，陈皮，半夏，茯苓，羌活，川芎，丹参。

（2）心脾气虚，湿邪停聚，心脉受阻型：现为心悸，气短，胸闷或胸痛，乏力，不怕冷，脘腹胀满，纳差，大便不实不爽，头晕胀，苔白厚腻，质淡暗，脉缓而弦滑。此型见于窦性心动过缓、结区心律及加速的室性自主心律。治以化湿理气，活血升脉。自拟理气化湿调脉汤。药用紫苏梗，陈皮，半夏，白术，茯苓，川厚朴，香附，乌药，羌活，川芎，丹参，太子参。

（3）心脾肾虚，寒邪内生，阻滞心脉型：表现为心悸，气短，胸闷，胸痛，乏力，怕冷肢凉，便溏，腰腿酸软无力或可伴头晕耳鸣、阳痿，舌质淡暗，苔薄白或白滑，脉迟。此型主要见于病态窦房结综合征、Ⅲ度房室传导阻滞或Ⅱ度Ⅱ型房室传导阻滞及室性自主心律。治以温阳散寒，活血升脉。方选自拟温阳散寒调脉汤。药用生黄芪，太子参，白术，茯苓，附片，肉桂，鹿角，桂枝，川芎，丹参，干姜。

（4）心脾肾虚，寒痰瘀结，心脉受阻型：症见心悸，气短，乏力，胸闷，胸痛，怕冷或不怕冷，肢温或肢凉。舌质淡暗，苔薄白，脉结或结代。常见于早搏而心室率慢者、Ⅱ度Ⅰ型房室传导阻滞及心室率慢的窦房传导阻滞等。治以温补心肾，祛寒化痰，活血散结。方选自拟温化散结调脉汤。药用生黄芪，太子参，白术，茯苓，肉桂，鹿角，干姜，白芥子，莱菔子，陈皮，半夏，川芎，三七粉（冲服）。

（5）心肾阴阳俱虚，寒湿瘀阻，心脉涩滞型：症见心悸，气短，胸闷，胸痛，乏力，大便偏干，舌暗红或兼碎裂，苔薄白，脉细涩。常见于心室率缓慢的心房纤颤。细迟而涩为本型的脉象特点。治以滋阴温阳，化浊散寒，活血通脉。方选自拟滋养温化调脉汤。药用生黄芪，太子参，白术，茯苓，陈皮，半夏，干姜，肉桂，桂枝，阿胶，当归，白芍，生地黄，川芎，丹参等。

2. 病态窦房结综合征辨证论治经验

魏教授认为，辨证时应紧紧抓住本病的脉象特征是迟脉、结脉及迟脉与涩脉或疾脉交替出现的特征，以此作为认识病机、确定证型的主要依据，再结合舌象、症状等表现综合分析，将本病分为三型：

（1）心脾肾虚，寒邪内生，心脉受阻型：症见心悸，气短，胸闷，胸痛，乏力，怕冷，肢凉，便溏，腰腿酸软无力，或可伴头晕耳鸣、阳痿等。舌质淡暗，苔薄白或白滑。脉迟。治以温阳散寒，活血升脉。方选自拟温阳散寒调脉汤。药用生黄芪，白术，茯苓，干姜，附片，生鹿角，桂枝，丹参，川芎，香附，乌药等。

（2）心脾肾虚，寒痰瘀结，心脉受阻型：症见心悸，气短，乏力，胸闷，胸痛，形寒肢冷，遇寒则加重，脘痞腹胀，头晕沉，腰膝酸软，舌质暗淡，苔薄白，脉结或结代。治以温补心脾肾，祛寒化痰，活血通脉散结。方选自拟温化散结调脉汤。药用生黄芪，太子参，白术，茯苓，肉桂，生鹿角，干姜，白芥子，莱菔子，陈皮，半夏，川芎，三七粉（冲服），香附，乌药。

（3）心肾阴阳俱虚，血脉瘀阻，瘀而化热：症见心悸，气短，疲乏，胸闷或伴胸痛，面色少华，怕冷，肢凉，口干，腰膝酸软，头晕目眩，舌质暗红、碎裂，苔薄白或薄黄，脉迟兼频发疾脉或涩数脉。治以益气温阳养心，理气通脉，凉血清热。方选自拟清凉滋补调脉汤加减。药用太子参，沙参，玄参，麦冬，五味子，桂枝，丹参，川芎，香附，香橼，佛手，牡丹皮，赤芍，黄连等。

（三）起搏器后心悸辨证论治特点及注意事项

缓慢型心律失常患者安装起搏器后所发生的心悸，首先要排除起搏器相关并发症，如起搏器综合征及与电极或起搏器有关的其他并发症。若心悸的发生由并发症引起，应调整起搏器。若心悸与这些并发症无关，当前西医尚没有更好的治疗方法，那采取中医药辨证论治则成为更佳的选择。安装起搏器后纠正了原来的心律失常的临床表现，其原本的心律（率）由起搏心律替代，其脉象并不能反应患者的真实病机特点，影响了辨证论治。魏教授以八纲辨证为基本辨证法，针对心律失常独创“以脉为主，四诊合参”的辨证原则，与现代医学检查结果相结合，有效地弥补了这一干扰，取得了良好的疗效。

1. 心律失常与脉象的相关性

“抓主症”是正确认识疾病及辨证的关键，魏教授认为“主症”即疾病的主要病症。既可表现为患者最痛苦的主要症状，也可为存在于疾病过程中的能反映病因病机的重要临床表现，是证候的主要组成部分，它能够反映疾病的本质，对疾病性质的判定具有决定性作用。心律失常是心脏搏动的节律和频率的异常，这种异常必然会反应在脉象上，体现出不同心律失常的本质与特性，《内经》曰：“微妙在脉，不可不察，察之有纪，从阴阳始，始之有经，从五行生。”因此“脉象”就是心律失常的主症，是辨证的主要依据。魏教授经过长期的临床实践，归纳总结出不同的心律失常有其对应的脉象表现，这种脉象表现真实地反映了病机特点。脉象包括四个方面：位、数、形、势，而起搏器主要影响了代表“数”的脉象。缓慢型心律失常常见的代表频数的脉象有缓、迟、结、涩等，其中缓、迟、结代表脉“数”，涩代表了脉“形”。每种脉象对应的心律失常及其所主病机：缓脉常见于窦性心动过缓、结区心律、加速性室性自主心律，脉率在 50 ~ 60 次 / 分，主风、脾虚、营阴不足或湿；迟脉常见于病态窦房结综合征，脉率在 30 ~ 40 次 / 分，主阴主寒，迟而有力是寒积，迟而无力是虚寒。结脉常见于心室率慢的窦房传导阻滞或Ⅱ度房室传导阻滞，脉率低于 60 次 / 分，主阴盛气结，寒痰血瘀，癥瘕积聚等；涩脉常见心房颤动，主血少而伤精，或阳气虚而寒湿痹阻血脉。临床上，观察到什么样的脉象就要知道所对应的心律失常类型，要做到心中有数。

2. 心电图作为重要的参考

心电图或 Holter 能准确地记录心脏搏动的节律与频率，也是心律失常的诊断依据。安装起搏器的缓慢型心律失常患者，就诊时所表现的脉率多是起搏频率，其脉象上表现出脉的位、形和势是真实的，而更为重要的“数”则为假象。去假求真则是关键，此时就需知道起搏器前的心率情况以推测其就诊时代表“数”的脉象。如患者就诊时所做心电图为起搏心律，则既往心电图或 Holter 则是辨证诊治的关键，根据心电图所示的心律失常类型，尤其是平均心率，找出其所对应的脉象，结合即刻脉象的位、形、势进行综合分析。例如：起搏器前心电图显示为平均心率低于 40 次的病态窦房结综合征，其对应的脉象为迟脉，如就诊时观察到的脉象特点还有沉、细，则患者的脉象就是迟沉细脉，结合望、闻、问，如舌淡苔白、心悸、乏力怕冷、大便稀溏，病机当为心脾肾阳虚，阴寒内生，寒湿阻脉。治以温阳散寒，活血升脉，方选自拟温阳散寒调脉汤加减。

魏执真教授经过数十年的医教研工作，针对心律失常的诊疗积累了丰富的理论和临床经验，创立了“以脉为主，四诊合参”的辨证原则，“两类，十型，三证候”的分类方法。重视现代医学的发展成果在中医的运用，将中医诊断与西医检查结果相结合，归纳总结出心律失常类型与脉象之间的相关性，使得心律失常的辨证论治有了客观依据，也为心律失常起搏治疗后不明原因心悸等不适提供了重要的解决方案，对今后的临床及科研提供了重要参考。

（李云虎）

第二章

魏执真教授诊治心血管病特色学术体系临床观察、临床研究文章选录

第一节　诊治心律失常特色学术体系临床观察、临床研究文章选录

各类心律失常

一、中医诊治老年心律失常 40 例报告

心律失常是老年人常见病症，中医药治疗有良好的效果。现将 1985—1988 年病房及门诊收治本病资料完整者 40 例报告如下。

（一）临床资料

男 20 例，女 20 例。年龄为 60 ～ 80 岁。冠心病 37 例，高血压性心脏病 3 例。病程 1 个月至半年 17 例，半年至 3 年 14 例，3 至 5 年 8 例，5 年以上 1 例。心律失常种类：快速型 34 例，其中窦性心动过速 6 例；频发房性期前收缩 2 例；频发结性期前收缩 1 例，频发室性期前收缩 15 例，阵发快速心房颤动 6 例，阵发室上速 5 例。缓慢型 7 例，其中窦性心动过缓 7 例，病窦快 - 慢综合征 3 例。

（二）观察及治疗方法

1. 观察方法

（1）服药期间停服其他抗心律失常药物。

（2）治疗前做一切必要检查，以确定心律失常病因。

（3）治疗前做常规 12 导心电图及长Ⅱ导以确定心律失常类型。听诊 1 分钟，记录心率及早搏次数。

（4）治疗期间，住院病人每日心电监测 15 分钟记录早搏次数，门诊病人

最少每周就诊一次，记录心率及早搏次数。

（5）部分病人治疗前后曾做24小时心电监测。

（6）4周为1个疗程。

（7）治疗后复查血、尿、便常规及肝、肾功能。

2. 治疗方法

（1）快速型

主症：心悸，气短，胸闷，胸痛，脉细数或促或疾或促代或数而涩，苔薄，舌质暗红。

辨证：心气不足，血脉瘀阻，瘀久化热。

治法：益气通脉，凉血养心。

基本方：生黄芪、太子参、麦冬、五味子、丹参、川芎、牡丹皮、赤芍、香橼、佛手、香附。

（2）缓慢型

①主症：心悸，气短，头晕，乏力，便溏，腹胀，肢肿，肢温怕热，苔白或白腻，舌质暗红，脉缓。

辨证：心脾气虚，湿阻心脉。

治法：益气健脾，除湿通脉。

基本方：生黄芪、太子参、白术、茯苓、羌活、独活、泽泻、陈皮、防风、升麻、葛根、柴胡、川芎。

②主症：心悸，气短，头晕，乏力，便溏肢肿，恶寒肢冷，苔薄白，舌质暗，脉迟。

辨证：阳气虚衰，阴寒凝滞。

治法：温阳散寒通脉。

基本方：党参、生黄芪、当归、白芍、桂枝、肉桂、干姜、附片、鹿角、川芎。

上两型中若兼有脉结者为兼气血瘀结，痰阻心脉，可在主方中加入理气活血化痰之品。

（三）治疗结果

疗效判断标准按 1979 年全国冠心病会议制定标准。结果：显效 28 例，占 70%；有效 10 例占 25%；无效 2 例，占 5%。

（四）讨论

本报告心律失常总有效率达 95%，且无毒副作用，充分证明中医药之优越性。

经长期临床观察，我们认为心律失常治疗以脉象为主结合症状和舌象等辨证施治疗效更佳。快速型心律失常脉象为数、疾、促、促代或涩而数等。该类病人共同主证是“热”，其热的产生是心气不足，血脉瘀阻，瘀郁生热，热可致急，疾可致乱，急而乱故出现心率快而不齐的快速型心律失常。治疗中重用凉血清热药物是提高疗效的关键。缓慢型心律失常脉象是迟、缓、结及涩。迟脉是虚寒之证，治疗宜重用益气温阳之方。大量辛温散寒之品可使心率增快。若见缓脉则非寒证，而是气虚湿阻心脉，不宜散寒而宜益气化湿，且根据“风能胜湿”的原则加用祛风之药往往取效极佳。若见结脉为全血凝结，寒痰结滞，故于益气通阳散寒基础上加用理气活血化痰之品。若见涩脉则宜加用养阴补血之品。

（《天津中医》，1989 年第 1 期）

二、中医药治疗心律失常 124 例临床观察

心律失常是临床常见病症。经多年临床治疗体会，中医药治疗心律失常有良好效果，且很少毒副作用，很受广大患者欢迎。现将 1985—1988 年病房及门诊治疗心律失常病人资料完整者 124 例报道如下：

（一）临床资料

男 56 例，女 68 例。20 ~ 39 岁 30 例；40 ~ 60 岁 54 例；60 岁以上 40 例。

病因：冠心病 64 例，高血压性心脏病 3 例，风湿性心脏病 5 例，心肌病 2 例，原因不明者 10 例，心肌炎后遗症 30 例，神经功能失调 10 例。

病程：1 个月以内 5 例，1 个月 ~ 1 年 34 例，1 ~ 3 年 52 例，3 ~ 5 年 30 例，5 年以上 3 例。

心律失常种类：快速型共 114 例，其中窦性心动过速 19 例；频发房性期前收缩 21 例；频发结性期前收缩 10 例；频发室性期前收缩 50 例；阵发快速心房颤动 10 例；阵发室上速 4 例。缓慢型共 10 例，其中窦性心动过缓 6 例；病窦快 – 慢综合征 4 例。

（二）观察方法及治疗方法

1. 观察方法

（1）服药期间停服其他抗心律失常药物。

（2）治疗前做一切必要检查：体检、心电图、胸片、超声心动图、血脂等，以确定心律失常的病因。

（3）治疗前做常规 12 导心电图及长Ⅱ导以确定心律失常类型。听诊 1 分钟，记录心率及早搏次数。

（4）治疗期间，住院病人每日心电监测 15 分钟，记录早搏次数。门诊

病人最少每周就诊1次，每次就诊时心脏听诊至少1分钟，记录心率及早搏次数。

（5）部分病人治疗前后曾做24小时心电连续监测。

（6）4周为1个疗程。

（7）治疗后复查血、尿、便常规及肝肾功能，了解药物副作用。

2. 治疗方法

（1）快速型

主症：心悸，气短，胸闷，胸痛，脉细数、促、疾、促代、数而涩。苔薄白、质暗红。

辨证：心气不足，血脉瘀阻，瘀郁化热。

治法：益气通脉，凉血养心。

基本方：白术30g，太子参30g，麦冬15g，五味子10g，丹参30g，川芎15g，牡丹皮30g，赤芍30g，香橼10g，佛手10g，香附10g。

加减：兼口苦，便秘，苔薄黄则加黄芩、栀子、龙胆草或酒大黄；兼口苦，便溏不爽加黄连、木香；兼气郁，腹胀加香附、乌药；兼脾虚湿盛加紫苏梗、白术、茯苓等。

（2）缓慢型

① 心脾气虚，湿阻心脉型

主症：心悸、气短、头晕，乏力，便溏，腹胀、肢肿、肢温，怕热，苔白或白腻，质暗红，脉缓。

治法：益气健脾，除湿通脉。

基本方：生黄芪30g，太子参30g，白术10g，茯苓10g，泽泻30g，陈皮10g，防风10g，羌活30g，独活30g，升麻15g，葛根15g，柴胡15g，川芎15g。

加减：兼阴血不足，口干欲饮，舌红者加白芍。

② 阳气虚衰，阴寒凝滞型

主症：心悸、气短、头晕乏力，便溏，肢肿、恶寒肢冷，苔薄白，质暗，脉迟。

治法：温阳散寒通脉。

基本方：党参30g，生黄芪30g，当归10g，白芍30g，桂枝10g，肉桂

10g，干姜 10g，附片 10g，鹿角镑 15g，川芎 15g。

上两组证型中，若兼有脉结者为兼气血凝结，老痰阻滞心脉，可在两型主方中分别加入理气活血化痰之药紫苏梗、川厚朴、茯苓、香附、乌药、沉香、桃仁、红花、白芥子、莱菔子、半夏、天南星等。

（三）治疗效果

疗效判断标准按 1979 年全国冠心病会议制定标准。

治疗结果：显效 79 例，占 64%；有效 37 例，占 30%；无效 8 例，占 6%，总有效率 94%。

（四）讨论

通过长期临床观察，我们认为治疗心律失常以脉象为主，结合症状和舌象等辨证施治疗效显著。快速型心律失常脉象为促、疾、数、促代或涩而数等，该类病人的共同主症是“热”。其热的产生是心气不足，血脉瘀阻、瘀郁化热。热可致急，瘀可致乱，急而乱故出现心率快而不齐的快速型心律失常。在治疗中抓住“热”这一中心因素而重用凉血清热药物，是提高疗效的关键。另外还要根据热产生的机理，运用益气通脉养心的法则作为快速型心律失常的基本治法。再根据兼症加用理气、化湿、祛风之药，根据热的程度加用清气、通泻之药。兼代脉时根据“代脉皆因脏气衰”的原理加重补气药物；兼见涩脉者，根据“涩缘血少或伤精”，加入补血养阴之品。

缓慢型心律失常脉象是迟、缓、结及涩。迟脉是虚寒之证，心脾肾之阳气不足，阴寒之邪阻滞心脉，治疗重用益气温阳之方，大量辛温散寒之品方可使心率提高。而若见缓脉并非寒证，则是气虚湿阻心脉，不宜散寒而宜益气化湿利湿，且根据“风能胜湿”的原则加用祛风之药往往取效甚佳。若见结脉为“气血凝结，老痰结滞”，故于益气通阳散寒之上加用理气活血化痰之品。若见涩脉则加用养阴补血之品效果更佳。

（《北京中医》，1991 年第 4 期）

三、心律失常患者微量元素变化及调脉汤对其影响的临床研究

心律失常是临床常见病、多发病。目前，抗心律失常的主要手段有药物、物理、介入治疗等方法，药物治疗为临床抗心律失常的主要手段，但具有一定的毒副作用和致心律失常作用。近年来中医中药在抗心律失常研究方面取得了一定的进展，具有安全、有效的优点。

魏执真教授积30余年临床经验，组创了中药复方调脉汤，治疗心律失常临床疗效显著。在魏老师指导下对心律失常患者及调脉汤治疗的部分患者进行了观察，发现心律失常患者的某些微量元素失调，服调脉汤对其有调节作用，现阐述如下。

（一）临床资料

1. 一般资料

病例总数为106例，其中女性63人，男性43人。20 ~ 30岁者14人，31 ~ 40岁者35人，41 ~ 50岁者22人，51 ~ 60岁者19人，大于60岁者16人。治疗组共30例，其中男性17人，女性13人，年龄为21 ~ 60岁；健康人对照组共38例，其中男性17人，女性21人，年龄为21 ~ 60岁。各组之间在性别及年龄方面均具有可比性。

2. 病例纳入标准

（1）以北京市中医医院门诊和病房经心电图、动态心电图检查确诊为心律失常的患者为观察对象。

（2）中医辨证分型标准参照1980年全国冠心病辨证论治研究座谈会制定的《冠心病中医辨证试行标准》（1985年修订）。各种早搏病例中，室性早搏选择3次/min以上，房性早搏5次/min以上，Holter 3个/h以上。对照组健康人，为本院职工居民，经询问病史及检查，不存在功能性或器质性心脏病，或其他疾病者。

（二）方法

1. 治疗方法

调脉汤服法：每天1剂，煎服，分2次温服。治疗期间不得使用与本病有关的其他药物和方法。

2. 微量元素检测

（1）标本的采集。选择距头皮1 ~ 4 cm，2g重的头发，采样部位为枕部及颞部。用不锈钢剪刀剪下，放入清洁的纸袋中，防止采样器具对人发样品的污染，凡2月之内冷烫与染发者均为剔除对象。

（2）发样的预处理。用1%上海海鸥牌洗涤剂于100 mL烧杯中（约60℃），洗1 min后用蒸馏水冲洗干净，再用亚沸水洗3次，于105℃温度下烘干。

（3）发样的消化。称取0.4 g发样于50 mL烧杯中，采用优级纯高氯酸及优级纯硝酸，于400℃中消化，定溶10 mL。

（4）测定方法，采用原子吸收分光光度计及伏安极谱仪测定，质控标准物质选用GBW07601。

3. 统计学方法

*t*检验。

（三）结果

1. 心律失常患者头发微量元素的变化

见表2–1。

表2–1　健康人与心律失常患者头发微量元素比较（$\bar{x} \pm s$, μg/g）

分组	例数	铜	铜／锌	钼	锌	硒	铁
健康组	38	12.229 ± 0.778	0.0717 ± 0.004	0.0217 ± 0.0037	176.53 ± 8.68	0.424 ± 0.028	16.11 ± 0.995
心律失常组	106	9.41 ± 0.196	0.0625 ± 0.002	0.0547 ± 0.003	153.15 ± 3.95	0.423 ± 0.013	15.86 ± 1.084
P		< 0.01	< 0.05	< 0.001	> 0.05	> 0.05	> 0.05

2. 不同类型心律失常患者头发中微量元素的比较

见表 2–2。

表 2–2　快速型与缓慢型心律失常患者头发微量元素的比较（$\bar{x} \pm s$, μg/g）

分组	例数	铜	铜／锌	钼	锌	硒	铁
快速型	85	9.6 ± 0.23	0.068 ± 0.002	0.053 ± 0.004	151.12 ± 4.66	0.413 ± 0.012	13.99 ± 1.28
缓慢型	21	9.03 ± 0.37	0.059 ± 0.003	0.064 ± 0.004	151.12 ± 4.66	0.441 ± 0.003	19.595 ± 1.74
P		＞0.05	＞0.05	＞0.05	＞0.05	＞0.05	＞0.05

3. 调脉汤对心律失常患者头发中微量元素的影响

见表 2–3。

表 2–3　调脉汤对心律失常患者头发微量元素影响的比较（$\bar{x} \pm s$, μg/g）

分组	例数	铜	铜／锌	钼	锌	硒	铁
健康组	38	12.23 ± 0.78	0.022 ± 0.044	0.022 ± 0.004	176.53 ± 8.68	0.424 ± 0.028	16.11 ± 0.995
治疗前	30	9.38 ± 0.32***	0.059 ± 0.004**	0.056 ± 0.008****	169.26 ± 9.58*	0.408 ± 0.025*	20.42 ± 0.999*
治疗后	30	10.3 ± 0.24△△	0.065 ± 0.004△	0.035 ± 0.007△△	156.32 ± 8.68△	0.421 ± 0.022△	20.19 ± 0.999△

注：治疗组治疗前与健康组比较 *$P > 0.05$，**$P < 0.05$，***$P < 0.01$，****$P < 0.0001$；治疗组治疗前后比较△$P > 0.05$，△△$P < 0.05$。

（四）讨论

1. 心律失常与微量元素的相关性

从 106 例心律失常患者头发 5 种微量元素（铜、钼、锌、硒、铁）检测中发现，铜偏低（$P < 0.01$），铜 / 锌下降（$P < 0.05$），钼偏高（$P < 0.001$）。已知铜与钼是一对相互拮抗的元素，近 10 年国内外文献报道，心律失常的发生与体内某些微量元素失调可能有直接关系，已有定论的有镁、钾元素。此外，还有其他微量元素（如铜、硒、锌、锗、锰、碘、氟）与心律失常发生亦有关，其中，铜元素已受到人们的关注。国外学者发现饮食中缺铜可引起猝死，

猝死的原因为难治性的心律失常，缺铜可引起不稳定的电活动，出现各种心律失常，铜化合物具有抗实验性心律失常的作用，口服铜盐可防治心律失常的发生。Klevy 发现缺铜的实验动物易发生心律失常，严重时出现心脏损害。实验发现一些动物仅轻度缺铜便可出现各种心律失常和心电异常，重度缺铜者出现室壁瘤、心脏破裂、血性心包积液、心肌梗死、乳头肌，窦性心动过缓、心房性早搏搏、成对或多源出现的室性早搏。缺铜动物最常出现室性心动过速，并被认为是缺铜的特征性表现。缺铜引起心律失常的机理尚不十分清楚，发现缺铜时心肌对肾上腺素和血管紧张素反应异常，也可能与心律失常的发生有关。铜可对抗由前列腺素引起的离体大鼠心脏的心律失常。沈洪、赵霖观察 45 例原因不明心律失常患者，发现血清铜低，铜 / 锌比值降低，与本文所观察到的结果相同，但尚未见到铜 / 钼失调的报道。

2. 调脉汤对心律失常患者微量元素的调节作用

在 30 例服调脉汤有效的气阴两虚早搏患者中，治疗前与健康人相比呈现铜降低（$P < 0.01$），铜 / 锌下降（$P < 0.05$），钼升高（$P < 0.001$）的现象，治疗后铜较疗前增高（$P < 0.05$），钼较疗前降低（$P < 0.05$）。说明服调脉汤后，随着病情的好转，体内微量元素铜、钼发生了变化，偏低的铜升高，偏高的钼降低，说明调脉汤对患者微量元素有调节作用，而这种调节作用可能是其疗效的部分基础。

目前对中草药调整人体微量元素的机理尚不十分清楚，但必须明确，其作用机理可能包括了调整体内元素代谢这一环节，并非是简单的多退少补，中药发挥作用，不排除某些微量元素的直接补充作用，更重要的是中药中多种化学成分的综合作用。已知可能是通过以下几种途径：①调整了脏腑功能；②直接补充机体所缺乏的微量元素；③中药中的生物配体发生作用或微量元素发生配合反应；④调节了多种元素间的协调或拮抗作用。

（《中国中医药科技》，2002 年第 1 期）

快速型心律失常

四、辨证治疗期前收缩4例

例1 ××，女，49岁，1985年9月5日住院。患者素有风湿性心脏病，近1个月来心悸气短，胸闷隐痛，时有太息，寐少梦多，饮食不香，口苦咽干，便秘，尿黄，舌质暗红，苔薄黄，脉促且代。检查：心率90次/分，心律不齐，频发早搏有时呈三联律，心尖部可闻及双期杂音Ⅱ级以上。心电图示：右室肥厚，房性早搏呈三联律。辨证：心气虚损，血脉瘀阻，瘀郁化热。法拟：益气通脉，凉血养心，佐以疏郁。处方：生黄芪30g，太子参30g，川芎15g，牡丹皮10g，赤芍15g，麦冬10g，五味子10g（打碎），香附10g。每日1剂，水煎，分早晚服。药服6剂，脉象由促代转成数，心率86次/分，心律转齐。心电图示心律齐，未见房性早搏。继续用该方治疗观察1个月，心悸气短明显改善，食寐好转，二便转常，胸闷隐痛、口苦咽干等症消除，再未出现心律不齐。

按：本例患者入院后，曾用异搏定（常规剂量）观察2周，病情无变化，遂改服中药治疗。分析证情，既有气虚，又有气郁。气虚则不能帅血以行，使血脉瘀阻；气郁使血脉不畅，郁瘀化热。瘀可致乱，则脉不齐，热可致急，则脉来数。方中太子参、黄芪补气，以帅血行，川芎活血通脉，赤芍、牡丹皮凉血活血，既助通脉，又可去热，配麦冬、五味子养心，香附疏郁，以利通脉。全方共奏通脉、祛瘀、清热、养心之功。

例2 ××，男，55岁，1985年2月6日入院。患冠心病5年，心律不齐、室性早搏2年，常用慢心律治疗，近半年来疗效转差。1周来病情加重，常有心悸气短，胸闷胸痛，甚则憋气心痛，神疲乏力，纳后饱胀，大便不畅，寐而不实，舌胖暗红，苔黄白相兼，脉促且代。检查：血压120/84mmHg，心率96

次/分，心律不齐，频发期前收缩有时呈二联律，心电图示 ST－T 改变，频发室性早搏呈二联律。辨证：心气虚衰，血脉瘀阻，滞而化热。法拟：补气通脉，凉血养心。处方：生黄芪 30g，人参 10g，太子参 20g，川芎 15g，赤芍 15g，牡丹皮 10g，麦冬 15g，五味子 10g（打碎）。服药 1 周，诸症好转。连服 4 周，心律逐渐转齐，其他诸症也明显改善，继续治疗观察 1 个月，精神、体力、纳食转佳，心悸气短、胸闷胸痛消除。脉弦数，心率 80 次/分，心律齐。心电图示 ST－T 改变，心律齐，未见室性早搏。

按：本例患者入院时病情较重，先用利多卡因，继用乙胺碘呋酮静脉点滴，后口服慢心律、安他心等药治疗，未见明显效果，改服中药治疗。因患者久病体衰，元气大伤，故有代脉出现，正如李时珍《濒湖脉学》中所说乃“脏气衰微”之表现。方中重用人参、黄芪、太子参大补元气，再与其他诸药配伍，获得较满意效果。

例3　××，男，69 岁，1985 年 7 月 19 日入院。冠心病、心力衰竭反复加重 2 年余。近 1 周复现心悸气短，胸闷憋气，咳喘，痰黄白相兼，尿少，便溏，下肢浮肿，不能平卧，寐中憋醒，纳谷不香，脘胀恶心，舌胖暗红，苔黄白相兼，脉细促代。检查：血压 130/100mmHg，心率 100 次/分，心律不齐，频发期前收缩，有时出现二联律，两肺底可闻及湿啰音，肝在右肋缘下 3cm，下肢凹陷性水肿。心电图示频发多源室性早搏，有时呈二联律，ST–T 改变，不完全右束支传导阻滞，P–R 间期延长呈Ⅰ度房室传导阻滞。辨证：心气虚衰，血脉瘀阻，水饮射肺，瘀滞化热。法拟：补气通脉，泻肺利水，凉血养心。处方：黄芪 30g，太子参 30g，川芎 15g，当归 15g，桑白皮 30g，葶苈子 30g，赤芍、白芍各 15g，牡丹皮、黄芩、麦冬各 10g，五味子 10g（打碎）。每日 1 剂，水煎，分早中晚三次服。服药 2 天后尿量增加，心悸气短、胸闷憋气减轻，食欲有所改善，脉弦滑数，心率 88 次/分，心律转齐，两肺底湿啰音减少，肝缩小在右肋缘下 1.5cm。继续服汤药观察 50 天，精神、饮食、体力明显改善，夜能平躺安睡，诸症明显好转。

按：本例患者因心气虚衰，血脉瘀阻，出现了水饮射肺，影响了肺气宣达，从而使病情加重，方中除用补气通脉、凉血养心药物外，更加用了泻肺利水之桑白皮、葶苈子，以冀水饮消除，肺气得宣。

例4 ××，男，45岁，干部，1983年1月18日初诊。因冠心病、室性期前收缩、反复发生窦性心动过速，在几家医院用过多种抗心律失常西药，疗效不著而来诊。当时症见心悸气短，神疲乏力，寐少梦多，头晕目眩，胸闷憋气，时有心痛，纳谷不香，偶有恶心，四末逆冷，舌质暗淡，苔黄白相兼，脉促。检查：血压130/90mmHg，心率100次/分，心律不齐，频发期前收缩。心电图示ST-T改变，频发室性早搏。前医用补气养阴，活血通脉之法，药用黄芪30g，党参20g，生地黄20g，麦冬10g，阿胶10g（烊冲），川芎10g，桂枝10g，香附10g，乌药10g。前药服用21剂，病情无明显改变。余诊脉象仍为促，虽有四末逆冷，非为寒也，此为真热假寒，当舍症从脉，拟去温加清。原方去黄芪、党参、桂枝、乌药，加太子参30g，牡丹皮10g，赤芍15g，黄芩10g。6剂。每日1剂，水煎，分早晚服。

服药6剂后，眩晕减轻，食欲改善，体力有所增强。照方又服20剂，心悸气短、胸闷憋气消除，脉沉细数，心率84次/分，心律齐。心电图示ST-T改变同前，心律齐，未见室性早搏。

按：本例患者，从症状看似有寒象，当用温通；从脉象看，是属热象。李时珍《濒湖脉学》谈到促脉之病理时说“促脉数而时一止，此为阳极欲亡阴，三焦郁火炎炎盛”，谈到治疗时又说“促脉惟将火病医”。说明促脉反映着热象，治疗应当清热。我在多年实践中逐渐认识到，此刻所出现的促脉，主要是反映血分有热，故在原方中去温热药，加入清热凉血药物，取得良效。

（《中医杂志》，1986年第5期）

五、中医药治疗快速型心律失常 20 例临床观察

关于快速型心律失常的治疗，近年来虽然有新的抗心律失常西药不断问世，但临床上仍有不少病例效果不著，且毒副作用也未能避免。我们以益气通脉、凉血养心法自拟方辨证治疗，收到了满意的效果。现将资料完整的 20 例报告如下。

（一）临床资料

本组 20 例中男、女各 10 例，其中 20 ～ 40 岁者 4 例，41 ～ 60 岁者 13 例，61 ～ 80 岁者 3 例。冠心病 12 例，风湿性心脏病（简称风湿性心脏病）2 例，高血压性心脏病 1 例，病毒性心肌炎 1 例，慢性化脓性扁桃体炎 2 例，诊断未明 2 例。20 例心律失常分类见表 2–4：

表 2–4　20 例心律失常分类

心律失常类型		例数
室性早搏	二联律或三联律	7
	频发室性早搏	3
	非频发室性早搏	2
房性期前收缩		2
结性早搏		1
窦性心动过速		2
阵发性室上性心动过速		1
阵发性心房颤动		1
快速心房颤动		1

中医辨证：20 例均有心悸气短、神疲乏力、胸闷或心痛，舌质暗红，脉象细数（尚可见促、涩、促代脉）等症，属于心气亏虚、血脉瘀阻、郁滞化热。

此外尚可兼见气郁、痰湿、神魂不宁、脾虚湿重、外感风寒等证。

（二）观察及治疗方法

20例患者均于治疗前用12导联心电图描记证实心律失常类型。服药期间，停用其他抗心律失常药物。每4周为1个疗程。

以益气通脉、凉血养心为治疗大法，拟定基本方：太子参30g，川芎15g，牡丹皮10g，赤芍15g，麦冬15g，五味子10g。随症加减：①兼气郁者，加郁金或香附或乌药；②兼神魂不宁者，加炒酸枣仁、炙远志、生龙骨、生牡蛎；③兼脾虚湿重者，加山药、茯苓、白术；④兼外感风寒者，加荆芥、防风、羌活、独活、薄荷；⑤兼痰湿者加陈皮、半夏、石菖蒲；⑥出现代脉，加生黄芪或人参；⑦见涩脉加阿胶、生地黄、玄参。

（三）疗效标准及治疗结果

显效14例。疗程结束时，早搏完全消失，阵发性室上性心动过速及阵发性心房颤动未再发。

有效5例。早搏次数减少一半，阵发性心房颤动、阵发性室上性心动过速发作次数、持续时间减少一半。

无效1例。用药4周无变化。

在治疗期间及治疗后，均未发现不良反应，亦未见有病情恶化者（用药4周后心律失常严重）。

（四）典型病例

××，女，49岁。患风湿性心脏病19年，因频发心律不齐1个月，于1985年9月5日入院。现觉心悸气短，胸闷隐痛，口苦口干，时时太息。舌质暗红，舌苔薄黄，脉细促代。心率90次/分，律不齐，心尖部可闻及Ⅱ级以上双期杂音。心电图示：房性早搏呈三联律。X线示：心脏左房、左室及右室扩大。诊断：风湿性心脏病，二尖瓣狭窄、关闭不全，心律失常，房性早搏呈三联律，心功能失代偿期。中医辨证：心气亏损，血脉瘀阻，郁滞化热。入院后服用异搏定正规剂量治疗两周，诸症、体征和心电图无改善，遂停西药而改服中药。治以补气通脉、凉血养心，佐以疏郁，由基本方加黄芪 30g，香附 10g。服药 6 剂，心率 80 次 / 分，心律转齐，心电图证实房性早搏三联律消除，胸闷、心悸气短、口苦咽干均有改善，血、尿常规及肝功能复查正常而出院。

（五）讨论

从 20 例患者总有效率高达 95% 可以看出，本治疗方案对于快速型心律失常的病人是行之有效的，且无毒副作用，特别是对一些用现有抗心律失常药物效果不佳的病例，也获显效，足以证明本方案的应用价值。

我们认为，该类病人所见脉数或促，除与气虚有关外，尚与瘀滞化热，使心体失健、心用失常关系密切。热可致急，瘀可致乱，急则心悸、脉数，乱则心律不齐、脉促。组方用药时益气通脉、凉血养心并进，以冀心气足而帅血行，血脉通且心体健，使之不急不乱而恢复正常。

由于“心主血脉”，故脉象尤能反映心脏变化，当脉症不符时，应舍症从脉用药。从脉用药规律遵循《濒湖脉学》“涩脉血少或精伤”“促脉唯将火病医”“代脉原因脏气衰”之说，临证适当加入补血养阴之品，加重凉血、补气用药，每能获效。

（《中国现代百名中医临床家丛书：魏执真》，2011 年）

六、清凉滋补调脉汤治疗阵发性心房颤动的疗效观察

心房颤动（以下简称心房颤动）包括阵发性心房颤动、持续性心房颤动和永久性心房颤动。阵发性心房颤动的治疗主要是减少复发。发作时可电复律、药物复律或射频治疗。中医药在心房颤动的治疗中，审证求因，辨证施治，以增强临床疗效、减低抗心律失常药物毒性等为特点，取得了良好的临床疗效。本研究依据首都医科大学附属北京中医医院心血管科老中医药专家魏执真教授“益气养心、理气通脉、凉血清热法”治疗快速型心律失常独特的临床经验，选用其经验方清凉滋补调脉汤治疗阵发性心房颤动。

（一）临床资料

1. 一般资料

全部病例均为2010年11月1日—2013年11月30日我院门诊和住院患者，共48例。其中男26例，女22例；年龄44 ~ 87岁，平均（67.42 ± 9.50）岁；病程1个月 ~ 10年，平均（2.75 ± 2.02）年。采用随机数字表随机分为治疗组25例和对照组23例。治疗组中男14例，女11例，平均年龄（65.72 ± 10.54）岁，平均病程（2.23 ± 1.75）年。对照组中男12例、女11例，平均年龄（69.26 ± 8.05）岁，平均病程（3.30 ± 2.19）年。

2组患者性别、年龄、病程比较，差异无统计学意义（$P > 0.05$），具有可比性。

2. 诊断标准

（1）西医诊断标准　符合阵发性心房颤动诊断标准。

（2）中医证候诊断标准　参照《心律失常中医诊治》，符合气阴不足、血脉瘀阻、瘀而化热证型者，症见阵发心悸，气短，胸闷，头晕，乏力，口干喜饮，大便干。舌红或红暗、暗红，苔薄黄或少苔，脉细或细涩，或兼见数脉。

（3）纳入标准　符合西医诊断标准及中医证候诊断标准者；年龄＞18岁；患者知情同意。

（4）排除标准　甲状腺功能亢进者；电解质紊乱、药物所致阵发性心房颤动者；急性心肌梗死、不稳定心绞痛者；严重心衰，心功能Ⅲ级以上者；严重肝肾功能损害者。

（二）治疗与观察方法

1. 治疗方法

（1）治疗组　在常规治疗原发病的基础上，选用清凉滋补调脉汤。方药组成：太子参30g，麦冬15g，五味子10g，香附10g，香橼10g，佛手10g，乌药10g，丹参30g，川芎15g，牡丹皮15g，赤芍15g，黄连10g。水煎服，每次200mL，早晚2次分服。

（2）对照组　在常规治疗原发病的基础上，服用胺碘酮［可达龙，赛诺菲（杭州）制药有限公司，批准文号H19993254］，每次0.2g，每日3次。1周后减为0.2g，每日2次。2周后改维持量为0.2g，每日1次。

以上2组疗程均为3个月。

2. 观察方法

（1）安全性观察　血、尿常规，肝肾功能检查；同时观察不良反应。

（2）疗效性观察　治疗前后心房颤动发作频率、症状改善情况，治疗前后心电图、动态心电图、超声心动图的变化。

3. 统计学方法

采用SPSS16.0软件处理，计量资料以（$\bar{x} \pm s$）表示，采用t检验，计数资料采用χ^2检验。$P < 0.05$为差异有统计学意义。

（三）疗效观察

1. 疗效判定标准

（1）临床总疗效　参考《中药新药临床研究指导原则》《常见心律失

常病因、严重程度及疗效参考标准（1979年）》制定。显效：心悸症状消失，心房颤动发作基本控制或频发转为偶发。有效：心悸症状大部分消失，心房颤动发作较治疗前减少50%以上，持续时间较原有者缩短50%。无效：用药后无变化。

（2）中医症状评分　参考《中药新药临床研究指导原则》评价，按照症状轻、中、重度分别计2、4、6分。

2. 结果

（1）两组临床疗效比较　两组间总有效率差异无统计学意义（$P > 0.05$）。见表2–5。

表2–5　两组临床疗效比较[例（%）]

组别	例数	显效	有效	无效	总有效
治疗组	25	5（20.0）	12（48.0）	8（32.0）	17（68.0）
对照组	23	12（52.2）	8（34.8）	3（13.0）	20（87.0）

（2）两组治疗前后中医症状积分比较　两组治疗前后中医症状积分差异均有统计学意义（$P < 0.01$）；两组间治疗后症状积分比较差异无统计学意义（$P > 0.05$）。治疗组心悸、胸闷、气短、乏力、口干症状积分均较治疗前明显改善（$P < 0.01$），而头晕症状改善差异无统计学意义（$P > 0.05$）；治疗后组间比较，治疗组心悸、胸闷、气短、乏力、头晕及口干症状改善优于对照组（$P < 0.05$，$P < 0.01$）。见表2–6。

表2–6　两组治疗前后中医症状积分比较（$\bar{x} \pm s$，分）

组别	例数	时间	心悸	胸闷	气短	乏力	头晕	口干	症状总积分
治疗组	25	治疗前	2.64 ± 0.95	2.40 ± 0.82	2.96 ± 1.31	2.96 ± 1.31	1.20 ± 1.41	3.12 ± 1.17	15.28 ± 4.32
		治疗后	$1.92 \pm 0.70^{**\triangle\triangle}$	$1.84 \pm 0.55^{**\triangle\triangle}$	$1.36 \pm 0.95^{**\triangle\triangle}$	$0.96 \pm 1.17^{**\triangle\triangle}$	$0.56 \pm 0.92^{\triangle}$	$0.64 \pm 1.11^{**\triangle\triangle}$	$7.28 \pm 3.10^{**}$
对照组	23	治疗前	2.78 ± 1.00	2.43 ± 0.84	3.22 ± 1.00	3.22 ± 1.00	1.22 ± 1.17	3.22 ± 1.00	16.09 ± 3.04
		治疗后	$1.22 \pm 1.17^{**}$	$0.96 \pm 1.19^{**}$	$2.26 \pm 0.92^{**}$	$2.35 \pm 1.15^{**}$	$0.09 \pm 0.42^{**}$	$2.09 \pm 0.95^{**}$	$8.96 \pm 2.88^{**}$

注：与治疗前比较，$^{**}P < 0.01$；与对照组比较，$^{\triangle}P < 0.05$，$^{\triangle\triangle}P < 0.01$。

（3）不良反应监测　两组治疗前后的血、尿常规及肝肾功能检查无明显异常。治疗过程中，治疗组 2 例出现胃脘部不适，饭后服药，症状消失；3 例出现大便溏软，于方中加入诃子后好转。对照组 5 例出现胃部不适，1 例出现恶心，予对症处理后好转。

（四）讨论

心房颤动是最常见的具有临床意义的心律失常，随患者年龄增长而增多，其发病率一般人群为 0.4% ~ 2%，60 岁以上人群为 2% ~ 4%，75 岁以上人群超过 10%，老年人的年发病率可达 5.4%。Framingham 心脏研究显示，在 5 年的随访期内，男性心房颤动患者的病死率是非心房颤动患者的 1.5 倍，女性为 1.9 倍。胺碘酮为Ⅲ类抗心律失常药物，是临床中心房颤动复律及维持窦性心律最为常用的药物之一，疗效确切，但长期应用可能出现甲状腺功能异常、肝功能异常以及肺毒性等不良反应。

魏执真教授认为，心房颤动患者脉象特点是强弱快慢绝对不齐，似中医古籍描述的“叁伍不调”，属于涩脉加数脉。其主要病机是心气阴两虚，血脉瘀阻，瘀久化热，其中“瘀热”为发病之关键。魏教授认为，瘀热的产生是由于血脉瘀阻，瘀郁化热；而血脉瘀阻，乃因心气阴虚所致，所以瘀热是发病的关键，血脉瘀阻是必要环节，心气阴虚是根本原因。魏教授创益气养阴、理气通脉、凉血清热法，而以凉血清热为治法之关键。

清凉滋补调脉汤方中太子参补气生津，为补气药中的清补之品，补而不燥；麦冬滋补肺胃之阴，兼养心阴，补而不腻；五味子生津止渴，养心敛汗。三药共用，寓“生脉散”之意，既可补气，又能养阴，不燥不腻，针对气阴两虚之病机，则气短、乏力、口干改善。丹参一味，功同四物，善祛瘀生新，调养血脉；川芎乃血中气药，可上行头目，下行血海，行气活血，走而不守。二药一寒一温，相互配合，活血通脉而不伤正，并使药性不致过寒或过温。香橼可调气、宽胸、化痰；佛手可理气和中，疏肝解郁；香附为“血中气药”，《本草纲目》谓其“利三焦，解六郁……兼通十二经气分”；乌药尤擅顺气调气。香附、香橼、佛手、乌药四药共用，药力适中，使气机调畅，血行流通，而不流于耗气破气之弊，针对“血脉瘀阻”之病机，气血流通则胸闷自除。牡丹皮功能清热凉血和血；赤芍可泄血分郁热，行血中瘀滞。二者合用，既能清血中瘀热，又能散血中瘀滞，针对发病之“瘀热”，热清则心悸缓解。黄连在此取其厚肠之用，以防牡丹皮、赤芍寒凉致泻。诸药合用，共奏益气养阴、理气通脉、凉血清热之功。从心房颤动发病的根本原因、必要环节及发病之关键均加以施治，使心之气阴得养，心脉通畅，瘀热化解，而达减少心房颤动发作之功。

本研究结果表明，清凉滋补调脉汤治疗心房颤动，临床疗效与胺碘酮比较无显著性差异。但改善患者心悸、胸闷、气短、头晕、乏力、口干等症状，疗效优于胺碘酮；组间中医症状总积分比较无明显差异，提示清凉滋补调脉汤治疗阵发性心房颤动具有一定临床疗效。因本研究纳入病例数较少，且未获得动态心电图及超声心动图的相关完整资料，今后将扩大样本量，进一步观察凉血清热法对上述两项检查指标的影响。

（《北京中医药》，2015 年第 3 期）

七、调脉饮治疗气阴两虚兼瘀郁化热型快速型心律失常临床研究

快速型心律失常是心血管内科常见病。该病治疗棘手，现代医学的药物和非药物治疗均存在很大的局限性，且复发率高。因此，寻求疗效好，且安全性高的抗心律失常药物是国内外长期研究的重点，中医药治疗心律失常有其独特优势。

调脉饮是魏执真教授潜心研究多年治疗快速型心律失常的有效经验方，作为我院院内制剂，具有凉血清热、益气养阴、理气通脉之功效。在多年来的临床实践和研究中，已经证实调脉饮治疗快速型心律失常具有明确的疗效，且无不良反应。经临床观察快速型心律失常患者 200 例，总有效率为 97.0%，显效率为 69.5%，与西药心律平对照组疗效相似。相关研究提示，调脉饮注射液可预防心肌缺血再灌注所致的实验性心律失常。在调脉饮的拆方实验研究中发现，调脉饮全方及凉血清热药组均具有抗乌头碱致实验性快速心律失常作用，且凉血清热组较行气通脉、益气养阴组对乌头碱及哇巴因致心律失常的抑制作用明显，且可降低心律失常的持续时间，为从“瘀热”论治快速型心律失常提供了应用基础。

本研究采用随机单盲对照方法，观察调脉饮对快速型心律失常的治疗前后心电图、24h 动态心电图及中医证候的影响。

（一）资料与方法

1. 一般资料

（1）研究对象

2014 年 4 月—2015 年 4 月首都医科大学附属北京中医医院患者 60 例。采用随机数字表法将入选病例随机分为治疗组和对照组各 30 例。两组人口学特征及基线资料比较，差异均无统计学意义（$P > 0.05$），具有可比性，见表 2-7。

表 2-7 快速型心律失常患者人口学特征与基线资料 2 组比较

变量	治疗组	对照组	χ^2 值 /t 值	P 值
年龄（岁，$\bar{x} \pm s$）	47.50 ± 3.94	47.50 ± 3.94	0.535	0.970
病程（月，$\bar{x} \pm s$）	45.47 ± 4.44	48.23 ± 5.24	1.273	0.938
例数（男 / 女）	30（18/12）	30（17/13）	0.069	0.793
并发症 [例（%）]			0.259	0.968
冠心病	9（30.00）	8（26.67）		
高血压	11（36.67）	11（36.67）		
心肌病	2（6.67）	3（10.00）		
心律失常类型 [例（%）]			1.269	0.938
窦性心动过速	4（13.33）	5（16.67）		
房性期前收缩	9（30.00）	6（2.00）		
室性期前收缩	8（26.67）	7（23.33）		
阵发性室上性心动过速	2（6.67）	3（10.00）		
阵发性心房颤动	5（16.67）	6（20.00）		
持续性心房颤动	2（6.67）	3（10.00）		

（2）入选标准　年龄 18 ~ 75 岁；符合中医辨证分型标准及西医诊断标准；未用中药或停用其他中药 1 个月以上，停用各种抗心律失常西药 1 个月以上；自愿受试并签署知情同意书。

（3）排除标准　各种致命性恶性心律失常；合并严重心血管疾病（急性心肌炎或急性心肌梗死病程≤ 3 个月、不稳定心绞痛、未控制的 3 级高血压或低血压、心功能 NYHA 分级 3 级以上的严重心衰）及肝、肾、造血系统及精神性疾病；因药物、甲状腺功能异常等引起的心律失常者；妊娠哺乳期妇女；已知或可能对试验药物过敏者。

2. 治疗方法

两组均采取常规治疗原发病。治疗组口服调脉饮：牡丹皮 15g，赤芍 15g，太子参 30g，麦冬 15g，五味子 10g，香附 10g，香橼 10g，佛手 10g，乌药 10g，水煎服（由北京中医医院代煎），每日 1 剂，分 2 次温服，200mL/ 次。根据兼证在原方基础上加减，伴失眠多梦者，加莲子心、炒酸枣仁、首乌藤；

头晕头胀者，加天麻、钩藤、白芍；气虚明显者加太子参、生黄芪；阴血虚明显者，加生地黄、当归。对照组口服琥珀酸美托洛尔缓释片（阿斯利康制药有限公司，批号 1411070），47.5mg/ 次，每日 1 次。两组疗程均为 4 周。

3. 临床观察指标

参照《中药新药治疗心悸的临床研究指导原则（试行）》分别观察并记录患者以下症状：心悸、气短、胸闷、乏力、口干喜饮、舌苔、脉象，按症状记分标准予以判断，无、轻度、中度、重度分别计为 0、3、6、9 分。根据积分变化判断证候疗效。心室率在 60 次 /min 以上的心律失常即可诊断为快速型心律失常，包括窦性心动过速、阵发性室上性心动过速、心房颤动、房性期前收缩、室性期前收缩。两组患者分别于治疗前后检测 24h 动态心电图，分析心室率。

4. 疗效判定标准

（1）心律失常疗效标准　参照《中药新药临床研究指导原则（试行）》、中西医结合会议制定的疗效标准制定。显效：心电图或 24h 动态心电图改善明显——心电图检查，未见期前收缩、心动过速，或偶有期前收缩（＜ 3 次 /min）；24h 动态心电图检查，期前收缩消失或发作次数减少≥ 80%，阵发性室上性心动过速或心房颤动发作基本控制或者频发转为偶发，发作次数减少≥ 80%，持续时间缩短≥ 80%。有效：心电图或 24h 动态心电图查好转——80% ＞期前收缩减少≥ 50%、80% ＞成对早搏减少≥ 50%，心室率减慢——80% ＞阵发性室上性心动过速或心房颤动发作次数减少≥ 50%，80% ＞持续时间缩短≥ 50%，或频发转为多发、多发转为偶发。无效：心律失常治疗前后无变化或＜ 50%。

（2）中医症状疗效评分标准　显效：各项症状基本或完全消失，积分减少≥ 70%。有效：各项症状改善，治疗后积分减少 30% ~ 69%。无效：各项症状无明显改善，治疗后积分可减少＜ 30%。疗效指数＝[（治疗前积分 - 治疗后积分）/ 治疗前积分]×100%。

5. 安全性指标观测

根据一般体检项目、血尿常规检查、肝肾功能检测等判断用药安全性。血压、呼吸、脉搏、血、尿常规及肝、肾功能治疗前后各检查 1 次。详细记录不良反应的出现频率、持续时间、临床处理措施及与试验药物的关系评价等。患者的依从性根据复诊、电话随访了解病情，并督促患者服药及定期复查，以减少失访率。

6. 统计学方法

应用 SPSS16.0 软件进行数据统计。计量资料符合正态分布采用 t 检验，不符合正态分布采用秩和检验；计数资料采用 χ^2 或 Fisher 精确概率法检验。$P < 0.05$ 为差异有统计学意义。

（二）结果

1. 两组心律失常疗效比较

治疗组总有效率为 86.67%，对照组为 56.67%。2 组比较差异有统计学意义（$\chi^2 = 6.708$，$P < 0.05$），见表 2–8。

表 2–8　两组心律失常患者疗效比较（例）

组别	例数	显效	有效	无效	总有效
治疗组	30	7	19	4	26
对照组	30	4	13	13	17

2. 两组中医证候疗效比较

治疗组总有效率为 93.33%，对照组为 63.33%。2 组比较差异有统计学意义（$\chi^2 = 7.957$，$P < 0.05$），见表 2–9。

表 2–9　两组心律失常患者中医证候疗效比较（例）

组别	例数	显效	有效	无效	总有效
治疗组	30	12	16	2	28
对照组	30	8	11	11	19

3. 两组中医证候积分比较

治疗组各单项中医症状较治疗前均改善显著（$P < 0.01$），气短、乏力、口干喜饮、舌象、脉象改善情况优于对照组（$P < 0.01$）；心悸、胸闷改善程

度两组比较无显著差异（$P > 0.05$），见表 2-10。

表 2-10　两组心律失常患者中医单项症状积分（$\bar{x} \pm s$，分）

组别	例数	心悸	胸闷	气短	乏力	口干喜饮	舌象	脉象
治疗组	30							
治疗前		6.70 ± 1.92	5.10 ± 2.32	2.30 ± 2.55	2.70 ± 3.44	3.20 ± 3.23	5.10 ± 1.93	6.20 ± 2.33
治疗后		2.40 ± 2.33[a]	2.40 ± 2.24[a]	1.40 ± 2.11[ab]	1.30 ± 2.33[ab]	0.09 ± 1.34[ab]	1.90 ± 1.65[ab]	2.60 ± 1.71[ab]
t 值		6.030	4.878	1.756	2.276	3.604	5.406	6.000
P 值		0.000	0.000	0.002	0.003	0.001	0.000	0.000
对照组	30							
治疗前		6.80 ± 2.22	4.80 ± 2.73	2.30 ± 2.52	2.20 ± 3.13	2.80 ± 3.04	4.80 ± 1.84	5.90 ± 2.27
治疗后		2.70 ± 2.62[a]	2.60 ± 2.52[a]	2.10 ± 1.87	2.10 ± 1.84	2.50 ± 2.41	3.90 ± 1.81	5.10 ± 2.55
t 值		4.474	2.483	1.756	2.276	2.112	2.562	2.984
P 值		0.000	0.007	0.091	0.060	0.062	0.053	0.083
两组治疗后比较 t 值		−0.372	−0.211	−3.341	−3.262	−3.194	−3.217	−3.283
两组治疗后比较 P 值		0.324	0.317	0.002	0.002	0.003	0.004	0.005

注：与同组治疗前比较，[a]$P < 0.01$；与对照组治疗后比较，[b]$P < 0.01$。

4. 安全性评价

本研究对两组患者治疗前后分别进了血尿常规、肝肾功能等基本检查，参数均正常。在研究观察结束时，两组治疗前后的检查结果比较差异无统计学（$P > 0.05$）。治疗组出现 1 例不良反应为服药早期（1 ~ 2 周内）出现轻度腹泻，患者可耐受，不影响治疗，继续观察后症状改善。对照组 2 例不良反应出现烧心、轻度头晕，患者可耐受，不影响治疗，继续观察后上述症状改善。

两组不良反应发生率比较（$\chi^2 = 3.000$，$P = 0.223$），差异无统计学意义，见表 2-11。

表 2-11　2 组心律失常患者不良反应情况比较（例）

组别	例数	烧心	食欲下降	腹泻	头晕
治疗组	30	0	0	1	0
对照组	30	1	0	0	1

（三）讨论

1. 快速型心律失常的病因病机

快速型心律失常的发病多以忧郁思虑、饮食劳作或各种心脏病变日久，而致心之气阴耗损，心之气阴两虚为最初表现。气虚则帅血无力而致血行不畅、缓慢；阴虚则脉道失于濡养，加重血行不畅，脉道痹塞。气血不能正常周流，则气机不得顺畅，长期滞于体内瘀郁化热，燔灼阴津，内火扰动心神，血脉流行不畅，瘀可致乱、热可致急，则出现脉率快而不齐。表现为心悸而烦、气短乏力、口干喜饮，甚至伴发胸闷、失眠多梦、头晕耳鸣，舌红暗，苔薄黄，甚或舌质碎裂，舌苔薄少剥脱，脉细数或疾、促、促代、涩而数等。本病本虚标实，其形成关键在于“热”，此热在血分。

2. 治则治法

快速型心律失常以心之气阴亏虚为本，以血脉不畅、瘀郁化热为标。“瘀热”是其发病的关键。所以，选用方药调脉饮从凉血清热、益气养心、理气通脉 3 个方面进行论治，切中该病的病机特点。调脉饮方由牡丹皮、赤芍、太子参、麦冬、五味子、香附、香橼、佛手、乌药组成，其中牡丹皮、赤芍凉血清热和血，二者共为君药；太子参、麦冬、五味子以益气养心，共为臣药；香附、香橼、佛手、乌药理气以助通脉，肝脾同调，使补而不滞、凉而不遏，共为佐使。调脉饮全方体用同调、补泻兼施、寒温并用，以寒为主、以温为辅，标本同治，契合快速型心律失常心气阴虚、血脉瘀阻、瘀郁化热、本虚标实的病机特点，因病机关键是“瘀热”，根本因素是“心脏亏虚”，因此治疗的关键在于凉血清热。治疗后的调脉饮组快速型心律失常发作次数减少，且在证候改善方面优于口服琥珀酸美托洛尔缓释片组。表明调脉饮治疗气阴两虚兼瘀郁化热型快速型心律失常疗效确切。

由于本研究中纳入病例数较少、疗程较短，期待扩大样本量、延长疗程并加入血清学、代谢组学及心脏超声等方面检验指标，以期进一步从机理上解释凉血清热法对快速型心律失常患者的影响，并在临床上进一步推广应用。

（《国际中医中药杂志》，2016 年第 7 期）

八、调脉合剂干预气阴两虚型室上性心律失常随机平行对照研究

心律失常是心血管科常见疾病，按起源部位分室上性与室性，按心率快慢分快速型和缓慢型。其中室上性快速型心律失常最为常见，西医治疗主要依靠β－受体阻滞剂、胺碘酮及射频消融术，传统抗心律失常药多有致心律失常的潜在风险且毒副作用较多，射频消融术是医疗费用较高的有创性治疗。首都医科大学附属北京中医医院国家级名老中医魏执真教授在心律失常诊治方面有丰富的临床经验，创立“调脉饮”临床已证实对心律失常防治及改善患者全身症状具有较好疗效，目前已作为院内制剂“调脉合剂”广泛应用。

心脏节律受交感神经和迷走神经的双重支配，生理情况下二者保持动态平衡。近年来国内外研究证实心律失常发生、发展过程中存在交感－迷走神经失衡，自主神经功能降低，保护和维持自主神经系统的平衡对心律失常的治疗和预防复发具有重要意义并越来越受到临床重视。心率变异性（HRV）可定量检测并反映人体自主神经总能量、交感神经与迷走神经张力、以及交感与迷走平衡状态。我们采用随机平行对照方法，调脉合剂干预气阴两虚型室上性心律失常，观测中医证候积分、心脏自主神经功能，与西药倍他乐克治疗对照，获满意疗效，现报告如下。

（一）资料与方法

1. 诊断标准

（1）西医诊断　室上性快速心律失常：参照《室上性快速心律失常治疗指南》《黄宛临床心电图学》，以心电图及动态心电图为依据：

①窦性心动过速：心电图见窦性 P 波，频率≥ 100 次 / 分，P–R 间期＞0.12 秒。

②房性心动过速：P 波消失，可见房性 P' 波，频率 150 ~ 250 次 / 分，心

房率＞心室率，P'-R 间期＞0.12 秒。心律绝对整齐。

③心房颤动：P 波消失，代之以大小不等、形态不同的 f 波，频率 350 ~ 600 次 / 分，QRS 波频率完全不规则。

④心房扑动：P 波消失，出现 F 波，频率 250 ~ 300 次 / 分，F 波之间通常无等电位线，QRS 波频率通常规整。

⑤阵发性室上性心动过速：频率 150 ~ 250 次 / 分钟，节律规整；P 波为逆行性（Ⅱ、Ⅲ、aVF 导联倒置），并与 QRS 波保持恒定关系；QRS 波群形态与时限多正常。

（2）中医诊断　参照《中药新药治疗心悸的临床研究指导原则》及《心律失常中医诊治》气阴两虚型。

主症：心悸。次症：气短、胸闷、乏力、口干喜饮。舌象：舌淡红或暗红，苔薄白或薄黄。脉象：数、疾、促、促代、涩而数。具备主症加任意一项次症，结合舌、脉即可诊断。

2. 纳入标准

①年龄 45 ~ 70 岁。②辨证分型：气阴两虚。③职业、学历、社会背景无特殊限制。④知情同意，签署知情同意书。

3. 排除标准

①持续性心房颤动或房扑。②瓣膜性心脏病（超声心动诊断）。③心、肝、肾等重要脏器严重疾病，原发性疾病不稳定。④心肌病、甲亢、电解质紊乱、药物影响等引起心律失常。⑤妊娠或哺乳期妇女。⑥对该研究涉及药物过敏。

4. 退出标准

①不符合纳入条件，纳入错误或未按规定实施干预措施。②严重合并症、并发症或特殊生理变化。③不再接受用药及检测。④治疗过程中出现紧急情况（如恶性心律失常）；严重不良反应等。

退出 / 脱落病例按退出 / 脱落时疗效纳入疗效判定，并全数据集分析。

5. 一般资料

遵照赫尔辛基宣言及《涉及人的生物医学研究伦理审查办法（试行）》，本方案获得首都医科大学附属北京中医医院伦理委员会批准并全过程跟踪

（2016BL-062-02）。纳入样本 90 例均为首都医科大学附属北京中医医院心内科 2016 年 11 月至 2018 年 10 月住院及门诊患者，按就诊顺序号随机分为两组。两组人口学资料及临床特征具有均衡性（$P > 0.05$），见表 2-12。

表 2-12 两组人口学资料及临床特征

组别	例数	性别（例）男 / 女	年龄（岁）	平均年龄 [$(\bar{x} \pm s)$，岁]	心律失常类型（例）				
					窦性心动过速	阵发房速	阵发室上速	阵发性心房颤动	阵发房扑
治疗组	45	26/19	51 ~ 66	62.18 ± 5.22	10	5	11	17	2
对照组	45	28/17	52 ~ 67	59.71 ± 2.63	13	7	10	14	1
组间比较		$\chi^2 = 0.162$		t=1.117	$\chi^2 = 0.458$				
P		0.687 > 0.05		0.264 > 0.05	0.728 > 0.05				

6. 治疗方法

连续治疗 4 周为 1 个疗程。忌烟酒肥甘，保持饮食清淡，避免精神刺激。

（1）对照组　口服倍他乐克（阿斯利康制药有限公司，国药准字 H32025391），12.5mg，每日 2 次。基础常规治疗：伴高血压、高脂血症、糖尿病，降压、降脂、降糖及抗血小板等治疗。

（2）治疗组　口服调脉合剂（首都医科大学附属北京中医医院院内成药制剂，原方组成：丹参 30g，香附、佛手各 10g，川芎、赤芍、麦冬、牡丹皮各 15g，太子参 30g，黄连 10g，五味子 6g，乌药、香橼各 10g，每 1mL 含生药 2.20g），50mL，每日 2 次，早晚餐前 30min 口服。基础治疗同对照组。

7. 观察指标

中医证候疗效积分、HRV 指标（时域指标 SDNN、rMSSD，频域指标 TP、LF、HF）、24h 平均心率、不良反应。

（1）中医症状积分　观察心悸、胸闷、气短、乏力、口干等症状，主症按无、轻度、中度、重度分别计 0 分、2 分、4 分、6 分，次症按无、轻度、中度、重度分别计 0 分、1 分、3 分、5 分。

（2）HRV 指标及 24h 平均心率

采用动态心电分析系统，心电数据处理采用“人机对话”，剔除原始记录数据中全部干扰信号，分析 HRV（时域和频域）及心率、24h 平均心率（HR）。

HRV 分析。时域指标：全部正常窦性心搏间期 NN 的标准差（SDNN）；全部相邻 NN 间期之差的均方根（rMSSD）。频域指标：运用自递归法将心搏间期变化转变为频谱计算功率谱密度。

8. 疗效标准

治疗 1 个疗程（4 周），判定中医证候疗效积分，参照《中药新药临床研究指导原则》。显效：临床症状基本或全部消失，疗效指数> 70%。有效：临床症状有改善，疗效指数为 30% ~ 70%。无效：临床症状无改善或出现加重，疗效指数< 30%。疗效指数=（治疗前症状积分 – 治疗后症状积分）/ 治疗前症状积分 ×100%。

9. 统计学方法

统计专业人员采用 SPSS20.0 统计软件。计量资料采用（$\bar{x}\pm s$）表示，组间比较采用成组 t 检验，组内治疗前后比较采用配对 t 检验；计数资料采用例数表示，组间比较采用 χ^2 检验。以 $P < 0.05$ 为差异显著。

（二）结果

1. 两组中医证候积分疗效比较

治疗 1 个疗程（4 周），中医证候疗效积分疗效治疗组优于对照组（$P < 0.05$），见表 2–13。

表 2–13　两组中医证候积分疗效（例）

组别	例数	显效	有效	无效	总有效率（%）	组间比较
治疗组	45	20	23	2	95.56	$\chi^2 = 2.361$
对照组	45	13	20	12	73.33	P=0.034 < 0.05

2. 两组 HRV 指标、24h 平均心率比较

治疗 1 个疗程（4 周），HRV 指标 SDNN、rMSSD、HF、TP 均有改善（$P < 0.05$），治疗组改善优于对照组（$P < 0.05$）。LF 较前无明显变化（$P > 0.05$）。24h 平均心率均明显降低（$P < 0.05$），组间无明显差异（$P > 0.05$），见表 2–14。

表 2-14 两组 HRV 指标及 24h 平均心率变化变化 （$\bar{x} \pm s$）

指标	组别	例	治疗前	治疗后	治疗前组间比较		治疗前后组内比较		治疗后组间比较	
					检验值	P 值	检验值	P 值	检验值	P 值
SDNN（ms）	治疗组	45	92.12 ± 10.10	135.23 ± 19.31	t=0.331	0.473 ＞ 0.05	t=9.622	0.011 ＜ 0.05	t=9.223	0.023 ＜ 0.05
	对照组	45	97.30 ± 16.09	124.38 ± 22.40			t=8.243	0.022 ＜ 0.05		
rMSSD（ms）	治疗组	45	21.24 ± 4.32	39.76 ± 6.29	t=0.526	0.248 ＞ 0.05	t=7.483	0.013 ＜ 0.05	t=12.101	0.019 ＜ 0.05
	对照组	45	23.16 ± 8.02	34.12 ± 9.30			t=7.214	0.034 ＜ 0.05		
TP（ms^2/Hz）	治疗组	45	1496.67 ± 147.42	2047.72 ± 131.16	t=0.601	0.427 ＞ 0.05	t=6.548	0.021 ＜ 0.05	t=7.674	0.031 ＜ 0.05
	对照组	45	1421.68 ± 124.19	1964.37 ± 101.16			t=6.332	0.037 ＜ 0.05		
LF（ms^2/Hz）	治疗组	45	269.45 ± 94.02	282.32 ± 87.13	t=0.064	0.501 ＞ 0.05	t=0.347	0.731 ＞ 0.05	t=0.615	0.684 ＞ 0.05
	对照组	45	283.48 ± 76.32	292.20 ± 82.16			t=0.473	0.692 ＞ 0.05		
HF（ms^2/Hz）	治疗组	45	120.10 ± 10.18	227.00 ± 17.21	t=0.502	0.614 ＞ 0.05	t=8.541	0.012 ＜ 0.05	t=10.372	0.024 ＜ 0.05
	对照组	45	124.36 ± 17.60	207.65 ± 21.40			t=9.216	0.027 ＜ 0.05		
HR（次 / 分）	治疗组	45	108.30 ± 18.20	86.60 ± 12.72	t=0.832	0.671 ＞ 0.05	t=6.024	0.027 ＜ 0.05	t=0.704	0.617 ＞ 0.05
	对照组	45	112.20 ± 18.42	90.82 ± 19.40			t=5.847	0.030 ＜ 0.05		

3. 不良反应

观察过程中两组均无严重不良反应。

（三）讨论

1. 心律失常与心脏自主神经状态

室上性快速心律失常在心内科较为常见，多表现为心悸、气短、胸闷及头晕等，严重会出现血流动力学障碍，导致晕厥甚至死亡，发生率高且易复发，治疗困难，使患者生活质量、工作能力下降，心功能恶化、基础心脏病加重。研究证实自主神经系统对维持心脏电生理活动及正常节律起着重要作用，通过释放神经递质作用于受体调节离子通道，进而调节心脏节律。生理情况下迷走与交感神经保持动态平衡，心律失常时自主神经功能降低，迷走 – 交感失衡。HRV 分析可以评估心脏自主神经状态，时域指标 SDNN 可衡量交感神经和迷走神经的均衡性，rMSSD 评估迷走神经张力；频域指标 TP 代表自主神经系统总能量，HF 代表迷走神经张力，LF 代表交感张力。

研究发现阵发性心房颤动患者往往伴 HRV 降低，迷走张力降低及交感与迷走张力失衡。阵发室上速患者 SDNN、rMSSD 较健康者降低，说明自主神经功能失衡及受损，主要体现为迷走张力降低；且阵发室上速发作频繁患者的心脏交感张力进一步增强，迷走张力减弱。发生室性心动过速的冠心病患者自主神经功能降低，迷走神经张力降低更明显。房室传导阻滞则表现为迷走神经张力相对较高。改善心脏自主神经状态对心律失常的防治具有重大意义。倍他乐克早已被证实可提高迷走神经张力、改善 HRV 从而调整心脏自主神经平衡。在无禁忌证前提下所有快速型心律失常治疗应优先选择。但长期应用有诱发缓慢型心律失常的风险，还容易引起糖脂代谢紊乱及性功能障碍；此外近年来还有倍他乐克导致腹泻、关节疼痛、头痛眩晕、视力下降等不良反应的报道。

2. 心律失常的中医学认识

中医学并无“心律失常”的病名，根据其临床表现可归属“心悸”“怔忡”范畴，关于其病因病机，历代医家多认为系气血阴阳亏虚、心失所养或痰饮瘀血阻滞、心脉不畅所致。现代医家张学文提出“虚—瘀—火”是主要病因病机，三者胶结聚集，缠绵难解。白瑞娜等从“风邪致病”的角度阐述了快速型心律失常的发病。吴鸿等将发病机制总结为“虚”“瘀”“热”，即气阴亏虚，热毒瘀血，心神失养。路志正认为心悸与中焦失调、阳明郁热关系密切。

中医药治疗心律失常根本在于辨证论治，往往从整体性调控、多靶点干预，疗效确切且安全性高。近年来多项临床研究证实，针对快速型心律失常患者，中医药治疗可以提高SDNN、rMSSD等水平，改善迷走神经功能及自主神经功能，减少心律失常发作。针对缓慢型心律失常可以增强患者交感神经张力，减小迷走神经张力，促进自主神经功能恢复进而提高心率。从“调气血和阴阳”“阴平阳秘”的角度考虑，中医药治疗心律失常与改善自主神经系统平衡有关。

3. 调脉合剂

调脉合剂源于魏执真教授总结多年治疗心律失常经验所创之“调脉饮”。方中牡丹皮、赤芍凉血清热调脉，川芎、丹参活血通脉，香附、乌药、佛手、香橼理气通脉，五味子、麦冬、太子参益气养阴，黄连厚肠。魏教授认为形成快速型心律失常最重要的原因为“热”，此“热”为“瘀热”，治疗宜“凉血调脉”。韩垚发现，调脉饮根本在于凉血调脉，方中主药牡丹皮、赤芍合用，寒而不遏，散瘀活血而不伤血，既能泄血分郁热，又能散血中瘀滞，使血凉则热自清而不致煎熬血液成瘀，瘀化则脉络畅通而不致瘀郁生热。现代药理学研究显示，牡丹皮主要成分牡丹皮酚具有明显抗心律失常作用，可以抑制心肌细胞自律性，延迟后去极及触发活动；还可以降低钙离子通道膜电位兴奋性，具有钙离子通道阻滞剂的作用。赤芍主要成分赤芍总甙可以稳定心肌细胞膜、清除自由基，抑制心肌细胞凋亡，对心肌细胞损伤具有保护作用。对调脉饮的实验研究显示：以“凉血调脉”为切入点对照观测，分“凉血组”“全方组”和“去凉血清热组”，“凉血组”和“全方组”较“去凉血清热组”对实验诱发模型大鼠的心律失常有明显的改善作用；“凉血组”及“全方组”可减少各种快速型心律失常的发生时间，同时降低心肌L型钙通道β2亚基表达，降低L型钙通道活性，减少钙超载，达到防治快速心律失常的作用。

本研究采用调脉合剂干预气阴两虚室上性心律失常（心脏自主神经功能异常），观测中医证候积分、心脏自主神经功能、24h平均心率，并与西药倍他乐克治疗对照。中医证候积分疗效治疗组优于对照组（$P < 0.05$）。24h平均

心率均降低（$P < 0.05$），组间无显著差异（$P > 0.05$）。HRV 指标 SDNN、rMSSD、TP、HF 等两组均有改善（$P < 0.05$），治疗组改善优于对照组（$P < 0.05$）。本研究结果提示调脉合剂可提高自主神经总能量及迷走系统能量，较倍他乐克可更好调整心律失常患者心脏自主神经功能，对快速型心律失常的防治具有较好的作用，未见明显不良反应，临床应用安全性较好。

综上，调脉合剂治疗气阴两虚型室上性心律失常，不仅可有效控制临床症状、改善中医证候积分，还可改善 HRV 指标、平均心率，对室上性快速心律失常的防治具有较好的作用，临床应用安全性高，值得进一步推广。由于本研究对 HRV 指标的观测例数偏少，期待今后进一步扩大样本量深入研究。

（《中医药导报》，2020 年第 14 期）

九、魏执真教授治疗快速型心律失常证治规律的研究

心律失常是临床常见病，患者可自觉心悸、心慌、心跳暂停感，或因血流动力学异常而产生更为严重的症状，如胸痛、喘憋、昏厥等。临床上常将心律失常分快速型与缓慢型两类。针对快速型心律失常的治疗，主要有药物治疗和射频消融，药物治疗仍占主要位置，但存在一定的致心律失常作用，某些药还有毒副作用，使得不少患者不能耐受。此外，对于单纯无危害的早搏无须服用抗心律失常药物治疗，但患者往往有自觉症状，从而影响生活质量。中药无毒副作用，不仅能改善患者的不适症状，并且经临床及实验研究证实，中药有抗心律失常的作用，相对西药而言，中药在心律失常的治疗中具有自己独特的优势。

导师魏执真教授治疗心律失常有着独特的辨治思路和方法，即“以脉为主，四诊合参，分为两类、十型、三证候”，对于绝大多数的快速型心律失常，提出“益气养心、理气通脉、凉血清热”的创新性的治疗方法，强调“凉血清热”法是治法中的关键。

我在3年的跟随师抄方学习中，体会到：两类、十型为心律失常的辨证论治给出了一个基本的框架，但是在临床实践中，患者有不同的个体差异，病情有轻有重，魏老师遣方用药并非一味固守她自拟的调脉汤系列。因此，我将3年来魏老师诊治的快速型心律失常病例加以收集整理，利用统计学方法，进一步探求老师治疗快速型心律失常的证治规律，并初步分析总结快速型心律失常的常见证候要素。

（一）临床资料

收集整理2008年10月—2011年9月魏老师治疗的快速型心律失常患者病例，共325份。

（二）诊疗标准

1. 快速型心律失常诊断标准

参考《心脏病学》。

2. 病例纳入标准

①符合快速型心律失常诊断标准。②复诊≥ 3 次。

3. 病例排除标准

①甲状腺功能亢进者。②电解质紊乱、药物所致心律失常者。③急性心肌梗死≤ 3 个月、不稳定心绞痛者。④严重心衰，心功能 3 级以上者。⑤妊娠或哺乳期妇女。⑥严重肝肾功能损害者。

（三）研究方法

1. 数据库的建立

采用 Microsoft Excel 2007 建立快速型心律失常患者资料数据库。患者资料包括：姓名、性别、年龄、就诊日期、临床症状、舌脉、诊断（如室性早搏）、基础病、方药。

数据录入方法：

（1）姓名、年龄、就诊日期、舌脉、诊断和基础病均按患者实际情况录入。

（2）性别：1= 男性，2= 女性。

（3）临床症状：将病历中记载的所有症状逐一录入作为字段名称，然后按照症状的有无分别填写每位患者情况。有此症状 =1，无此症状 =0。复诊时新出现的症状一并录入。

（4）方药：将每位患者的初诊处方用药进行录入，复诊时相同用药不再录入，仅录入增加药物。患者每张处方中出现的药物作为字段名称，然后逐一按照每位患者具体处方录入，有 =1，无 =0。魏老师一般用药剂量为 10g，但某些药根据患者情况剂量有所变化，因此，对这些药的剂量也进行录入，以便统计分析，寻求剂量变化的规律。

姓名	性别	年龄	就诊日期	心悸	气短	乏力	胸闷	胸痛	背痛	心烦	手足心热	口干喜饮
ZYYI	2	73	2008-10-9	1	1	0	0	0	0	0	0	0
ZXLI	1	48	2008-10-9	1	0	1	1	0	0	0	0	0
CLZH	2	56	2008-10-9	1	1	0	0	0	0	0	0	1
WEQI	1	72	2008-10-9	0	0	1	1	0	0	0	0	1
WXLA	2	55	2008-10-9	1	0	0	0	0	0	0	0	1
WXFE	2	81	2008-10-9	1	1	0	1	0	0	0	0	0
YSYI	2	79	2008-10-10	1	1	1	0	0	0	0	0	1
DWCA	1	70	2008-10-10	1	0	1	1	0	0	0	0	0
WDWA	1	63	2008-10-16	1	0	1	1	0	0	0	0	1

图 2-1　症状数据库

姓名	基础病	诊断
ZYYI	扩心病	持续房颤
ZXLI	扩心病	频发室早
CLZH	病窦综合征	阵发房颤
WEQI		阵发房颤
WXLA		阵发房颤
WXFE	二尖瓣脱垂，高血压	持续房颤
YSYI	高血压	持续房颤

图 2-2　疾病数据库

姓名	太子参	麦冬	五味子	香附	香橼	佛手	乌药	牡丹皮	赤芍	黄连	诃子	沙参
ZYYI	1	1	1	0	0	0	0	0	0	0	0	0
ZXLI	1	1	1	0	0	0	0	0	0	1	0	0
CLZH	1	1	1	0	0	0	0	0	0	1	0	0
WEQI	1	1	1	0	0	0	0	0	0	0	0	0
WXLA	1	1	1	1	1	1	1	1	1	1	1	0
WXFE	1	1	1	1	1	1	1	1	1	1	1	0
YSYI	1	1	1	1	1	1	1	1	1	1	0	1
DWCA	1		0	1	0	0	1	0	0	1	0	0
WDWA	1	1	1	1	1	1	1	1	1	1	0	1

图 2-3　药物数据库

2. 统计学方法

采用SPSS16.0统计软件进行统计分析。将Excel数据导入SPSS数据库中，以频数分析统计快速型心律失常的常见症状和魏老师治疗快速型心律失常的常用药物等指标，以因子分析、聚类分析将常见症状分析归类得出快速型心律失常的主要证候要素，以及目前魏老师治疗快速型心律失常的基本方药；以二分类Logistic回归分析方法（Binary Logistic regression）分析魏老师治疗快速型心律失常的用药与快速型心律失常不同类型之间的潜在规律性。

（四）结果

1. 患者一般情况

325例患者中，男性130例，女性195例；年龄6～87岁，平均（55.13±16.65）岁。基础疾病中，单纯冠心病14例，冠心病合并高血压8例，冠心病合并糖尿病2例，同时患冠心病、高血压、糖尿病者2例，冠心病总共可计26例；单纯高血压39例，高血压合并糖尿病5例，另有1例高血压患者伴心衰，1例高血压患者有二尖瓣脱垂，高血压总共可计46例；单纯糖尿病5例；风湿性心脏病6例，其中3例伴心衰，1例二尖瓣置换术后；扩张型心肌病5例；致心律失常型右室心肌病1例；先心病3例，其中1例二尖瓣置换术后，1例房间隔缺损封堵术后，1例动脉导管未闭封堵术后；3例有脑动脉硬化、椎-基底动脉供血不足；1例冠状动脉肌桥；1例有支气管哮喘；1例有类风湿性关节炎；1例曾明确诊断心肌炎；还有2例患者诉诊断“心衰”，但基础病患者讲述不清。无明显器质性病变者225例。

2. 患者心律失常各类型分布情况

325例患者中，所患心律失常分型情况见表2-15。

表2-15 患者快速型心律失常类型具体分布情况

心律失常类型	例数
窦性心动过速	52
阵发性心房颤动	57
持续心房颤动	31

表 2-15（续）

心律失常类型	例数
室性早搏	93
频发室性早搏	49
房性早搏	83
频发房性早搏	27
阵发性室上速	7
阵发室速	2

3. 用药频率分析

在 325 份病例中，魏老师共用中药 88 种。其中次数最多者为香附，频率为 99.4%。最少的有三七粉等 15 种，频率为 0.3%。具体结果见表 2-16。

表 2-16 总体用药频率表

序号	药名	频次	频率	序号	药名	频次	频率
1	香附	323	99.4%	45	生黄芪	6	1.8%
2	牡丹皮	317	97.5%	46	乌梅	6	1.8%
3	赤芍	317	97.5%	47	山药	5	1.5%
4	黄连	314	96.6%	48	瓦楞子	5	1.5%
5	乌药	312	96.0%	49	焦三仙	5	1.5%
6	麦冬	306	94.2%	50	大腹皮	5	1.5%
7	五味子	306	94.2%	51	车前子	4	1.2%
8	香橼	294	90.5%	52	炒栀子	4	1.2%
9	佛手	294	90.5%	53	玉竹	4	1.2%
10	沙参	228	70.2%	54	阿胶	4	1.2%
11	太子参	152	46.8%	55	桑枝	4	1.2%
12	诃子	90	27.7%	56	丝瓜络	4	1.2%
13	白芍	65	20.0%	57	干姜	3	0.9%
14	莲子心	52	16.0%	58	青果	3	0.9%
15	炒白术	47	14.5%	59	瓜蒌	3	0.9%
16	丹参	44	13.5%	60	决明子	3	0.9%
17	枳壳	41	12.6%	61	西洋参	2	0.6%

表 2-16（续）

序号	药名	频次	频率	序号	药名	频次	频率
18	川芎	38	11.7%	62	冬瓜皮	2	0.6%
19	百合	34	10.5%	63	桑白皮	2	0.6%
20	茯苓	28	8.6%	64	葶苈子	2	0.6%
21	钩藤	23	7.1%	65	连翘	2	0.6%
22	炒薏苡仁	22	6.8%	66	前胡	2	0.6%
23	川牛膝	22	6.8%	67	辛夷	2	0.6%
24	板蓝根	19	5.8%	68	首乌藤	2	0.6%
25	生地黄	18	5.5%	69	黄精	2	0.6%
26	紫苏梗	18	5.5%	70	石斛	2	0.6%
27	半夏	18	5.5%	71	生白术	2	0.6%
28	陈皮	18	5.5%	72	木瓜	2	0.6%
29	锦灯笼	15	4.6%	73	生甘草	2	0.6%
30	厚朴	14	4.3%	74	三七	1	0.3%
31	玄参	13	4.0%	75	红景天	1	0.3%
32	桑叶	13	4.0%	76	金银花	1	0.3%
33	菊花	13	4.0%	77	杏仁	1	0.3%
34	蝉蜕	13	4.0%	78	枇杷叶	1	0.3%
35	石决明	12	3.7%	79	白芷	1	0.3%
36	珍珠母	12	3.7%	80	吴茱萸	1	0.3%
37	天麻	12	3.7%	81	当归	1	0.3%
38	炒酸枣仁	12	3.7%	82	槟榔	1	0.3%
39	木香	7	2.2%	83	鸡血藤	1	0.3%
40	泽泻	7	2.2%	84	片姜黄	1	0.3%
41	青黛	7	2.2%	85	生磁石	1	0.3%
42	浙贝	7	2.2%	86	生龙骨	1	0.3%
43	升麻	7	2.2%	87	生牡蛎	1	0.3%
44	浮小麦	7	2.2%	88	竹叶	1	0.3%

由上表可以看出，用药频率在前10位者有香附、牡丹皮、赤芍、黄连、乌药、麦冬、五味子、香橼、佛手和沙参，其中香附位居榜首，牡丹皮、赤芍分列第二、第三。为便于总结，我将以上88种中药按使用频率分为高频药，应用频率≥40%；中频药，10%≤应用频率＜40%；低频药，应用频率＜10%。高频药11种，中频药8种，低频药69种。具体高频药和中频药见表2–17。

表2–17 高频药和中频药使用情况

频率分级	药物
高频药	香附、牡丹皮、赤芍、黄连、乌药、麦冬、五味子、香橼、佛手、沙参、太子参
中频药	诃子、白芍、莲子心、炒白术、丹参、枳壳、川芎、百合

4. 用药聚类分析

将用药频率＞10%的药物进行聚类分析，分为9组药物，结果如图2–4。

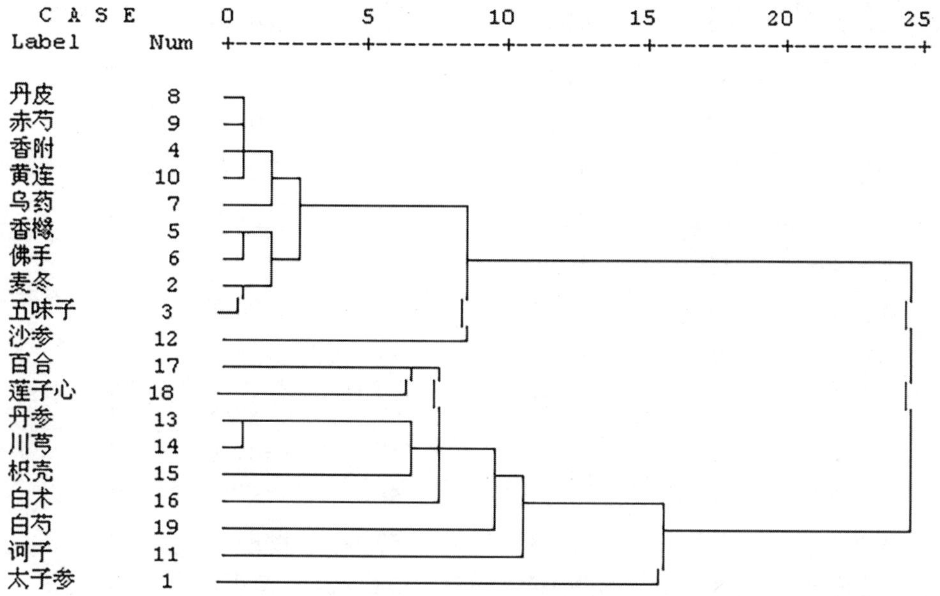

图2–4 用药聚类图

C1：牡丹皮、赤芍、黄连、香附、乌药。C2：香橼、佛手、麦冬、五味子。C3：沙参。C4：百合、莲子心。C5：丹参、川芎、枳壳。C6：炒白术。C7：白芍。C8：诃子。C9：太子参。

5. 不同类型心律失常用药分析

（1）心房颤动

1）用药频率分析：在 88 份心房颤动病例中，魏老师共用中药 74 种。其中次数最多者为香附，频率为 100%。最少的有三七粉等 22 种，使用 1 次，频率为 1.1%。用药频率＞50% 者有太子参、沙参、麦冬、五味子、白芍、香附、香橼、佛手、乌药、牡丹皮、赤芍和黄连。具体结果见表 2–18。

表 2–18 心房颤动用药频率表

序号	药名	频次	频率	序号	药名	频次	频率
1	香附	88	100.0%	38	锦灯笼	3	3.4%
2	乌药	86	97.7%	39	蝉蜕	3	3.4%
3	牡丹皮	83	94.3%	40	青黛	3	3.4%
4	赤芍	83	94.3%	41	浙贝母	3	3.4%
5	黄连	81	92.0%	42	山药	3	3.4%
6	麦冬	80	90.9%	43	乌梅	3	3.4%
7	五味子	80	90.9%	44	炒酸枣仁	3	3.4%
8	香橼	78	88.6%	45	瓜蒌	3	3.4%
9	佛手	78	88.6%	46	川牛膝	3	3.4%
10	沙参	63	71.6%	47	桑白皮	2	2.3%
11	太子参	57	64.8%	48	葶苈子	2	2.3%
12	白芍	45	51.1%	49	浮小麦	2	2.3%
13	诃子	20	22.7%	50	生白术	2	2.3%
14	炒白术	17	19.3%	51	木瓜	2	2.3%
15	生地黄	16	18.2%	52	生甘草	2	2.3%
16	茯苓	14	15.9%	53	三七	1	1.1%
17	枳壳	13	14.8%	54	红景天	1	1.1%
18	莲子心	12	13.6%	55	冬瓜皮	1	1.1%
19	百合	9	10.2%	56	杏仁	1	1.1%
20	紫苏梗	8	9.1%	57	枇杷叶	1	1.1%
21	陈皮	8	9.1%	58	辛夷	1	1.1%
22	半夏	8	9.1%	59	白芷	1	1.1%
23	厚朴	7	8.0%	60	升麻	1	1.1%
24	炒薏苡仁	6	6.8%	61	干姜	1	1.1%
25	丹参	5	5.7%	62	玉竹	1	1.1%

表 2-18（续）

序号	药名	频次	频率	序号	药名	频次	频率
26	川芎	5	5.7%	63	黄精	1	1.1%
27	泽泻	5	5.7%	64	石斛	1	1.1%
28	玄参	5	5.7%	65	当归	1	1.1%
29	桂枝	4	4.5%	66	槟榔	1	1.1%
30	车前子	4	4.5%	67	桑叶	1	1.1%
31	板蓝根	4	4.5%	68	菊花	1	1.1%
32	钩藤	4	4.5%	69	石决明	1	1.1%
33	瓦楞子	4	4.5%	70	珍珠母	1	1.1%
34	阿胶	4	4.5%	71	天麻	1	1.1%
35	焦三仙	4	4.5%	72	决明子	1	1.1%
36	大腹皮	4	4.5%	73	桑枝	1	1.1%
37	生黄芪	3	3.4%	74	丝瓜络	1	1.1%

2）Logistic 回归分析：将用药频率＞ 10% 的 19 种中药进行二分类 Logistic 回归分析，预测准确率为 84.2%。具体结果见表 2-19。

表 2-19 心房颤动的相关用药

药物	B	SE	Wald	df	Sig.	Exp（B）	95.0%C.I.for EXP（B）	
							Lower	Upper
太子参	1.776	.433	16.790	1	.000	5.906	2.526	13.812
香橼	1.639	.745	4.846	1	.028	5.150	1.197	22.160
乌药	2.576	1.158	4.949	1	.026	13.143	1.359	127.143
黄连	–2.081	1.010	4.248	1	.039	.125	.017	.903
沙参	.919	.459	4.009	1	.045	2.506	1.020	6.160
生地黄	2.373	.913	6.762	1	.009	10.732	1.794	64.191
白芍	3.057	.445	47.221	1	.000	21.264	8.891	50.853
茯苓	3.149	.814	14.969	1	.000	23.305	4.728	114.861

从上表可以看出，太子参、香橼、乌药、黄连、沙参、生地黄、白芍和茯苓的回归系数具有统计学意义（$P < 0.001$ 或 $P < 0.05$），其中黄连的回归系数为负值，尚不能说明黄连在心房颤动的治疗中有特殊性。茯苓、白芍、乌药

和生地黄的回归系数均＞2，OR 值＞10，表明这几味药在心房颤动的治疗中特异性较强。

（2）早搏

1）用药频率分析：在 176 份早搏病例中，魏教授共用中药 72 种。其中次数最多者为黄连，频率为 100%。最少的有泽泻等 15 种，使用 1 次，频率为 0.6%。用药频率＞50% 者有沙参、麦冬、五味子、香附、香橼、佛手、乌药、牡丹皮、赤芍和黄连。具体结果见表 2-20。

表 2-20 早搏用药频率表

序号	药名	频次	频率	序号	药名	频次	频率
1	黄连	176	100.0%	37	陈皮	5	2.8%
2	香附	175	99.4%	38	半夏	5	2.8%
3	牡丹皮	173	98.3%	39	厚朴	4	2.3%
4	赤芍	173	98.3%	40	桂枝	3	1.7%
5	麦冬	170	96.6%	41	羌活	3	1.7%
6	五味子	170	96.6%	42	生黄芪	3	1.7%
7	乌药	169	96.0%	43	青黛	3	1.7%
8	香橼	162	92.0%	44	浙贝母	3	1.7%
9	佛手	162	92.0%	45	浮小麦	3	1.7%
10	沙参	116	65.9%	46	西洋参	2	1.1%
11	太子参	79	44.9%	47	前胡	2	1.1%
12	诃子	51	29.0%	48	山药	2	1.1%
13	丹参	30	17.0%	49	乌梅	2	1.1%
14	川芎	27	15.3%	50	干姜	2	1.1%
15	莲子心	32	18.2%	51	连翘	2	1.1%
16	炒白术	21	11.9%	52	炒栀子	2	1.1%
17	百合	18	10.2%	53	玉竹	2	1.1%
18	钩藤	14	8.0%	54	生地黄	2	1.1%
19	枳壳	14	8.0%	55	青果	2	1.1%
20	川牛膝	14	8.0%	56	桑枝	2	1.1%
21	白芍	13	7.4%	57	丝瓜络	2	1.1%

表 2-20（续）

序号	药名	频次	频率	序号	药名	频次	频率
22	炒薏苡仁	11	6.3%	58	泽泻	1	0.6%
23	板蓝根	9	5.1%	59	冬瓜皮	1	0.6%
24	茯苓	9	5.1%	60	金银花	1	0.6%
25	锦灯笼	8	4.5%	61	辛夷	1	0.6%
26	蝉蜕	8	4.5%	62	吴茱萸	1	0.6%
27	炒酸枣仁	8	4.5%	63	首乌藤	1	0.6%
28	桑叶	8	4.5%	64	黄精	1	0.6%
29	菊花	8	4.5%	65	焦三仙	1	0.6%
30	木香	7	4.0%	66	大腹皮	1	0.6%
31	石决明	7	4.0%	67	决明子	1	0.6%
32	珍珠母	7	4.0%	68	鸡血藤	1	0.6%
33	天麻	7	4.0%	69	片姜黄	1	0.6%
34	升麻	6	3.4%	70	生磁石	1	0.6%
35	玄参	6	3.4%	71	生龙骨	1	0.6%
36	紫苏梗	5	2.8%	72	生牡蛎	1	0.6%

2）Logistic 回归分析：将用药频率＞ 10% 的 17 种中药进行二分类 Logistic 回归分析，预测准确率为 63.4%。具体结果见表 2-21。

表 2-21 早搏的相关用药

药物	B	SE	Wald	df	Sig.	Exp(B)	95.0%C.I.for EXP(B)	
							Lower	Upper
太子参	-.633	.303	4.361	1	.037	.531	.293	.962
麦冬	1.557	.561	7.702	1	.006	4.743	1.580	14.238
黄连	21.561	1.297E4	.000	1	.999	2.310E9	.000	
沙参	-1.223	.358	11.897	1	.001	.291	.144	.587

从上表可以看出，太子参、麦冬、沙参的回归系数的假设检验具有统计学意义（$P < 0.05$）。其中太子参和沙参的回归系数为负值，比数比 OR 分别为 0.531 和 0.291，尚不能说明这两味药在早搏的治疗中具有特殊性。麦冬的 OR

值为 4.743，提示麦冬在早搏的治疗中有特异性。但是该模型的拟合优度并不是十分理想（–2 Log likelihood 为 412.337），预测准确率相对不是很高，故结合临床，尚不能说麦冬在室性早搏的治疗中具有特异性。

（3）窦性心动过速

1）用药频率分析：在 52 份窦性心动过速病例中，魏老师共用中药 50 种。其中次数最多者为牡丹皮、赤芍，频率为 100%。最少的有蝉蜕等 13 种，使用 1 次，频率为 1.9%。用药频率＞ 50% 者有沙参、麦冬、五味子、香附、香橼、佛手、乌药、牡丹皮、赤芍和黄连。具体结果见表 2–22。

表 2–22 窦性心动过速用药频率表

序号	药名	频次	频率	序号	药名	频次	频率
1	牡丹皮	52	100.0%	26	半夏	4	7.7%
2	赤芍	52	100.0%	27	茯苓	4	7.7%
3	香附	51	98.1%	28	桑叶	4	7.7%
4	麦冬	48	92.3%	29	菊花	4	7.7%
5	五味子	48	92.3%	30	石决明	4	7.7%
6	乌药	48	92.3%	31	珍珠母	4	7.7%
7	黄连	48	92.3%	32	天麻	4	7.7%
8	香橼	46	88.5%	33	厚朴	3	5.8%
9	佛手	46	88.5%	34	炒薏苡仁	2	3.8%
10	沙参	41	78.8%	35	玄参	2	3.8%
11	诃子	15	28.8%	36	浮小麦	2	3.8%
12	太子参	12	23.1%	37	炒栀子	2	3.8%
13	枳壳	11	21.2%	38	蝉蜕	1	1.9%
14	丹参	7	13.5%	39	青黛	1	1.9%
15	莲子心	6	11.5%	40	浙贝母	1	1.9%
16	炒白术	6	11.5%	41	瓦楞子	1	1.9%
17	白芍	6	11.5%	42	炒酸枣仁	1	1.9%
18	川芎	5	9.6%	43	首乌藤	1	1.9%
19	板蓝根	5	9.6%	44	玉竹	1	1.9%

表 2-22（续）

序号	药名	频次	频率	序号	药名	频次	频率
20	川牛膝	5	9.6%	45	石斛	1	1.9%
21	百合	5	9.6%	46	桑枝	1	1.9%
22	锦灯笼	4	7.7%	47	丝瓜络	1	1.9%
23	钩藤	4	7.7%	48	青果	1	1.9%
24	紫苏梗	4	7.7%	49	决明子	1	1.9%
25	陈皮	4	7.7%	50	竹叶	1	1.9%

2）Logistic 回归分析：将用药频率＞10% 的 17 种中药进行二分类 Logistic 回归分析，预测准确率为 84.8%。具体结果见表 2-23。

表 2-23 窦性心动过速的相关用药

药物	B	SE	Wald	df	Sig.	Exp（B）	95.0%C.I.for EXP（B）	
							Lower	Upper
太子参	−1.257	.364	11.914	1	.001	.284	.139	.581
香附	−2.537	1.448	3.067	1	.080	.079	.005	1.353

从上表可以看出，太子参的回归系数的假设检验具有统计学意义（$P < 0.05$），它的回归系数为负值，OR 值为 0.284，尚不能说明太子参在窦性心动过速的治疗中具有特殊性。

（4）阵发性室上性心动过速的用药频率分析

阵发性室上速的病例仅有 7 份，魏教授共用中药 23 种。其中牡丹皮、赤芍、香附，乌药和黄连的使用频率均达 100%。川芎等 8 种中药仅用 1 次，频率为 14.3%。用药频率＞50% 者有沙参、麦冬、五味子、香附、香橼、佛手、乌药、牡丹皮、赤芍和黄连。具体结果见表 2-24。

表 2-24 阵发性室上性心动过速用药频率表

序号	药名	频次	频率	序号	药名	频次	频率
1	牡丹皮	7	100.0%	13	诃子	2	28.6%
2	赤芍	7	100.0%	14	丹参	2	28.6%
3	香附	7	100.0%	15	炒白术	2	28.6%
4	乌药	7	100.0%	16	川芎	1	14.3%

表 2-24（续）

序号	药名	频次	频率	序号	药名	频次	频率
5	黄连	7	100.0%	17	炒薏苡仁	1	14.3%
6	麦冬	6	85.7%	18	乌梅	1	14.3%
7	五味子	6	85.7%	19	白芍	1	14.3%
8	香橼	6	85.7%	20	紫苏梗	1	14.3%
9	佛手	6	85.7%	21	陈皮	1	14.3%
10	沙参	6	85.7%	22	半夏	1	14.3%
11	太子参	3	42.9%	23	茯苓	1	14.3%
12	枳壳	3	42.9%				

（5）阵发性室性心动过速

在325份病例中，阵发性室性心动过速有2例，魏教授方中均有沙参、麦冬、五味子、香附、香橼、佛手、乌药、牡丹皮、赤芍、黄连、诃子、炒薏苡仁和百合，其中1例并用了太子参、板蓝根、钩藤、蝉蜕和炒白术。二者均为男性，1例30岁，1例38岁，脉象均细，苔薄黄，1例舌质暗，1例舌质红边齿痕。

6. 药物不同剂量的分析

（1）牡丹皮、赤芍

魏教授在治疗快速型心律失常时，牡丹皮、赤芍一般用15g，在纳入的325份病例中，有7例用量加至20g，1例用量加至30g，具体见表2-25。

表 2-25 牡丹皮、赤芍不同剂量的分布情况（例）

剂量	例数	阵发性心房颤动	频发室性早搏	阵发室上速
20g	7	2	1	4
30g	1	1		

其中，牡丹皮、赤芍加量应用在阵发性心房颤动中所占比例为5.26%，在阵发室上速中所占比例为57.14%。

（2）炒白术

325份病例中，47例方中有炒白术，其中18例初诊辨证为“心脾不足，湿停阻脉，瘀而化热”，方中有白术；另外29例均是在复诊中根据患者大便溏软加用白术。47 例患者中，白术用量 10g 的有 14 例，用量 15g 的有 4 例，用量 30g 的有 29 例。分析魏教授用白术时的剂量变化，主要与患者的大便情况和苔色、厚薄有关。具体见表 2-26。

表 2-26 炒白术不同剂量的分布情况（例）

剂量	例数	苔白黄相兼略厚	苔白厚	苔黄腻	黄厚＋便溏	薄黄＋便溏	苔薄白＋便溏	苔薄白舌边齿痕
10g	14	8	1	5				
15g	4			1	3			
30g	29					15	9	5

（3）白芍

325 份病例中，有 65 例方中有白芍，其中用量 10g 的有 5 例，用量 15g 的有 42 例，用量 30g 的有 18 例。具体见表 2-27。

表 2-27 白芍不同剂量的分布情况（例）

病名	10g	15g	30g
阵发性心房颤动	2	29	
持续心房颤动	2	8	
室性早搏	1		
频发房性早搏		2	
室性早搏＋高血压		1	
阵发室上速		1	
窦性心动过速		1	
高血压			12
脑动脉硬化、椎基底动脉供血不足			2
无高血压、脑动脉硬化，觉头晕头胀			4

注：用量 30g 者均为合并有高血压或脑动脉硬化、椎基底动脉供血不足者，故未再统计心律失常类型。

7. 常见症状频数分析

在325份病例中，出现频率大于30%者有心悸、口干喜饮等5种症状，在10%～30%者有大便溏或大便干、入睡困难、胃胀和早醒。其余症状均小于10%。具体结果见表2-28。

表2-28 快速型心律失常的主要症状频数分布

症状	频次	频率	症状	频次	频率
心悸	304	93.5%	咽痒	11	3.4%
口干喜饮	194	59.7%	手足心热	10	3.1%
乏力	163	50.2%	纳差	10	3.1%
气短	151	46.5%	咯痰	8	2.5%
胸闷	118	36.3%	大便黏而不爽	8	2.5%
便溏	72	22.2%	水肿	8	2.5%
大便干	57	17.5%	大便欠畅	7	2.2%
入睡困难	56	17.2%	口疮	6	1.8%
胃胀	46	14.2%	活动后喘	6	1.8%
早醒	37	11.4%	咳嗽	5	1.5%
腹胀	28	8.6%	肢体麻木	5	1.5%
口苦	25	7.7%	反酸	4	1.2%
头晕头胀	24	7.4%	尿少	4	1.2%
心烦	23	7.1%	头痛	3	0.9%
胸痛	21	6.5%	易饥	3	0.9%
咽干	21	6.5%	喘憋	2	0.6%
多梦	20	6.2%	鼻塞	2	0.6%
咽痛	18	5.5%	耳鸣	2	0.6%
背痛	12	3.7%	胃怕凉	2	0.6%
口干不欲饮	12	3.7%	牙痛	1	0.3%
易汗出	11	3.4%	尿频	1	0.3%

从上表可以初步得知，快速型心律失常最为常见的症状有心悸、口干喜饮、乏力、气短和胸闷，比较常见的症状有眠差、胃胀和大便异常。

8. 高频症状的因子分析

将＞10%的症状作为高频症状进行因子分析（见图2-4），结果表明，10个症状中，以心悸、气短、乏力和胸闷4个症状为主要成分，表明它们是快速型心律失常最具有代表性的症状。图 2-5 表明，口干喜饮、大便干和入睡困难与心悸的相关性较大，这 3 个症状都与阴虚、热有关；乏力、便溏和早醒与气短的相关性较大，这 3 个症状与气虚、脾虚和阴虚有关。

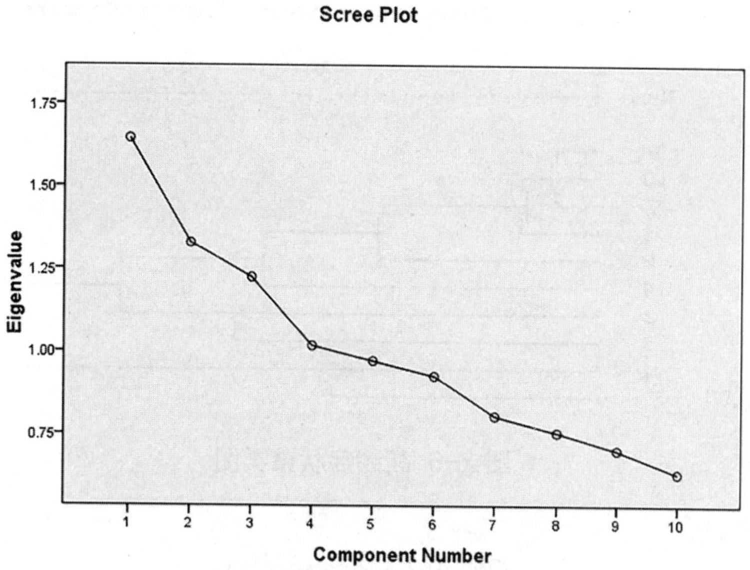

图 2-4 高频症状因子分析碎石图

Component Matrix

	Component	
	1	2
心悸	.403	.206
气短	.171	.595
乏力	-.063	.318
胸闷	.206	-.272
口干喜饮	.582	.223
胃胀	-.193	-.534
大便干	.665	-.227
便溏	-.555	367
入睡难	529	.025
早醒	.001	485

Extraction Method： Principal Component Analysis a.2 components extracted.

图 2-5 因子负荷矩阵图（以心悸、气短为主成分）

9. 高频症状的聚类分析

将> 10% 的症状作为高频症状进行聚类分析，结果见图 2-6、图 2-7。

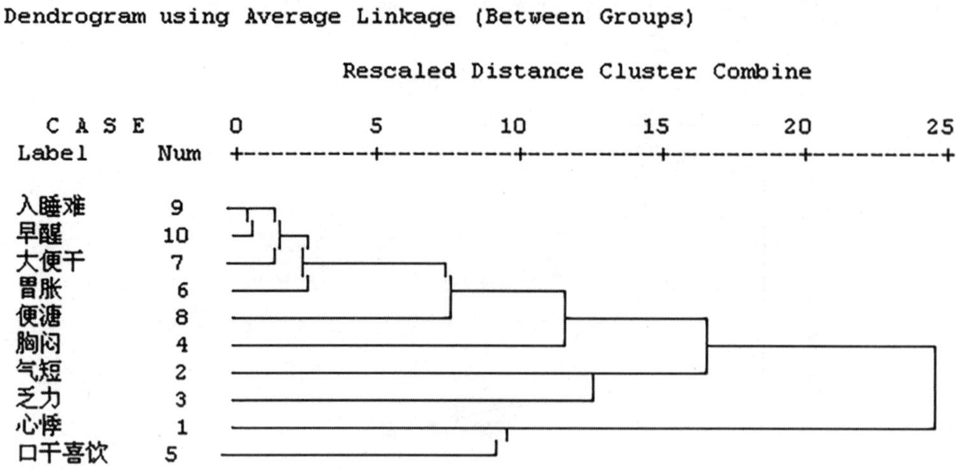

图 2-6 高频症状聚类图

Cluster Membership

Case	4 Clusters	3 Clusters	2 Clusters
心悸	1	1	1
气短	2	2	2
乏力	3	2	2
胸闷	4	3	2
口干喜饮	1	1	1
胃胀	4	3	2
大便干	4	3	2
便溏	4	3	2
入睡难	4	3	2
早醒	4	3	2

图 2-7 高频症状聚类分析成员表

从图中可以看出，10 个症状中，可分为 3 类：

C1：心悸，口干喜饮。

C2：气短，乏力。

C3：胸闷，胃胀，大便干，便溏，入睡难，早醒。

C1 组症状为心阴虚证、热证的表现，C2 组症状为气虚证表现，C3 组症状则包含了气滞证、阴虚证、热证和脾气虚证的表现。

10. 快速型心律失常患者主要舌象分布情况

325 例患者中，舌质以暗、红多见，并有 89 例患者见到舌边齿痕；苔以薄黄苔居多。舌质暗为血瘀之象，红为热、阴虚之象，苔黄主热证，具体见表 2–29。

表 2–29 患者舌象分布情况

舌象	频数	频率	舌象	频数	频率
舌质暗	161	49.5%	舌中裂	7	2.2%
暗红	106	32.6%	苔薄黄	173	53.2%
暗淡	4	1.2%	中有剥脱	4	1.2%
舌质红	164	50.5%	苔薄白	120	36.9%
舌边齿痕	89	27.4%	少苔	30	9.2%
舌面碎裂	10	3.1%	无苔	2	0.6%
舌面有裂纹	27	8.3%			

舌面碎裂、舌面有裂、剥苔、少苔和无苔为阴虚之象，舌中裂、舌淡、舌边齿痕为气虚、脾虚或内湿之象。不同舌象所见的快速型心律失常类型分布情况见表 2–30。

表 2–30 不同舌象的快速型心律失常类型分布（例）

心律失常类型	舌面碎裂	舌面有裂	剥苔	少苔	无苔	舌中裂	舌淡	舌边齿痕
持续心房颤动		8	2	5			1	4
阵发性心房颤动	5	4		13		2		14
室性早搏	2	8		4		1	2	29
频发室性早搏		6		1			1	15
房性早搏		4		7				20
频发房性早搏	3			6	2	2	1	6
窦性心动过速		1	2	1		2		18
阵发性室上性心动过速		2						3
阵发性室性心动过速								1

从上表可以看出，舌有裂纹、少苔者相对多见于心房颤动和早搏患者；舌边齿痕者以早搏相对多见。

（五）讨论

1. 用药频率分析

从总体用药频率表中可以看出，325份病例中，魏老师共用中药88种，用药频率最高99.4%，最低0.3%。用药频率在前10位者有香附、牡丹皮、赤芍、黄连、乌药、麦冬、五味子、香橼、佛手和沙参，其中香附位居榜首，另有理气药香橼、佛手和乌药，使用频率均大于90%，表明魏教授在快速型心律失常的治疗中重视调畅气机。我在跟师抄方学习的过程中，也注意到魏教授治疗心律失常的方药中，调气药的应用贯穿于始终。而且不仅是治疗心律失常，在冠心病、心衰、心肌病、高血压等的治疗中，也均有香附、乌药。香附、乌药为一组药对，出自《韩氏医通》，名青囊丸。香附善于疏肝解郁，兼入血分，为血中气药；乌药辛开温通，善于疏通气机，顺气畅中。二药相伍，可治一切气病。魏教授认为，“心脉瘀阻”是引起心律失常的必要环节。《血证论·卷二·吐血》中云：“气为血之帅，血随之而运行，血为气之守，气得之而静谧。”《丹溪手镜·卷之上·五脏第三》中云：“治血用行气，治气用行血。”因此，魏老师在方中必用理气之品，俾气机调畅，有助于血液流通。乌药的用药频率略低于香附，结合临床病例，患者腹胀不甚且大便易溏者，魏教授往往不用乌药。香橼、佛手亦为药对，二者皆可疏肝、理气、和中、化痰，且性温和，无伤阴破气之弊。牡丹皮、赤芍分列第二、第三，表明牡丹皮、赤芍在治疗快速型心律失常的方药中占有极为重要的地位。魏教授认为，绝大多数快速型心律失常的主要病机是心脏亏虚，血脉瘀阻，瘀而化热，其中“热”是关键因素，并且由于“热”乃血中之“瘀热”，故魏老师选用牡丹皮、赤芍凉血清热。黄连的使用频率仅次于牡丹皮、赤芍，是为防止牡丹皮、赤芍寒凉致泻。沙参、麦冬和五味子源自“生脉散”，功能益气养阴。沙参在《中药学》中归于补阴药，实则亦能补气，《本经》中载沙参“主血积惊气，除寒热，补中，宣肺气”。对此，魏教授认为沙参有“益气之功”，而肺主一身之气，肺气足，则全身之气可得到补充。这10味药可以看作是治疗快速型心律失常的基本方。

魏教授最初拟定之“清凉滋补调脉汤”方中为太子参，而本研究中表明在实际临床中魏教授选用沙参的频率多于太子参。分析其中原因，我认为大概与时代的发展、社会的变迁有关。现在生活水平普遍提高，饮食上很多人偏重于肥甘厚味，可使湿热内生；现代生活节奏快，工作、学习、生活的压力比较大，也使得很多人情志不畅，肝气郁滞，日久郁而化火。太子参性平，本为清补之品，但某些人服用后仍有“上火”表现，如口舌生疮、咽干不适，这类情况在年轻人中、平素嗜食肥甘厚味、性情急躁以及围绝经期妇女中尤为多见。因此，魏教授根据现在患者的实际情况，更多时选用沙参，并根据患者服药后的情况酌情换用太子参或与太子参合用。从这一点也可以看出，魏教授在治疗快速型心律失常时的治疗大法依旧，而临证选药已经发生了细微的变化。

88种中药中，按使用频率分为高频药，应用频率≥40%；中频药，10%≤应用频率＜40%；低频药，应用频率＜10%。高频药即用药频率在前10位的中药加上太子参。中频药有诃子、丹参、川芎、白芍、莲子心、百合、炒白术和枳壳8种，根据它们的性味功用，结合临床实际，可以看出，除丹参、川芎是针对心律失常“心脉瘀阻”的病机而设，其他中药一部分是因为快速型心律失常患者的常见症状如胃脘胀闷、夜寐不安等而选用，如枳壳、莲子心、百合；一部分是由于患者服药后出现大便溏软而选用，如诃子、白术。另有白芍可养血柔肝。低频药共69种，主要是根据患者的临床表现随症加用，另有紫苏梗、半夏、陈皮、茯苓等药是针对“心脾不足、湿停阻脉、瘀而化热”的病机而设立，其使用频率为5.5%，由此也可推知，该证型在快速型心律失常中不是常见的中医证型，反之，从高频药可以推知，“心气阴虚、血脉瘀阻、瘀而化热”在快速型心律失常中为多见的证型。

低频药有69种，多是针对患者的特殊情况而用。如板蓝根、锦灯笼、金银花、连翘，疏风清热、解毒利咽，用于咽痛；钩藤、蝉蜕疏风清热镇痉，用于咽痒；升麻与黄连、牡丹皮配伍，取“清胃散”之义，用于口舌生疮、牙龈肿痛；桑枝、丝瓜络祛风通络，用于肢体麻木。

2. 用药聚类分析

聚类分析是根据观察指标所表现的数量特征，按照它们在性质上的亲密程度进行分类，所得结果应当结合实际进行分析。在本研究中，将用药频率＞10%的药物进行聚类分析，结果分为9类药物。第1类中牡丹皮、赤芍凉血清热，黄连厚肠，以防牡丹皮、赤芍寒凉致泻，香附、乌药理气；第2类中香橼、佛手理气，麦冬养阴，五味子生津，且可宁心安神；第4类中百合、莲子心清心安神；第5类中丹参、川芎活血化瘀，且川芎为血中气药，枳壳行气宽中。结合中药的药性功用，第1类中的香附、乌药和第2类中的香橼、佛手，再加上第5类中的枳壳同属理气药，临床实际中把它们归为一类当更为合适。麦冬、五味子与沙参或太子参组合为“生脉散”的变方，这里的聚类分析把沙参、太子参单独分类，从临床实际出发，当与麦冬、五味子归为一类。

3. 不同类型心律失常用药分析

（1）心房颤动

从用药频率分析的结果可以看出，88份心房颤动病例中，魏教授共用中药74种。用药频率＞50%者有太子参、沙参、麦冬、五味子、白芍、香附、香橼、佛手、乌药、牡丹皮、赤芍和黄连，其中包含了治疗快速型心律失常的基本方中的10味药，另有太子参和白芍。太子参益气之力强于沙参，白芍养血敛阴。

从Logistic回归分析结果可知，茯苓、白芍、乌药、生地黄、太子参和香橼的回归系数均＞1，OR值＞5，有统计学意义，表明这几味药在心房颤动的治疗中特异性较强。进一步分析可知，太子参、乌药和香橼为治疗快速型心律失常基本方中的组成药物，故可将它们排除在外。茯苓、白芍和生地黄的回归系数均＞2，OR值＞10。茯苓利水渗湿健脾，白芍养血，生地黄清热凉血养阴。魏老师认为，快速心房颤动的病机为心气阴血亏虚，血脉瘀阻，瘀而化热，其中阴血亏虚更为突出，故治疗时可在基本方的基础上，加重养阴血之品。由此可见，结合临床实际，白芍和生地黄在心房颤动的治疗中具有特异性。

（2）其他

对早搏、窦性心动过速和阵发性室上性心动过速的用药频率分析表明，用药＞50%者均为沙参、麦冬、五味子、香附、香橼、佛手、乌药、牡丹皮、赤芍和黄连，即治疗快速型心律失常的基本方。有所不同的是，阵发性心房颤动和阵发性室上性心动过速的患者中有部分牡丹皮、赤芍加量至 20 ~ 30g，其中阵发性心房颤动中牡丹皮、赤芍加量所占比例为 5.26%，阵发性室上性心动过速中牡丹皮、赤芍加量所占比例为 57.14%。由此可见，窦性心动过速和早搏的治疗用药基本相同（这里的早搏不包括心率慢的早搏），而阵发性室上性心动过速的用药方面更突出凉血清热药的剂量，这也与阵发性室上性心动过速的病机相符合。阵发性室上性心动过速的脉象为疾脉，疾脉比数脉更快，呈急疾之象，热盛和阴虚的程度较数脉更为严重，故牡丹皮、赤芍加量应用。本研究中 7 例阵发性室上性心动过速并未 100% 将牡丹皮、赤芍加量，结合病例特点，3 例牡丹皮、赤芍用常量的患者，室上速发作的频率很低，其中 1 例患者半年前发作 1 次，至就诊时未再有发作，平日无明显心慌心悸，故魏教授牡丹皮、赤芍未加量。

此外，早搏频发者脉象为促代脉或结代脉。代脉主脏气虚衰，故魏教授拟清凉补气调脉饮治疗促代脉，方中有生黄芪、人参补气。而在该研究中，仅有 1 例频发室性早搏和 1 例频发房性早搏的患者方中选用了西洋参。分析原因，这两例患者就诊时均早搏频发，脉促代，心脏听诊心律为二联律，且患者气短乏力，神疲懒言，脉沉细欲绝，已经到了“微脉”的程度，舌质偏红，故加西洋参益气养阴且不燥。其他频发早搏的患者，有些脉虽细但非沉细，或有兼弦脉者；有些患者气短乏力虽有，但不十分严重；有些患者为儿童；还有患者无自觉症状。加之现在有相当多的患者都有内热的表现，故魏教授仅用基本方治之，虽未加补气之品，临床亦取得良好疗效。

从这一点亦可看出，魏教授治疗快速型心律失常时，并不是拘泥于脉象主病的内容，而是根据临床患者的实际情况灵活变化，正所谓“方宜正而法宜圆”。

4. 关于炒白术的剂量

本研究中，47 例方中有炒白术，其中用量 10g 的有 14 例，用量 15g 的有 4 例，用量 30g 的有 29 例。患者舌苔白黄相兼且厚者，魏教授仅用 10g，恐量大反性燥助热；对于大便溏软者，无论苔黄或白，只要是苔薄则用 30g；苔黄厚或黄腻则用 15g。由此可以看出，魏教授遣方选药时每一步皆细微审慎，绝不草率行事。

5. 关于白芍的剂量

本研究中，65例方中有白芍，其中用量10g的有5例，用量15g的有42例，用量30g的有18例。用量30g者均为合并有高血压或脑动脉硬化、椎基底动脉供血不足者，方中并有桑叶、菊花、石决明、珍珠母、天麻、钩藤和川牛膝，在此使用大量白芍，方可达到养血柔肝之功，且与方中其他药物相伍，可平抑肝阳。用量10～15g者集中在心房颤动病例，尤其是阵发性心房颤动，取其养血敛阴之功。

6. 常见症状的频数分析

在325份病例中，出现频率大于30%者有心悸、口干喜饮、乏力、气短和胸闷，在10%～30%之间者有大便溏或大便干、入睡困难、胃胀和早醒。由此可以看出，快速型心律失常最为常见的症状有心悸、口干喜饮、乏力、气短和胸闷，比较常见的症状有眠差、胃胀和大便异常。但该研究中只纳入了325份病例，因此该结果是否具有普遍性，还有待于纳入更多的病例进行分析以验证。

7. 高频症状的因子分析

将＞10%的症状作为高频症状进行因子分析，结果表明，10个症状中，以心悸、气短、乏力和胸闷4个症状为主要成分。口干喜饮、大便干和入睡困难与心悸的相关性较大，这3个症状与阴虚、热有关；乏力、便溏和早醒与气短的相关性较大，这3个症状与气虚、脾虚和阴虚有关。由此提示快速型心律失常的病因病机为本虚标实，本虚主要与气虚、阴虚和脾虚有关，标实主要与热有关。

8. 高频症状的聚类分析

将＞10%的症状作为高频症状进行聚类分析，得到3组症状。第1组症状心悸、口干喜饮，为心阴虚证、热证的表现，第2组症状气短、乏力，为气虚证表现，第3组症状胸闷、胃胀，为气滞证表现，大便干、入睡难、早醒，为阴虚证、热证的表现，便溏为脾气虚证的表现。由此可以推知，快速型心律失常的病性证候要素主要有阴虚、气虚、气滞和热，病位证候要素主要有心、脾。同样，由于该研究中只纳入了325份病例，因此该结果还有待于纳入更多的病例进行分析以验证。

9. 快速型心律失常患者主要舌象分布情况

325 例患者中，舌质以暗、红多见；苔以薄黄苔居多。舌质暗为血瘀之象，红为热、阴虚之象，苔黄主热证。此外，有 4 例患者舌质淡，89 例患者见舌边齿痕，37 例患者舌面有裂纹甚至形成碎裂，7 例患者舌中裂，32 例患者少苔或无苔，4 例患者舌苔中有剥脱。舌面碎裂、舌面有裂、剥苔、少苔和无苔为阴虚之象，舌中裂、舌淡、舌边齿痕为气虚、脾虚或内湿之象。与前面的症状聚类分析结合，也佐证了快速型心律失常的病性证候要素主要有阴虚、气虚和热，病位证候要素除与心有关，还与脾有关。

此外，舌有裂纹、少苔者相对多见于心房颤动和早搏患者，提示心房颤动和早搏之病因病机多与阴虚有关；舌边齿痕者可以见于心房颤动、早搏和窦性心动过速，以早搏相对多见，提示快速型心律失常的患者中有部分存在脾虚的体质或内湿的病机。

创新思路：快速型心律失常患者高频症状的聚类分析和主要舌象的分布情况，提示了在快速型心律失常的患者中有部分存在脾虚的体质。我在跟师抄方学习的过程中，见到有些患者舌边齿痕，平日大便易溏软，有部分患者即使是饭后服药也感胃凉不适，询问其平日恶冷饮冷食，存在中焦虚寒的情况。我认为，遇到这样的患者，初诊时即可于方中加入小量干姜温胃散寒，可以防止药物寒凉伤胃，防止出现胃部不适情况。

我曾治一早搏患者，老年女性，心悸，胸闷，口干喜饮，平日胃怕凉，大便尚调。舌红边齿痕，苔黄，脉弦细促。心电图示频发室性早搏。我以魏教授之清凉滋补调脉汤加减应用，方药如下：沙参 30g，麦冬 15g，五味子 10g，香附 10g，香橼 10g，佛手 10g，乌药 10g，牡丹皮 15g，赤芍 15g，黄连 10g。二诊时患者诉心悸减轻，但觉胃凉不适，考虑其中焦虚寒，虽舌红，苔黄，但其“热”为血中之瘀热，因此我加入干姜 6g。三诊时患者即诉胃部无不适感觉。

10. 本研究的不足之处及改进设想

本研究收集整理了 3 年来跟师抄方学习中魏教授治疗的快速型心律失常病例共 325 例，采用统计学方法，进一步探求魏教授治疗快速型心律失常的证治规律，并初步分析总结快速型心律失常的常见证候要素。结果表明，快速型心律失常的常见症状为心悸、口干喜饮、乏力、气短和胸闷，并常伴有胃胀、入睡困难和早醒。病性证候要素主要有阴虚、气虚、气滞和热，病位证候要素主要有心、脾。但本研究中样本量还是偏小，该结果是否具有普遍性，还有待于扩大样本量以进一步地验证。

今后可继续收集临床资料，不仅是魏教授诊治的快速型心律失常患者，亦可将心血管科门诊及病房所诊治的相关患者纳入，如果可能，还可以与其他医院进行横向联合，扩大样本量，同时结合对快速型心律失常的文献研究，以进行更深入地研究。

（六）结论

魏执真教授治疗快速型心律失常的主要药物有太子参、沙参、麦冬、五味子、香附、香橼、佛手、乌药、牡丹皮、赤芍和黄连，它们组成了治疗快速型心律失常的基本方。

白芍、生地黄在心房颤动的治疗中具有较强的特异性。

快速型心律失常的常见症状为心悸、口干喜饮、乏力、气短和胸闷，并常伴有胃胀、入睡困难和早醒。

快速型心律失常的病性证候要素主要有阴虚、气虚、气滞和热，病位证候要素主要有心、脾。

（戴梅）

缓慢型心律失常

十、理气化湿调脉汤治疗窦性心动过缓的临床研究

（一）临床资料

研究对象来自 2013 年 10 月至 2015 年 5 月就诊于北医三院中医科门诊的窦性心动过缓患者，年龄为 18 ～ 75 岁，病史超过 1 月，共 62 例，实际完成 60 例，脱落 2 例。其中将理气化湿调脉汤治疗的患者设为观察组，将阿托品治疗的患者设为对照组，每组各 30 例。

（二）诊疗标准

1. 诊断标准

（1）窦性心动过缓西医诊断标准　参照陈灏珠、林果为主编的第 13 版《实用内科学》及曹林生主编的第 3 版《心脏病学》中窦性心动过缓诊断标准：24 小时动态心电图的平均窦性心律低于 60 次 / 分，往往伴有窦性心律不齐，显著的窦性心动过缓可伴有逸搏。

（2）窦性心动过缓中医辨证标准　参照《中国现代百名中医临床家丛书：魏执真》的缓慢型心律失常之湿邪停蓄，心脉受阻型窦性心动过缓辨证标准。①主症：缓脉。②次症：心悸，胸闷或胸痛，乏力，气短，肢温，不怕冷，纳差，脘腹胀满，头晕胀，大便溏或不实。③舌脉：舌苔白厚腻，质暗淡，脉缓或伴弦滑。其中辨证的关键为缓脉。

（3）中医单项症状评分标准　参考《新药（中药）治疗老年病临床研究指导原则》制定，根据症状无、轻、中、重程度分为四级，分别记作 0、2、4、

6分。见表2-31。

表2-31 中医单项症状评分标准

项目	正常	轻度	中度	重度
计分	0分	2分	4分	6分
心悸	无	偶作，日常生活动、工作不受影响	心悸时有发作，日常活动即可诱发	经常发作，休息时亦有发作，轻于日常活动即可诱发
头晕	无	偶有头昏沉，日常工作或学习不受影响	时有发作，活动时明显，对日常生活工作轻微影响	经常头晕，休息时亦有发作，影响生活及工作
胸闷	无	偶有发作，多呈一过性	时有发作，不影响日常生活及工作	经常发作，可伴有胸痛，影响日常生活
胸痛	无	体力劳动时可诱发，休息后缓解	日常活动即可诱发，休息后缓解	休息时亦有发作，活动则加重
乏力	无	易于疲劳，日常活动尚可	一般活动即可诱发	精神极度疲惫，休息时亦不能缓解
气短	无	活动后偶感气短	日常活动即可诱发	休息时即感气短
腹胀	无	餐后偶有胃脘胀闷	食后即觉胀满	持续脘腹胀闷不适，食后明显
便溏	无	便软，偶有稀溏	便软成糊状，或黏滞不爽，每日1至2次	便稀软，或水样便，每日排便数次

（4）中医症状积分分级标准　参照《中药新药临床研究指导原则》，以症状积分占总积分（48分）的比例分为轻、中、重度。

轻度：中医症状积分占总分≤1/3。

中度：中医症状积分占总分≤2/3，但>1/3。

重度：中医症状积分占总分>2/3。

2. 纳入标准

①符合西医诊断标准者；②符合中医湿邪停蓄，心脉受阻型辨证标准者；③年龄为18～75岁。同时具备以上3条者，纳入本试验。

3. 排除标准

①不符合纳入标准者。②甲状腺功能减低、阻塞性黄疸、水电解质紊乱、药物（如洋地黄、β 受体阻滞剂、地尔硫卓等）、病态窦房结综合征、阿－斯综合征发作史、Levs 氏病、Lenegre 氏病等所致的窦性心动过缓者，或合并有严重脏器功能障碍、恶性肿瘤者；青光眼患者。③准备妊娠或妊娠以及哺乳期的妇女。④精神障碍或有精神性疾病史、严重过敏体质者。⑤参加其他临床试验的患者。⑥使用影响疗效判断的其他治疗方式（安装起搏器、影响心率的药物）者。有上述任何一项者均予以排除。

4. 中止、剔除标准

疗程过程中出现过敏反应或严重不良反应者及患者不愿继续试验的，超过 1/2 疗程者应统计疗效。试验期间病人病情持续恶化，有可能发生危险事件，超过 1/2 疗程者应统计为无效。

（三）研究方法

1. 随机、对照方案

采用随机、对照方案。采用随机数字表法将患者随机分为理气化湿调脉汤治疗的观察组和阿托品治疗的对照组。

随机分组操作步骤：①编号。将患者按就诊先后顺序从 1 开始编号。②获取随机数字。从孙振球主编的第 2 版《医学统计》的随机数字表中任意一个数开始，沿同一方向顺序获取随机数字。③求余数。随机数除以组数 2 求余数。④分组。若整除则为观察组，有余数则为对照组。

2. 治疗方法

观察组：理气化湿调脉汤（紫苏梗 10g，陈皮 10g，半夏 10g，白术 15g，茯苓 15g，川厚朴 10g，香附 10g，乌药 10g，羌活 15g，川芎 10g，丹参 30g），入睡困难加莲子心，早醒加百合；大便黏滞不畅，加黄连、木香；腹胀加大腹皮；双下肢水肿加冬瓜皮。煎服方法：以上药物加水 500mL，武火煮沸后再文火煎煮 30 分钟，煎两次，共取汁 200mL。每次 100mL，日 2 次，早饭前、晚饭后温服。中草药取自于北医三院门诊中药房。

对照组：口服阿托品（杭州民生药业有限公司，批号 H33020086），0.3mg，每日早 8 点，午 12 点，晚 8 点各 1 次。

基础治疗：两组均维持原发病治疗，如冠心病继续予以抗血小板、扩冠、调脂等治疗。

疗程：4 周为 1 个疗程，治疗期间停用、禁用影响心率的药物或其他治疗措施。

3. 疗效观察指标

（1）中医症状积分变化

对治疗前后的心悸、胸闷、胸痛、气短、乏力、头晕、腹胀、便溏等症状进行记录、评分，所有症状积分之和为总积分值，记录治疗前后症状总积分后，再算出减分率，减分率 =（治疗前症状总积分 – 治疗后症状总积分）/ 治疗前症状总积分 ×100%。

（2）静息心率　上午 8 点到 11 点，患者取坐位，休息 5 分钟后开始听诊心率，测 1 分钟。

（3）24 小时动态心电图　记在日常活动下的 24 小时心率变化情况，于治疗前后各一次，比较治疗前后的最慢心率、平均心率、总心跳数的变化。

4. 疗效评定标准

参照 1995 年《中药新药临床研究指导原则》“中药新药治疗病态窦房结综合征临床研究指导原则”的标准制定：

（1）中医证候总体疗效判定标准

显效：各项症状基本或完全消失，治疗后症状积分为 0 或减分率≥ 70%。有效：70% >治疗后积分减分率≥ 30%。无效：治疗后积分减分率< 30%。

（2）24 小动态心电图疗效判断标准

痊愈：24 小时 HOLTER 平均窦性心律 60 次 / 分以上且 24 小时平均心率或最低心率提高≥ 5 次 / 分。显效：24 小时动态心电图平均窦性心律或最低心率提高≥ 10 次 / 分。有效：24 小时动态心电图 HOLTER 平均窦性心律或最低心率提高≥ 5 次 / 分。无效：24 小时动态心电图 HOLTER 平均窦性心律或最

低心率提高＜5次/分

（3）单项症状疗效评价标准

显效：症状明显好转（单项积分减少2个级别）。有效：症状好转（单项积分减少1个级别）无效：症状无变化或加重者。

5. 安全性指标

（1）血、尿、便常规

治疗前后各检验一次。

（2）肝功能、肾功能

治疗前后7日各检验一次，如有病情变化随时检查。

（3）不良反应

主要观察治疗期间出现的与药物有关的不良反应，如口鼻干燥、面部潮红、排尿困难、心动过速等。

6. 统计分析方法

采用SPSS19.0统计软件进行分析。相关检验给出的统计量和其对应的P值，用双侧检验，以$P<0.05$为有统计学意义。所有计量资料用（$\bar{x}\pm s$）表示，计量资料用t检验，计数资料用χ^2检验及等级资料用Ridit分析。

（四）结果

1. 纳入脱落情况

所有筛选合格进入临床研究的受试者，无论何时何因退出，只要没有完成方案所规定治疗周期，均为脱落病例。本研究共纳入62例，其中2例因中途未按疗程坚持用药、失访而脱落，实际完成60例。

脱落病例原因有如下方面：①受试者依从性差，中途自行加用其他药物者1例。②观察中自然脱落、失访者，治疗有效但不能完成整个疗程，以致临床资料不全而影响疗效和安全性判断者1例。

2. 可比性分析

治疗前两组在性别构成、年龄分布、窦性心动过缓病程、基础疾病构成、中医症状积分、单项症状评分等方面对比无统计学意义（P 值均大于 0.05），详见表 2–32、表 2–33。在 24 小时动态心电图的平均心率、最慢性率、总心率方面对比亦无统计学意义（*P* 值均大于 0.05），见表 2–34。由此说明两组治疗前一般身体情况及疾病情况相似，呈均衡分布，具有可比性。

（1）两组患者性别构成比较

表 2–32 两组患者性别构成比较（例）

组别	例数	男性	女性	*P*
观察组	30	17	13	0.783
对照组	30	16	14	

两组间性别构成分布见表 2–32，其差异无统计学意义。

（2）两组患者年龄构成比较

表 2–33 两组患者年龄构成比较

组 别	例数	年龄分布（例）				平均年龄（$\bar{x}\pm s$，岁）	*P*
		≤ 60 岁	61 ~ 65 岁	66 ~ 70 岁	71 ~ 75 岁		
观察组	30	5	7	9	9	62.78 ± 11.24	0.791
对照组	30	5	8	9	8	63.12 ± 11.92	

两组间年龄构成分布见表 2–33，其差异无统计学意义。

（3）两组患者窦性心动过缓病程比较

表 2–34 两组患者窦性心动过缓病程比较

组别	组数	病程分布（例）			平均病程（$\bar{x}\pm s$，年）	*P*
		0.1 ~ 5 年	6 ~ 10 年	10 年以上		
观察组	30	12	16	2	5.56 ± 4.35	0.810
对照组	30	13	16	1	5.47 ± 4.17	

两组间窦性心动过缓病程见表 2-34，其差异无统计学意义。

（4）两组患者基础疾病构成比较

表 2-35 两组患者基础疾病构成比较（例）

组别	例数	冠心病	糖尿病	高血压	心肌病	其他	*P*
观察组	30	12	5	9	1	3	0.901
对照组	30	13	4	8	2	3	

两组患者基础疾病构成差异见表 2-35，其比较无统计学意义。

（5）两组患者中医症状积分分级比较

表 2-36 两组患者中医症状积分分级比较（例）

组别	例数	轻度	中度	重度	*P*
观察组	30	5	16	9	0.867
对照组	30	5	18	7	

两组间中医症状积分分级见表 2-36，其差异无统计学意义。

（6）两组患者治疗前中医单项症状评分比较

表 2-37 两组患者治疗前中医单项症状轻重比较（例）

症状	观察组				对照组			
	例数	2 分	4 分	6 分	例数	2 分	4 分	6 分
心悸	25	10	8	7	24	9	8	7
胸闷	27	7	16	4	25	8	12	5
胸痛	6	5	1	0	6	5	1	0
头晕	22	5	11	6	21	8	7	6
乏力	26	10	11	5	27	8	17	2
气短	24	9	10	6	25	12	8	5
腹胀	5	2	2	1	5	3	1	1
便溏	12	3	5	4	12	3	5	4

两组间治疗前单项症状评分见表 2-37，其差异无统计学意义。

3. 疗效判断

（1）两组中医证候总疗效比较

表 2-38 两组中医证候总疗效比较（例）

组别	例数	显效	有效	无效	总有效率（%）	P
观察组	30	19	9	2	98.15	0.042
对照组	30	12	7	11	63.33	

两组中医证候总疗效比较见表 2-38。经治疗后，两组中医证候总疗效比较有统计学意义（$P < 0.05$），观察组优于对照组。

（2）治疗前后两组 24 小时动态心电图疗效比较

表 2-39 两组 24 小时动态心电图疗效比较［例（%）］

组 别	例数	显效	有效	无效	加重	总有效率（%）
观察组	30	20（66.67）	6（20.00）	3（10.00）	1（3.33）	86.67
对照组	30	26（86.67）	2（6.67）	2（6.67）	0（0.00）	93.34

两组 24 小时动态心电图疗效比较见表 2-39。观察组与对照组 24 小时动态心电图疗效比较 $P > 0.05$，无统计学意义。

（3）治疗前后两组心率变化比较表

表 2-40 两组患者治疗前后心率变化比较（$\bar{x} \pm s$）

组别	时间	静息心率（次/分）	24h Holter 最慢心率（次/分）	24h Holter 平均心率（次/分）	24h Holter 总心跳数（次/24h）
观察组	治疗前	50.79 ± 3.46	41.13 ± 3.87	49.78 ± 6.07	73809 ± 7312
	治疗后	$55.67 \pm 6.73^{**}$	$52.63 \pm 9.54^{*}$	$60.36 \pm 7.89^{**}$	$87949 \pm 8107^{**}$
对照组	治疗前	49.98 ± 4.35	40.77 ± 5.49	50.19 ± 5.79	77924 ± 6983
	治疗后	$59.32 \pm 6.57^{**}$	$54.84 \pm 9.99^{**}$	$62.57 \pm 8.21^{**}$	$88691 \pm 8219^{**}$

注：$P > 0.05$；$^{*}P < 0.05$；$^{**}P < 0.01$。

两组治疗前后心率变化比较见表 2–40。两组治疗前无显著性差异（$P > 0.05$），具有可比性。两组治疗前后组内对比有统计学意义（$^*P < 0.05$，$^{**}P < 0.01$），各项指标均有改善；两组治疗后组间各项指标对比无统计学意义（$P > 0.05$），疗效相当。

（4）两组治疗前后中医单项症状变化比较

表 2–41 两组治疗前后中医单项症状变化比较（例）

症状	观察组					对照组					P
	例数	显效	有效	无效	总有效率（%）	例数	显效	有效	无效	总有效率（%）	
心悸	25	18	5	2	92.00	24	11	7	6	75.00	＜ 0.05
胸闷	27	20	5	2	92.60	25	11	6	8	66.00	＜ 0.05
胸痛	6	4	1	1	83.33	6	4	1	1	83.33	＞ 0.05
头晕	22	15	5	2	90.90	21	14	4	3	85.71	＞ 0.05
乏力	26	15	8	3	88.46	27	11	7	9	66.67	＜ 0.05
气短	24	16	5	3	87.50	25	7	8	10	60.00	＜ 0.01
腹胀	5	3	1	1	80.00	5	1	1	3	40.00	＜ 0.01
便溏	12	11	0	1	91.67	12	2	4	6	50.00	＜ 0.01

两组治疗前后送单项症状变化见表 2–41。两组在心悸、胸闷、乏力、气短、腹胀、便溏等症状改善方面比较有统计学意义（$P < 0.05$），观察组优于对照组；在胸痛、头晕症状改善方面比较无统计学意义（$P > 0.05$），疗效相当。

4. 安全性分析

两组治疗前后血、尿、便常规及肝、肾功能均无异常。药物不良反应发生情况见表 2–42。

表 2–42 两组药物不良反应发生率对比［例（%）］

组别	不良反应				
	口鼻干燥	面部潮红	排尿困难	心动过速	不良反应发生率（%）
观察组	0（0.00）	0（0.00）	0（0.00）	0（0.00）	0.00%
对照组	7（23.33）	4（13.33）	3（10.00）	4（13.33）	60.00%

两组药物不良反应发生率对比有统计学意义，观察组优于对照组。

应对措施：口鼻干燥、面部潮红者均为轻度，对患者生活、工作未造成影响而未予特殊处理；有 3 例患者发生排尿困难，其中 2 例于试验 1 周后出现尿流变细，未予以特殊处理，观察 3 天后自行缓解，另 1 例于入组后 21 天出现排尿困难伴轻度尿潴留而停止观察，超过 1/2 记为有效病例；心动过速发生 4 例，心率在 100 ~ 110 次 / 分，多发生在服药后进行超出日常活动的过程中，自觉心悸，休息后缓解，嘱其避免剧烈运动并完成治疗。

（五）讨论

1. 研究结果分析

本研究结果发现，两组在中医证候总疗效、单项症状改善及不良反应发生率方面对比有统计学意义（$P < 0.05$，$P < 0.01$），观察组优于对照组；24h 动态心电图疗效对比，对照组的总有效率高于观察组，但未达到统计学意义（$P > 0.05$）；在静息心率、24 小时动态心电图的最慢心率、平均心率、总心率方面对比无统计学意义（$P > 0.05$）。

2. 窦性心动过缓的历史沿革

窦性心动过缓属于中医学的“心悸”范畴。《内经》中无心悸病名，但对心悸的临床证候及脉象作了一些论述。如《素问·平人气象论》说：“胃之大络，名曰虚里，贯膈络肺，出左乳下，其动应衣，脉宗气也……乳下动衣，宗气泄也。”《素问·痹论》说：“心痹者，脉不通，烦则心下鼓。”说明宗气虚（心气不足），心脉痹阻不通是导致心悸的病机。《素问·三部九候论》说“叁伍不调者病”，又《灵枢·根结》说“持其脉口……予之短期，乍数乍疏也”，是首次指出心悸患者的脉象特点是“叁伍不调”“乍数乍疏”，同时也表明出现这种脉象应为心悸或怔忡之证。

到汉·张仲景首次提出惊及惊悸的病名。《金匮要略》说：“寸口脉动而弱，动则为惊，弱则为悸。”用脉象变化来说明惊与悸的病机不同，前者是因惊而脉动，后者则是因虚而悸，认为惊悸的病因是由惊扰、水饮、虚劳及汗后受邪等因素引发，制定了桂枝甘草汤、苓桂术甘汤、炙甘草汤、半夏麻黄丸等方。心悸的病名则首次出现于《备急千金要方》中："阳气外击，阴气内伤，伤则寒，寒则虚，虚则惊，掣心悸……"至宋·严用和在《济生方·惊悸怔忡健忘门》中分别对惊悸、怔忡的病因病机、病情演变、治法方药等作出比较详细的论述。提出惊悸的病因有惊吓、"心虚胆怯"，怔忡则为心血亏虚所致。由此以降，刘完素又提出"气虚""痰饮"是心悸发生的两个重要因素，朱丹溪则提出"时作时止者，痰因火动"的因痰致悸。清·王清任对瘀血导致的心悸作了补充，治以血府逐瘀汤。

窦性心动过缓也体现于脉学的论述之中，主要为缓脉。《脉经》曰："缓脉，去来小快于迟。"《濒湖脉学》说："一息四至，如丝在经，不卷其轴，应指和缓，往来甚均。""缓脉营衰卫有余，或风或湿或脾虚。""脉来三至号为迟，小快于迟作缓持。"指出缓脉主病为脾虚及营阴不足、湿证及风证。

现代中医在前人的基础上，认为窦性心动过缓的病机为本虚标实，本虚为主，病位在心，与脾、肾相关。本虚为阳气亏虚，因虚致实而致血瘀、痰湿、气郁、寒凝等病因产物。心阳气虚，鼓动无力，加之病理因素阻塞血脉而发窦性心动过缓，在治疗上多采用温阳益气法，兼以活血、行气、化痰、除湿。

综上分析，"心下鼓""惊""惊悸""怔忡"是古人对心悸的不同称谓，归纳病机不过虚实二端，虚可见气、血、阴、阳亏虚的不同，实则有痰湿、水饮、血瘀等区别，与心、脾两脏最为相关。且早在《内经》中就提出以脉辨心悸（心律失常）的辨病方法。至现代，则多认为其病机为气虚阳虚，因虚致实，在益气温阳法的基础上加用行气、活血等法予以治疗。

3. 魏执真教授对窦性心动过缓的病因病机认识

窦性心动过缓为缓慢型心律失常的常见类型之一，随着现代医学的引入，为中医对窦性心动过缓的研究提供了方法及手段，显著地促进了窦性心动过缓的理论与临床研究。在这一背景下，魏执真教授及时地了解了这一趋势，成为国内较早地在这一方面进行理论与临床研究的专家之一，为中医药治疗窦性心动过缓提供了丰富的理论与临床经验。

魏教授在继承前人的基础上，结合现代医学，认为心律失常是心脏搏动的节律和频率的异常，这一异常必然会反应在脉象上，不同的心律失常会出现反映各自根本特点的脉象，如窦性心动过速出现数脉，而窦性心动过缓则出现缓脉。总之，临床常见的各种心律失常都有其相应的主脉，而各个主脉也都有其相应的主病。因此，魏教授从脉象入手，强调在心律失常的辨证中应采取“以脉为主，四诊合参”的辨证原则，将脉象作为心律失常的主证，抓住了主证也就抓住了辨证论治的方向。

窦性心动过缓，其主证为缓脉，根据《濒湖脉学》记载“缓脉营衰卫有余，或风或湿或脾虚”，缓脉的主病为脾虚，或营血亏虚，或湿邪停蓄。外湿侵袭或饮食不节，或素体脾胃虚弱，或情志不调，木郁克犯脾土，脾胃运化不利，水湿内生，湿邪停蓄，阻塞气机，进一步导致心脉运行不畅而发生缓脉。魏教授认为，窦性心动过缓病机以湿邪停蓄阻脉为主，兼见脾虚，本虚标实，与心脾相关，“湿邪”是其病机关键，“心脉受阻”为必然环节，最终导致脉搏缓慢。

4. 治法及方药

根据窦性心动过缓的病机为湿邪停蓄，心脉受阻，确立理气化湿，活血升脉法，自拟理气化湿调脉汤。方中陈皮、茯苓、半夏、白术化湿健脾，湿除脾健，陈皮、半夏相须为用，强化燥湿化痰作用；紫苏梗、香附、厚朴、乌药理气化湿行气，气行则血行；根据“风能胜湿”的理论，选用羌活以祛风除湿，且用量需达 15 ~ 30g，作为特效药；川芎、丹参活血通脉；心脾气虚明显者加用太子参补益心脾。全方选药轻灵，严格遵循“补勿过壅，活勿伤正”的组方原则，共奏理气化湿，活血升脉之功，使湿邪化，心脉通，缓脉愈。

从中药现代药理研究分析：陈皮具有抗氧化，清除氧自由基的作用，体内实验发现，陈皮水提取液不仅能抑制动物心、脑、肝组织的脂质过氧化反应，还能增强 SOD 酶的相对活性，它所含的橙皮苷可明显减轻心肌细胞的变性坏死程度，下调心肌组织 Caspase-3、Fas 蛋白表达，有保护心肌的作用，还能降低甘油三酯、低密度脂蛋白、总胆固醇及升高高密度脂蛋白的功能。陈皮与半夏为常用的对药，现代药理研究也发现，二者在抗心律失常方面具有协同作用，改善窦房结代谢状态，促进窦房结功能恢复。羌活的药理成分包括挥发油及水溶性成分，羌活的挥发油可对抗氯仿肾上腺素诱发的家兔心律失常，而口服羌活提取物可延长乌头碱所致的大鼠心律失常出现的时间，降低哇巴因所致的心搏停止。白术主要含有内酯类化合物、挥发油及多糖，具有清除活性氧自由基的作用，能提高 IL-2 水平及 TH/TS 比值，增强免疫力。白术多糖具有类肾上腺素作用，当达到一定浓度便可增快心率。茯苓含有茯苓多糖及衍生物、茯苓素等，茯苓多糖具有抗衰老、提高免疫力作用，而茯苓素则具有利水消肿作用，它的醇提取物具有抗纤维化的作用。厚朴含有生物碱类、挥发油类、酚类等成分，酚类可影响白细胞功能，有较强的抑制炎性介质的作用，同时抑制缺血和再灌注损伤，具有抗心律失常作用。丹参为活血类常用药，其化学成分主要有水溶性的丹参素、丹酚酸和脂溶性的丹参酮等，丹参提取物可减轻内皮损伤、抗心肌炎症，抗心肌纤维化，保护心肌细胞、优化心肌能量等作用。其他又如乌药具有抗炎、抗氧化、清除氧自由基的作用；川芎具有保护心肌，抗心肌炎与心肌肥厚、防止缺血再灌注损伤、保护血管内皮细胞、抗增殖等作用。

窦性心动过缓的常见病因有冠心病、心肌炎，心肌病、代谢、浸润性疾病、手术创伤以及退行性改变等，最终导致窦房结功能受损而发病。由于中药成分复杂，尤其是复方制剂，药物之间相互作用之后其成分更是复杂多变，因此理气化湿调脉汤的治疗作用应是通过多途径、多靶点而达到的，较之西药较为单一的作用机制来讲，对窦性心动过缓的治疗机制应更为全面。

5. 创新性

本研究将阿托品治疗设为对照组，保证了对理气化湿调脉汤疗效评估的准确性和可重复性，可更好地证明魏教授关于窦性心动过缓的学术思想和临床经验的有效性和指导价值。

魏教授创立“以脉为主，四诊合参”的心律失常辨证方法，将脉象作为主症，是保证辨证准确和疗效的关键。缓脉为窦性心动过缓的主证，结合窦性心动过缓患者的常见临床症状，确定其病机为湿邪停蓄，心脉受阻，进而确立理气化湿，活血升脉的治疗法则。又根据“风能胜湿”的理论选出羌活作为窦性心动过缓的特效药物，与依据中药现代药理研究结果来选药组方存在着明显的区别，是其诊疗特点，也更是保证疗效的根本。本研究结果进一步验证魏执真教授关于心律失常“以脉为主，四诊合参”辨证方法及窦性心动过缓临床经验具有较高的学术价值和临床指导意义。

6. 研究的局限与展望

本研究结果表明理气化湿调脉汤可提升心率、改善窦性心动过缓患者的生活质量，进一步验证魏教授自拟理气化湿调脉汤治疗窦性心动过缓的有效性及安全性，具有潜在的开发价值。但本研究尚存在观察周期短，病例数少，具体的作用机制尚不明确等不足。

今后应进一步优化研究方案，适当延长观察周期，扩大样本量，逐渐深入地使之科学化，更加有利于指导临床实践。

（六）结论

理气化湿调脉汤可有效提升湿邪停蓄，心脉受阻型窦性心动过缓患者的心率，改善临床症状，提高患者的生活质量，降低安装起搏器的可能性。理气化湿调脉汤无不良反应发生，使用安全。

（李云虎）

第二节　诊治冠心病心绞痛特色学术体系临床观察、临床研究文章选录

一、真心痛 180 例临床分析及其病机探讨

“真心痛”是危急证候，中医药治疗有效。疗效好的关键是正确地辨证论治，其基础又在于准确地掌握“真心痛”的发病机理。对其发病机理目前公认的看法有“心阳不足为其发病基础，而阴寒、气滞、血瘀是其发病因素，发病后则成为本虚标实”，为心阳痹阻、心脉不通的危重证候。不一致的看法有：①对于发病中标本两者的关系方面，有人认为本虚为主，本虚而致邪实；有的认为标实为主，标实而致本虚。②对于病性方面，有人认为真心痛只属心阳极虚、阴寒极盛之寒证；有人认为不单有寒证也有热证。③在本虚方面，多数人认为心阳虚是本。总之，目前对“真心痛”病机的认识尚有待继续讨论，使之不断深化，而这些问题应通过实践逐步加以阐明。深入探讨“真心痛”病机，对中医理论研究提高临床疗效有非常重要的意义，也是继承发扬中医学遗产的重要内容。本文即旨在通过我院近年来病房收治真心痛 180 例临床分析探讨上述真心痛发病机理中的某些问题。

（一）资料来源及方法

1. 资料来源

180 例均系我院 1979 年 7 月至 1987 年 5 月住院病人，西医诊断为“急性心肌梗死”，中医诊断为“真心痛”者，无选择地全部列入系统对象。其中男性 128 例，女性 52 例。45 岁以下 2 人，45 ~ 50 岁 12 人，51 ~ 60 岁 53 人，61 ~ 70 岁 62 人，71 ~ 80 岁 45 人，80 ~ 90 岁 6 人。

发病前有心虚证而发现心脏病者 30 人；发病前未有心虚证未发现心脏病者 150 人。

2. 诊断及分型标准

西医诊断按照世界卫生组织通过的诊断标准，全部病例均根据病史、心电图及血清酶肯定改变确诊为“急性心肌梗死”。

中医诊断及分型按 1980 年“全国冠心病辨证论治研究座谈会”判定：冠心病（心绞痛、心肌梗死）中医辨证标准确诊及分型。

全部病例均符合“胸痹”重症“真心痛”表现，即胸痛甚为主症，伴气短或咳喘不能平卧或肢冷，大汗。

心阳虚：凡见身重肢冷，心悸兼神疲或自汗，冷汗或肿胀，脉沉细或迟，舌淡或者胖者。

心阴虚：凡见心悸兼五心烦热，口干或盗汗，面潮红，舌质红，脉细数或促虚。

心气虚：凡见心悸，心慌兼气短乏力，舌质淡胖嫩或齿印，脉濡或沉细结代。

心血虚：凡见心悸，面白兼头晕，目眩或失眠多梦，脉细，舌淡，苔薄白者。

痰浊：凡胸脘痞满或恶心，心悸，苔腻脉滑者为痰浊，苔白腻或白滑为痰湿，苔黄腻。

血瘀：凡是胸痛或痛有定处，舌质暗有瘀斑，脉弦细或涩或结代。

气滞：凡见胸闷或憋气或胸闷痛，苔薄白脉弦者。

寒凝：胸痛甚及遇冷即发，舌质淡，脉沉弦或迟者。

热结：烦热，口渴欲冷饮，口苦，尿赤，便秘，舌红苔黄脉数（弦数或滑数）。

全部病例中医辨证舌象、脉象统计资料均选入院第一天之资料。

3. 治疗方法

全部病例以中医治疗为主，配合必要的西医抢救措施。我们的治疗原则是：第一，在辨证论治的基础上，应特别重视祛邪，并配合适当的补气和通阳药物。第二，应严格限制心身活动，绝对安静卧床，切实保护心气心阳。

具体用药是：

（1）心气虚：人参，西洋参，生芪，党参。

（2）心血虚：当归，龙眼肉。

（3）心阴虚：麦冬，生地黄，五味子，玄参，沙参。

（4）心阳虚：桂枝，附子，薤白。

（5）痰浊：紫苏梗，陈皮，半夏，苍术，黄连，瓜蒌。

（6）血瘀：川芎，丹参，桃仁，红花。

（7）气滞：香附，香橼，佛手，娑罗子，乌药，川厚朴。

（8）寒凝：干姜，细辛。

（9）热结：黄芩，黄连，酒大黄，龙胆草。

4. 疗效判定标准

（1）有效：抢救成功，心梗急性期过，能下床活动后出院。

（2）无效：死亡。

（二）观察结果

1. 舌象分析

苔白者 88 例，占 48.8%；白厚腻者 61 例，占 33.9%；黄者 31 例，占 17.3%。舌瘦暗红 18 例，占 10%；舌胖淡暗 162 例，占 90%。

2. 脉象分析

脉沉细 2 例，占 1.1%；脉弦 56 例，占 31.2%；脉滑 61 例，占 33.9%；脉数 31 例，占 17.2%；脉迟 30 例，占 16.6%。

3. 辨证分析

心阳虚 152 例，占 84.4%；心阴虚 28 例，占 16%；心气虚 180 例，占 100%；心血虚 10 例，占 5.5%；痰浊 61 例，占 33.8%；血瘀 180 例，占 100%；气滞 49 例，占 27.2%；寒凝 39 例，占 22%；热结 31 例，占 17.2%。

4. 病史分析

有效 163 例，占 90.6%；无效 17 例，占 9.4%。

（三）讨论

在“真心痛”发病阶段，临床所见常常是突然发病，发病前并无明显的虚证表现。本组病例统计发病前无虚证表现者占总数的 83.4%，这些病人素日体格强壮，许多病人虽已六七十岁，无任何自觉不适，食欲旺盛，精神体力均强。发病时均有明显邪实表现，本组病例有邪实表现者为 100%。发病过程中舌象由邪实向正虚发展，脉象变化亦由邪实向正虚发展。根据发病急促，病前无慢性虚证表现，病起时症、舌、脉表现均以邪实为突出，随着病程的演变而正虚现象逐渐明显，病情稳定后又逐渐恢复等表现，我们认为“真心痛”病人起病时病邪表现猖狂，随即心阳、心气也迅速严重被抑，出现心阳严重痹阻、心气大伤的标实本虚证，此时极易发生阳气脱厥而死亡。但如迅速祛邪，切实保护微弱的心阳、心气，不使再有耗伤，则可望病邪减退，被抑的心阳、心气得以渐渐恢复，此刻“真心痛”的正虚多是因邪突至迅速被伤，是因实致虚，这时治疗的关键应是切实保护尚存正气不使再伤，同时迅速祛邪以清病原。所以我们的治疗原则多数采用祛邪为主，配合有力的补气通阳药物，以使正气渐复，抢救效果显著，总有效率达 90.6%。

“真心痛”寒证居多，但也有热证。本组病例属热邪犯心者即占 17.2%。这一点清・陈士铎著《辨证录》中即有记载“真心痛原有两症，一寒邪犯心，一火邪犯心也……”，其原理在《巢氏病源》论述为“心与小肠合为表里俱象于火，而火为阳气，邪追阳气不得宣通，壅瘀生心热，故心如悬而急，烦懊痛也”。所以寒邪、痰浊、瘀血等诸邪阻滞心脉，心阳被抑，壅瘀生热，热邪犯心亦可引起真心痛，此时不必拘泥“真心痛”必为阴寒之证而不用凉药，应根据具体情况辨证用药。如出现早搏加凉血活血之赤芍、牡丹皮则常能有良效。

“真心痛”心阳虚者较多，但心气、心阴亦可受损。本组病例中心气虚者占 100%，心阴虚者占 16%，治疗中亦应辨证用药。

（《全国冠心病防治及对策研讨会论文集》，1987 年）

第三节　诊治糖尿病性心脏病特色学术体系临床观察、临床研究文章选录

糖尿病并发冠心病的中医辨证特点
——附病例分析 105 例

近年来“糖尿病性心脏病”这一概念已被世界代谢病专家和内分泌病专家所公认，同时也引起心脏病专家的重视。糖尿病性心脏病是指糖尿病病人伴发或并发的心脏病，包括冠心病、糖尿病性心肌病、微血管病变和自主神经功能紊乱所致的心律失常及心功能不全等，其中糖尿病并发的心血管病变所占比例很大，是糖尿病病人的主要危险。70% ～ 80% 的糖尿病病人死于心血管病，心血管病中又以冠心病为主。

糖尿病并发冠心病与单纯冠心病比较，在病因、发病机理、病理生理、病理解剖、临床表现、患病率和病死率等方面均更复杂而有不同之处。从中医方面看两者的症状、脉象、舌象等临床表现及辨证分型和治疗方法等方面都有不同的特点，掌握了这些特点才能辨证用药标准，才能获得满意的临床疗效。本文分析对比了我院内科病房自 1990 年 12 月至 1991 年 12 月收治糖尿病合并冠心病及部分单纯冠心病病人的症、脉、舌及辨证分型的特点，以便在处理糖尿病合并冠心病病人时更合理地立法处方用药，提高疗效，突出中医特色，更好地发挥中医药治疗优势。

（一）病例选择

本文病例系 1990 年 12 月至 1991 年 12 月我院内科部分住院病人，共 105 例。其中糖尿病合并冠心病 70 例，单纯冠心病 35 例。全部病例分为观察组与对照组。观察组 70 例（糖尿病合并冠心病），对照组 35 例（单纯冠心病）。诊断标准均采用 WHO 制定的糖尿病及冠心病的诊断准则。

（二）临床方面特点

表 2-43　两组病人性别构成比较

组别	例数	男		女	
		例数	%	例数	%
观察组	70	24	34.3	46	65.7
对照组	35	14	40	21	60

从表 2-43 可以看出两组均女性为多，两组对比无差异。

表 2-44 两组病人年龄构成比较

组别	0 ~ 40 岁		41~50 岁		51 ~ 60 岁		61 ~ 70 岁		71 ~ 80 岁	
	例数	%	例数	%	例数	%	例数	%	例数	%
观察组	4	5.7	10	14.3	25	35.7	23	32.9	8	11.4
对照组	2	5.7	4	11.4	8	22.9	13	37.1	8	22.9

从表 2-44 可以看出观察组与对照组相比，年龄在 61 岁至 80 岁者观察组（32.9% 及 1.4%）低于对照组（37.1% 及 22.9%）。

表 2-45 两组病人病程比较

组别	1 ~ 5 年		6 ~ 10 年		≥ 11 年	
	例数	%	例数	%	例数	%
观察组	46	65.8	19	27.1	5	7.1
对照组	22	62.8	3	8.6	10	28.6

从表 2-45 看出病程在 11 年以上者，观察组明显低于对照组；病程在 6 ~ 10 年者，观察组高于对照组；病程在 1 ~ 5 年者，两组无差异。

表 2-46 两组病人舌苔比较

组别	薄白		白厚腻		黄（薄、厚腻）		无苔	
	例数	%	例数	%	例数	%	例数	%
观察组	19	27.1	9	12.9	35	50	7	10
对照组	10	28.6	12	34.2	10	28.6	3	8.6

从表 2–46 可以看出观察组“黄苔”高于对照组，而对照组“白腻苔”明显高于观察组。

表 2–47 两组病人舌质比较

组别	红		暗		淡		瘀斑	
	例数	%	例数	%	例数	%	例数	%
观察组	36	51.4	26	37.1	5	7.2	3	4.3
对照组	10	28.6	15	42.9	9	25.7	1	2.8

从表 2–47 看出观察组舌质“红”者高于对照组，对照组舌质“淡”者明显高于观察组。

表 2–48 两组病人脉象比较

组别	沉细		细滑		弦（细、滑）		滑数		细数		叁伍不调	
	例数	%	例数	%	例数	%	例数	%	例数	%	例数	%
观察组	4	5.7	6	8.8	26	43	11	15.7	19	21.7	4	5.7
对照组	6	17.1	4	11.4	22	32.9	1	2.9	1	2.9	1	2.9

从表 2–48 看出观察组以“数脉”明显居多，对照组以弦脉居多。

表 2–49 两组病人辨证分型比较

组别	虚证														实证					
															火热					
	气虚		血虚		阴虚		阳虚		气滞		血瘀		痰湿		湿热		毒热		燥热	
	例数	%	例数	%	例数	%	例数	%	例数	%	例数	%	例数	%	例数	%	例数	%	例数	%
观察组	34	48.6	3	4.2	89	55.7	7	10	15	21.4	24	34.3	18	25.1	5	7.1	1	1.4	14	20
对照组	15	42.9	2	5.7	9	25.7	10	28.6	13	37.1	16	45.7	8	22.9	1	2.9	0	0	2	5.7

从表 2–49 看出观察组“阴虚”“火热型”比例明显高于对照组。对照组“阳虚”型比例高于观察组。

（三）讨论

本文通过我院住院的105例糖尿病并发冠心病与单纯冠心病进行对比分析，发现糖尿病并发冠心病与单纯冠心病在年龄、病程、舌苔、舌质、脉象、证型等诸方面存在差异。

从发病年龄上可以看出61岁至80岁的患者，观察组低于对照组，这说明糖尿病并发冠心病患者存活年龄较单纯冠心病低，死亡率高于单纯冠心病。

在病程上比较，发病在11年至16年以上者，观察组明显低于对照组，更进一步说明糖尿病并发冠心病在死亡率上明显高于单纯冠心病。

从舌苔上比较看出，观察组“黄苔”高于对照组，“黄苔”乃由于热邪熏灼而致，说明糖尿病并发冠心病组以热证居多。“白腻苔”对照组明显高于观察组，从而可以看出单纯冠心病组常由于湿浊内蕴，阳气被遏，致使气血流通不畅。而糖尿病并发冠心病患者虽也有湿邪存在，但在化热方面比单纯冠心病多而快，因而“白腻苔”较单纯冠心病为少。

从舌质上比较看出，舌质“红”者观察组明显高于对照组，表明糖尿病合并冠心病患者以热盛者明显为多。对照组舌质淡者明显高于观察组，表明单纯冠心病以心阳不足为多。

从脉象上比较，观察组以“数脉”明显居多，尤以细数脉更为突出。“数脉”主热证，脉象“细数”说明糖尿病合并冠心病以阴虚热盛为主。

在证型分析上可以看出糖尿病合并冠心病组“阴虚”“火热型”比例明显高于单纯冠心病组，而单纯冠心病组“阳虚型”更为多见。辨证准确是临床上取得良好疗效的极其重要因素，通过临床病例分析揭示出的客观规律是准确辨证的依据。本报告所做的点滴工作，望能在糖尿病合并冠心病的准确辨证方面有所帮助。

（《首届糖尿病（消渴病）国际学术会议文集》，1994年）

第四节　诊治心力衰竭特色学术体系临床观察、临床研究文章选录

一、心衰合剂治疗充血性心力衰竭 30 例临床观察

1980 年 3 月至 1981 年 4 月，我们以心衰合剂为主治疗充血性心力衰竭 30 例收到良好效果，现报告如下：

（一）一般资料

本组男 9 例，女 21 例。20 ~ 40 岁 6 例，41 ~ 60 岁 18 例，61 ~ 80 岁 6 例。原发病为风湿性心脏病者 19 例，冠心病者 10 例，充血性心肌病者 1 例。心衰程度属Ⅱ度者 2 例，Ⅲ度者 28 例。病程在 1 年以内者 3 例，1 ~ 2 年者 12 例，2 ~ 3 年者 3 例，3 ~ 4 年者 5 例，4 ~ 5 年者 3 例，5 ~ 6 年者 2 例，10 年以上 2 例。入院前有 21 例已用过西药强心、利尿和抗感染治疗，但心衰仍未能控制。

本组 30 例均有心悸、气短、咳喘、有稀薄泡沫痰或夹血丝、胸胁腹部胀满、纳谷不香、尿少浮肿等症状和体征。除 1 例外，29 例均不能平躺。舌质均暗淡或暗红，白苔 24 例，黄白相兼苔 6 例。数脉 8 例，促脉 22 例。

（二）观察方法

本组病例辨证属心气虚衰，血脉瘀阻，水饮停聚，肺气壅塞，以泻肺利水、益气养心、活血通脉为法，方用心衰合剂。

处方：葶苈子 30g，桑白皮 30g，车前子 30g（包煎），泽泻 15g，生黄芪 30g，太子参 30g，五味子 10g，麦冬 15g，紫丹参 30g，全当归 10g。

以上为 1 剂用量。每剂浓煎成 200 毫升。病情重时，每日服 2 剂，分 4 次服；病情转轻后，改为每日 1 剂，分 2 次服。心衰缓解后仍可继续服用，以巩固疗效。

本组病人采用自身前后对照观察。入院后卧床休息，低钠饮食，在严密观察保证安全的基础上，继续服用入院前药物，记录主要观察指标 3 ~ 5 天作为服药前对照；以后加服心衰合剂，继续记录有关指标，以资比较。有 8 例因病情紧急，提前加服了心衰合剂；有 4 例在对照期，值班医生临时注射了速尿或西地兰，均从注射药物的作用消失后算起，再观察 3 天，作为服药前对照。

（三）观察结果

1. 疗效标准

服心衰合剂后当日或次日，临床症状明显改善（包括尿量增加，心率快有所减慢，憋气好转），治疗 1 ~ 2 周心衰基本缓解者（包括憋气消失，肺部啰音基本消失，肝大明显缩小，水肿消失，尿量正常，能够平躺，心率下降到 90 次 / 分钟以下）为有效；服药后 3 日病情无改善者为无效；服药后症状加重乃至死亡者为恶化。

2. 治疗结果

对 21 例继服原来西药而心衰不能控制者，加服心衰合剂后全部有效；9 例未用西药者，单纯服用心衰合剂后 7 例有效，2 例无效。表 2–50 为主要观察指标及自身前后对照情况。

表 2–50　心衰合剂治疗前后主要临床指标变化

项目	例数	治疗前 1 ~ 5 天均值	治疗后 10 天均值	治疗前后差值（$\bar{x} \pm s$）
心率（次 /min）	30	101.43	82.06	$-19.37 \pm 3.55^{**}$
尿量（mL/d）	29	541.03	1465.52	$924.49 \pm 180.91^{**}$
肝界肋下（cm）	30	4.57	2.88	$-1.69 \pm 0.34^{**}$
肝界剑下（cm）	18	7.53	5.17	$-2.36 \pm 0.60^{*}$
静脉压（cmHg）	11	29.90	14.66	$-15.24 \pm 2.75^{**}$
心搏量（mL/ 次）	6	31.74	58.65	21.91 ± 2.45
心输出量（L/ 分）	6	2.44	4.37	$1.93 \pm 0.51^{*}$
心脏指数（$L/min/m^2$）	6	1.64	3.01	$1.37 \pm 0.39^{*}$

注：$P < 0.05$；$^{**}P < 0.01$。

（四）病案举例

××，男，67岁。

患者患冠心病7～8年。近1个月来常有心悸气短、咳痰白黏或有泡沫，某医院反复用抗感染治疗，病情一直未见好转。1周来出现尿少、水肿、咳喘不能平卧、胸胁腹部胀满、纳谷不香。1天来诸症加重并有恶心呕吐，于1980年3月13日急诊入院。体温36.8℃，血压130/90mmHg，半卧位，心律齐，心率100次/分钟，两肺可闻及干湿啰音，肝在右肋缘下4cm，下肢见凹陷性水肿（+），静脉压32cmH_2O，心排出量降低。舌暗淡，苔黄白相兼，脉细数。证属心气虚衰，血脉瘀阻，水饮犯肺，肺气壅塞。除继续应用入院时抗感染药外，加服心衰合剂100mL，每日3次（未用强心利尿药）。服药2次后，恶心呕吐止，尿量明显增加，第3天尿量1300mL/24h（入院时尿量200mL/24h），心率下降到90次/min，喘息减轻。1周后能平卧，肺部啰音消失，肝在右肋缘下2cm。治疗2周下肢浮肿消失，肝在肋缘下1cm。静脉压5cmH_2O。心衰缓解后，继续服心衰合剂100mL，每日2次，一个月后出院。

（五）讨论与体会

根据心衰的临床表现，可归属中医的“心悸”“怔忡”“水肿”“喘证”“痰饮”“癥瘕”等范畴。分析其发病机制，主要是脾肾亏虚，心气不足，血脉瘀阻，气血俱伤，水饮停聚，肺气壅塞，常以外感风寒或劳倦等为诱因。根据《素问·经脉别论》“饮入于胃，游溢精气，上输于脾，脾气散精，上归于肺，通调水道，下输膀胱”的记载，可以说人体水的代谢与三焦气化有关，而三焦之气化要靠肺的通调、脾的转输、肾的开阖完成，而各脏司职又无不依赖于心主血脉的通达。脾肾亏虚，尤其是心气虚衰时，必将影响三焦之气化，而使水饮停聚为患。

当心衰较轻时，患者主要表现为心悸气短、四肢沉重略有浮肿、遇劳则加重等心脾肾虚证，常用益气养心、温肾健脾法，选用苓桂术甘汤、肾气丸、真武汤、生脉散等加减常能有效。心衰较重时（如Ⅲ度心衰），患者以心悸憋气、喘息不得平卧、咳痰稀薄有泡沫夹有血丝、胁下支满胀痛、尿少浮肿、四肢发冷、舌暗、脉细数或促为主，此时既是脾肾亏损，心气虚衰，血脉瘀阻，又有明显的水饮停聚，肺气壅塞，宗气受阻的证候，治法应宗急则治标、扶正固本的原则，主以泻肺利水，佐以益气养心，活血通脉。心衰合剂中葶苈子能泻肺行水，祛痰定喘（汤药中常用 30 ~ 60g，分 4 次服，未见不良反应）；桑白皮泻肺平喘、利水消肿；车前子利水祛痰；泽泻利水渗湿。四药合用能泻肺利水，使聚水得行，肺气清宣，而获通调水道，下输膀胱之效。肺气清，宗气畅，心气乃复。黄芪配太子参、麦冬、五味子可以益气养心，兼补脾肾；黄芪配当归益气补血；当归配丹参养血通脉，活血化瘀。总之本方起到了聚水除、心气复、血脉通、水道利的作用，可使多数心衰患者得到缓解。

心肌缺血严重、心肌炎、巨大心脏等病人，常对洋地黄类药物敏感，临床用药较困难，剂量不好掌握，用心衰合剂可弥补其不足。本组病人中，服心衰合剂长者，达 6 个月之久，均未发现不良反应。此外服心衰合剂后，尽管尿量明显增加，但未出现低血钾现象。表明心衰合剂治疗心衰既有较明显的临床效果，又未发现有毒副作用，值得进一步研究。

（《中医杂志》，1983 年第 11 期）

二、中医药治疗充血性心力衰竭20例临床观察

1980年至1985年，我们以中医药治疗心力衰竭20例，收到良好效果。现报告如下：

（一）一般资料

本组病人男8例，女12例。20～40岁3例，41～60岁8例，61～80岁9例。高血压性心脏病者2例，充血性心肌病者1例，肥厚性心肌病者1例，风湿性心脏病者9例，冠心病者7例。心衰程度属Ⅱ度者6例，Ⅲ度者14例。病程在1年以内者9例，1～2年者5例，2～3年者2例，3～4年者1例，4～5年者1例，8年者1例，14年者1例。入院前未用过强心利尿药者17例，入院前曾用强心药但因毒副作用而停服者8例。

（二）主要表现

心悸，气短，咳痰稀薄、带有泡沫或夹血丝，胸、胁、腹部胀满，纳谷不香，胁下痞块，尿少，浮肿。其中咳逆倚息不能平卧者14例。舌质暗红14例，暗淡6例。白苔16例，黄白相兼苔4例。数脉15例，促脉5例。

（三）辨证及治法

主证：心气虚衰，血脉瘀阻。

基本治法：益气养心，通脉和血。

基本方药：生黄芪30g，太子参（或人参）10g，麦冬15g，五味子10g，丹参30g，川芎15g。

兼见肺脉瘀阻，肺失肃降治节、通调失司而出现咳逆倚息不得平卧，尿少，水肿时，加桑白皮、葶苈子，以清肃肺气，泻肺逐水。

兼见肝脉瘀阻，胁胀满痛，胁下病块明显，加行气活血养肝柔肝之品，如香附、郁金、青皮、白芍、当归、红花、赤芍等。

兼见脾胃脉络瘀阻，胃失和降，脾失健运，选加健脾和胃利水之品，如白术、茯苓、陈皮、半夏、泽泻。

兼肾脉瘀阻，开合不利，加温肾利水之品，常用附子、车前子、胡芦巴等。

（四）疗效标准

有效：服中药后当日或次日临床症状明显改善（包括尿量增加，心率减慢，憋气好转），治疗1～2周，心衰基本缓解（包括憋气消失，肺部啰音基本消失，肝大明显缩小，水肿消失，尿量正常，能够平卧，心率下降到每分钟90次以下）。

无效：服药后8日病情无改善。

恶化：服药后，症状加重，乃至死亡者为恶化。

（五）结果

20例中18例有效，占总数的90%；2例无效，占总数的10%。无恶化病例。

（六）病案举例

××，男，69岁，炊事员。1985年5月1日下午2时入院。

患者近3年来，反复出现憋气、咳喘、腿肿等症。诊断为“冠心病，心力衰竭”，曾住医院一次。近2周来又咳嗽，喘憋，下肢水肿，尿少，每日尿量仅400mL左右。今心悸，气短，喘憋严重，不能平卧，痰多黄色而黏。尿量昨日仅200mL，大便3日未行。既往有高血压史10余年。入院后体检：血压150/110mmHg，半卧位，喘息状，心界扩大，心率100次/分，心律齐，心尖部可闻收缩期杂音Ⅱ级。双肺偶闻干鸣，两肺底可闻湿啰音。肝大右肋缘下4cm，剑下1cm。双下肢凹陷性水肿。血象正常。X线胸片：心脏呈普大型，两肺纹理粗乱。脉细数无力。舌质暗红，苔黄白相兼。西医诊断：冠心病，心力衰竭III度，高血压。中医辨证：心气虚衰，血脉瘀阻，肺气壅塞，水饮停聚。治则：益气活血，泻肺利水。药用：太子参30g，桃仁10g，赤芍15g，桑白皮 30g，葶苈子 30g，车前子 30g（包煎）。水煎为 200mL，日分 2 次服，每次 100mL。服药后当日尿量增至 600mL，大便 1 次，憋喘减轻，夜能间断入睡。次日心率下降至 92 次 / 分。两肺湿啰音明显减少。连服 3 日，喘咳缓解，能平卧，心率下降为 84 次 / 分，肺部啰音消失，尿量每日 1500mL 左右，浮肿消退，但于活动后仍觉心悸气短，乃宗原意加益气养心之品。加用黄芪 30g，麦冬 15g，五味子 10g。继服 20 天，一般活动后无不适，生活自理，心率 80 次 / 分，血压 150/90mmHg 而出院。

（七）讨论

充血性心力衰竭为内科危重症，若不及时救治会迅速恶化死亡。根据我们多年来病房治疗重度心衰病人的实践体会，单用中药治疗充血性心力衰竭是有效的。本组病例 20 例重度心衰（Ⅱ度者 6 例，Ⅲ度者 14 例）均为未曾使用过毛地黄制剂，或对毛地黄敏感，极易过量中毒而使用困难的病例，有效 18 例，占 90%。

充血性心力衰竭，其病位在“心”，心体受损，心用衰微，是该病的关键。心主血脉，各种心体病变，久不痊愈，均可使心用沿着“虚损衰竭”的方向发展，一旦进入心衰阶段则心用失常，心气衰微，气衰不能帅血畅行，使各脏腑经络血脉瘀阻，气机壅塞，诸脏之“用”，皆有减损。根据我们观察，心衰影响他脏的程序大体上是沿着心→肺→肝→脾→胃→肾顺序发展。临床所见：心用失司则心悸且烦、动则气喘，汗出，口唇暗紫；肺脉瘀阻则肺失肃降，治节失司，不能通调水道、下输膀胱而致水饮停聚，出现胸闷气憋，咳逆倚息不能平卧，尿少腿肿；肝脉瘀阻则胁下痛或出现积聚；脾、胃脉络瘀阻则胃脘胀满不适，纳呆，恶心，腹胀，便溏；肾脉瘀阻则关门开合不利，二便闭塞不通，腰酸肢冷，耳鸣，头晕。由于该病在不同阶段各脏腑受损的程度不同，因而不同阶段出现各脏腑受损的证候也不相同。如心衰 I 度时，主要为心用受损而出现心气衰微，血脉瘀阻，活动过多后出现心悸、气短、气急、汗出、颧赤、唇暗等；Ⅱ度 ~ Ⅲ度时，则心及于肺、肝、脾、肾，故除心气不足的证候外，还会出现或肺或肝或脾或肾受损的证候。左心衰竭为主时兼见肺失清肃，通调失司，水饮留于肺中而出现的肺气壅塞，水饮停聚的证候。右心衰竭为主时可出现肝脉、脾脉以及胃脉、肾脉瘀阻的证候。心衰晚期出现肾脉瘀阻，肾阴耗竭以及肾阳衰竭导致阴竭阳绝，阴阳将脱的垂危状态。因此本病在辨证时既抓住“心气虚衰”“血脉瘀阻”这个根本，治以益气养心，通脉和血，又在此基础上兼理他脏。至若气机逆乱，阴阳行将离绝，急宜敛阴回阳救逆，用独参汤、四逆汤加五味子、山茱萸等。

（《中国医药学报》，1986年第3期）

三、益气活血泻肺利水法治疗充血性心力衰竭 240 例

1980 年以来，我们运用益气活血泻肺利水法治疗充血性心力衰竭取得较好疗效。现将资料较完整的 240 例进行小结，并对治疗主方进行药理实验研究。现报告如下：

（一）临床资料

本组病例住院患者 208 例，专科门诊患者 32 例，共 240 例。男性 99 例，女性 141 例。年龄 20 ~ 40 岁 36 例，41 ~ 60 岁 128 例，61 岁以上 76 例。心衰病因风湿性心脏病 152 例，冠状动脉硬化性心脏病 57 例，先天性心脏病 4 例，肺源性心脏病 9 例，高血压性心脏病 10 例，心肌病 8 例。心衰病程 1 年以内 60 例，1 ~ 2 年 25 例，3 ~ 5 年 49 例，6 ~ 10 年 49 例，10 年以上 57 例。心功能Ⅱ级 4 例，Ⅲ级 98 例，Ⅳ级 138 例。

主要临床表现有心悸气短，动则加重，重者咳喘不得卧，咯出泡沫样痰或血痰，唇绀颧红，胸胁胀满，胁下痞块，纳谷不香，尿少浮肿等。其中端坐呼吸休息时也有呼吸困难 137 例，肺部有湿啰音 165 例，心率 110 次 / 分以上 79 例，90 ~ 109 次 / 分 87 例，肝肿大 209 例，浮肿 174 例。舌苔多为白苔，或白厚腻苔，或黄白相兼，舌质多为淡暗，或暗红，或有瘀斑。脉象为涩脉、结代或细弱或细数。

（二）治疗方法

本组病例辨证属气虚血瘀，肺气壅塞，水饮停聚，治以益气活血、泻肺利水为法。

基本方药：生黄芪（或党参或太子参）30g，丹参（或赤芍）30g，葶苈子

30g，车前子 30g（包煎）。

每日 1 剂，病重也可每日服 2 剂，水煎分 4 次服。兼见气阴两虚酌加党参、太子参、沙参、人参、麦冬、五味子等；血虚加当归、白芍、川芎、生地黄等；咯血、面颊口唇紫暗加当归尾、桃仁、红花、牡丹皮、地骨皮；咳喘较重，痰黄黏稠者加金银花、连翘、蒲公英、黄芩、桑白皮、鱼腥草等；水肿甚加防己、泽泻、大腹皮、猪苓、冬瓜皮、陈葫芦等；胸胁胀满疼痛，胁下痞块明显加香附、郁金、枳实、桃仁、红花、水红花子等；兼见食少呕恶，腹胀便溏加茯苓、白术、陈皮、半夏等健脾和胃之品；畏寒喜暖，四肢不温，脉沉细无力，加温阳药桂枝、附子、干姜、淫羊藿、补骨脂、巴戟天等；郁久化热加栀子、莲子心、连翘、牡丹皮、赤芍、地骨皮等。

本组单纯用中药治疗 48 例。另有 89 例患者在服强心、利尿和（或）血管扩张期间心衰加重，在维持原西药品种及剂量不变的情况下，加用本法治疗后心衰症状体征得到改善者 86 例，其中部分患者在加用本法治疗后能逐渐停减洋地黄类强心剂及西药利尿剂。还有 103 例在用本法治疗同时也根据病情适当加用强心、利尿、血管扩张剂等。

（三）疗效标准及治疗结果

1. 疗效标准

显效为心衰基本控制或心功能提高Ⅱ级。有效为心衰症状体征明显改善或心功能提高Ⅰ级。无效为心衰症状体征无改善。恶化为心衰症状加重乃至死亡者。

2. 治疗结果

显效 77 例，有效 140 例，无效 6 例，恶化死亡 14 例，另有 3 例突发室颤死亡，共死亡 17 例，共有效 217 例，总有效率为 90.42%。一般服药后第 2 ~ 3 天症状体征改善，包括尿量增加，心慌气短减轻，浮肿渐消，治疗 1 ~ 2 周心衰缓解，为巩固疗效继续服药，药情稳定后减服，隔日 1 剂或每周 2 剂，长期服用无毒副作用。

（四）药理实验研究

以本主方组成的心衰合剂经北京制药工业研究所药理室进行药理实验研究，将心衰合剂制成 100mg/mL 水溶液，并用氨吡酮针剂 5mg/mL 做阳性对照，观察麻醉犬和猫的血流动力学变化。

对 5 只麻醉犬经十二指肠给药，剂量为 200mg/kg、400mg/kg、600mg/kg，略降低心率和血压，对左室舒张末压（LVEDP）无明显影响，各剂量均显著增加左室压变化速率（dp/dt max 和 dp/dt p_{40}）$P < 0.05$，阳性对照组氨吡酮亦明显增加 dp/dt max 和 dp/dt p_{40}，增加数值与本品近似，本品作用快，5 ~ 10 分钟起效，作用持续时间 1 小时。略降低心肌耗氧指数。

对 7 只麻醉猫静脉注射本品 50mg/kg、75mg/kg、100mg/kg，对心率、血压、左室舒张末压无明显影响，明显增加左室压变化速率，但本品较氨吡酮作用持续时间长 1 倍，本品还能明显降低心肌氧耗。

对 19 只兔离体乳头肌用分别和累积给药法测定本品对乳头肌收缩力的影响，结果是两种给药方法均能显著增加乳头肌收缩张力（$P < 0.01$）在一定浓度内出现量效关系，心衰合剂的效价为 2.4mg/mL，张力变化最大的百分数（△ Fcmax）为 53.6%，阳性对照组氨吡酮亦能显著增加乳头肌收缩力，共呈量效关系。

心衰合剂急性毒性试验，给小鼠灌胃剂量相当于临床用药量 125 倍未出现任何毒性反应。

（五）讨论与体会

充血性心力衰竭（简称心衰），是多种心脏病发展的共同结果，其发病率高，一般用强心苷、利尿剂及血管扩张剂治疗，虽然 20 世纪 70 年代以来在理论上及治疗方法上都有很大进展，但死亡率仍高，故现在各国都在探索新的途径。

中医治疗心衰有丰富的经验，近年来单味药治疗也多有报道，但大多数有与洋地黄相似的副作用，复方制剂有温阳利水法等。

我们在多年治疗心衰的实践中体会到本病以心气不足，血瘀饮阻为多见，以心气虚为本，血瘀、水饮为标，为本虚标实之证，本病患者多病情急重，并常以痰饮瘀血凌心阻肺为急，治疗本着急则治其标或标本兼治的原则，故以益气活血、泻肺利水为法，以生黄芪、丹参（或赤芍）、葶苈子、车前子等为主方，结合辨证加减用药。主方中生黄芪益元气，扶正固本，补而不滞，兼有行湿之功；丹参活血化瘀；葶苈子泻气闭行水，除胸中痰饮，化痰平喘利水道，车前子利水消肿。又因心脉瘀阻，水饮停聚，久病不已郁而化热，故有些重症心衰患者常觉胸中闷热，思凉饮，故本法有时将丹参改为赤芍，或加牡丹皮、地骨皮、栀子、连翘等，待胸中闷热等心衰症状改善后再酌情加温阳固本之剂，常能获效。

本组治疗 240 例，总有效率达 90.42%。药理实验观察对麻醉犬十二指肠给药及麻醉猫静脉给药的血流动力学变化均表明本品能显著增加心肌收缩力，有明显的正性肌力作用，且降低心肌耗氧。对兔离体乳头肌用分别给药和累积给药法均能显著增加乳头肌收缩张力。上述实验结果与阳性对照组氨吡酮相似，这些都说明本法对心衰的治疗是行之有效的。尤其对于某些患者对洋地黄很敏感，易中毒，可停用洋地黄类药物，用本法治疗，即使洋地黄中毒患者心率减慢，出现室性期前收缩，用本法治疗亦未出现不良反应，心律失常未见加重。有些患者已用足洋地黄类强心剂、利尿剂及血管扩张剂，心衰仍未控制者，加用本方治疗，也获较好疗效。而且无毒副作用，仅个别患者服用大剂量葶苈子引起轻度腹泻外（停药后腹泻止），无其他副作用，药理急性毒性实验结果也说明本方毒性极低。有的患者已连续服药 3 年多，未见毒副作用。本法为治疗心衰的有效方剂之一，值得进一步研究。

（《广西中医药》，1991 年第 6 期）

四、强心栓治疗充血性心力衰竭的临床观察与药理研究

我们于 1988—1989 年收治充血性心力衰竭（下称心衰）患者 45 例，使用强心栓治疗，采用治疗前后自身对照临床观察取得了较好疗效。动物实验表明：本品能显著增加心肌收缩力，提高泵功能且无毒副作用。

（一）临床资料

本文病例为 1988 年 1 月至 1989 年 3 月在北京中医医院心血管病房住院的心衰患者，根据 1964 年美国纽约心脏病协会制定的心衰诊断和心功能分级标准进行诊断和分级，全部确诊为心功能Ⅲ级、Ⅳ级，共 45 例；男性 17 例，女性 28 例；最大 71 岁，最小 30 岁，平均年龄 50.4 岁。心衰史 2 ~ 5 年者 12 例，5 年以上者 33 例。在 45 例心衰病例中，风湿性心脏病 29 例，冠心病 6 例，肺心病、扩张型心肌病各 3 例，先天性、高血压性心脏病各 2 例。合并洋地黄中毒，严重心律失常 6 例，合并心源性肝硬化和肺部感染者分别为 20 例和 30 例。

（二）观察方法

给药方法对既往未用过强心、利尿和血管扩张剂者，或洋地黄中毒之心衰患者，先观察 3 天，第 4 日始用强心栓治疗。对入院前长期使用强心、利尿及血管扩张剂而心衰未能控制者，病情允许时先维持原治疗 3 天，自第 4 日酌减或停用洋地黄和（或）利尿剂，加强心栓治疗。剂量为每日 2 次，每次 2 粒，肛门纳入（深度约 4cm），疗程 2 周。

方药组成及制剂：强心栓由生黄芪、葶苈子、赤芍等药组成，按比例配方提取成药膏，然后再制成锥形栓剂。每粒强心栓重 2g，含生药 1g（由北京制药工业研究所提供）。

（三）结果

1. 疗效标准

显效：心衰基本控制或心功能提高Ⅱ级以上者。有效：心功能提高Ⅰ级以上，但不足Ⅱ级者。无效。心功能进步不足Ⅰ级及心衰未能控制者。

2. 疗效分析

（1）症状及体征：①呼吸困难。治疗前29例病人有端坐呼吸，夜间咳嗽或休息时呼吸困难，经治疗，23例减为轻、中度劳力性呼吸困难，4例减为严重劳力性呼吸困难或阵发性夜间呼吸困难，2例无改善。②肺啰音。治疗前9例有肺水肿，20例双侧肺啰音；经治疗，8例肺啰音消失，19例啰音明显减少，2例啰音未减少。③心率。治疗前超过110次/分者21例，90～110次/分者10例；经治疗，19例心率控制在100次/分以下，9例90次/分以下，3例仍100次/分以上。④水肿。治疗前有胸水、腹水或心包积液者共8例，水肿26例；经治疗，5例心包积液或胸腹水消失，18例水肿明显减轻。⑤肝大。治疗前肝脏明显肿大伴颈静脉怒张30例，其中21例合并心源性肝硬化；治疗后，6例肝肿大消失，24例仍肝大，其中17例较前有不同程度缩小或变软。

（2）起效时间：45例心衰患者使用强心栓1天后，尿量增加、呼吸困难减轻者9例，其余多在2～3天起效，疗效出现时间平均3.4天。

（3）利尿效果：大部分心衰患者利尿效果显著，有的用西药利尿剂效果不佳，改用强心栓后出现较好疗效。45例患者治疗前尿量为（771.11±107.67）mL/24h，治疗后增加为（1217.87±171.2）mL/24h（$P < 0.05$，在相对控制入量的情况下，取治疗前、后3天尿量的均值）。

（4）强心利尿剂的应用：45例心衰患者治疗前有39例（86.9%）长期服用地高辛，应用强心栓，停服地高辛和单纯使用强心栓者21例（46.9%），减用地高辛者18例（40.0%），停用和减用地高辛者中显效者12例，有效25例。治疗前长期服利尿剂者29例，间断服用者10例，治疗后25例不同程度地减用利尿剂，8例停用利尿剂。

（5）血流动力学变化：对其中 18 例患者，于治疗前、后第 3 日，应用心阻抗图法进行了血流动力学测定，结果见表 2–51。

表 2–51　18 例治疗前后每搏量、心排血量、心脏指数比较（$\bar{x} \pm s$）

时间	每搏量（mL）	心排血量（L/min）	心指数[L/（min·m^2）]
治疗前	35.92 ± 17.67	3.18 ± 1.09	2.02 ± 0.61
治疗后	47.65 ± 14.03	4.01 ± 1.08	2.61 ± 0.87

治疗后较治疗前每搏量、心排血量和心脏指数明显升高，提示强心栓对心衰患者左室射血功能有所提高。

（6）总结：应用强心栓治疗 45 例心衰患者，显效 14 例，有效 27 例，总有效率 91.1%。

（四）强心栓的初步药理研究

将强心栓配方制成 100mg/mL 水溶液并用氨吡酮针剂 5mg/mL 做阳性对照，以生理盐水做空白对照。以左心导管监测血流动力学变化，对 5 只麻醉犬经十二指肠给药，剂量为 200mg/kg、400mg/kg、600mg/kg，各剂量均显著增加左室压变化率（dp/dt max 和 dP/dt p40）（$P < 0.05$）。对 7 只麻醉猫静脉注射本品 50mg/kg、75mg/kg、100mg/kg 亦明显增加左室压变化率（$P < 0.01$）。阳性对照组氨吡酮亦皆有增加。

对 19 只兔离体乳头肌用分别法和累积法给药，测定本品对乳头肌收缩功能的影响。结果显示两种给药方法均能显著增加乳头肌收缩张力，在一定浓度内出现量效关系，心衰合剂效价为 2.4mg/mL。效能△ Fcmax 为 53.6%（$P < 0.01$），阳性对照组氨吡酮亦显同样效果。

强心栓的急性毒性试验：给小鼠灌胃剂量相当于治疗量 125 倍，未出现任何毒副反应；静脉注射相当于临床直肠给药剂量的 26 倍，未出现任何毒性反应，LD_{50} 为 677.64mg/kg（冠氏法）。

（五）讨论

重症心衰主要临床表现为心悸、气短动则尤甚，呼吸困难，喘咳不得卧，咳泡沫样痰或血痰，胸中闷热，胸胁胀满，胁下痞块，紫绀，尿少，浮肿，舌苔多为白苔或白厚腻，脉结代或细弱。通过临床观察认为本病为本虚标实，气虚血瘀，心脉痹阻，痰饮停聚，凌心阻肺所致。故以益气活血、泻肺利水之剂，扶正固本为治则。强心栓的方药组成有生黄芪、葶苈子、赤芍、猪苓、茯苓、汉防己。此方根据张仲景《金匮要略》中的“葶苈大枣泻肺汤”和“防己黄芪汤”的方意化裁而成。方中黄芪补益元气以固本，补而不滞，兼有行湿之功，葶苈子开泻肺气，通利水道，肺为水之上源，肺气壅塞，则膀胱不利，水湿泛滥而成喘满肿胀等症，葶苈子辛散苦泻，性寒下降，下通膀胱，故能除痰饮喘满而利水消肿。赤芍有活血行瘀之效。据现代药理研究，黄芪具有强心作用，能加强正常心脏的收缩，对中毒或疲劳衰弱的心脏更显著，能扩张末梢血管，并有中度利尿作用。葶苈子之醇提取物有强心作用，增强心肌收缩力，减慢心率，减慢传导。赤芍能抑制血小板黏附，降低血液黏稠度。因此强心栓治疗心衰是通过扩张血管、减轻心脏负荷的综合作用而达到的。

使用强心栓治疗心衰，减少了强心利尿西药的用量，这就在很大程度上避免了洋地黄过量中毒及电解质紊乱的发生。对洋地黄中毒的患者，停用洋地黄，采用强心栓治疗，增强心肌收缩力，强心利尿控制心衰，使洋地黄中毒的心衰患者得到更积极有效的治疗方法。

急重症抢救中，中药剂型是个突出的问题，传统汤药诸多不便，亦不便保存，而中药静脉制剂的提取和制作目前还存在不少困难。强心栓由肛门置入给药，药物通过直肠黏膜吸收，大部分不经过肝肠循环，直接进入血液循环，这种给药途径的速度仅次于静脉给药，大大优于口服，而且心衰患者多存在胃肠道瘀血，消化和吸收能力低下，口服汤药常不能及时全部地发挥出应有的功效。中药强心栓保存、使用方便，发挥作用快，无毒副作用，克服了传统汤药剂型在急重症抢救中的种种弊端，是治疗心衰的有效药物，丰富和补充了当前充血性心力衰竭的治疗方法。

（《中国医药学报》，1992 年第 2 期）

第五节　诊治脑动脉硬化、供血不全特色学术体系临床观察、临床研究文章选录

一、柔肝清眩汤治疗脑动脉硬化性眩晕85例临床观察

脑动脉硬化是常见于中老年人的渐进性疾病，是全身性动脉硬化的一部分。脑动脉硬化症是指脑动脉粥样硬化、小动脉硬化、玻璃样变等动脉壁变性引起的非急性、弥漫性脑组织改变和神经功能障碍，是临床头晕、眩晕的重要发病原因。除了椎基底动脉系统病变外，颈内动脉系统也是容易受累的部位。

通过经颅多普勒超声（TCD）这种简便有效、费用低廉的无创性检查技术，对颅内动脉进行评价，能比较客观地反映脑血流动力学变化，进而可初步评价血管狭窄性病变的程度我们应用全国名老中医魏执真教授的经验方“柔肝清眩汤”治疗脑动脉硬化性眩晕85例，并与盐酸氟桂利嗪治疗85例进行对照观察，现报道如下。

（一）临床资料

1. 一般资料

所有病例共170例，均为2009年2月至2010年2月的门诊患者，年龄45～70岁。将170例随机分为2组。治疗组85例，其中男性46例，女39例；年龄46～70岁，平均62.5岁；合并高血压36例，糖尿病17例，高脂血症42例。对照组85例，其中男47例，女38例；年龄47～70岁，平均60.2岁；合并高血压33例，糖尿病14例，高脂血症43例。2组间性别、年龄、合并症等，经统计学分析无显著性差异（$P>0.05$），具有可比性。

2. 诊断标准

采用《中医病证诊断疗效标准》中眩晕阴虚肝旺、肝阳上亢型的诊断标准，临床主要表现为眩晕耳鸣，头痛且胀，每因烦劳或恼怒而头痛头晕加剧，面部

潮红，急躁易怒，少眠多梦，口苦，舌质红，苔黄，脉弦。脑动脉硬化症的诊断参照年全国第三届神经精神科学术会议修订的脑动脉硬化症诊断标准执行。符合脑动脉硬化症诊断及中医辨证为阴虚肝旺、肝阳上亢证的患者，可纳入试验病例。

3. 病例入选标准

年龄为 45 ~ 70 岁，符合脑动脉硬化症诊断及中医辨证为阴虚肝旺、肝阳上亢证的患者，可纳入试验病例。

4. 病例排除标准

过敏体质及对本药过敏者；合并心血管、肝、肾和造血系统等严重原发性疾病者；精神病患者。

5. 病例脱落标准

未能遵医嘱服药，末规律门诊复查者；出现急性心脑血管病变或发生最终心脏事件者。

（二）方法

1. 观察项目

① TCD 检测。仪器为德国 DWL1 型彩色多普勒超声仪，探头频率是 2MHz 观察各血管的平均血流速度和搏动指数。②临床症状。包括头晕、头痛、健忘、失眠改善情况。③肝肾功能、电解质、血、尿常规。

2. 治疗方法

治疗组口服柔肝清眩汤（由白芍、川牛膝、桑叶、菊花、石决明、珍珠母、钩藤、天麻等组成），每日 1 剂，分 2 次服。对照组口服盐酸氟桂利嗪，每晚 1 次，每次 5mg。2 组均连续用药 8 周后观察疗效。

3. 统计方法

采用 SPSS1.5 统计分析软件处理数据，计量资料采用 t 检验，计数资料采用 χ^2 检验，$P < 0.05$ 为差异有显著性。

（三）结果

1. 疗效评定标准

参照《中医病证诊断疗效标准》中眩晕的疗效标准评定。

显效：临床症状基本缓解，TCD 示脑血流有明显改善。有效：临床症状减轻，TCD 示脑血流有改善。无效：临床症状及 TCD 示脑血流均无改善。

2. 治疗结果

治疗组显效 31 例（36.5%），有效 42 例（49.4%），无效 12 例（14.1%），总有效率为 85.9%。对照组显效 23 例（27.0%），有效 35 例（41.2%），无效 27 例（31.8%），总有效率为 68.8%。2 组总有效率经统计学处理有显著性差异（$P < 0.05$），说明柔肝清眩汤治疗脑动脉硬化性眩晕作用优于盐酸氟桂利嗪。

3. TCD 检测结果

TCD 检测结果见表 2-52。

表 2-52 两组治疗前后颅内各动脉系统平均血流速度及搏动指数比较（$\bar{x} \pm s$，85 例）

观察部位		治疗组		对照组	
		治疗前	治疗后	治疗前	治疗后
ACA	Vm (L) (cm/s)	42.31±6.59	49.81±7.31*△	41.45±6.59	43.33±8.09*
	PI	0.96±0.11	0.83±0.08*△	0.97±0.12	0.90±0.11*
	Vm (R) (cm/s)	42.67±6.77	48.54±6.57*△	42.36±6.78	44.69±7.27*
	PI	0.96±0.12	0.81±0.13*△	0.96±0.13	0.89±0.12*
MCA	Vm (L) (cm/s)	50.47±6.84	59.68±5.46*△	51.49±7.44	53.73±7.63
	PI	0.98±0.13	0.77±0.12*△	0.97±0.15	0.91±0.12*
	Vm (R) (cm/s)	51.47±7.64	59.75±8.38*△	51.57±9.35	53.78±8.53*
	PI	0.95±0.11	0.78±0.13*△	0.96±0.12	0.91±0.13*
PCA	Vm (L) (cm/s)	27.39±5.56	37.46±6.29*△	27.64±7.25	31.04±7.39*
	PI	0.94±0.06	0.82±0.05*△	0.95±0.10	0.89±0.11*
	Vm (R) (cm/s)	28.58±6.55	37.73±6.63*△	28.38±7.94	29.59±7.36
	PI	0.94±0.07	0.80±0.09*△	0.93±0.08	0.90±0.16*
VA(颅内段)	Vm (L) (cm/s)	28.52±5.72	35.26±5.43*△	28.32±5.58	29.75±6.43*
	PI	0.85±0.60	0.63±0.15*△	0.87±0.12	0.89±0.12*
	Vm (R) (cm/s)	26.56±6.46	34.53±6.30*△	26.52±6.58	28.49±7.78*
	PI	0.86±0.12	0.75±0.10*△	0.84±0.11	0.82±0.16*
BA	Vm (cm/s)	23.59±6.87	35.87±6.31*△	24.71±67.88	27.72±7.68*
	PI	0.91±0.14	0.81±0.15*△	0.88±0.17	0.86±0.35*

注：组内治疗前后比较 *P<0.05；组间治疗后比较△P<0.05。ACA：大脑前动脉。MCA：大脑中动脉。PCA：大脑后动脉。VA：椎动脉。BA：基底动脉。VM：平均流速。PI：搏动指数。

4. 副作用

治疗前后两组患者肝肾功能，电解质，血、尿常规结果均未发现有异常变化。说明柔肝清眩汤治疗脑动脉硬化性眩晕安全性较高。

（四）讨论

魏教授认为脑动脉硬化性眩晕的病机主要责之于“阴虚肝旺，肝阳上亢”，从而提出“柔肝降逆养阴”法为治疗该类型眩晕的主要法则，所创立的“柔肝清眩汤”即是根据此病机制定的经验用方。方中重用白芍，柔肝体，养肝血，敛肝阳，益脾肺；石决明、珍珠母清肝热，潜肝阳；钩藤、天麻熄风祛痰，清心止痉；桑叶、菊花疏散风热，平肝明目；川牛膝活血行血，引血下行，对阴虚阳亢之证，与诸药配伍，可加强潜阳摄阴、镇肝熄风之力。全方药味虽多但错落有致，配伍合理，共奏柔肝潜阳、育阴清热、理气活血、通脉降浊的功效。经过本研究观察，治疗组与对照组治疗后各血管的 Vm（平均血流速度）增高，PI（搏动指数）降低，均有明显改善，差异有显著意义（$P < 0.05$），但治疗组治疗后的改善程度比对照组更优（$P < 0.05$），提示本方治疗脑动脉硬化性眩晕，可有效改善脑部供血，增加脑血流量，对缓解头痛、头晕、健忘、失眠等症状有较好疗效。

（《北京中医药大学学报（中医临床版）》，2010 年第 6 期）

二、养阴平肝降逆法治疗脑动脉硬化、脑供血不足临床研究观察

因脑动脉硬化、脑供血不足引起之眩晕证临床常见，常常影响患者生活质量，目前中医临床多采用益气活血及理气活血法，以补阳还五汤及血府逐瘀汤化裁之方药治疗，临床疗效良好。而笔者通过长期临床观察，体会到该病的主要证型应是阴虚肝旺，肝阳上亢，运用养阴平肝降逆法治疗，其效优于益气活血及理气活血法。现将临床观察情况报告如下。

（一）资料与方法

1. 临床资料

全部病例均为1998—2006年在北京中医医院门诊就诊的糖尿病合并脑动脉硬化、脑供血不足引起之眩晕证患者，共138例，分为治疗组和对照组。治疗组采用养阴平肝降逆法，对照组采用益气活血及理气活血法。治疗组105例，其中男44例，女61例；年龄38 ~ 78岁，平均（62.34 ± 8.26）岁；病程1月 ~ 30年，平均（2.98 ± 3.98）年；脑动脉硬化者40例，脑供血不足者26例，脑动脉硬化合并脑供血不足者39例。对照组33例，其中男15例，女18例；年龄39 ~ 82岁，平均（63.45 ± 8.02）岁；病程1月 ~ 10年，平均（3.35 ± 3.37）年；脑动脉硬化者7例，脑供血不足者7例，脑动脉硬化合并脑供血不足者19例。经 χ^2 检验和 t 检验，两组患者性别、年龄、病程以及基础疾病的分布比较显示，无显著性差异，两组患者具有可比性（$P > 0.05$）。

2. 治疗方法

治疗组以自拟方清眩汤治疗，对照组以补阳还五汤及丹参饮化裁治疗。疗程均为两个月。

清眩汤药物组成：白芍30g，桑叶10g，菊花10g，石决明30g（先煎），珍珠母30g（先煎），钩藤10g，天麻10g，川牛膝30g，地龙30g，香附10g，

乌药 10g。

3. 观察指标

两组均于治疗前后测定经颅多普勒超声（TCD）。仪器为德国 DWL1 型彩色多普勒超声仪，探头频率是 2MHz。

4. 疗效评价标准

两组病例分两个系列评判疗效。本文重点放在 TCD 疗效分析，目的是利用反映脑血流比较敏感的 TCD 客观指标，从该角度对养阴平肝降逆法治疗糖尿病合并脑动脉硬化、脑供血不足引起之眩晕证，其疗效优于益气活血及理气活血法做进一步的验证。

（1）以临床标准评价：①显效。眩晕症状消失。②有效。眩晕症状减轻。③无效。眩晕症状无变化。

（2）以 TCD 标准评价：①显效。治疗后完全恢复正常，异常的结果消失。②有效。脑及椎基底动脉供血改善；异常的频谱改善；或血流速度改善；或多支病变数量减少；以上四项具备一项者。③无效。异常结果无变化。

TCD 频谱的形态异常：①收缩舒张分离。脑动脉硬化血流改变高阻力型。②波峰圆钝，峰时后延。脑动脉硬化血流改变粥样型。③收缩舒张分离圆钝。脑动脉硬化血流改变混合型。④第二峰大于第一峰（S2 > S1）。脑动脉硬化早期血流改变。

5. 统计学方法

采用 SPSS11.5 统计分析软件处理，实验数据以（$\bar{x}\pm s$）表示，计量资料采用 t 检验，计数资料采用 χ^2 检验。$P < 0.05$ 为差异有显著性。

二、结果

1. 两组对眩晕症状疗效对比

表 2-53　两组对眩晕症状疗效的对比 [例（%）]

组别	例数	显效	有效	无效	总有效
治疗组	105	92（87.6）	9（8.6）	4（3.8）	101（96.2）
对照组	33	7（21.2）	17（51.5）	9（27.3）	24（72.7）

表 2–53 显示，治疗组 105 例中显效 92 例（87.6%），有效 9 例（8.6%），总有效率 96.2%；对照组 33 例中显效 7 例（21.2%），有效 17 例（51.5%），总有效率 72.7%。治疗组显效率及总有效率高于对照组，经 χ^2 检验，两组间比较有显著性差异（$P < 0.01$）。

2. 两组对脑动脉硬化疗效对比

表 2–54　两组对脑动脉硬化疗效的对比 [例（%）]

组别	例数	显效	有效	无效	总有效
治疗组	40	10（25.0）	21（52.5）	9（22.5）	31（77.5）
对照组	7	1（14.3）	1（14.3）	5（71.4）	2（28.6）

表 2–54 显示，治疗组中有 40 例、对照组中有 7 例 TCD 脑动脉硬化。治疗组显效 10 例（25.0%），有效 21 例（53.5%），总有效率 77.5%；对照组显效 1 例（14.3%）有效 1 例（14.3%），总有效率 28.6%。治疗组显效率有效率及总有效率高于对照组，经 χ^2 检验，两组间比较有显著性差异（$P < 0.05$）。

3. 两组对脑供血不足疗效对比

表 2–55　两组对脑供血不足疗效的对比 [例（%）]

组别	例数	显效	有效	无效	总有效
治疗组	26	7（26.9）	14（53.9）	5（19.2）	21（80.8）
对照组	7	1（14.3）	1（14.3）	5（71.4）	2（28.6）

表 2–55 显示，治疗组中有 26 例、对照组中有 7 例 TCD 示脑供血不足。治疗组显效 7 例（26.9%），有效 14 例（53.9%），总有效率 80.8%；对照组显效 1 例（14.3%）有效 1 例（14.3%），总有效率 28.6%。治疗组显效率有效率及总有效率高于对照组，经 χ^2 检验，两组间比较有显著性差异（$P < 0.05$）。

4. 两组对脑动脉硬化兼脑供血不足疗效对比

表 2-56　两组对脑动脉硬化兼脑供血不足疗效的对比 [例 %]

组别	例数	显效	有效	无效	总有效
治疗组	39	4（10.3）	27（69.2）	8（20.5）	31（79.5）
对照组	19	0（0.0）	4（21.1）	15（78.9）	4（21.1）

表 2–55 显示，治疗组中有 39 例、对照组中有 19 例 TCD 示脑动脉硬化兼脑供血不足。治疗组显效 4 例（10.3 %），有效 27 例（69.2 %），总有效率 79.5 %；对照组显效 0 例，有效 4 例（21.1 %），总有效率 21.1 %。治疗组显效率、有效率及总有效率高于对照组，经 χ^2 检验，两组间比较有显著性差异（$P < 0.01$）。

5. 两组对基底动脉血流速降低者疗效对比

表 2-57　两组对基底动脉血流速降低者疗效对比（$\bar{x} \pm s$，cm/s）

组别	例数	治疗前	治疗后
治疗组	43	36.49 ± 5.40	44.07 ± 11.11**
对照组	21	38.00 ± 4.17	41.90 ± 10.35

注：与本组治疗前比较 $^{**}P < 0.01$。

表 2–57 中可以看出，治疗组中有 43 例、对照组中有 21 例 TCD 示基底动脉血流速降低。治疗组治疗后基底动脉血流速度较治疗前改善（$P < 0.01$），对照组治疗后与治疗前比较无显著性差异（$P > 0.05$）。治疗后两组间比较无显著性差异（$P > 0.05$）。

6. 两组对左椎动脉血流速降低者疗效对比

表 2-58　两组对左椎动脉血流速降低者疗效对比（$\bar{x} \pm s$，cm/s）

组别	例数	治疗前	治疗后
治疗组	47	33.45 ± 3.30	39.26 ± 9.26**
对照组	21	33.14 ± 3.97	35.86 ± 4.96

注：与本组治疗前比较 $^{**}P < 0.01$。

从表 2-58 中可以看出，治疗组中有 47 例、对照组中有 21 例 TCD 示左椎动脉血流速降低。治疗组治疗后左椎动脉血流速度较治疗前改善（$P < 0.01$），对照组治疗后与治疗前比较无显著性差异（$P > 0.05$）。治疗后两组间比较无显著性差异（$P > 0.05$）

7. 两组对右椎动脉血流速降低者疗效对比

表 2-59　两组对右椎动脉血流速降低者疗效对比（$\bar{x} \pm s$，cm/s）

组别	例数	治疗前	治疗后
治疗组	62	32.68 ± 3.83	39.87 ± 8.74$^{**\blacktriangle\blacktriangle}$
对照组	23	32.87 ± 3.61	34.87 ± 3.36

注：与本组治疗前比较 $^{**}P < 0.01$，与对照组治疗后比较$^{\blacktriangle\blacktriangle}P < 0.01$。

从表 2-59 中可以看出，治疗组中有 62 例、对照组中有 23 例 TCD 示右椎动脉血流速降低。治疗组治疗后右椎动脉血流速度较治疗前改善（$P < 0.01$），对照组治疗后与治疗前比较无显著性差异（$P > 0.05$）。治疗后两组间比较有显著性差异（$P < 0.01$）。

8. 两组对 TCD 大脑频谱异常者疗效对比

表 2-60　两组对 TCD 大脑频谱异常者疗效的对比（例）

组别	例数	异常结果消失	异常结果无变化
治疗组	74	18	56
对照组	23	1	22

表 2-60 显示，治疗组中有 74 例、对照组中有 23 例 TCD 示大脑频谱异常。治疗后异常结果消失者治疗组 18 例，对照组 1 例，经 χ^2 检验，两组间比较有显著性差异（$P < 0.05$）。

9. 两组对 TCD 大脑频谱收缩舒张分离者疗效对比

表 2-61　两组对 TCD 大脑频谱收缩舒张分离者疗效的对比（例）

组别	例数	异常结果消失	异常结果无变化
治疗组	36	21	15
对照组	11	1	10

表 2-61 两组对 TCD 大脑频谱收缩舒张分离者疗效的对比两组对 TCD 大脑频谱波峰圆钝者疗效的对比上表显示，治疗组中有 36 例、对照组中有 11 例 TCD 示大脑频谱收缩舒张分离。治疗后异常结果消失者治疗组 21 例，对照组 1 例，经 χ^2 检验，两组间比较有显著性差异（$P < 0.01$）。

10. 两组对 TCD 大脑频谱波峰圆钝者疗效对比

表 2-62　两组对 TCD 大脑频谱波峰圆钝者疗效的对比（例）

组别	例数	异常结果消失	异常结果无变化
治疗组	25	11	14
对照组	6	2	4

表 2-62 显示，治疗组中有 25 例、对照组中有 6 例 TCD 示大脑频谱波峰圆钝，峰时后延。治疗后异常结果消失者治疗组 11 例，对照组 2 例，经 χ^2 检验，两组间比较无显著性差异（$P > 0.05$）。

11. 两组对 TCD 大脑频谱 S2 ＞ S1 者疗效对比

表 2-63　两组对 TCD 大脑频谱 S2 ＞ S1 者疗效对比（例）

组别	例数	异常结果消失	异常结果无变化
治疗组	15	4	11
对照组	6	2	4

表 2-63 显示，治疗组中有 15 例、对照组中有 6 例 TCD 示大脑频谱 S2 ＞

S1。治疗后异常结果消失者治疗组 4 例，对照组 2 例，经 χ^2 检验，两组间比较无显著性差异（$P > 0.05$）。

（三）讨论

本观察显示，对“头晕”症状的改善方面，养阴平肝降逆法优于益气活血及理气活血法。对于脑动脉硬化、脑供血不足及脑动脉硬化合脑供血不足者的改善，养阴平肝降逆法亦优于益气活血及理气活血法。TCD 观察指标显示，对于基底动脉、椎动脉血流速降低者，养阴平肝降逆法治疗后上述动脉血流速度得到改善（$P < 0.01$），与对照组治疗后比较无显著性差异，可能与样本量有关。大脑频谱异常（特别是收缩舒张分离）者，养阴平肝降逆法优于益气活血及理气活血法，而对大脑频谱波峰圆钝、S2 > S1 者两种方法无显著性差异，考虑可能与样本量小有关。

长期临床观察显示，脑动脉硬化、脑供血不足的绝大多数患者四诊所见是头晕、头胀，烦劳恼怒而加剧，急躁易怒，口干苦，大便欠畅，舌质红、苔黄，脉弦细。此为阴虚肝旺，肝阳上亢的表现，而非气虚血瘀及气滞血瘀的表现。特别是从主症“头晕”的特点分析，脑动脉硬化、脑供血不足之头晕多伴头胀而很少伴头空虚感或头刺痛。头胀是邪扰清空，而头空虚感是气血亏虚、清空失养所致，头刺痛是瘀血的表现，从而更加支持脑动脉硬化、脑供血不足属阴虚肝旺，肝阳上亢，而非气虚血瘀及气滞血瘀。本文从两种治疗方法对 TCD 的改善方面，也进一步验证了养阴平肝降逆法在治疗脑动脉硬化、脑供血不足引起之眩晕上的优势。

补阳还五汤于《医林改错》中记载其主治是：中风后，半身不遂，口眼㖞斜，语言謇涩，口角流涎，大便干燥，小便频数，遗尿不禁者。由此可见，补阳还五汤治疗的是脑梗死及其后遗症，而非脑动脉硬化、脑供血不足的眩晕证。脑梗死患者虽有脑动脉硬化，但两者是疾病的不同阶段，从中医角度看两者为不同的病，前者是中风半身不遂证，后者是眩晕证。不同证之间的中医治法方药是否可通用，要由证型是否相同决定，这也体现了中医辨证论治的思想。

另外，供血不足不一定是中医气血虚之虚证，所以在供血不足的治疗中，不宜一概用补气血之法，仍需具体辨清证型后加以施治。同样，治疗脑动脉供血不足和冠状动脉供血不足的中药方剂之间是否因为动脉供血不足而通用，也由证型是否相同而决定。总之，本文作者通过多年的临床实践，体会到严格遵照中医理论，密切联系临床实际，准确辨证论治，是提高中医疗效的关键。

（四）验案举例

例1 XX，男，62岁。初诊日期：2004年4月29日。

患者阵发头晕1年余，曾查脑血管超声示脑动脉硬化，未予重视。近2个月患者阵发头晕加重，曾用西药治疗病情未见明显变化。现症见：头晕，头胀，伴耳鸣，心烦易急，纳可，大便调，入睡难。舌暗红，苔薄黄，脉细弦。查体：血压130/80mmHg，双啰音及干湿啰音。心率70次/分，律齐，各瓣膜听诊区未及病理性杂音。腹软，肝脾未及，双下肢不肿。脑血管超声：脑动脉硬化，大脑中动脉流速低。心电图：正常。西医诊断：脑动脉硬化，脑供血不足。中医诊断：眩晕。辨证：阴虚肝旺，肝阳上亢。立法：养阴平肝降逆。处方：白芍30g，桑叶10g，菊花10g，石决明30g（先煎），珍珠母30g（先煎），钩藤10g，天麻10g，川芎15g，丹参30g，地龙30g，川牛膝30g，香附10g，乌药10g，灵磁石15g（先煎），蝉蜕10g。水煎服，日1剂。

服药1周，患者头晕减轻，仍耳鸣，急躁，入睡难。上方加莲子心1.5g。服药2周后，头晕头胀已除，耳鸣减轻，无心烦。睡眠转安。随症加减服药2个月后，患者诸症消除。复查脑血管超声：脑动脉硬化早期血流改变，大脑中动脉流速正常。

按：该患者阵发头晕，头胀，伴耳鸣，此为肝阴不足，肝阳升发太过，血随气逆，上扰清窍所致。要抓住头晕头胀这一证候特点，以区别于气血亏虚的头空虚感和气滞血瘀的头刺痛。再结合心烦易急，入睡难，舌暗红，苔薄黄，脉细弦，所显示出的肝阴亏虚、肝阳上亢的症状及舌脉分析，该患者辨证阴虚肝旺，肝阳上亢，治以养阴平肝降逆。方中白芍养阴柔肝以制亢阳；石决明、珍珠母、钩藤、天麻平肝潜阳熄风；桑叶、菊花、蝉蜕清肝热利头目；川牛膝、地龙活血引血下行，增强潜阳镇摄之力；灵磁石潜阳安神，聪耳明目；丹参、川芎、香附、乌药理气活血通脉，诸药共用具有养阴平肝潜阳之功，使亢阳得降，清窍得利，眩晕止，脑血管超声检查示脑动脉硬化指标改善，脑供血不足指标恢复正常。

例2 XX，女，59岁。初诊日期：2005年5月19日。

患者近1个月经常头晕，头胀，脑血管超声示脑动脉硬化、椎－基底动脉供血不足。曾服中药补阳还五汤症状反重。现头晕，头胀，急躁易怒，口干，无心悸，纳可，眠尚安，大便调。舌质红暗，苔薄黄，脉细弦。既往高血压、糖尿病病史，服西药降压药，血压控制在（120～130）/（70～80）mmHg。服降糖药及控制饮食，血糖基本正常。查体：血压130/80mmHg，双肺未及干湿啰音。心率70次/分，律齐，各瓣膜听诊区未闻及病理性杂音，腹软，肝脾未及，双下肢无浮肿。脑血管超声：脑动脉硬化血流改变，椎－基底动脉供血不足。心电图：正常。西医诊断：脑动脉硬化，椎－基底动脉供血不足。中医辨证：阴虚肝旺，肝阳上亢。治则：养阴平肝降逆。处方：白芍30g，桑叶10g，菊花10g，石决明30g（先煎），珍珠母30g（先煎），钩藤10g，天麻10g，川芎15g，丹参30g，地龙30g，川牛膝30g，香附10g，乌药10g，沙参30g。

服药1周，头晕、头胀均减轻。3周后，头晕、头胀消失。原方随症增减服用2个月后，患者无任何不适，精神体力佳。复查脑血管超声由初诊时的脑动脉硬化血流改变，椎－基底动脉供血不足，恢复到脑动脉硬化早期血流改变，椎－基底动脉供血正常。

按：本患者西医诊断为脑动脉硬化、椎－基底动脉供血不足，前医根据脑动脉硬化和供血不足给予益气活血的补阳还五汤治疗，症状反重。脑动脉硬化和供血不足不一定是中医的气滞血瘀和气血亏虚。本患者表现为头晕头胀，急躁易怒，口干，舌质红暗，苔薄黄，脉细弦等一派肝阴亏虚、肝阳上亢的征象，用药性偏温之益气活血的补阳还五汤，势必使肝阳更加亢盛，则头晕头胀诸症加重。魏教授抓住肝阴亏虚，肝阳上亢而致头晕头胀，急躁易怒，脉细弦等这一病理机制，用养阴平肝降逆法治疗后，患者头晕头胀诸症消失，脑血管超声示脑动脉硬化改善，椎－基底动脉供血恢复正常。

（戴梅）

三、养阴平肝降逆法治疗椎－基底动脉硬化供血不足临床研究观察

椎－基底动脉硬化是现代社会的常见疾病，如果不加干预任其发展，很大一部分人群最终导致出现脑血管疾病，严重影响了人们的生活质量。随着现代医学对动脉硬化机理研究的逐步加深，有些人机械地把动脉硬化和中医的血瘀理论联系起来，临床上多采用活血化瘀法治疗脑动脉硬化，却忽视了中医辨证论治的重要性。而魏执真教授经过长期的观察，认为椎－基底动脉硬化的患者，中医辨证多属于阴虚阳亢，而在此基础上采用养阴平肝降逆法治疗椎－基底动脉硬化也取得了较好的疗效，现将临床疗效情况报告如下：

（一）临床资料

1. 一般资料

全部病例为 1998—2011 年北京中医医院门诊就诊的及部分住院的患者，经脑超检查结果示椎－基底动脉硬化，共有 143 例。治疗组共 72 例，其中男性 33 例，女性 39 例；年龄在 45 岁到 80 岁，平均（61 ± 6.9）岁，病程 1 个月到 2 年零 1 月不等。对照组共 71 例，其中男性 37 例，女性 34 例，年龄在 41 岁到 76 岁，平均（58 ± 7.2）岁，病程 40 天到 2 年半不等，治疗组全部采用滋阴潜阳平肝降逆法，对照组则采用活血化瘀法。经统计，两组患者性别年龄病程等一般情况比较无显著性差异（$P > 0.05$），两组具有可比性。

2. 病例选择标准

（1）纳入标准：西医诊断参照《实用神经病学》中椎基底动脉供血不足性眩晕的诊断标准。①眩晕为旋转感、视物晃动感或不稳感，多因头部和（或）体位改变而诱发。②眩晕同时无力，尚有一种椎基底动脉缺血发作的其他症状，如眼征（黑矇闪光、视物变形及复视等）、内耳疼痛、肢体麻木或无力、摔倒、晕厥等。③有轻微的脑干损害体征，如角膜和（或）咽反射减退或消失、调节

和（或）辅佐障碍、自发性或转颈压迫一侧椎动脉后诱发眼球震颤及其他阳性病理反射等。④病因明确，如颈椎病、颈椎外伤、脑动脉硬化、糖尿病等。

（2）排除标准：①半年内脑卒中及患有其他脑部疾病者。②妊娠及哺乳期妇女。③伴有严重心肝肾疾病者。

（二）治疗方法

1. 治疗组

采用滋阴潜阳平肝降逆法，用柔肝清眩汤加减。组成：白芍 30g，桑叶 10g，菊花 10g，石决明 30g（先煎），珍珠母 30g（先煎），钩藤 10g，天麻 10g，川牛膝 30g，香附 10g，香橼 10g，佛手 10g，乌药 10g。每剂药煎 400mL，早晚分服。

2. 对照组

采用活血化瘀法，用补阳还五汤加减。组成：生黄芪 30g，当归 20g，川芎 15g，地龙 10g，桃仁 15g，红花 15g，丹参 30g，赤芍 15g。服用方法同治疗组。

两组疗程均为两个月。

（三）观察指标

两组均于治疗前后测定经颅多普勒。仪器为德国 DWL-1 型彩色多普勒超声仪，探头频率 2MHz。

（四）疗效评价

观察主观的症状（本文只评价眩晕一个症状）和客观的 TCD 评价。

1. 症状评价

参照《中药新药临床研究指导原则》标准制定。

①显效：治疗后眩晕完全消失或明显减轻。②有效：治疗后临床症状减轻。③无效：治疗后临床症状无改善。

2. 以 TCD 标准评价

测定治疗前后分别测定基底动脉、左椎动脉、右椎动脉血流速度，做前后对照及组间对照。

（五）统计学方法

采用 SPSS 统计分析软件处理，计数资料可采用 χ^2 检验；计量资料均服从正态分布，故组间采用独立样本的 t 检验；组内采用配对 t 检验。

（六）结果

1. 两组患者眩晕症状疗效比较

表 2-64　两组患者眩晕症状疗效比较［例（%）］

组别	例数	显效	有效	无效	总有效
治疗组	72	65（90.3）	5（6.9）	2（2.8）	67（97.2）
对照组	71	16（22.5）	35（49.3）	20（28.2）	52（71.8）

表 2-64 显示，治疗 2 个月后，治疗组 71 例中显效 65 例（90.3%），有效 5 例（6.9%），总有效率 97.2%；治疗 2 个月后，对照组 71 例患者中，显效 16 例（22.5%），有效 35 例 （49.3%），总有效率 71.8%。经 χ^2 检验，χ^2=3.868，P 值< 0.01，两组间有极显著性差异，治疗组优于对照组。

2. 两组患者基底动脉血流速度对比

表 2-65　两组患者基底动脉血流速度对比（$\bar{x} \pm s$，cm/s）

组别	例数	治疗前	治疗后
治疗组	45	36.01 ± 5.02	46.22 ± 4.41$^{**\triangle\triangle}$
对照组	37	37.12 ± 4.67	41.70 ± 5.33

注：与本组治疗前比较，$^{**}P < 0.01$，与对照组治疗后比较$^{\triangle\triangle}P < 0.01$。

从表 2-65 中可以看出，治疗组中有 45 例、对照组中有 37 例 TCD 示基底动脉血流速降低。治疗 2 个月后，治疗组治疗前后比较有极显著差异

（$P < 0.01$），基底动脉血流速度较治疗前改善；对照组治疗前后比较无显著性差异（$P > 0.05$）。治疗 2 个月后，两组间比较有显著性差异（$P < 0.01$），治疗组基底血流速度明显改善，而对照组血流速度没有改善。

3. 两组患者左椎动脉血流速度对比

表 2-66 两组患者左椎动脉血流速度对比（$\bar{x} \pm s$，cm/s）

组别	例数	治疗前	治疗后
治疗组	31	32.18 ± 5.29	40.64 ± 6.17$^{**\triangle\triangle}$
对照组	39	32.34 ± 4.67	36.16 ± 5.62

注：与本组治疗前比较，$^{**}P < 0.01$，与对照组治疗后比较$^{\triangle\triangle}P < 0.01$。

从表 2-66 中可以看出，治疗组中有 31 例、对照组中有 39 例 TCD 示左椎动脉血流速减低。治疗 2 个月后，治疗组治疗前后比较有极显著差异（$P < 0.01$），左椎动脉血流速度较治疗前改善；对照组治疗后与治疗前比较无显著性差异（$P > 0.05$）。治疗 2 个月后，两组间比较有显著性差异（$P < 0.05$）：治疗组左椎动脉血流速度明显改善，而对照组血流速度没有改善。

4. 两组患者右椎动脉血流速度对比

表 2-67 两组患者右椎动脉血流速度对比（$\bar{x} \pm s$，cm/s）

组别	例数	治疗前	治疗后
治疗组	44	31.57 ± 4.15	39.95 ± 5.54$^{**\triangle\triangle}$
对照组	47	32.06 ± 4.69	35.35 ± 4.16

注：与本组治疗前比较，$^{**}P < 0.01$，与对照组治疗后比较$^{\triangle\triangle}P < 0.01$。

从表 2-66 中可以看出，治疗组中有 44 例、对照组中有 47 例 TCD 示右椎动脉血流速减低。治疗 2 个月后，治疗组治疗前后比较有极显著差异（$P < 0.01$），右椎动脉血流速度较治疗前改善；对照组治疗后与治疗前比较无显著性差异（$P > 0.05$）。治疗后两组间比较有显著性差异（$P < 0.01$），即治疗组右椎动脉血流速度明显改善，而对照组血流速度没有改善。

（七）结论

本研究不仅证实了养阴平肝降逆法是一种有效的治疗椎基底动脉供血不足的方法,同时还证明了与现在通行的活血化瘀法比较中亦显示出了一定的优势,具体来说，前者在改善临床症状及 TCD 指标方面均优于后者，并具有统计学的意义。

（八）小结

椎 – 基底动脉供血不足是常见的脑血管病，现代医学多以扩张血管和抗血小板治疗，故致许多中医医生自然地把动脉硬化和中医的血瘀不加分辨地联系在了一起，从而活血化瘀法（或化裁为益气活血和理气活血）成了治疗椎 – 基底动脉供血不足的通用之法，动辄以补阳还五或各逐瘀汤及各种活血化瘀的静脉注射针剂静点，因临床确有一定疗效，故被大多人所采用。而魏教授经过多年的临床发现，本病常见头晕头胀，急躁易怒，心烦口干苦，或伴口渴，大便偏干，舌质红苔黄，脉弦等表现，特别是从主症“头晕”的特点分析，椎 – 基底动脉供血不足之头晕多伴头胀，而不伴头空虚感，亦不伴有刺痛，头胀属邪扰清空，而头空虚感是清窍失养，头部刺痛属瘀血，综合之下不难看出椎 – 基底动脉供血不足在中医范畴多属阴虚阳亢，因而治以养阴平肝降逆法可以取得良好的疗效，这也说明了中医辨证论治的重要性。

（周旭升、戴梅、赵杰、魏执真）

第六节 诊治原发性高血压特色学术体系临床观察、临床研究文章选录

柔肝清眩汤治疗高血压73例临床疗效观察

高血压已被确认是心血管疾病的主要危险因素，合理、充分地降低血压就能预防心血管疾病的发生发展。笔者从2002年4月—2004年10月应用柔肝清眩汤加减治疗原发性高血压73例，并进行了临床观察，疗效满意，现报道如下。

（一）临床资料

1. 一般资料

本组143例均为初次诊断高血压Ⅰ级或Ⅱ级的门诊患者。按照随机平行组对照设计，完全随机分为2组。治疗组73例，其中男性42例，女性31例；年龄37～65岁，平均（53.32±7.21）岁；合并糖尿病13例，高脂血症38例，冠心病19例。对照组70例，男性39例，女性31例；年龄36～65岁，平均（54.51±6.02）岁；合并糖尿病15例，高脂血症35例，冠心病16例。2组患者在治疗前对年龄进行t检验，对性别、合并症等进行相对数的u检验，经统计学比较，均无显著性差异（$P > 0.05$），具有可比性。

2. 诊断标准

西医诊断标准及分级标准参照参考文献制定。中医病证诊断标准参照《中药新药临床研究指导原则》，具备阴虚阳亢证临床表现的患者均列为观察对象。

3. 病例纳入及排除标准

纳入标准：凡是年龄在18～65岁的患者，符合上述西医诊断标准且高血压分级为Ⅰ级或Ⅱ级，同时符合中医辨证标准即列为观察对象纳入本观察。

排除标准：凡有下列 1 项者即为排除病例。①年龄在 18 岁以下或 65 岁以上；②妊娠或哺乳期妇女；③继发性高血压；④合并严重靶器官损害的患者；⑤已经接受西医高血压系统治疗的患者；⑥合并肝、肾及造血系统严重原发性疾病、精神病患者；⑦未按规定用药，治疗前后临床资料不完备，无法判定疗效或安全性的患者。

中止、脱落及剔除标准：在治疗期间出现急性冠脉综合征、缺血性脑病或脑出血、肝肾及造血功能异常等的患者，病例中止。病例脱落及剔除参照《中药新药临床研究指导原则》处理。

（二）治疗方法

1. 治疗组

柔肝清眩汤药物组成：白芍 30g，牛膝 30g，地龙 30g，石决明 30g（先煎），珍珠母 30g（先煎），钩藤 10g，天麻 10g，桑寄生 30g，丹参 30g，牡丹皮 15g，川芎 15g。口服汤剂，每日 1 剂，8 周为 1 个疗程。

2. 对照组

口服吲达帕胺片 2.5 mg，每日 1 次，8 周为 1 个疗程。

（三）疗效观察

1. 观察项目及要求

①疗效性观察：观察治疗前后临床症状的变化，记录每周的血压变化。②安全性观察：观察治疗前后的血、尿、便常规，血生化，肝肾功能，甘油三酯（TG）、总胆固醇（TC），心率。

用药期间如发生不良反应，详细记录并做仔细分析。

2. 疗效判定标准

中医证候疗效判定标准采用分级计分方法；中医临床症状改善评定标准、高血压疗效评定标准参照《中药新药临床研究指导原则》，分别定为显效、有效和无效。

3. 统计学方法

根据数据性质选择统计方法，一般资料及部分计数资料采用 χ^2 检验，计量资料采用 t 检验。

（四）治疗结果

1. 降压疗效比较

降压总有效率2组比较无统计学差异（$P > 0.05$），但显效率治疗组优于对照组（$P < 0.05$）。结果见表2-68。

表2-68 两组治疗前后降压疗效比较（例）

组别	例数	显效	有效	无效	显效率（%）	总有效率（%）
治疗组	73	45	20	8	61.64*	89.04
对照组	70	31	30	9	44.49	87.14

注：与对照组相比较 $^{*}P < 0.05$。

2. 临床症状疗效比较

中医证候疗效比较、单项临床症状疗效比较、个体症状积分均值比较，治疗组均优于对照组，$P < 0.01$。结果分别见表2-69、表2-70、表2-71。

表2-69 两组中医证候疗效比较

组别	例数	显效		有效		无效		总有效	
		例数	%	例数	%	例数	%	例数	%
治疗组	73	43	58.90	27	36.99	3	4.11	70	95.89**
对照组	70	20	28.57	24	34.29	26	37.14	44	62.86

注：与对照相比较 $^{**}P < 0.01$。

表 2-70 两组单项临床症状疗效比较

症状	组别	例数	显效		有效		无效		总有效	
			例数	%	例数	%	例数	%	例数	%
晕眩	治疗组	73	45	61.64	24	32.88	4	5.47	69	94.52**
	对照组	70	27	38.57	25	35.71	13	18.57	52	74.29
头痛	治疗组	67	48	71.64	15	22.39	4	5.97	63	94.03**
	对照组	63	16	25.40	18	28.57	29	46.03	34	53.97
腰膝酸软	治疗组	53	34	64.15	15	28.30	4	7.55	49	92.45**
	对照组	54	7	12.96	16	29.63	31	57.41	23	42.59
五心烦热	治疗组	47	30	63.83	13	27.66	4	8.51	43	91.49**
	对照组	49	16	32.65	11	22.45	22	44.90	27	55.10
心悸	治疗组	43	28	65.12	13	30.23	2	4.65	41	95.35**
	对照组	41	11	26.83	14	34.15	14	34.15	25	60.98
失眠	治疗组	36	19	52.78	14	38.89	3	8.33	33	91.67**
	对照组	37	10	27.03	9	24.32	14	37.84	19	51.35

注：与对照相比较 $^{**}P < 0.01$。

表 2-71 两组治疗前后个体症状积分均值比较（$\bar{x} \pm s$，分）

组别	治疗前	治疗后
治疗组	13.63 ± 3.17	3.44 ± 1.32**
对照组	14.33 ± 2.89	8.07 ± 2.08

注：与对照组比较 $^{**}P < 0.01$。

3. 对高血压兼有高脂血症患者血脂的影响及心率变化比较

高血压兼有高脂血症患者 TG、TC 治疗组治疗后均有所下降，与对照组比较，有统计学差异，$P < 0.05$；治疗组治疗后心率有所下降，与对照组比较，有统计学差异，$P < 0.05$，$P < 0.01$。结果分别见表 2-72、表 2-73。

表 2-72 高血压兼有高脂血症患者血脂变化比较（$\bar{x} \pm s$，mmol/L）

血脂	组别	例数	治疗前	治疗后	平均下降	P 值
TG	治疗组	31	3.87 ± 2.01	1.51 ± 0.86	2.44 ± 0.91*	< 0.01
	对照组	32	4.02 ± 2.21	4.28 ± 0.95	−0.87 ± 0.62	> 0.05
TC	治疗组	38	7.64 ± 2.17	6.62 ± 1.45	1.10 ± 0.72*	> 0.05
	对照组	35	7.43 ± 2.85	7.78 ± 1.96	−0.58 ± 0.46	> 0.05

注：与对照组比较 $^{*}P < 0.05$。

表 2-73　两组治疗前后心率变化比较（$\bar{x} \pm s$，次 /min）

组别	例数	治疗前	治疗后	差值	P 值
治疗组	73	$79.37 \pm 13.56^{**}$	$73.66 \pm 9.49^{*}$	$5.77 \pm 2.94^{**}$	< 0.05
对照组	70	78.21 ± 14.70	77.51 ± 11.83	1.67 ± 0.66	> 0.05

注：与对照组比较 $^{*}P < 0.05$，$^{**}P < 0.01$。

4. 安全性检测

治疗组 73 例，血、尿、便常规及肝肾功能未见异常反应，与对照组比较无显著差异（$P > 0.05$）。在治疗过程中，治疗组 2 例出现大便溏泻，未予特殊处理，自行缓解。临床应用未发现严重的不良反应。

（五）讨论

中医认为高血压属于“眩晕”“头痛”范畴，病机特点为虚实夹杂，阴虚阳亢证是临床最为常见的证型之一。叶天士在《临证指南医案》中对这一证型的病机有精辟的论述：“肝为风脏，因精血耗竭，水不涵木，木少滋荣，故肝阳偏亢，内风时起。”柔肝清眩汤正是针对这一病机而拟定。全方由白芍、牛膝、地龙、石决明、珍珠母、钩藤、天麻、桑寄生、丹参、牡丹皮、川芎组成，方中重用白芍，柔肝气、养肝血、敛肝阳，不健脾而脾自安；牛膝补益肝肾，合地龙活血利水，引诸药下行；石决明、珍珠母降心火、清肝热、潜肝阳、安心神、利耳目；钩藤、天麻息风祛痰、清心止痉；桑寄生补肝肾、强筋骨、通经脉、祛风湿；丹参一味功同四物，活血凉血、养血安神；牡丹皮泻炽盛之心火、祛胃肠之积热；川芎温而香窜，阴虚阳亢本为不宜，但在本方中应用，可使潜降之品不失于滞重，使寒凉之物有一点温煦，且在理气活血之外兼能散肝中之郁，以承肝条达之性。全方配伍合理，共具育阴潜阳、柔肝降火的功效。

结果表明，柔肝清眩汤和吲达帕胺片均有较好的降压作用，降压的总有效率近似，但治疗组的显效率明显高于对照组，说明在对血压的良好控制方面，治疗组药物更具优势。在改善患者临床症状，提高患者生活质量方面，柔肝清眩汤具有明显优势。中医证候疗效治疗组优于对照组（$P < 0.01$）；在眩晕、

头痛、腰膝酸软、五心烦热、心悸、失眠等单项症状的改善方面，治疗组总有效率均在 90% 以上，明显优于对照组（$P < 0.01$）。患者依从性好，没有中断治疗的情况。临床共治疗 73 例，经对心率、心律、血液系统及心、肝、肾功能监测未见不良变化，表明该方剂安全。在观察中发现，柔肝清眩汤对患者的心率有明显降低作用，吲达帕胺片无此作用。因此我们推测柔肝清眩汤可能通过抑制交感神经兴奋性减慢了高血压患者的心率，说明柔肝清眩汤对于心脏的保护更具优势。在观察中还发现，对于高血压兼有高甘油三酯血症的患者，治疗组在降低甘油三酯方面优于对照组；在对高血压兼有高胆固醇血症的患者，柔肝清眩汤治疗组虽然对胆固醇的指标有所改善，且与对照组相比有显著性差异，但治疗前后自身比较在统计学上没有显著差别。因此本药在针对高血压兼有高胆固醇血症患者的高胆固醇疗效方面有待进一步研究。

（《北京中医药大学学报（中医临床版）》，2005 第 4 期）

第七节　诊治冠状动脉肌桥特色学术体系临床观察、临床研究文章选录

魏执真教授通脉理气汤治疗气虚血瘀型孤立性冠状动脉肌桥伴心绞痛临床疗效观察

正常情况下，冠状动脉主干分布于心外膜。在冠状动脉发育过程中，冠状动脉或其分支的某个节段被浅层心肌覆盖，走行于心肌内，被心肌覆盖的冠状动脉段称为壁冠状动脉，覆盖在冠状动脉上的心肌称为冠状动脉肌桥，收缩期这段血管会受压。孤立性冠状动脉肌桥是指在冠状动脉造影中发现心肌桥没有并发冠状动脉粥样硬化及其他器质性心脏疾患。有研究显示冠状动脉肌桥压迫性狭窄超过40%时可出现胸闷、胸痛等心绞痛症状，但受药物不良反应、患者不能耐受等因素影响，西药治疗往往效果差，症状改善缓慢。本研究选取冠状动脉肌桥伴心绞痛的气虚血瘀证患者，运用魏执真教授益气活血的调脉饮减方进行干预，取得了良好的临床疗效。

（一）资料与方法

1. 一般资料

选择2010年4月至2012年2月在首都医科大学附属北京中医医院心血管科门诊及住院治疗的伴有心绞痛症状的孤立性冠状动脉肌桥患者50例，其中男28例，女22例。

入选标准：①年龄40 ~ 70岁。②符合孤立性心肌桥诊断并伴有心绞痛症状者。③符合中医气虚血瘀型胸痹辨证标准（参照2002年《中药新药临床研究指导原则》）。④签署知情同意书。

排除标准：①经检查证实为冠心病、严重瓣膜疾病、心肌病、心肌炎等其

他心脏疾病、重度神经官能症、更年期综合征、颈椎病所致胸痹者。②难以控制的严重高血压、重度心肺功能不全、重度心律失常，肝、肾、造血系统等严重原发性疾病，精神病患者。③感染、肿瘤、结核、全身免疫性疾病、中重度贫血（血红蛋白＜ 90 g/L）者。④妊娠或哺乳期妇女，对本药过敏者。⑤近 2 周内使用其他中药制剂者。⑥近 2 个月内参加其他研究者。

纳入时采用随机数字表法将患者随机分为常规西药对照组 25 例和治疗组 25 例。两组心肌桥均发生于前降支，对照组：男 13 例，女 12 例；平均年龄（50.13 ± 4.21）岁，有吸烟史 13 例（52.00%），家族冠心病史 13 例（52.00%），合并高血压 10 例（40.00%），糖尿病 3 例（12.00%），高脂血症 8 例（32.00%），Noble Ⅱ ~ Ⅲ级者 18 例（72%），美托洛尔缓释片用量（45.21 ± 12.15）mg/d。治疗组：男 11 例，女 14 例；平均年龄（51.25 ± 5.181）岁，有吸烟史 12 例（48.00%），家族冠心病史 10 例（40.00%），合并高血压 11 例（44.00%），糖尿病 4 例（16.00%），高脂血症 7 例（28.00%），Noble Ⅱ ~ Ⅲ级者 19 例（76.00%），美托洛尔缓释片用量（44.42 ± 15.22）mg/d。两组比较差异无统计学意义（$P > 0.05$），具有可比性。

2. 方法

（1）治疗方法　两组均应用美托洛尔缓释片 23.75 ~ 47.5mg，每日 2 ~ 3 次，根据血压、心率情况应用至最大耐受剂量，目标心率 55 ~ 65 次 /min，有合并症如高血压、糖尿病者继予相应基础治疗等。治疗组在西药常规治疗基础上加用魏执真教授自拟通脉理气汤（太子参、麦冬、五味子、香附、香橼、佛手、丹参、川芎，本院药房代煎），每日 1 剂，每次 200mL，每日 2 次，口服，疗程 4 周。

（2）观察指标　完成西雅图心绞痛量表（SAQ）评分并记录中医四诊信息，计算气虚证、血瘀证积分。检测血常规、肝肾功能、血脂等。

（3）心肌桥诊断标准　冠脉造影或冠状动脉 CTA 诊断为冠状动脉肌桥。Noble 分级方法，根据收缩期冠状动脉狭窄的程度分 3 级：Ⅰ级收缩期狭窄＜ 50%，Ⅱ级收缩期狭窄 50% ~ 75%，Ⅲ级收缩期狭窄＞ 75%。

（4）症状改善情况的判断　参照 1979 年中西医结合治疗冠心病心绞痛及心律失常座谈会《冠心病心绞痛及心电图疗效评定标准》制定。显效：心绞痛基本消失，或发作次数减少＞80%，心电图恢复正常或大致正常。有效：心绞痛发作次数减少 50% ~ 80%，持续时间缩短或不延长，心电图 ST 段降低治疗后回升 0.05 mV 以上，但未达到正常水平，主要导联倒置的 T 波变浅 25% 以上，或 T 波由平坦恢复为直立，房室或室内传导阻滞改善。无效：心绞痛发作次数减少＜50%，或出现加重情况，如心绞痛发作次数增加，持续时间延长，心电图基本与治疗前相同或 ST 较治疗前降低 0.05 mV 以上。

（5）SAQ 评价　共分为 5 大项 19 个条目：躯体活动受限程度（PL）、心绞痛稳定状态（AS）、心绞痛发作情况（AF）、治疗满意程度（TS）、疾病认知程度（DP）。对 5 大项 19 个条目逐项评分，标准积分＝（实际得分－该方面最低得分）/（该方面最高得分－该方面最低得分）×100，评分越高患者生活质量及机体功能状态越好。由医生应用 SAQ 问卷对患者进行必要的解释后，由患者独立完成。

（6）气虚证、血瘀证评分标准　气虚证诊断评分标准参照潘氏对心气虚证计量的研究。心悸记 18 分，胸闷记 6 分，失眠多梦记 3 分，神疲乏力记 16 分，少气懒言记 12 分，腰酸膝软记 3 分，自汗记 5 分，气短记 10 分，纳差记 5 分，大便溏记 4 分，面色淡白记 3 分，舌淡或淡胖、有齿痕记 11 分，脉虚无力（软、弱、濡、细等）或结代记 11 分。

血瘀证诊断评分标准参照中国中西医结合学会活血化瘀专业委员会制定的血瘀证的诊断标准。①心绞痛：轻度（有典型心绞痛发作，发作持续时间数分钟，每周至少发作 2 ~ 3 次，但疼痛不重）记 3 分；中度（每天有较典型的心绞痛发作，每次持续数分钟）记 6 分；重度（每天有数次较典型的心绞痛发作，持续数分钟）记 10 分。②舌质紫暗或有瘀斑：轻度（舌质暗红）记 3 分；中度（舌质暗红，有散在瘀斑）记 6 分；重度（舌质紫暗）记 9 分。③口唇及齿龈暗：轻度（口唇或齿龈颜色暗红）记 3 分；中度（口唇或齿龈颜色紫暗）记 5 分；重度（口唇或齿龈颜色紫暗且有瘀斑）记 6 分。④舌下脉络曲张：轻度（舌根部脉络曲张）记 8 分；中度（舌下脉络曲张超过舌下脉的 1/2）记 9 分；重度（整个舌下脉曲张）记 10 分。⑤脉涩或结代：脉结代，记 8 分；脉涩，记 10 分。

3. 统计学方法

采用 SPSS18.0 统计软件进行数据处理，计量资料符合正态分布和方差齐性采用 t 检验，计数资料采用 χ^2 检验，计量资料不符合正态分布、计数资料等级资料采用 MannWhitney U 检验，$P < 0.05$ 时提示差异有统计学意义。

（二）结果

1. 两组心绞痛症状改善情况

心绞痛症状改善总有效率观察组高于对照组，差异有统计学意义（$Z = 4.102$，$P < 0.05$），见表 2–74。

表 2–74　两组心绞痛症状改善情况的比较 [例（%）]

组别	例数	显效	有效	无效	总有效率
治疗组	25	7（28.00）	14（56.00）	9（36.00）	21（84.00）
对照组	25	3（12.00）	10（40.00）	17（68.00）	13（52.00）
		Z=4.102		P=0.02	

2. 两组治疗前后 SAQ 评分的变化

治疗前两组 SAQ 评分差异无统计学意义（$P > 0.05$）。治疗 4 周后，两组 SAQ 分均明显提高，与治疗前比较，差异有统计学意义（$P < 0.05$）。治疗后观察组评分均高于对照组（均 $P < 0.05$）。见表 2–75。

表 2–75　两组治疗前后 SAQ 评分的变化（$\bar{x} \pm s$，分）

组别例数	例数	时间	PL	AS	AF	TS	DP
治疗组	25	治疗前	54.21 ± 16.11	43.51 ± 14.51	52.55 ± 17.44	35.17 ± 15.28	43.24 ± 19.12
		治疗后	69.24 ± 14.21$^{*\#}$	82.25 ± 21.24$^{*\#}$	80.24 ± 18.31$^{*\#}$	86.16 ± 19.23$^{*\#}$	74.41 ± 21.13$^{*\#}$
对照组	25	治疗前	51.17 ± 17.35	45.37 ± 15.41	51.17 ± 16.28	36.25 ± 16.31	41.92 ± 20.24
		治疗后	65.42 ± 15.71*	70.11 ± 19.52*	69.11 ± 15.54*	61.19 ± 17.35*	60.43 ± 22.42*

注：与本组治疗前比较，$^*P < 0.05$；与对照组治疗后比较，$^\#P < 0.05$。

3. 两组治疗前后气虚血瘀证积分的变化

治疗前两组气虚证和血瘀证积分差异无统计学意义（$P > 0.05$）。治疗8周后，两组气虚证和血瘀证积分均明显下降，与治疗前比较，差异有统计学意义（$P < 0.05$）。治疗后观察组气虚证和血瘀证积分均低于对照组（均达到 $P < 0.05$）。见表2–76。

表2–76 两组治疗前后气虚血瘀证积分的变化（$\bar{x} \pm s$，分）

组别	例数	时间	气虚证	血瘀证
治疗组	25	治疗前	38.32 ± 11.22	31.27 ± 7.31
		治疗后	$25.15 \pm 10.15^{*\#}$	$24.54 \pm 5.61^{*\#}$
对照组	25	治疗前	39.52 ± 12.17	30.21 ± 6.51
		治疗后	$34.38 \pm 11.42^{*}$	$26.64 \pm 8.62^{*}$

注：与本组治疗前比较，$^{*}P < 0.05$；与对照组治疗后比较，$^{\#}P < 0.05$。

（三）讨论

1960年Portmann和Iwig首先报告了活体血管造影下的心肌桥。冠状动脉肌桥发生率男性多于女性，多数发生于左前降支，少数出现于左回旋支及右冠状动脉，分为表浅型和纵深型。冠状动脉肌桥对血流动力学的影响取决于其厚度和长度、肌纤维走行方向及其周围组织的疏松程度。以往认为其为一种良性的变异，但近年研究发现主要冠状动脉的重度心肌桥也可以导致心绞痛、心肌梗死、心律失常、晕厥甚至猝死。冠状动脉造影是诊断心肌桥的金标准。冠状动脉心肌桥在血管造影中表现为一段冠状动脉在收缩期受压迫，导致管腔狭窄，在舒张期恢复正常。近年来一些新方法，如血管内超声检查可以增加心肌桥的检出率；冠状动脉CTA能够准确判断冠状动脉形态和结构异常，并能清楚显示血管和心肌的关系；平板运动试验能评估运动时壁冠状动脉的狭窄程度和发生心肌缺血时的运动时间，使心肌桥的诊断及评价有了长足的发展。

诸多研究证实心肌桥不仅仅是一种良性病变，而且能引起心肌缺血。心肌桥患者常合并不同程度冠状动脉粥样硬化及颈动脉粥样硬化，二者具有慢性、进行性、多因素的共同特点，其发生机制相同，病理基础相同，危险因素相同，致病表现相似，可导致心脑血管事件的产生，甚至引发严重后果。心肌桥动脉粥样硬化多发生于心肌桥近端与此处血流易形成湍流的特点有关，血流紊乱可加剧血管内皮的损伤，促进动脉粥样硬化进展，出现临床症状或发生心血管事件。

心肌桥的治疗主要取决于患者的临床表现,无症状或症状轻微者无需治疗。有症状患者首选药物治疗，主要包括 β 受体阻滞剂、非二氢吡啶类钙离子拮抗剂等，但部分患者可能出现面红、头痛、心动过缓、低血压等不良反应而无法耐受。经皮冠状动脉介入治疗、心肌桥松解术和冠状动脉搭桥术作为药物治疗无效的补充治疗措施，疗效未在临床中得到共识。

孤立性冠状动脉肌桥伴心绞痛可归于中医学“胸痹心痛病”的范畴，以心脏亏虚为本，以血脉流通不畅为标，基本病机为本虚标实，心脏亏虚，心脉不通，不通则痛。气虚血瘀为多见的证候类型。心体阴而用阳，若忧郁思虑、饮食劳作或寒邪内侵等因素伤及心脏，使心体受损，心气衰微，心气帅血无力，心脉流通不畅，心用失司，则出现胸痹心痛病。中医学运用病证结合、辨证防治理念治疗心肌桥具有独特优势。本研究所用魏执真教授自拟通脉理气汤，由太子参、麦冬、五味子、香附、香橼、佛手、乌药、丹参、川芎 9 味药组成。此方以太子参、麦冬、五味子益心养心；丹参、川芎活血通脉；香附、香橼、佛手、乌药理气以助通脉。全方体用同调，通补兼施，补而不滞，通不伤正，共奏益气养心理气通脉之功。

本研究发现孤立性冠状动脉肌桥伴心绞痛（气虚血瘀型）的患者在西药治疗的基础上联用魏执真教授自拟通脉理气汤后，心绞痛症状改善总有效率提高，SAQ 评分升高，气虚血瘀证积分下降，证实通脉理气汤能提高孤立性心肌桥伴心绞痛（气虚血瘀型）患者的临床疗效。但本研究样本相对较小，随访时间短，结果存在一定局限性，尚需大规模临床多中心研究的进一步证实。

（韩垚、戴梅、魏执真等）

第三章

魏执真教授诊治心血管病特色学术体系实验研究文章选录

第一节 诊治快速型心律失常特色学术体系实验研究文章选录

一、调脉汤治疗快速型心律失常的研究

快速型心律失常临床较常见。西医抗心律失常新药虽不断问世，但毒副作用严重。北京中医医院以综合了凉血清心、益气养心、行气通脉法组成的调脉汤治疗快速型心律失常，临床疗效显著、用以治疗乌头碱诱发的实验性动物心律失常亦疗效良好，起效迅速。现将临床与实验研究情况报告如下。

（一）临床研究

1. 临床资料

（1）治疗组：200 例中，住院病人 80 例，门诊病人 120 例（为服西药病不缓解或出现过毒副作用者）。男 81 例，女 119 例。10 ~ 19 岁 4 例，20 ~ 39 岁 60 例，40 ~ 59 岁 69 例，60 岁以上 67 例。既往病史为冠心病者 82 例，风湿性心脏病者 8 例，高血压性心脏病者 3 例，心肌病者 5 例，心肌炎及其后遗症者 14 例，肺心病者 10 例，心脏神经功能失调者 24 例，预激综合征者 2 例，先天性心脏病者 1 例，甲亢性心脏病者 1 例，糖尿病性心脏病者 1 例，原因不明者 49 例。分类为窦性心动过速 18 例，频发房性期前收缩 46 例，频发室性期前收缩 113 例，频发结性期前收缩 2 例，阵发性心房纤维性颤动 20 例，阵发性室上性心动过速 16 例，曾有过阵发性短阵室性心动过速 2 例。病程 1 ~ 6 个月者 20 例，7 ~ 12 个月者 40 例，1 ~ 3 年者 60 例，3 ~ 5 年者 12 例，5 年以上者 68 例。

（2）对照组：50 例中，住院病人 20 例，门诊病人 30 例（为初治或服其他抗心律失常西药曾经有效者）。男 23 例，女 27 例。10 ~ 19 岁 2 例，20 ~ 39 岁 19 例，40 ~ 59 岁 18 例，60 岁以上 11 例。既往病史为冠心病者 21 例，

风湿性心脏病者 2 例，高血压性心脏病者 2 例，心肌病者 2 例，心肌炎及其后遗症者 4 例，肺源性心脏病者 1 例，心脏神经功能失调者 7 例，预激综合征者 1 例，原因不明者 10 例。分类为频发房性期前收缩 10 例，频发室性期前收缩 27 例，阵发性心房纤维性颤动 5 例，阵发性室上性心动过速 8 例。病程 1 ～ 6 个月者 4 例，7 ～ 12 个月者 9 例，1 ～ 3 年者 16 例，3 ～ 5 年者 8 例，5 年以上者 13 例。

2. 治疗方法

两组共 250 例病人均有胸闷、心悸、气短、乏力，或胸痛、憋气、急躁、太息，舌质暗红、舌苔薄黄，脉象细数或（和）促、疾、代、涩、弦等心气不足、血脉瘀阻、瘀郁化热证。

治疗组：治法为凉血清心，益气养心，行气通脉。用方为调脉汤（牡丹皮、赤芍、黄连、太子参、麦冬、五味子、香橼、佛手、香附、丹参、川芎、白术等）。每日 1 剂，水煎分 2 次服。停服其他抗心律失常药。

对照组：口服心律平 150mg，每日 3 次。停服其他抗心律失常药。

两组疗程均为 4 周。

3. 疗效观察与评定

（1）治疗前后查血、尿、便常规，胸透，查肝、肾功能及血脂等，以了解其用药的毒副作用。

（2）治疗前通过病史、体检、心电图、超声心动图等以确定致心律失常的病因。用 12 导心电图及长 II 导以确定心律失常类型，听诊 1 分钟，记录心率及早搏次数。室性早搏病人，有条件者做 24 小时心电监测。

（3）治疗期间，对住院病人，每日心电监测 15 分钟，记录早搏次数。门诊病人，每周就诊 1 次，除对心脏听诊 1 分钟，记录心率及早搏外，做心电图 1 次。

（4）疗程结束时再做 1 次心电图，以确定治疗后的心电图变化情况。

（5）疗效评定：采用 1979 年 9 月中西医结合冠心病防治研究座谈会制订的标准。

4. 结果

（1）治疗组：显效 139 例，占 69.5%；有效 55 例，占 27.5%；无效 6 例，

占 3%，总有效率 97%。未见任何毒副反应，对肝、肾功能与血象无不良影响。另外在治疗期间，曾有过阵发性短阵性心动过速的 2 例患者未见复发。本组病人中对 34 例室性期前收缩者治疗前后做了 24 小时心电连续监测，治疗后比治疗前平均早搏减少 6.25 次 / 小时。

（2）对照组：显效 34 例，占 68%；有效 13 例，占 26%；无效 3 例，占 6%。总有效率 94%。

两组总有效率和显效率相比，经统计学处理，无显著差异（$P > 0.05$）。

（二）实验研究

1. 材料与方法

选用健康猫 24 只，雌雄各半，体质量 1.8 ~ 3.2kg；大鼠 10 只，雄性，体质量 280 ~ 349 克。随机分组，分别为空白、调脉汤组。将动物用戊巴比妥麻醉，静脉注入乌头碱，心律失常出现 20 分钟后，空白组以水灌胃，调脉汤组灌胃给药，并观察心电图结果。

2. 结果

表 3-1　调脉汤治疗乌头碱致动物心律失常的疗效

动物	组别	动物数	时间（$\bar{x} \pm s$，min）		
			作用出现时间	T 波翻转时间	恢复正常时间
猫（室性早搏，T 波倒置）	空白对照组	8	–	–	> 180
	调脉汤 I 组	8	13.75 ± 9.16	20.65 ± 12.37	41.25 ± 12.46*
	调脉汤 II 组	8	11.25 ± 8.35	21.25 ± 11.88	39.38 ± 14.25*
大鼠（心电图同上）	空白对照组	5	–	–	> 60
	调脉汤组	5	3.20 ± 1.64	7.00 ± 2.14	16.00 ± 6.52*

注：与空白对照组相比，*$P < 0.01$。

从表 3-1 中可以看出调脉汤能使乌头碱诱发猫、大鼠的室性期前收缩和 T 波倒置在较短时间内恢复正常，与空白对照组比较，差异非常显著（$P < 0.01$）。

另外，急性毒性试验和长期毒性试验均未出现毒性作用。

（三）讨论

治法思路的形成与实践：通过临床诊治大量病人和长期观察，逐渐发现快速型心律失常的患者，不仅一般症状有共性，其脉象更有特殊的共性，临床中重视脉舌症合参辨证论治，疗效显著提高。该类病人的临床特点如文中所述，但更为核心的特点是“热”，形成“热”的机理是诸种原有病或其他因素使心气受伤而形成心气不足，心用失常，乃至血脉瘀阻，若加上情志不舒，气机郁滞，瘀郁化热，热可致急，瘀郁可以致乱，既急且乱，故而出现了心率既快而心律又不齐的快速型心律失常。在治疗用药中，很受《濒湖脉诀》的启发，书中说“促脉数而时一止，此为阳极欲亡阴，三焦郁火炎炎盛，进必无生退可生”“促脉唯将火病医”。临床上抓住“热”这个中心因素，重用凉血清心之牡丹皮、赤芍、黄连后明显提高了疗效。另外，根据“热”产生的机理辅以太子参、麦冬、五味子益气养心，香附、香橼行气，川芎、丹参活血通脉，为防凉血之品伤脾，佐以白术。临床与实践都取得较好效果。本研究对进一步探讨凉血清心、益气养心、行气通脉法提供了一定的理论和实践依据。

实验对临床的支持：乌头碱中毒引起猫、大鼠的室性期前收缩、T 波倒置与对人体的中毒作用基本相同，灌胃调脉汤后，短时间内可以呈现出较好的治疗效果，在用药后数 10 分钟可使中毒倒置 T 波翻转、室性期前收缩恢复正常，此与临床所见用调脉汤治疗室性期前收缩有良好效果是一致的。乌头碱能使钠通道开放，加速钠内流，促使细胞膜去极化，加速起搏点的自律性，可形成多源性异位节律，缩短不应期，而导致心律失常。本实验证实调脉汤对其有对抗作用，似乎提示，调脉汤有阻滞钠通道的作用。

（《中国医药学报》，1992 年第 3 期）

二、调脉饮注射液对大鼠心肌细胞功能不应期（FRP）的影响

（一）材料

1. 实验动物

SD 大鼠，雄性，由中国中医研究院实验动物中心提供。

2. 试剂与药品

（1）调脉饮注射液由北京中医药大学中药学院制剂室提供，批号 980605。2mL/ 支，相当于生药 1g/mL。

（2）心律平注射液，广州明兴制药厂产品，批号（1996）第 103268 号。

（3）氯化钠，北京益利精细化学品有限公司产品，分析纯。

（4）氨基甲酸乙酯（乌拉坦），北京通县育才精细化工厂，化学纯。

3. 主要仪器

（1）四导生理记录仪，RM-6000，日本光电株式会社。

（2）电子分析天平，MP120-1 型，上海第二天平仪器厂。

（3）动物用呼吸机，江湾 I 型，上海第二军医大学校办工厂生产。

（4）刺激器，SEN-7103 型，日本光电株式会社。

（5）隔离器，S-302J 型，日本光电株式会社。

（二）方法

1. 动物分组

健康大鼠 30 只，体质量（210 ± 45）g，随机分为 3 组。对照组使用生理盐水，实验组使用调脉饮注射液，阳性对照组使用心律平注射液。

2. 实验步骤

大鼠采用 20% 乌拉坦腹腔麻醉，分离一侧颈静脉，插管备用。气管插管，

行正压人工呼吸（潮气量 10mL/ 次，50 次 /min），记录Ⅱ导心电图。开胸，暴露心脏，刺激电极置于左心室尖部，描记Ⅱ导心电图。采用 SEN-7103 型刺激器和 SS-102J 隔离器，利用心电图 R 波作为触发，产生双脉冲。双脉冲间距以 1ms 的间距连续调节，可以连续读出双脉冲间距值。先确定刺激阈，即以第二个脉冲引发早搏的最小电压值作为阈值，然后以 5 倍于阈值的电压给心室肌连续施以波宽 5ms，频率 1Hz、波幅相等的两个强刺激。随后由短至长逐渐改变第二个刺激的延迟时间。记录对第二个脉冲引起早搏的最短延迟时间，此时两脉冲的最小距离即为 FRP。休息 5 分钟后，从颈静按组别分别注入生理盐水 4.5mL/kg、调脉饮注射液 4.5mL/kg 及心律平注射液 3.0mg/kg。5 分钟后同前法测 FRP，记录 FRP 的改变。

心率的改变可以影响 FRP 的大小。心率减慢，不应期将相应延长。为了消除心率改变对不应期的影响，采用 FRP/（Q-T 间期）比值反映药物对 FRP 的实际作用和影响。由于 Q-T 间期的长短与 R-R 间期（或心率）有关，须对实测的 Q-T 间期进行校正（校正后记作 $Q\text{-}T_r$），校正公式如下：

$$Q\text{-}T_r=\frac{\text{实测}Q\text{-}T}{K^*\sqrt{R\text{-}R\text{间期}}}$$

其中，K 为常数，大鼠 K 值为（0.22 ± 0.04）。

在心电图，Q-T 间期代表心室去极到完全复极的时间，R-R 间期在窦性心律时取决于窦房结发放冲动的频率。

3. 仪器条件

四导生理记录仪：Sensitivity，1；Lead Selector，II；VOLTAGE，6v。

4. 实验指标及统计学处理

记录刺激器双脉冲最小间距值，即 FRP 的数值。根据动物心电图测量 Q-T 间期和 R-R 间期，计算 $Q\text{-}T_r$ 及 FRP/（$Q\text{-}T_r$ 间期）比值，与对照组比较，进行 t 检验，求出 P 值。

（三）结果

在大鼠，调脉饮能够减慢窦性心律，并且能够明显延长心肌细胞功能不应期的绝对值，与生理盐水对照组比较有极显著差异（$P < 0.01$）；用药前后自身对照也有显著性差异（$P < 0.01$）。但调脉饮对 FRP/（$Q-T_r$ 间期）比值的影响与对照组比较无显著性差异。实验中还证明心律平注射液也能够延长心肌细胞功能不应期的绝对值，并使 FRP/（$Q-T_r$ 间期）的比值增加，与对照组比较有显著性差异。结果见表 3-2。

表 3-2 调脉饮注射液对心肌细胞功能不应期（FRP）的影响

（$\bar{x} \pm s$）

组别	动物数（只）	用药前		用药后	
		FRP（ms）	FRP/（$Q-T_r$）	FRP（ms）	FRP/（$Q-T_r$）
NS 组	10	23.44 ± 2.19	0.67 ± 0.11	23.94 ± 3.09	0.66 ± 0.09
调脉饮组	10	22.70 ± 3.33	0.68 ± 0.13	$28.40 \pm 2.67^{**\triangle\triangle}$	0.71 ± 0.11
心律平组	10	23.50 ± 3.63	0.65 ± 0.08	$32.90 \pm 3.89^{**\triangle\triangle}$	$0.83 \pm 0.09^{*\triangle}$

注：与对照组比较 $^{*}P < 0.05$，$^{**}P < 0.01$ 用药前后自身对照 $^{\triangle}P < 0.05$，$^{\triangle\triangle}P < 0.01$。

（四）讨论

不应期是反映兴奋性和传导性的客观指标。受检查组织的不应期不仅受电生理功能状态影响，也受所用基础发放的周期长度和释放电流强度的影响。所以在整个研究过程中采用恒定的周期长度来测定不应期。任何组织的不应期与所用的电流强度呈负相关，在生理范围内，电流越大，不应期越短。在本实验中，保持线路连接不变，采取固定电压的方法，获得固定的电流强度，也就是以 5 倍于阈电压的电压强度进行刺激。至于不应期和发放的刺激周期长度之间的关系，则有心房肌、心室肌或浦氏系统的不应期依刺激周期长度缩短而缩短的趋势，而房室结的不应期则依周期长度缩短而延长。并且，房室结的不应期和传导性受自主神经张力的影响。本实验中刺激部位固定于左心室肌尖部，以消除不同组织的差异。

心肌电生理学把不应期的测定分为：①有效不应期（ERP），是激动的最长配对间期，即于应激后的一段时间内，不能再次应激的时间；②相对不应期（RRP），是于应激后一段时间内，虽能再度应激，但传导速度减慢；③功能不应期（FRP），是指连续两次有效通过（传出）的激动之间的最短时距。ERP、RRP及FRP的改变均可反映出组织兴奋性的改变，在这三者的测定中，FRP的测定简便易行，所以本实验采用测定FRP的方法研究调脉饮抗心律失常的作用机制。

不应期改变与折返性心律失常的发生密切相差。不应期改变是形成折返的一个重要方面。Bigger和Hoffman则将传导速度和不应期统筹考虑，指出除单相阻滞外，形成折返的第二个条件是传导的路径必须大于心脏激动波的长度——波长。波长是传导速度和不应期二者的乘积。如果传导速度显著减慢，不应期显著缩短，或二者共存，则有助于折返的建立。冲动的折返现象是与局部传导障碍密切相关的一种电生理现象，它是许多心律失常发生的基础。折返又称折返激动，折返激动是指一个激动下传后，又可顺着另一条途径折回，再次兴奋原已兴奋过的心肌所产生的异常激动。环形运动则是连续发生的或者途径较大的折返激动的另一个名称。

产生折返必须有三个基本条件：①必须有二条功能上或解剖上互相隔开的传导途径，作为折返途径的顺传支及逆传支；②回路中的一部分必须具有单向阻滞的性质，也就是存在局部传导障碍；③从回路传递来的激动时程（传导速度 × 传导长度）必须比原已兴奋的心肌的不应期为长，也就是两者之间必须存在可激性空隙，这样逆传的激动到达该处心肌时，它已滤过不应期而可以重新被兴奋。

在生理情况下心脏各部位都客观存在着解剖上或功能上的双重传导途径，例如在窦房结和心房的交界面、希－浦氏系统与心室肌连接、心肌细胞的合胞体性连接等。在病理情况下（如缺血、炎症等），病变区心肌纤维电生理特性的不均匀改变，也可形成双重途径。传导途径的局部传导障碍，可以是由于病理变化形成的单向阻滞、传导延缓，甚至可以由于两条途径不应期的异步状态。折返激动可以发生在心脏的任何一个部位，临床上大部分心律失常（包括各种过早搏动、阵发性心动过速、纤维颤动或扑动等），都可能由于折返激动所引起。折返激动一旦发生，可以反复进行，形成环行运动。折返在心室内延一定的路径进行，则形成配对的室性期外收缩，室性心动过速和心室扑动。单一的折返激动表现为早搏的形式，若许多折返微波在心室内散乱不定的路径上环行则形成心室颤动。如果组织的不应期延长，长于折返时间，则折返激动不能发生。所以延长不应期，有利于消除折返。

测定不应期的改变可以了解药物对组织兴奋性和传导性的影响，有利于发现药物抗心律失常的作用机制。很多药物对折返性心律失常有效，其药理学原理主要针对传导离散和（或）单向阻滞。20 世纪 70 年代以来研究发现，许多中药具有延长心肌细胞有效不应期的效应，如常咯啉、宁心碱、蝙蝠葛碱、小檗胺、槲寄生黄酮甙等。

由于受到中药复方成分复杂的影响，目前对不应期的研究多限于中药单体（有效成分），对复方的研究受到一定的限制。本实验采用在体大鼠测定调脉饮注射液对 FRP 的影响，结果表明调脉饮能够明显延长心室肌细胞 FRP 的绝对值，与对照组比较有极显著差异（$P < 0.01$）。但是调脉饮对 FRP/（ $Q-T_r$ 间期）比值的影响与对照组比较无显著性差异，说明调脉饮对 FRP 并无直接延长作用，用药后 FRP/（ $Q-T_r$ 间期）比值的影响与对照组比较无显著性差异，说明调脉饮对 FRP 并无直接延长作用，用药后 FRP 绝对值增加与动物心率减慢有关。调脉饮能够抗多种心律失常的作用机制有待进一步深入研究。

（《全国中医药科研与教学改革研讨会论文集》，2000年）

三、调脉饮注射液抗心律失常的实验研究

调脉饮是北京中医医院从长期临床实践中总结出来的治疗快速型心律失常的有效方剂，调脉饮注射和口服剂型在临床治疗及动物试验中均取得良好效果。为观察调脉饮注射液的抗心律失常作用，笔者采用了几种动物模型，并初步探讨了其抗心律失常的作用机制。

（一）材料

1. 动物

昆明种小鼠、SD大鼠由中国中医研究院实验动物中心提供，豚鼠由中国医学科学院药物研究所提供。

2. 药品

调脉饮注射液由北京中医药大学中药学院制剂室提供，2mL/支，相当于生药1g/mL。乌头碱：德国E·Merk药厂产品。哇巴因：瑞士产品，均用蒸馏水溶解。SOD、MDA试剂盒购自南京建成生物工程研究所，心律平、利多卡因注射液为市售医用品。

（二）方法和结果

1. 调脉饮注射液的小鼠急性毒性试验（LD_{50}）

取体质量（20.3±3.7）g的昆明种小鼠32只，按序贯法尾静脉注射调脉饮注射液，根据公式计算半数致死量为50.9g/kg（95%可信限为43.85～58.07g/kg）。

2. 调脉饮对氯仿所致小鼠室颤的预防作用

取体质量（24.3±2.5）g的昆明种小鼠44只，随机分为3组，分别腹腔注射调脉饮注射液4g/kg，或等容量生理盐水，或利多卡因40mg/kg。30分钟后，

放入含有 2mL 氯仿棉球的倒置 500mL 烧杯中（每换一只鼠追加氯仿 1mL，待动物呼吸停止后立即打开胸腔观察有无室颤发生，以室颤发生的阴性率作χ^2检验，比较给药组与对照组之间的差异，结果见表 3–3。

表 3-3 调脉饮注射液对氯仿诱发的小鼠室颤的对抗作用

药物	动物数（只）	室颤阳性数（只）	室颤阴性数（只）	阴性率
生理盐水	15	13	2	2/15
调脉饮	15	5	10	10/15**
利多卡因	14	3	11	11/14**

注：与生理盐水组比较，$^{**}P<0.01$。

3. 调脉饮对乌头碱诱发大鼠心律失常的影响

取体质量（264 ± 56）g 的 SD 大鼠 26 只，随机分为 3 组，对照组使用生理盐水，实验组使用调脉饮注射液，阳性对照组使用心律平注射液。对照组大鼠经 20% 乌拉坦 6mL/kg 腹腔麻醉后，分离一侧颈外静脉，插管待用，观察一段正常Ⅱ导电图。从颈静脉注入生理盐水 4.5mL/kg，1.5min 内注毕，观察 3 分钟后，恒速滴入 1.0μg/mL/min 乌头碱溶液，连续观察Ⅱ导心电图，记录动物出现室性期前收缩（ventricular extasystole，VE）、室性心动过速（ven–tricular tachyrhythmi，VT）、室颤（ventricular fibrilla–tion，VF）及心搏停止（cardiac arrest，CA）的时间，然后换算为致心律失常乌头碱的累积量。调脉饮组用量为 4.5g/kg；心律平组用量为 3.0mg/kg。比较各组出现 VE、VT、VF、CA 的乌头碱累积用量（μg/kg），进行 *t* 检验，结果见表 3–4。

表 3-4 调脉饮对乌头碱诱发大鼠心律失常和影响（$\bar{x}\pm s$，μg/kg）

组别	动物数	VE	VT	VF	CA
生理盐水组	9	23.04 ± 2.36	27.72 ± 2.71	34.51 ± 5.54	94.96 ± 16.70
调脉饮组	9	28.31 ± 4.23*	37.32 ± 7.60*	48.20 ± 10.79*	101.22 ± 18.05
心律平组	8	33.28 ± 3.08**	40.90 ± 2.32**	59.22 ± 8.83*	139.83 ± 32.08*

注：与对照组比较，$^{*}P<0.05$，$^{**}P<0.01$。

4. 调脉饮对哇巴因诱发豚鼠心律失常的影响

取体质量（274 ± 23）g 的豚鼠 28 只，随机分为 3 组操作同前。调脉饮组用量为 2.5g/kg；心律平组用量为 1.0mg/kg；哇巴因溶液以 10μg/mL/min 恒速静脉滴入，观察Ⅱ导心电图，记录动物出现 VE、VT、VF 和 CA 的时间，然后换算为致心律失常哇巴因的累积量 μg/kg），与对照组比较进行 t 检验。结果见表 3-5。

表 3-5 调脉饮对哇巴因诱发豚鼠心律失常和影响（$\bar{x} \pm s$，μg/kg）

组别	动物数	VE	VT	VF	CA
生理盐水组	10	171.24 ± 32.47	209.03 ± 45.51	269.56 ± 60.67	306.79 ± 56.97
调脉饮组	9	199.36 ± 35.61*	234.61 ± 43.12	298.49 ± 52.71	339.23 ± 54.92
心律平组	9	230.02 ± 34.81**	295.58 ± 65.33*	378.97 ± 77.19*	411.50 ± 59.76**

注：与对照组比较，*P < 0.05，**P < 0.01。

5. 调脉饮对大鼠心肌缺血再灌注损伤的保护作用

（1）动物分组和模型制备

SD 大鼠 48 只，随机分为 5 组：生理盐水组、调脉饮组和复方丹参组，按文献方法以 20% 乌拉坦溶液腹腔注射麻醉动物，气管插管，行正压人工呼吸（潮气量 l0mL/ 次，50 次 /min）。分离左侧颈静脉，各组分别注入调脉饮注射液（小剂量组用量为 2.5g/kg，大剂量组用量为 5g/kg），或等容量生理盐水，或复方丹参注射液 800mg/kg。用药后 5min 经左侧胸骨第 4 肋间（心尖搏动处）开胸，暴露心脏，于左冠状动脉主干下穿线，将丝线两端一起穿入直径为 2mm 的聚乙烯管中，稳定 5min 后，抽紧丝线，将聚乙烯管压向冠状动脉并与丝线一并夹往，阻断冠脉血流，造成心肌缺血，5min 后，放松聚乙烯管和丝线，以造成再灌注损伤。另设两组手术组和缺血组，假手术组仅做冠脉穿线，不结扎；缺血组结扎冠脉 5min。

（2）心律失常观察

用标准 12 导联心电图监测，在冠脉结扎前及结扎后，每分钟记录心电图 1 次，共 5min，随后在解除结扎后 10s、20s、30s、1min、2min、3min、4min、5min、10min 分别记录心电图。心律失常指标包括 VT、VF、室性异位节律（VEB）的发生率以及心律失常持续时间，与对照组比较分别进行 χ^2（发生率）及 t（持续时间）检验。结果见表 3-6。

表 3-6 调脉饮对在体大鼠心肌缺血再灌注心律失常和影响

组别	动物数	VEB（%）	VT（%）	VF（%）	心律失常持续时间（min）
生理盐水组	11	44.44	77.78	55.56	140.22 ± 84.92
调脉饮组	11	25	50	25	57.76 ± 35.92*
复方丹参组	10	37.5	62.5	25	62.38 ± 36.23*

注：与对照组比较，$^{*}P < 0.05$。

（3）心肌 SOD 的 MDA 的测定

实验结束后，取心脏，用滤纸吸去血液、迅速称重，置于预冷的组织研磨器中，用生理盐水制成 10% 心肌匀浆，按文献方法进行测定。SOD 测定采用化学比色法，MDA 采用 TBA 分光光度法，见表 3-7。

表 3-7 调脉饮注射液对大鼠缺值再灌注心肌 SOD 和 MDA 的影响（$\bar{x} \pm s$）

组别	动物数（只）	SOD（NU / mg）	MDA（nmol/mg）
假手术组	8	12.02 ± 2.12**	0.11 ± 0.02*
缺血组	8	10.34 ± 2.33*	0.12 ± 0.03*
生理盐水组	11	5.30 ± 2.02	0.16 ± 0.03
调脉饮组	11	11.21 ± 0.90**	0.14 ± 0.05*
复方丹参组	10	9.81 ± 1.45	0.15 ± 0.04*

注：与生理盐水组比较，$^{*}P < 0.05$，$^{**}P < 0.01$。

6. 调脉饮对麻醉大鼠心电图的影响

取体质量（210 ± 17）g 的 SD 大鼠 10 只，腹腔注射乌拉坦麻醉，分离一侧颈静脉，观察一段Ⅱ导心电图。静注生理盐水 4.5mL/kg 后 5min，记录 5min 心电图。1h 后，静注调脉饮注射液 4.5g/kg；5min 后记录心电图 1h，比较心率 P-R 间期和 Q-T 间期的变化，自身对照作 t 检验。见表 3-8。

表 3-8 调脉饮注射液对麻醉大鼠心电图的影响（$\bar{x} \pm s$，n=10）

药物	剂量（g/kg）	心电图		
		P-R（ms）	Q-T（ms）	心率（次 /min）
生理盐水	4.5	56.89 ± 4.01	87.56 ± 19.93	328.75 ± 71.27
调脉饮	4.5	59.23 ± 6.01	95.55 ± 18.57	274.44 ± 50.91*

注：与生理盐水组比较，$^{*}P < 0.05$。

（三）讨论

北京市中医医院从长期临床观察中发现，快速型心律失常患者病机的核心是“热”。患者在心气不足的基础上，血脉瘀阻，加之情志不舒，气血郁滞，郁而化热。调脉饮组方针对“热”这个中心，重用凉血清心之牡丹皮、赤芍、黄连；辅以太子参、麦冬、五味子益气养心；香附、香橼行气；川芎、丹参活血通脉；为防凉血之品伤脾，佐以白术。全方综合了凉血清心、益气养心、行气通脉法，治疗心气不足、血脉瘀阻、瘀郁化热证型的快速型心律失常有显著疗效。此前针对调脉饮口服剂型抗心律失常作用进行的临床观察与动物实验均取得较好效果，而本实验证明，调脉饮注射液能够减慢心率，对实验性心律失常亦有对抗作用。

调脉饮注射液对哇巴因诱发的心律失常对抗作用较弱，其抗心律失常作用可能与抑制 Ca^{2+} 内流无关。氯仿诱发的心律失常和交感神经系统活性增高及心脏 β－受体激活有关，乌头碱直接促进心肌细胞 Na^{+} 内流，促使膜去极化，提高心肌细胞自律性。调脉饮注射液对它们诱发的心律失常均有对抗作用，其作用机理是否与阻断 β－受体，阻止心肌细胞 Na^{+} 内流有关，尚待进一步研究。

调脉饮注射液对心肌缺血再灌注损伤所致的心律失常有明显的保护作用。再灌注损伤的机制主要是氧自由基和钙超载两个因素。缺血再灌注时产生大量氧自由基，同时体内 SOD 等自由基清除剂活性降低，导致体内氧自由基聚集，与细胞膜发生脂质过氧化反应，破坏膜的完整性，表现为心肌细胞电活动紊乱，发生严重的心律失常。本实验证明，调脉饮在防治再灌注心律失常的同时，也能轻微减少 MDA 含量，明显提高 SOD 活性，提示调脉饮的抗心律失常作用可能与其抑制脂质过氧化，减少自由基损伤有关。

（《中国中药杂志》，2006 年第 9 期）

四、调脉饮拆方抗心律失常作用的研究

调脉饮为北京中医医院心内科国家级名老中医魏执真教授潜心研究多年治疗快速型心律失常的有效经验方在20余年来的临床实践研究中，已证实本方对快速型心律失常疗效明显，无毒副作用，经临床观察200例，总有效率97.0%，显效率69.5%，与西药心律平对照组疗效相似。实验研究表明，调脉饮注射液能对抗实验性心律失常,对心肌缺血再灌注所致心律失常有保护作用,其作用机制可能与抑制脂质过氧化，减少自由基损伤有关。全方由牡丹皮、赤芍、黄连、太子参、麦冬、五味子、香附、香橼、川芎、丹参等中药组成，以凉血清热、益气养心、行气通脉为法，根据调脉饮中医辨证组方思路进行拆方研究，观察凉血清热主药功效组、益气养心辅药功效组、行气通脉辅药功效组以及全方组对3种实验性心律失常的影响,提高对调脉饮复方配伍规律的认识,以确定该复方抗心律失常主要药物并初步分析其中的有效成分，为临床应用和进一步深入研究提供理论依据。

（一）材料

1. 动物

Wistar大鼠，雄性，SPF级，体质量（280±20）g，由中国医学科学院实验动物研究所提供[批号：SCXK（京）2005013]；豚鼠，雄性，普通级体重（300±20）g，由北京芳元缘养殖场提供[批号：SCXK（京）2009-0014]。

2. 受试药物

中药饮片由北京中医医院药剂科提供。调脉饮全方组（牡丹皮、赤芍、黄连、太子参、麦冬、五味子、香附、香橼、川芎、丹参）和益气养心组（太子参、麦冬、五味子）2组药材分别按原用量比例，加水浸泡1h，加热煎煮2次，滤过，合并水煎液冷藏过夜，分取上清液，浓缩至实验用量；凉血清热组（牡丹皮、赤芍、黄连）和行气通脉组（香附、香橼、川芎、丹参）2组药材原用量

比例，水煎方法同前，分取上清液，浓缩至相对密度 1.13 ~ 1.15（60℃热测），放冷后加入 95% 乙醇，使醇浓度为 80%，放置过夜，去除沉淀，回收乙醇至无醇味后，继续浓缩至实验用量，冷藏备用。实验用量根据临床等效剂量换算（生药量 g/kg）：全方组大鼠剂量 22g/kg，豚鼠剂量 19g/kg；凉血清热组大鼠剂量 7g/kg，豚鼠剂量 6g/kg；行气通脉组和益气养心组大鼠剂量 7.5g/kg，豚鼠剂量 6.5g/kg。

3. 试剂与药品

乌头碱：中国药品生物制品检定所，批号 110720。普罗帕酮：中诺药业（石家庄）有限公司，批号 07115071。戊巴比妥钠：Sigma 公司，批号 018K0754。哇巴因：Colbiochem 公司，批号 D00056511。

4. 仪器 Powerlab 四通道

生理记录仪，埃德仪器有限公司。微量注射泵，BRAUN 公司。VL-8 动物呼吸机，上海奥尔科特科技有限公司。

（二）方法

1. 动物分组

将动物随机均分为 6 组：模型组、调脉饮全方组、凉血清热组、益气养心组、行气通脉组和普罗帕酮组，每组 10 只。按前文给出剂量给予相应药物，模型组给予等量生理盐水，灌胃给药 7d，10mL/kg，末次给药 30min 后进行实验。

2. 对乌头碱诱发心律失常的影响

用 0.4% 戊巴比妥钠腹腔注射麻醉，仰卧位固定鼠台上，连接生理记录仪导联电极，常规记录Ⅱ导心电图（ECG），若造模前有心律失常则弃之不用。用恒速微量注射泵从股静脉恒速输入 50mg/L 乌头碱溶液 1mL/h，监测心电图，分别记录室性早搏（VPB）、室性心动过速（VT）和室颤（VF）出现的时间及死亡（CA）时间，计算出现 VPB、VT、VF 及 CA 时乌头碱用量（μg/kg）。

3. 对哇巴因诱发心律失常的影响

将豚鼠麻醉，常规记录Ⅱ导心电图，用恒速微量注射泵从颈外静脉恒速输入 300mg/L 哇巴因溶液 1mL/h，监测心电图，分别记录 VPB、VF 出现的时间及 CA 时间，计算出现 VPB、VF 及 CA 时哇巴因用量（μg/kg）。

4、对冠脉结扎致心律失常的影响

将大鼠麻醉，常规记录Ⅱ导心电图，分离气管，接人工呼吸机（人工呼吸机各参数如下：呼吸比为 1 ∶ 2；呼吸额率为 60 次 /min；潮气量为 0.06mL/g）。在胸左侧第 4 肋间（心尖搏动处）开胸，暴露心脏，于左冠状动脉胸主干下穿线，将丝线两端一起穿入直径为 2mm 的聚乙烯管中，稳定 5min 后，抽紧丝线，将聚乙烯管压向冠状动脉并与丝线一并夹往阻断冠脉血流，造成心肌缺血。5min 后，放松聚乙烯管和丝线，以造再灌注损伤。观察解除结扎后 10min 内 VT，VF 和 VPB 发生率和心律失常持续时间。

5. 统计学处理

采用 Spss 13.0 统计软件包进行分析。计量资料以（$\bar{x}\pm s$）表示，采用单因素方差分（ One-way ANOVA ），方差齐性采用 LSD 检验，$P < 0.05$ 有统计学意义。

（三）结果

1. 对乌头碱诱发心律失常的影响

结果见表 3-9。与模型组相比，调脉饮全方组与凉血清热组对乌头碱致大鼠心律失常具有抑制作用，其中全方组抗室性早搏有统计学意义（$P < 0.05$）。

表 3-9 调脉饮全方及拆方对乌头碱致大鼠心律失常的影响（$\bar{x}\pm s$，n=8）

组别	剂量（g/kg）	乌头碱（μg/kg）			
		VPB	VT	VF	CA
模型	–	25.16 ± 10.99	35.06 ± 17.06	41.88 ± 19.41	56.18 ± 24.12
全方	22	45.95 ± 32.16$^{1)}$	52.00 ± 35.13	69.11 ± 34.84	80.26 ± 33.16
凉血清热	7	30.95 ± 18.9	43.57 ± 35.72	59.88 ± 42.93	70.88 ± 45.14
行气通脉	7.5	22.5 ± 8.57	28.03 ± 10.56	40.59 ± 13.95	46.74 ± 15.08
益气养心	7.5	25.61 ± 6.09	32.59 ± 8.92	44.52 ± 10.06	50.38 ± 9.78
普罗帕酮	0.06	41.67 ± 17.26	51.97 ± 24.50	83.5 ± 54.68	106.79 ± 49.76$^{2)}$

注：与模型组相比，$^{1)}P < 0.05$，$^{2)}P < 0.01$。

2. 对哇巴因诱发心律失常的影响

结果见表 3-10。与模型组相比，调脉饮全方组与各拆方组抑制哇巴因致豚鼠心律失常均有一定的作用，其中全方组抗室速和死亡有统计学意义（$P < 0.05$）。

表 3-10 调脉饮拆方对哇巴因诱发豚鼠心律失常的影响（$\bar{x} \pm s$）

组别	剂量（g/kg）	鼠数	哇巴因（μg/kg）		
			VPB	VF	CA
模型	–	7	230.51 ± 83.98	270.67 ± 94.67	308.64 ± 100.65
全方	19	6	374.97 ± 183.86	514.59 ± 234.64[1)]	564.44 ± 233.60[1)]
凉血清热	6	6	319.91 ± 141.54	451.55 ± 210.87	502.45 ± 215.90
行气通脉	6.5	7	358.18 ± 184.65	412.80 ± 210.27	461.27 ± 199.82
益气养心	6.5	7	271.96 ± 118.76	380.68 ± 207.46	442.84 ± 191.82
普罗帕酮	0.06	6	372.58 ± 209.82	556.02 ± 190.92[2)]	624.98 ± 236.21[2)]

注：与模型组相比，[1)] $P < 0.05$，[2)] $P < 0.01$。

3. 对冠脉结扎致心律失常的影响

结果见表 3-11。与模型组相比，调脉饮全方及各拆方组对冠脉结扎致大鼠心律失常发生率均有一定的抑制作用，并且全方组、凉血清热组和行气通脉组均能降低心律失常的持续时间，有统计学意义（$P < 0.05$）。

表 3-11 调脉饮全方及拆方对冠脉结扎致大鼠再灌注心律失常的影响（$\bar{x} \pm s$）

组别	剂量（g/kg）	鼠数	心律失常发生率（%）			持续时间（s）
			VPB	VT	VF	
模型	–	10	80	70	50	44.75 ± 50.22
全方	22	10	40	70	20	9.67 ± 13.29[2)]
凉血清热	7	10	50	60	40	15.30 ± 24.04[1)]
行气通脉	7.5	11	54.54	54.54	36.36	17.64 ± 23.30[1)]
益气养心	7.5	11	36.36	63.64	54.54	33.73 ± 36.29
普罗帕酮	0.06	11	27.27	63.63	18.18	7.40 ± 12.91[2)]

注：与模型组相比，[1)] $P < 0.05$，[2)] $P < 0.01$。

4 讨论

心律失常属中医学“心悸”“怔忡”范畴。《丹溪心法》认为血虚和痰火是怔忡致病的根本原因。《医林改错》则认为瘀血内阻能导致心悸、怔忡。现代多数医家认为，快速型心律失常的主要病机是心气不能主血脉，血脉运行失畅所致。心气不能主血脉之因可分虚实两方面，虚为气虚、阳虚、阴虚、血虚，实为气滞血瘀、瘀血阻滞、痰热瘀阻等。气阴两虚为基础，而气滞血瘀、瘀血阻滞、痰热瘀阻等则是快速型心律失常的病理改变。二者相互影响，互为因果，使其具有虚实夹杂、寒热错杂、病程较长的病理特点。

魏教授通过临床诊治大量病人和长期临床观察，发现快速型心律失常的患者临床多表现出胸闷、心悸、气短、乏力，或胸痛、憋气、急躁、太息，舌质暗红，舌苔薄黄，脉象细数或（和）疾、涩、弦等心气不足、血脉瘀阻、瘀郁化热证。在治疗用药中，深受明·李时珍《濒湖脉学》的启发，书中云“促脉数而时一止，此为阳极欲亡阴，三焦郁火炎炎盛，进必无生退有生”“促脉唯将火病医”。抓住“热”这个中心因素，创立了凉血清热、益气养心，行气通脉之调脉饮，重用凉血清热之牡丹皮、赤芍、黄连，辅以太子参、麦冬、五味子益气养心，香附、香橼行气，川芎、丹参 活血通脉。

研究结果表明，调脉饮全方组对3种实验性心律失常均有一定的抑制作用，验证了该方的疗效。通过拆方研究发现，凉血清热组与行气通脉、益气养心组相比，对乌头碱诱发大鼠心律失常、哇巴因诱发豚鼠心律失常的抑制作用较为明显，且能够降低心律失常的持续时间，与调脉饮以“热”为中心的组方思路相契合，相关作用机制仍有待于进一步研究。因此，从“热”论治，以清热药为主治疗快速型心律失常，可为临床用药提供实验依据和应用基础。

（《中国实验方剂学杂志》，2011 年第 2 期）

五、调脉饮及拆方对实验性室性心律失常的作用和分子机制研究

室性心律失常是临床上最常见的心律失常类型，包括室性期前收缩、室性心动过速、心室扑动或颤动，具有较高的发病率和潜在的死亡危险。临床研究显示，传统的抗心律失常药物仅有 30% ~ 60% 对心律失常有效，而且目前使用的抗心律失常药物一般都具有致心律失常作用、负性肌力和其他毒性等。因此，寻找安全有效、作用稳定的抗心律失常药物，筛选其作用的靶点仍是目前抗心律常研究的热点。调脉饮为笔者积 40 余年临证经验、潜心研究多年治疗快速型心律失常的有效验方，本研究通过观察调脉饮全方及拆方对 2 种实验性心律失常动物模型的作用，初步观察该方对豚鼠心肌钠，钾 - 腺苷三磷酸酶（Na^{+}-K^{+}-ATP）、钙 - 腺苷三磷酸酶（Ca^{2+}-ATP）、电压门控钠 5α（sodium voltage-gated channel alpha subunit 5，SCN5A）蛋白表达的影响，以期评价其对实验性室性心律失常的拮抗及其离子通道调节机制。

（一）材料

1. 动物

SD 大鼠，雄性，体质量（240 ± 20）g，SPF 级，由北京华阜康生物科技有限公司提供（SCXK 京 2014-0004）。所有大鼠均严格按照国家部属实验动物管理委员会制定的实验动物环境条件标准进行饲养 [室温（24 ± 1）℃，相对湿度（55 ± 5）%，通风良好，自由进食]。豚鼠，雄性，体质量（300 ± 20）g，普通级，由北京金牧阳实验动物养殖有限公司提供（SCXK 京 2010-0001）。

2. 试剂与药品

（1）受试药物 中药饮片由北京中医医院药剂科提供。调脉饮全方组（牡丹皮、赤芍、黄连、太子参、麦冬、五味子、香附、香橼、乌药、川芎、丹参、佛手）、凉血清热药组（牡丹皮、赤芍）和去凉血清热药组（黄连、太子参、

麦冬、五味子、香附、香橼、乌药、川芎、丹参、佛手），3组药材分别按原用量比例，加水浸泡1h，加热煎煮2次，滤过，合并水煎液浓缩至实验用量。实验用量根据临床等效剂量换算（生药量g/kg）：全方组大鼠剂量21g/kg，豚鼠剂量18g/kg；凉血清热药组大鼠剂量6g/kg，豚鼠剂量5g/kg；去凉血清热药组大鼠剂量15g/kg，豚鼠剂量13g/kg。

（2）药品 氯化钙：sigma公司，批号MKBPOI7A。盐酸维拉帕米片：广东华南药业集团有限公司，批号130701。戊巴比妥钠：sigma公司，批号018K0754；哇巴因：Colbioche公司，批号D000651。普罗帕酮：常州制药厂有限公司，批号13092312。Na^{+}-K^{+}-APT小鼠单克隆抗体（lot：GR134173-6）。Ca^{2+}-ATP小鼠单克隆抗体（lot：GR144172-6）和SCN5A兔多克隆抗体（lot：GRl67167-3），abcam公司。

3. 仪器

Powerlab四通道生理记录仪，埃德仪器有限公司。微量注射泵，BRAUN公司。

（二）方法

1. 观察调脉饮对$CaCl_2$致大鼠心律失常的影响

将大鼠随机分为5组：模型组、全方组、凉血清热药组、去凉血清热药组和维拉帕米组，每组10只。按组给予相应药物，模型组给予等量生理盐水，连续灌胃给药7d，10mL/kg，末次给药30min后进行实验。用0.4%戊巴比妥钠腹腔注射麻醉，仰卧位固定，大鼠四肢连接生理记录仪导联电极，常规记录Ⅱ导心电图（ECG），若造模前有心律失常则弃之不用。用恒速微量注射器从股静脉恒速输入50g/L $CaCl_2$溶液10mL/h，实时监测心电图，分别记录室性早搏（VPB）、室性心动过速（VT）和室颤（VF）出现的时间及死亡（CA）时间，并计算出现VPB、VT、VF及CA时$CaCl_2$用量（ug/kg）。

心律失常根据198年伦敦Lambeth会议确定的标准来判断种类，判断标准如下：室性早搏（VPB）指非连续性的可辨认的期前QRS波；室性心动过速（VT）指连续4个以上的室性早搏；心室纤颤（VF）指单个QRS波群无法辨认的紊乱波形；非可逆性室颤指室颤持续10min而未能恢复者。

2. 观察调脉饮对哇巴因致豚鼠心律失常的影响

豚鼠随机分为 5 组：模型组、全方组、凉血清热药组、去凉血清热药组和普罗帕酮组，每组 10 只。按组给予相应药物，模型组给予等量生理盐水，连续灌胃给药 7d，10mL/k，末次给药 30min 后进行实验。用 0.4% 戊巴比妥钠腹腔注射麻醉，仰卧位固定，豚鼠四肢连接生理记录仪，常规记录Ⅱ导心电图（ECG），若造模前有心律失常则弃之不用。用恒速微量注射器从股静脉恒速输入 300mg/L 哇巴因溶液 1mL/h，监测心电图，分别记录室性早搏（VPB）、室性心动过速（VT）和室颤（VF）出现的时间及死亡（CA）时间并计算出现 VPB、VT、VF 及 CA 时哇巴因用量（ug/kg）。

3. 观察调脉饮对哇巴因致豚鼠心律失常的作用机制

上述实验结束后，取豚鼠心脏，采用 Western blot 法检测豚鼠心脏中 Na^+-K^+-ATP、Ca^{2+}-ATP 和 SCN5A 的蛋白表达。提取心肌组织蛋白，BCA 法测定蛋白含量取 20μg 蛋白样本，经 SDS-PAGE 转膜用 3% 牛血清白蛋白（BSA）封闭 30min，加入一抗 Na^+-K^+-ATP（1：2000）、Ca^{2+}-ATP（1：1000）和 SCNSA（1：1000），GAPDH 为内参，4℃孵育过夜。TBST 洗膜 5 次，每次 3min，加入相应二抗，山羊抗鼠 lgG（H+L）HRP 和山羊抗兔 lgG（H+L）HRP，室温孵育 30 min。THST 洗膜 6 次，每次 3min。ECL 加到膜上后反应 5min，胶片曝光 10s ～ 5min（曝光时间随不同光强度而调整），显影 2min，定影。结果用目的条带光密度值 GAPDH 条带光密度值表示。

4. 统计学处理

采用 SPSS19.0 统计软件包进行分析。计量资料以（$\bar{x}\pm s$）表示，采用单因素方差分析（Oeway ANOVA），方差齐性采用 LSD 检验，$P < 0.05$ 表示有统计字意义。

（三）结果

1. 调脉饮对 $CaCl_2$ 致大鼠心律失常的影响

结果显示，调脉饮全方组和凉血清热药组（仅牡丹皮、赤芍）均可延迟室性早搏和死亡时间，$Cacl_2$ 用量明显多于模型组去凉血清热药组（全方中不含牡丹皮、赤芍）对于延迟大鼠室性早搏和死亡时间作用均不明显。室速和室颤偶发，存在个体差异，无统计意义。结果见表 3–12。

表 3–12 调脉饮组方对 $CaCl_2$ 致大鼠心律失常用量的影响（$\bar{x} \pm s$）

组别	剂量（g/kg）	鼠数	VPB 用量 $CaCl_2$（μg/kg）	CA 用量 $CaCl_2$（μg/kg）
模型组	–	8	136.67 ± 54.31	417.52 ± 97.21
全方组	21	8	150.99 ± 64.90*	482.33 ± 92.99**
凉血清热药组	6	8	155.95 ± 52.65	422.68 ± 93.22*
去凉血清热药组	15	8	132.66 ± 71.43	346.79 ± 78.60
阳性药组	0.08	8	202.90 ± 114.83**	466.87 ± 75.23**

注：与模型组相比，$^{*}P < 0.05$，$^{**}P < 0.01$。

2. 调脉饮对哇巴因致豚鼠心律失常的影响

调脉饮各组方对于室性早搏和死亡时间均有一定的延长作用，其中全方组和凉血清热药组产生室性早搏和死亡时哇巴因用量比模型组显著增多，具有统计学意义（$P < 0.05$）。去凉血清热药组对于延迟豚鼠室性早搏和死亡时间作用均不明显。结果见表 3–13。

表 3–13 调脉饮全方及拆方对哇巴因致豚鼠心律失常用量的影响（$\bar{x} \pm s$）

组别	剂量（g/kg）	鼠数	VPB 哇巴因用量（μg/kg）	CA 哇巴因用量（μg/kg）
模型组	–	8	414.97 ± 252.95	658.49 ± 286.34
全方组	18	8	984.10 ± 333.98*	2611.63 ± 901.01**
凉血清热药组	5	8	795.97 ± 576.45	1990.31 ± 1090.99*
去凉血清热药组	13	8	547.51 ± 529.46	725.19 ± 542.47
阳性药组	0.06	8	2557.07 ± 1036.18**	2961.06 ± 696.72**

注：与模型组相比，$^{*}P < 0.05$，$^{**}P < 0.01$。

3. 调脉饮对哇巴因致豚鼠心律失常的作用机制

与模型组相比，调脉饮各组豚鼠心肌 Na^{+}–K^{+}–ATP、Ca^{2+}–ATP 的蛋白表达降低，但无统计学意义，可能与样本量少有关；SCN5A 的表达无显著差异。结果见表 3-14、图 3-1。

表 3-14 调脉饮全方及拆方对哇巴因致豚鼠心律失常的作用机制（$\bar{x}\pm s$）

组别	剂量（g/kg）	鼠数	Na^+-K^+-ATP/CAPDH	Ca^{2+}-ATP/CAPDH	SCN5A/CAPDH
模型组	–	3	0.74 ± 0.21	0.59 ± 0.27	0.53 ± 0.05
全方组	18	3	0.56 ± 0.11	0.37 ± 0.18	0.62 ± 0.16
凉血清热药组	5	3	0.67 ± 0.19	0.32 ± 0.14	0.59 ± 0.12
去凉血清热药组	13	3	0.59 ± 0.05	0.32 ± 0.16	0.57 ± 0.07
阳性药组	0.06	3	0.46 ± 0.08	0.24 ± 0.10	0.56 ± 0.09

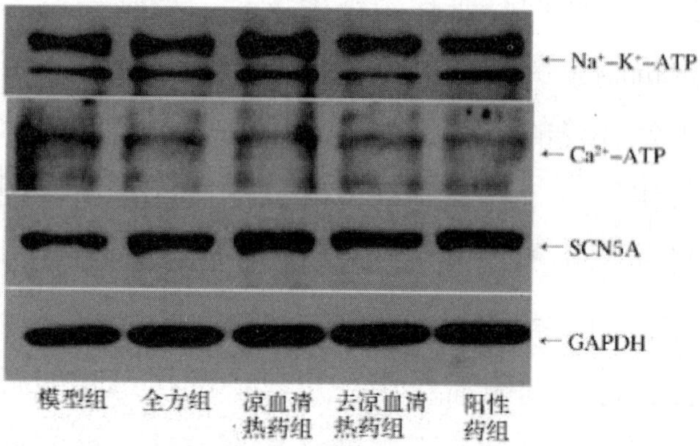

图 3-1 豚鼠心肌组织 Na^+-K^+-ATP、Ca^{2+}-ATP 和 SCN5 A 的蛋白表达

（四）讨论

心律失常属于中医学中的“心悸”“怔忡”范畴，是临床常见病、多发病，其中室性心律失常属于快速型心律失常。笔者按中医八纲阴阳寒热辨证将其归类为阳热类心律失常，目前中医界治疗阳热类（快速型）心律失常时，以补气养心、通阳、活血、化痰湿及安神等法则较多，而对“凉血清热”治则常常忽视。关于“热”在快速型心律失常发病当中的重要性，明 · 李时珍《濒湖脉学》中早有论述“促脉数而时一止，此为阳极欲亡阴，三焦郁火炎炎盛，进必无生

退可生”“促脉惟将火病医”“数脉为阳热可知”。阳热类（快速型）心律失常的主要脉象是数脉、疾脉、促脉和涩脉，故治疗本病加用清热凉血药物，亦为一种正治法。根据“热”在病变中的重要作用，在充分运用益气养心，通脉活血法则的基础上，加清热凉血法十分重要。潜心研究多年，抓住“热”这个中心因素，拟定了调脉饮作为治疗快速型心律失常的有效经验方。本方由牡丹皮、赤芍、太子参、麦冬、五味子、香橼、佛手、香附、丹参、川芎、黄连、白术等组成，方中重用凉血清热之牡丹皮、赤芍为主药，辅以太子参、麦冬、五味子益气养心，香附、香橼行气，川芎、丹参活血通脉，为防凉血清热之品伤脾导致滑肠腹泻，故佐以白术、黄连健脾厚肠止泻。本方临床疗效显著、无明显不良反应。

现代药理研究证实，调脉饮组方中凉血清热主药牡丹皮及其有效成分牡丹皮酚具有抗心律失常、保护心血管、神经保护、增强免疫力等多种药理作用；赤芍对心脏的保护机制主要为避免氧化损伤、调节凋亡基因与促凋亡基因的表达以及维持细胞内外环境的平衡，具有减慢心率、增加冠脉流量、改善心功能和血液流变性等作用，赤芍总苷还有抗凝、抗血栓作用。调脉饮组方中辅药太子参、麦冬、五味子有效成分的药理活性主要有心肌保护、增加免疫、抗氧化等作用；丹参中的丹参酮ⅡA可降低正常心肌的 Ca^{2+} 含量，减轻细胞内钙超载的状况，发挥钙通道的阻滞作用；川芎中的川芎嗪能减轻兔缺血性室性心律失常时心外膜单相动作电位改变程度，具有抗缺血性室性心律失常作用，其机制可能与抑制折返运动形成有关。佐药黄连中的主要成分小檗碱对腹主动脉狭窄性心肌病模型大鼠的心肌细胞中异常增大的瞬时外向钾电流（It_0）和内向整流钾电流（Ik_1）有明显的抑制作用。

现有治疗心律失常的中成药如参松养心胶囊、稳心颗粒、参龙宁心胶囊等，治则多为益气养阴。而调脉饮则依据中医理论和临床经验，从理、法、方、药等方面提出了中医治疗快速型心律失常以凉血清热为主要治则的新的辨证用药思路。本研究以调脉饮组方药物的药性、功效为依据，以“凉血清热”为切入点，将处方拆分为凉血清热药组、去凉血清热药组、全方组 3 组，分别观察比较各组抗实验性室性心律失常的作用及效果。结果证实调脉饮全方组和凉血清热药组均可延迟 $CaCl_2$ 诱发大鼠的室性早搏和死亡时间，而凉血清热药组、去凉血清热药组、全方组对于哇巴因诱发豚鼠室性早搏和死亡时间均有一定的延长作用，其中全方组和凉血清热药组延迟死亡时间较为显著，有统计学意义（$P < 0.05$），表明凉血清热药组在调脉饮方中发挥了主要作用。

哇巴因是经典的心律失常模型药，属于强心苷类药物，在细胞电生理水平上，可诱发心肌稳定的迟后去极化与触发活动；在器官水平上，可诱发心室肌室性期前收缩、室颤、室速，其机制可能是通过抑制 Na^{+}–K^{+}–ATP 酶、Ca^{2+}–Mg^{2+}–ATP 酶活性，引起细胞内钙超载实现的。调脉饮各组豚鼠心肌 Na^{+}–K^{+}–ATP、Ca^{2+}–ATP 的蛋白表达降低，表明其可能是通过增强 N^{+}–K^{+}–ATP 酶和 Ca^{2+}–Mg^{2+}–ATP 酶的活性，降低心肌胞浆 Ca^{2+} 浓度，减轻 Ca^{2+} 超载，而发挥抗心律失常作用。既往研究证明：调脉饮能使乌头碱诱发猫、大鼠的室性期前收缩和 T 波倒置在较短时间内恢复正常（$P < 0.01$）；调脉饮注射液对乌头碱、哇巴因、氯仿诱发的心律失常均有对抗作用（$P < 0.05$，$P < 0.01$），对心肌缺血再灌注所致心律失常有保护作用；调脉饮全方组与凉血清热药组对乌头碱致大鼠心律失常、哇巴因诱发豚鼠室性心律失常和结扎冠状动脉诱发大鼠心律失常发生率均具有抑制作用。而乌头碱是通过激活心肌细胞的快 Na^{+} 通道，促使细胞膜去极化加速起搏点的自律性，提高心房传导组织和房室束－浦肯野系统等快反应细胞的自律性，缩短心肌不应期导致的心律失常；氯仿诱发心律失常与交感神经系统活性增高及心脏 β－受体激活有关。提示调脉饮全方组与凉血清热药组不仅具有多离子通道阻滞广谱抗心律失常作用，还具有减轻心肌缺血再灌注损伤、抑制脂质过氧化、减少自由基损伤等多靶点效应。

（《中华中医药学刊》，2017 年第 12 期）

六、调脉饮及其拆方对快速型心律失常大鼠模型心肌 L 型钙通道 β_2 亚基表达的影响

快速型心律失常通常是因心搏频率远远高于正常范畴，或是由于冲动传导途径发生异常而导致患者产生的一种心律紊乱，可影响血液循环，对患者生命安全构成极大威胁。随着我国冠心病、高血压、糖尿病等发病率的增高，以及人口老龄化程度的不断增加，快速型心律失常发生率也随之增高，严重危害到患者的生命安全。

虽然近年来射频消融术、ICD、外科手术等治疗心律失常的方法取得很多进展，但由于其治疗范围有限，具有一定侵袭性、并且费用昂贵，难以广泛开展，因此抗心律失常药物仍占主要地位。当前，抗心律失常药物主要是通过调节心肌细胞膜的离子通道，抑制心律失常的发生。临床试验表明，多种抗心律失常药物可引发致死性心律失常。因此，亟需药效好、副作用少的药物以及新的治疗策略来控制心律失常。有研究发现，中药可以通过调节基因表达量，来维持细胞内环境稳态，从而改善心肌细胞整体功能。中药治疗心律失常与基因调节有着非常紧密的关系，并有望成为心律失常研究的新热点。

调脉饮是国家级名老中医魏执真教授潜心研究多年治疗快速型心律失常的有效方剂，经 30 年的临床实践证实，对快速型心律失常疗效显著，与心律平对照疗效无显著性差异。全方由牡丹皮、赤芍、黄连、太子参、麦冬、五味子、香附、香橼、川芎、丹参等中药组成，以益气养心、理气通脉、凉血清热为法。在调脉饮的拆方实验研究中发现，调脉饮全方及凉血清热药组均具有抗乌头碱致实验性快速型心律失常作用，且凉血清热组较行气通脉、益气养心组对乌头碱及哇巴因致心律失常的抑制作用明显，且可降低心律失常的持续时间，为从“瘀热”论治快速型心律失常提供了应用基础。本文观察调脉饮及拆方对快速型心律失常大鼠模型心肌 L 型钙通道 β_2 亚基（LTCC β_2）表达的影响，进一步探讨调脉饮的抗心律失常作用机理。

（一）材料

1. 动物

Wistar 大鼠 60 只，雌雄各半，SPF 级，体质量（280 ± 20）g。由军事医学科学学院提供［批号 SCXK-（军）2012-0004］。

2. 受试药物

中药颗粒由北京中医药大学东直门医院药剂科提供。

实验给药浓度及给药量参照前期研究资料，根据临床等效剂量换算（生药量 $g \cdot kg^{-1}$）：全方组大鼠剂量 $22g \cdot kg^{-1}$；凉血清热组大鼠剂量 $7g \cdot kg^{-1}$；行气通脉组和益气养心组大鼠剂量 $7.5g \cdot kg^{-1}$。

3. 主要试剂与药品

乌头碱：成都普瑞法科技开发有限公司，批号 PRF7033041。戊巴比妥钠：Sigma 公司，批号 1010N0310。可达龙（盐酸胺碘酮片）：赛诺菲（杭州）制药有限公司，批号 2A13819。GoScript™ Reverse Transcription System、GoTaq® qPCR Master Mix（美国 Promega 公司，货号：0000076581）。β-actin、LTCC b2 mRNA 引物设计使用 Primer 5.0 软件设计，中美泰和生物技术（北京）有限公司合成，引物序列如下：β-actin 上游引物 5'-AGGCCCCTCTGAACCCTAAG-3'，下游引物 5'-TGCCACAGGATTCCATACCC-3'；LTCCb2 上游引物：5'-AAGCAAGCACCTCAATGTCCAG-3'，下游引物：5'-TAGTCGGCGAGATGCTCACAG-3；β-actin、LTCC b2 抗体（英国 Abcam 公司，货号 ab93606）。

4. 仪器

多道自动分析心电图机（北京福田电子医疗仪器有限公司，FX-7202）；美国 ABI 7500 Real-Time PCR 仪；美国 BINTA 数码凝胶成像系统；美国 Image-Pro Plus Analysis Soft ware 计算机图像分析仪。

（二）方法

1. 动物分组

将大鼠按随机数字表法分为 6 组：模型组、调脉饮全方组（全方组）、凉血清热主要功效组（凉血组）、益气养心辅药功效组（益气组）、行气通脉辅药功效组（行气组）、胺碘酮组（西药组），每组 10 只。按上述受试药物给药剂量给予相应药物，胺碘酮组给予胺碘酮 100mg·kg^{-1}，均 10mL·kg^{-1}，模型组给予等量生理盐水，灌胃给药 7 天，末次给药 30min 后进行实验。

2. 造模、记录心电图

用 0.4% 戊巴比妥钠腹腔注射麻醉，仰卧位固定鼠台上，连接心电图导联电极，常规记录Ⅱ导心电图（ECG）。5s 内快速由舌下静脉按 0.2mL·kg^{-1} 体重迅速注入乌头碱溶液，乌头碱溶液的配制方法：精确称取乌头碱 2mg，先加入少量稀盐酸，然后加蒸馏水至 100mL，调节 pH 至 7.0，配成浓度为 20ug·mL^{-1}。监测心电图，待出现心律失常后，连续记录心电图变化，并同时用秒表分别记录室性早搏（VPB）、室性心动过速（VT）和室颤（VF）出现的时间及死亡（CA）时间。心律失常消失恢复窦性心律 300s 以上或出现死亡后停止记录。

3. 钙离子通道基因和蛋白表达

（1）标本采集 各组记录完最后心电图后，立即开胸，充分暴露出心脏，分离心脏与周围组织，取出心脏，迅速根据心尖搏动的位置剪取 200 ~ 300mg 左心室心肌，用冷 0.9% 氯化钠溶液冲洗血液，放入用焦炭酸二乙酯（DEPC）水处理过的冻存管中，用液氮速冻，以 -70℃低温冰箱保存，待做逆转录 - 聚合酶链反应（RT-PCR）和蛋白免疫印迹（Western Blot）。

（2）RT-PCR 检测　取液氮冻存的大鼠心肌组织，采用 Trizol 法提取组织总 RNA，利用 GoScript™ Reverse Transcription System 试剂盒进行反转录，退火 25℃ 5 min，延伸 42℃ 1h，灭活 70℃ 15 min，得到 cDNA；20 μL 反应体系，2 μL cDNA 稀释液加入 10 μL GoTaq 反应液、7.2 μL Nuclease-Free Water 和 0.8 μL 引物混合物，置于 Applied Biosystems 7500 Real Time PCR System 进行反应。反应条件。95 ℃ 10min，95 ℃ 15 s，60℃ 1 min，共 40 次循环；95 ℃ 15 s，60 ℃ 15 s 溶解。运用 $^{2-\triangle\triangle}$CT 相对定量法比较各组目标 mRNA 表达差异。

（3）Western Blot 实验　取液氮冻存的大鼠心肌组织、肝组织，加入冰浴的 RIPA 蛋白裂解液，冰上孵育 30 min，收集溶解产物，12000r/min 4℃ 30 min 离心；抽取上清，加入上样缓冲液，100℃ 5 min 蛋白变性；上样，以每孔 20 μg 量加入 12.5% SDS-PAGE 凝胶，100V 2h 电泳，预处理 PVDF 膜及滤纸，半干法凝胶转膜，100A 2h，膜在 TBS 溶液洗 15 min；Blocking one 封闭 30 min，一抗以 solution1 按 1 ∶ 1000 比例稀释，4℃孵育过夜，TBST（Tris 缓冲液加吐温 20）洗膜后二抗（1 ∶ 10000）孵育，室温 1h。洗膜后加 ECL 发光液，室温反应 1 min，凝胶成像系统成像，蛋白条带用 Image J 7.0 图像分析。

4. 统计学处理

采用 SPSS 20.0 统计软件进行分析 . 计量资料以（$\bar{x} \pm s$）表示，采用单因素方差分析（One-way ANOVA），方差齐性采用 LSD 检验，$P \leqslant 0.05$ 有统计学意义。

（三）结果

1. 调脉饮及拆方对乌头碱导致快速型心律失常实验大鼠心电图的影响

结果见表 3-15、图 3-2。与模型组相比，全方组、西药组大鼠出现 VPB 时间明显减少，与模型组相比有显著差异（分别 $P \leqslant 0.005$ 及 $P \leqslant 0.05$）；与模型组相比，全方组、凉血组、西药组出现 VT 时间显著减少，差异具有统计学意义（$P \leqslant 0.05$）；与模型组相比，全方组、凉血组、西药组出现 VF 时间显著减少，差异具有统计学意义（分别 $P \leqslant 0.005$，P ≤ 0.05，$P \leqslant 0.005$）；与模型组相比，全方组、凉血组、西药组出现 CA 时间显著减少，差异具有统计学意义（分别 $P \leqslant 0.005$，$P \leqslant 0.05$，$P \leqslant 0.05$）。

表 3-15 调脉饮及拆方对快速型心律不齐大鼠心电图的影响（$\bar{x} \pm s$，n=10）

组别	VPB（s）	VT（s）	VF（s）	CA（s）
模型组	18.1 ± 6.64	38.6 ± 11.98	81 ± 19.03	290.4 ± 54.13
全方组	30.7 ± 14.55**	52 ± 9.49*	167.8 ± 57.06**	497.3 ± 105.47**
凉血组	23 ± 11.37	50.8 ± 12.06*	153.2 ± 47.05**	443.3 ± 113.77*
益气组	17.5 ± 7.69	38.6 ± 12.79	77.9 ± 26.86	308.6 ± 88.16
行气组	18.4 ± 7.62	39.9 ± 11.82	77.8 ± 48.03	308.5 ± 85.61
西药组	29.1 ± 13.49*	50.7 ± 18.76*	157.3 ± 56.53*	499 ± 99.91*

注：与模型组相比，$^{*}P \leqslant 0.05$，$^{**}P \leqslant 0.005$。

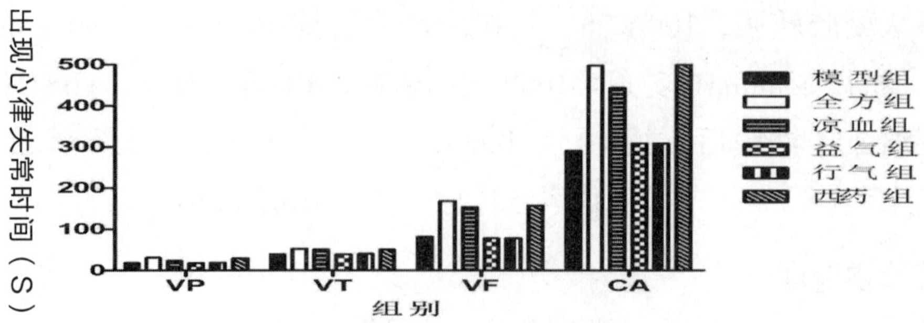

图 3-2 各组出现心律失常时间

2. 调脉饮及拆方对乌头碱导致快速型心律失常实验大鼠心肌 LTCC β_2 mRNA 的影响

结果见表 3-16、图 3-3。与模型组相比，全方组、凉血组、西药组心肌 LTCC β_2 mRNA 表达显著降低，具有统计学意义（$P \leqslant 0.005$）。

表 3-16 调脉饮及拆方对快速型心律失常大鼠心肌 LTCC β_2 mRNA 的影响（$\bar{x} \pm s$，n=5）

组别	模型组	全方组	凉血清热组	益气养心组	行气通脉组	西药组
LTCC β_2	1.04 ± 0.31	0.5 ± 0.55**	0.39 ± 0.11**	0.86 ± 0.31	0.88 ± 0.33	0.42 ± 0.27**

注：与模型相比，$^{**}P < 0.05$。

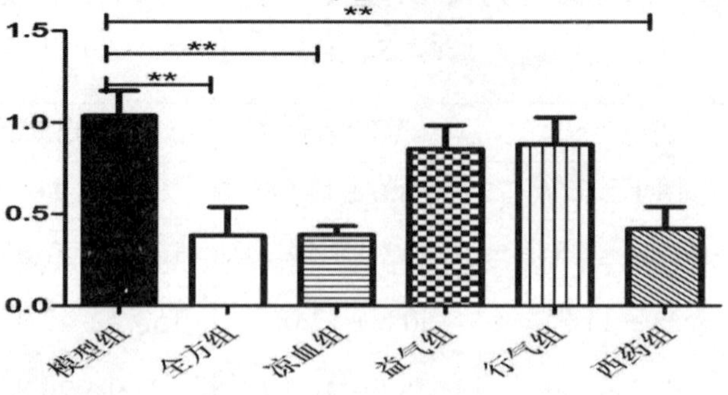

注：与模型相比，$^{**}P < 0.05$。

图 3-3 各组对 LTCC β_2mRNA 的影响

3. 调脉饮及拆方对乌头碱导致快速型心律失常实验大鼠心肌 LTCC β_2 蛋白表达的影响

结果见表 3–17、图 3–4。模型组相比，全方组、凉血组、西药组心肌 LTCC β_2 蛋白表达显著降低（$P \leqslant 0.05$），全方组与模型组比较具有更显著统计学意义（$P \leqslant 0.005$）。

表 3–17 调脉饮及拆方对快速型心律失常大鼠心肌 LTCC β_2 蛋白表达的影响（$\bar{x} \pm s$，n=3）

组别	模型组	全方组	凉血清热组	益气养心组	行气通脉组	西药组
LTCC β_2	1.18 ± 0.12	0.63 ± 0.03**	0.79 ± 0.13*	0.83 ± 0.07	0.91 ± 0.13	0.69 ± 0.11*

注：与模型相比，$^{**}P < 0.05$。

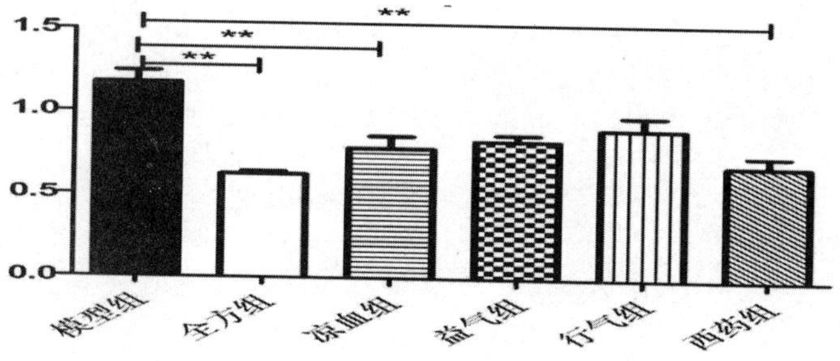

注：与模型相比，$^{**}P < 0.05$。

图 3–4 各组对 LTCC β_2 蛋白表达的影响

（四）结论

调脉饮全方及凉血组可减少各种快速型心律失常的发生时间，降低心肌 LTCC β_2 mRNA 的表达。

L 型钙通道是心肌细胞内钙离子浓度的重要调节者，主要由 α、β、γ 和 δ 亚基组成，其中调节亚基 β 有 4 种亚型，仅 β_2 在心肌中表达，它能使 L 型钙通道活性增强。β_2 高表达会加速 L 型钙通道激活，增加钙电流，促使细胞内 Ca^{2+} 浓度迅速增高，发生了钙超载，导致 L 型钙通道本身加速失活，L 型钙通道电流降低，有效不应期缩短，促进快速型心律失常的发生。

本研究结果显示调脉饮全方及凉血组可减少各种快速型心律失常的发生时间，同时降低心肌 LTCC β_2 的表达。因此，可以推测，调脉饮对快速型心律失常的治疗和预防作用与降低心肌 LTCC β_2 的表达、降低 L 型钙通道活性、减少钙超载有关。其中，凉血组中药具有关键性作用。

（《中西医结合心脑血管病杂志》，2018 年第 23 期）

七、调脉饮及其拆方对实验性快速型心律失常大鼠心肌 L 型钙通道 mRNA 表达的影响

室性心动过速等快速型心律失常临床危害严重，不仅加重原有的心脏病，还可能诱发猝死。我国每年心脏性猝死总人数 500 余万例，其中恶性心律失常是导致死亡的主要原因，但目前临床应用的抗心律失常药物疗效十分有限。中医药治疗有药力缓和，药效稳定，毒副作用小的优势。

近期研究发现，致死性室性心律失常往往与心肌细胞内钙浓度异常增高（钙超载）从而影响细胞结构和功能有关 。在心力衰竭、心肌缺血缺氧等各种病理状态下，可通过各种途径使细胞内钙离子增多，导致心律失常发生率增高。心室肌细胞膜上以 L 型钙通道为主，而其中决定钙通道的电压依赖性以及药物敏感性的主要亚单位是 α1。钙超载的同时可以通过负反馈机制而降低 L 型钙通道基因的 mRNA 表达以减少钙离子内流。

国家级名老中医魏执真教授经过多年临床实践，研制出了中药复方制剂调脉饮，以凉血清热、养心益气、行气通脉为法。既往临床研究证实，调脉饮可明显缓解快速型心律失常患者的临床症状，改善中医证候；动物模型层面研究提示调脉饮全方组与凉血清热药组具有抗快速型心律失常的作用，凉血清热法在快速型心律失常治疗中是关键治法；对心肌缺血再灌注所致心律失常有保护作用，其作用机制可能与抑制脂质过氧化，减少自由基损伤有关；调脉饮全方组与凉血清热药组可能是通过增强 Na^{+}–K^{+}–ATP 酶和 Ca^{2+}–Mg^{2+}–ATP 酶的活性，降低心肌胞浆 Ca^{2+} 浓度，减轻 Ca^{2+} 超载而发挥抗心律失常作用。本实验采用逆转录 – 聚合酶链反应（RT–PCR）技术，观察调脉饮全方及其拆方各组对快速型心律失常大鼠心电图的变化，以及大鼠心室肌组织 L 型钙通道（L–type calcium channels，LTCC）α1c 亚基 mRNA 表达水平的干预影响，提高对调脉饮复方配伍规律的认识。

（一）材料

1. 动物

Wistar 大鼠共 60 只，雌雄各半，SPF 级，体质量为（280 ± 20）g。由军事医学科学学院提供［批号 SCXK-（军）2012-0004］。

2. 试剂与药品

（1）受试药物　中药饮片由首都医科大学附属北京中医医院药剂科提供。调脉饮全方（牡丹皮、赤芍、黄连、太子参、麦冬、五味子、香附、香橼、丹参、川芎）、凉血清热组（牡丹皮、赤芍、黄连）、益气养心组（太子参、麦冬、五味子）、行气通脉组（香附、香橼、丹参、川芎）。各组药材均按照原用量比例，加水浸泡 1 小时，加热煎煮 2 次，滤过后合并水煎液，并浓缩至实验用量。实验用量根据临床等效剂量换算（生药量 $g \cdot kg^{-1}$）：全方组大鼠剂量 $22g \cdot kg^{-1}$；凉血清热组大鼠剂量 $7g \cdot kg^{-1}$；行气通脉组和益气养心组大鼠剂量 $7.5g \cdot kg^{-1}$。

（2）主要试剂与药品　乌头碱：成都普瑞法科技开发有限公司，批号 PRF7033041（乌头碱溶液的配制方法：精确称取乌头碱 2mg，加入少量稀盐酸，加蒸馏水至 100mL，调节 pH 至 7.0，配成浓度为 $20ug \cdot mL^{-1}$）。戊巴比妥钠：Sigma 公司，批号 1010N0310。可达龙（盐酸胺碘酮片）：赛诺菲（杭州）制药有限公司，批号 2A13819。Trizol：Ambion 公司，批号：47313。GoScrip Reverse Transcription System：美国 Promega 公司，批号：0000231533。GoTaq® qPCR Master Mix：美国 Promega 公司，批号：0000076581。β-actin、LTCC α1c、LTCC b2 mRNA 引物设计使用 Primer5.0 软件设计，中美泰和生物技术（北京）有限公司合成，引物序列如下：β-actin 上游引物 5'-AGGCCCCTCTGAACCCTAAG-3'，下游引物 5'-TGCCACAGGATTCCATACCC-3'；LTCCa1C 亚基上游引物 5'-TCTTCAGCCCAAACAACAGG-3'，下游引物 5'-GAGATGAGGGACACGCTAACC-'。LTCC $β^2$：上游引物：5'-AAGCAAGCACCTCAATGTCCAG-3'，下游引物 5'-TAGTCGGCGAGATGCTCACAG -3，RIPA 蛋白裂解缓冲液：普利莱公司，

批号：C1053。30% 丙烯酰胺：索莱宝公司，批号：20160708。分离胶缓冲液：普利莱公司，批号 B1004。浓缩胶缓冲液：普利莱公司，批号 B1003。过硫酸铵：普利莱公司，批号 A1004。TEMED：普利莱公司，批号 A1006。电转移缓冲液：普利莱公司，批号 B1028。电泳缓冲液：普利莱公司，批号 B1005。TBS 缓冲液：普利莱公司，批号 B1004。TBS-T 漂洗液：普利莱公司，批号 B1009。ECL：Proteintech 公司，批号 B2201702。蛋白质分子量 Marker：美国 Bio-Rad 公司，批号 161-0374。PVDF 膜：默克公司，R7HA4297C。β-actin 抗体：Proteintech 公司，批号 66009-1。LTCC α1c 抗体：proteintech 公司，批号 21774-1-AP。LTCC β_2 抗体：英国 Abcam 公司，批号 ab93606。

3. 仪器

多道自动分析心电图机（北京福田电子医疗仪器有限公司，FX-7202）；高速低温离心机（美国 Sigma 公司，3K15）；恒温水浴箱（北京中兴伟业仪器有限公司，DZKW-4）；核酸紫外分光光度计（Thermofisher 公司，NanoDrop2000C）；ABI 7500 Real-Time PCR 仪（Thermofisher 公 司，4351104）；稳压稳流电泳仪（美国 Bio-Rad 公司，043BR38439）；垂直电泳槽（美国 Bio-Rad 公司，552BR1 43920）；半干转电转印仪（美国 Bio-Rad 公司，221BR 48203）；凝胶成像系统（美国 Bio-Rad 公司，721BR06231）。

（二）方法

1. 动物分组

将大鼠按照性别不同，用随机数字表法分为 6 组：模型组、调脉饮全方组、凉血清热组、益气养心组、行气通脉组、西药胺碘酮组，每组 10 只。按上述受试药物给药剂量给予相应药物（胺碘酮组剂量为 $100mg \cdot kg^{-1}$），胺碘酮组给予胺碘酮 $100mg \cdot kg^{-1}$，给药容积均为 $10mL \cdot kg^{-1}$，模型组给予等量生理盐水，灌胃给药 7 天。

2. 造模、记录心电图

将大鼠用 0.4% 戊巴比妥钠腹腔注射麻醉，仰卧位固定，并且记录Ⅱ导心电图。5s 内快速由舌下静脉按 $2mL \cdot kg^{-1}$ 体重迅速注入乌头碱溶液。实时监测心电图，出现心律失常后用秒表分别记录室性早搏（ventricular premature beat，VPB）、室性心动过速（ventricular tachycardia，VT）和室颤（ventricular fibrillation，VF）及死亡（ cardiac arrest，CA） 出现的时间。心律失常消失恢复窦性心律 300s 以上或出现死亡后停止记录。

3. 动物处理和指标检测

（1）标本采集

记录完各组心电图，开胸并充分暴露大鼠心脏，剪取心尖搏动位置 200 ~ 300mg 的心脏左心室心肌组织，应用 0.9% 氯化钠溶液洗掉血液，装入 EDPC 处理的冻存管后放入液氮中速冻，-70℃低温冰箱保存待检。

（2）RT-PCR 检测

以 Trizol 法提取大鼠心肌总 RNA，以 GoScript™ Reverse Transcription System 试剂盒反转录，退火 25℃ 5min，延伸 42℃ 1h，灭活 70℃ 15min，得到 cDNA。cDNA 稀释液 2 μL 加入 GoTaq 反应液 10 μL 中，Nuclease-Free Water 7.2 μL 和引物 0.8 μL 进行混合后，装入 Applied Biosystems 7500 Real Time PCR System 中反应，反应条件为 95 ℃ 10min，95 ℃ 15s，60℃ 1min（共 40 次循环）；95 ℃ 15s，60 ℃ 15s 溶解。最后，应用 $^{2-\triangle\triangle}$CT 相对定量法来检测各样本 mRNA 的表达情况。

（3）Western Blot 实验

将大鼠心肌组织加入预冷的 RIPA 蛋白裂解液，在冰上孵育 30min，以 12000 $r \cdot min^{-1}$ 4℃离心 30min。离心后取上清，并加入上样缓冲液，100℃进行蛋白变性 5min。上样以每孔 20 μg 量加入 12.5% SDS-PAGE 凝胶，100V 电泳 2h，预处理 PVDF 膜及滤纸，以半干法凝胶转膜，100A 2h，在 TBS 溶液洗膜 15min，将膜完全浸没封闭 30min，一抗以 solution1 按 1：1000 比例稀释，4℃孵育过夜，TBST 洗膜后二抗（1：10000）室温孵育 1h。洗膜后，将膜片于暗室中压上 X 光片，感光数分钟将胶片放入显影液中显影、定影，扫描用 IPP 软件对扫描图像的目的条带进行灰度分析。

4. 统计学处理

采用 SPSS 20.0 统计软件进行分析。计量资料以（$\bar{x}$±s）表示，采用单因素方差分析，方差齐性采用 LSD 检验，$P < 0.05$ 有统计学意义。

（三）结果

1. 对乌头碱导致实验性快速型心律失常心电图的影响

结果显示，与模型组相比，全方组、凉血组、西药组大鼠出现 VPB 时间均有延迟，其中全方组、西药组大鼠出现 VPB 时间延迟明显，与模型组相比差异有统计学意义（$P < 0.005$，$P < 0.05$）；与模型组相比，全方组、凉血组、西药组出现 VT 时间显著延迟，差异有统计学意义（$P < 0.05$）；与模型组相比，全方组、凉血组、西药组出现 VF 时间显著延迟，差异有统计学意义（$P < 0.005$，$P < 0.05$，$P < 0.005$）；与模型组相比，全方组、凉血组、西药组出现 CA 时间均有显著延迟，差异有统计学意义（$P < 0.005$，$P < 0.05$，$P < 0.05$）。结果见表 3–18。

表 3–18 调脉饮及其拆方对实验性快速心律失常心电图的影响（$\bar{x} \pm s$，10 例）

组别	VPB（s）	VT（s）	VF（s）	CA（s）
模型组	18.1 ± 6.64	38.6 ± 11.98	81 ± 19.03	290.4 ± 54.13
全方组（22g·kg^{-1}）	30.7 ± 14.55[2)]	52 ± 9.49[1)]	167.8 ± 57.06[2)]	497.3 ± 105.47[2)]
凉血组（7g·kg^{-1}）	23 ± 11.37	50.8 ± 12.06[1)]	153.2 ± 47.05[2)]	443.3 ± 113.77[1)]
益气组（7.5g·kg^{-1}）	17.5 ± 7.69	38.6 ± 12.79	77.9 ± 26.86	308.6 ± 88.16
行气组（7.5g·kg^{-1}）	18.4 ± 7.62	39.9 ± 11.82	77.8 ± 48.03	308.5 ± 85.61
西药组（100mg·kg^{-1}）	29.1 ± 13.49[1)]	50.7 ± 18.76[1)]	157.3 ± 56.53[1)]	499 ± 99.91[1)]

注：与模型组相比 [1)] $P < 0.05$，[2)] $P < 0.005$。

2. 对乌头碱导致快速型心律不齐实验大鼠心肌 LTCC α1c mRNA 的影响

结果显示，与模型组相比，全方组、凉血组、西药组大鼠心肌 LTCC α1c

mRNA 表达降低，其中全方组和西药组与模型组相比差异有统计学意义（$P < 0.005$）。结果见表 3–19。

表 3–19 调脉饮及拆方对快速型心律失常大鼠心肌 LTCC α1c mRNA 的影响（$\bar{x} \pm s$，n=5）

	模型组	全方组（22g·kg^{-1}）	凉血清热组（7g·kg^{-1}）	益气养心组（7.5g·kg^{-1}）	行气通脉组（7.5g·kg^{-1}）	西药组（100mg·kg^{-1}）
LTCC α1c	1.21 ± 0.93	0.44 ± 0.12$^{2)}$	0.69 ± 0.09	1.1 ± 0.33	1.09 ± 0.35	0.43 ± 0.1$^{2)}$

注：与模型组相比 $^{2)}P < 0.005$。

3. 对乌头碱导致快速心律不齐实验大鼠心肌 LTCC α1c 蛋白的影响

结果显示，与模型组相比，全方组、凉血组、西药组大鼠心肌 LTCC a1c 蛋白表达均有所降低，有显著差异（$P < 0.005$）。结果见表 3–20。

表 3–20 调脉饮及拆方对快速型心律失常大鼠心肌 LTCC α1c 蛋白表达影响（$\bar{x} \pm s$，n=5）

	模型组	全方组（22g·kg^{-1}）	凉血清热组（7g·kg^{-1}）	益气养心组（7.5g·kg^{-1}）	行气通脉组（7.5g·kg^{-1}）	西药组（100mg·kg^{-1}）
LTCC α1c	0.93 ± 0.2	0.3 ± 0.07$^{2)}$	0.53 ± 0.01$^{2)}$	0.7 ± 0.05	0.8 ± 0.17	0.46 ± 0.22$^{2)}$

注：与模型组相比 $^{2)}P < 0.005$。

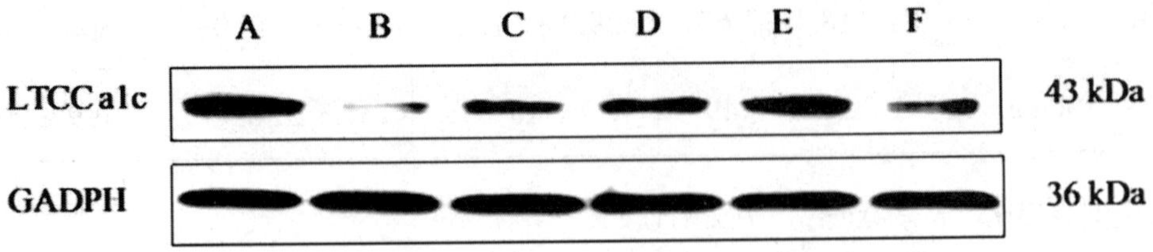

图 3–5 大鼠心肌组织 LTCC α1c 蛋白表达

A：模型组；B：全方组；C：凉血清热组；D：益气养心组；E：行气通脉组；F：胺碘酮组。

（四）讨论

调脉饮是魏执真教授临床治疗快速型心律失常经验方。魏教授认为快速型心律失常的主要病机为心气阴虚，血脉不畅，瘀而化热。致病的关键是血热，其必然环节为血脉瘀阻，而根本因素为心脏亏虚，三者相互影响，互为因果。调脉饮以养心益气、凉血清热、理气通脉为法则，凉血清热是其中的关键治法，用牡丹皮、赤芍以清血中瘀热、散血中瘀滞，佐以黄连凉血清热而厚肠。这是本方辨证组方的特色所在。

现代药理研究提示，调脉饮中凉血清热主药牡丹皮的有效成分牡丹皮酚能抑制心肌细胞的自律性，使后去极和触发活动得以延迟，从而抗心律失常 。牡丹皮酚对钙通道电流的阻滞作用是抗心律失常作用的主要机制，牡丹皮酚对大鼠缺血性心律失常具有明显改善作用，并能降低心肌细胞 miRNA 的 mRNA 表达。而调脉饮中芍药的主要有效成分芍药苷能抑制血小板聚集、改善微循环、抗氧化、扩张动脉、增加冠脉流量、保护急性缺血心肌及抑制心肌肥大。芍药苷具有浓度依赖性，可以通过抑制大鼠心肌细胞的钙电流，对 L 型钙通道从失活状态的恢复起到延长作用。

小檗碱为调脉饮中黄连的主要有效成分，能防治乌头碱、氯化钙、哇巴因、肾上腺素、电刺激以及冠状动脉结扎引起的实验性室性心律失常，抗乙酰胆碱、氯化钙诱发的房扑、心房颤动以及氯仿引起的室颤，并对临床多种原因引起的室上性以及室性心律失常均有效。小檗碱对 L 及 T 型钙离子通道均有抑制作用。

本研究根据复方制剂调脉饮中医辨证组方思路，以“凉血清热”为切入点，以组方药物的药性、功效为依据，将调脉饮拆分为凉血清热组、益气养心组、行气通脉组，观察全方及拆方各主要功效组对实验性快速型心律失常的影响。

实验结果表明，调脉饮全方及凉血清热组均可以延迟乌头碱诱发室性早搏的出现时间，其中全方组较为显著；全方组、凉血清热组均可以明显延迟乌头碱诱发室速、室颤和死亡出现时间。结果提示，凉血清热药物组在复方制剂调脉饮的组方中发挥了主要抗快速型心律失常的作用。

乌头碱所诱发的心律失常表现为室性早搏、室速和室颤。有研究表明，乌头碱能够促使电压依赖型钠离子通道被永久激活，细胞膜去极化，心肌细胞不应期缩短，从而诱发心律失常；可以促进心肌细胞膜的 L 型钙通道开放，增加钙离子内流，从而诱发心律失常；可以通过上调钙离子通道 α1c 亚基的 mRNA 表达水平，从而使细胞内钙离子浓度增高，诱发心律失常。进一步研究表明，乌头碱可以影响心肌细胞中的钙调控蛋白，导致胞浆内钙信号的调控失调，破坏心肌细胞的钙稳态；可以降低细胞活力，降低心肌细胞内 Mg^{2+} 和 K^{+} 浓度，升高 Ca^{2+} 和 Na^{+} 的浓度，降低 Ca^{2+}-ATP 酶，Na^{+}-K^{+}-ATP 酶和 Ca^{2+}-Mg^{2+}-ATP 酶活力。

实验结果表明，与模型组相比，调脉饮全方组、凉血组、西药组大鼠心室肌组织 L 型钙通道 α1c 亚基 mRNA 的表达均有所降低，而其中全方组、西药组与模型组相比差异显著（$P < 0.005$）。说明调脉饮可能具有拮抗钙离子通道的作用，通过减轻细胞内钙超载的状态，而起到抗快速型心律失常的作用。清热凉血药物是调脉饮中起主要作用的药物，但与益气、通脉等药物在复方中配伍应用，存在一定协同作用，提高了抗心律失常疗效。而全方组和西药组相比无明显差异，说明两者拮抗钙离子通道的作用相当。

（《中国实验方剂学杂志》，2018 年第 20 期）

八、调脉饮颗粒抗心律失常的多种离子通道靶点作用研究

调脉饮是北京中医医院魏执真教授从长期临床实践中总结出来的治疗快速型心律失常的有效方剂，全方以益气养心、理气通脉、凉血清热为法。同时，魏执真教授团队进行了调脉饮治疗实验性心律失常的经典药效学实验、心肌细胞电生理学实验、心脏形态学实验，神经体液内分泌实验以及细胞分子生物学实验等涉及整体、系统、器官、细胞和分子的不同层次、大量深入的实验研究，结果显示，调脉饮治疗实验性心律失常有肯定、良好的疗效，具有多途径、多层面、多靶点的作用机制。本研究旨在利用膜片钳技术观察调脉饮对全部心脏离子通道的作用，进一步深入探讨调脉饮抗心律失常的分子机制。

心肌细胞离子通道与心律失常的发生、发展有密切关系，也是心律失常药物开发的重要靶点。本研究采用全细胞膜片钳技术观察调脉饮对快速延迟整流钾通道（Rapidly activating delayed rectifier potassuim channel，Ikr，hERG）、钠通道 1.5 亚型（Sodium channel subtype 1.5，NaV1.5）、钙通道 1.2 亚型（Calcium channel subtype 1.2，L-type，CaV1.2）、慢激活延迟整流钾通道（Slowly activating delayed rectifier potassuim channel，Iks，KV7.1）、超快延迟整流钾通道（Ultra-rapid delayed rectifier potassium channel，IKur，KV1.5）、瞬时外向钾通道（Transient outward potassium channel，Ito，KV4.3）、内向整流钾通道（Inward rectifier potassium channel，Kir2.1）、ATP 敏感性钾通道（ATP sensitive potassium channel，KATP）、钙通道 1.2 亚型（Calcium channel subtype 3.2，T-type，Cav3.2）、乙酰胆碱敏感性钾通道（Acetylcholine-sensitive potassium channel，KAch）、超极化激活的阳离子电流亚型 2 和 4（Hyperpolarization-activated cyclic nucleotide-gated ion channel subtype 2 and 4，HCN2 和 HCN4）以及多能干细胞诱导分化心肌细胞（Induced pluripotent stem cell dericed cardiomyocyte，IPSC-CM）动作电位和心脏钠钙交换电流（$Na^{+}Ca^{2+}$-exchanger，NCX）的作用，旨在观察调脉饮对上述离子通道的干预作用，探讨调脉饮抗心律失常作用的机制。

（一）材料与方法

1. 药物配制与分组

调脉饮配方颗粒由北京康仁堂药业有限公司生产，组成：太子参、麦冬、五味子、香附、香橼、佛手、乌药、丹参、川芎、牡丹皮、赤芍。取 10 mg 的中药配方颗粒加入 10mL 细胞外液中震荡溶解，40°C 超声后，用 0.22 微米滤膜过滤，配置成高剂量组（1mg/mL），再将 1mg/mL 浓度的待测液体进行 10 倍稀释配置成低剂量组（0.1mg/mL），药品在溶液中全部溶解没有肉眼可见的沉淀。

2. 细胞培养

（1）离子通道稳定表达的 HEK293 细胞和 CHO 细胞系

hERG，CaV1.2，NaV1.5，Iks（KV7.1/KCNE），CaV3.2，KV1.5，KV4.3，Kir2.1，KAch，KATP，HCN2，HCN4 等心脏离子通道均通过基因克隆方式，在 HEK293 和 CHO 细胞系中进行过表达。表达的细胞系和基因信息见表 3-20。所有细胞系由北京爱思益普生物科技股份有限公司提供。

稳定表达各个通道的 HEK293 和 CHO 细胞系在含有 10% 胎牛血清的培养基中培养，简言之，除去旧培养基并用 PBS 洗细胞后，然后加入 1mL 0.25%-Trypsin-EDTA 溶液（hERG-HEK293 细胞消化使用 TrypLE™Express），37°C 孵育 1min，将细胞接种于 6cm 细胞培养皿，每个细胞培养皿，接种细胞量为 2.5×10^5cells（最终体积：5mL）。为维持细胞的电生理活性，细胞密度必须不能超过 80%。实验之前细胞用 0.25%-Trypsin-EDTA 分离，将 5×10^3 细胞铺到盖玻片上，在 24 孔板中培养（最终体积：500 μL），18 h 后，进行实验检测。

表 3-21 各离子通道稳定表达的细胞系

离子通道	编码基因	基因 ID 号码	载体细胞系
hERG	*KCNH2*	NM_000238	HEK293
CaV1.2	*CACNA1C*	NM_000719	CHO
	CACNB2	NM_000724	
	CACNA2D1	NM_000722	
NaV1.5	*SCN5A*	NM_000335.4	HEK293

表 3-21（续）

离子通道	编码基因	基因 ID 号码	载体细胞系
KV7.1	*KCNQ1*	NM181798	HEK293
	KCNE1	NM_000219.5	
CaV3.2	*CACNA1H*	NM021098	HEK293
KV1.5	*KCNA5*	NM_002234.2	HEK293
KV4.3	*KCND3*	NM_004980	HEK293
Kir2.1	*KCNJ2*	NM_000891.2	HEK293
KAch	*KCNJ3*	NM_002239	HEK293
	KCNJ5	NM_000890	
KATP	*KCNJ11*	NM_000525.3	HEK293
	SUR2A	NM_005691	
HCN2	*HCN2*	NM001194	CHO
HCN4	*HCN4*	NM005477	CHO

（2）干细胞诱导分化心肌细胞

调脉饮对心肌细胞动作电位及钠钙交换（NCX）电流在干细胞诱导分化心肌细胞上进行，干细胞诱导分化心肌细胞购买于南京柏寿生物科技有限公司，按照 Cauliscell 的心肌细胞处理标准流程进行。程序如下：干细胞诱导分化心肌细胞不可传代培养，每次检测需从液氮中复苏；将冻存的干细胞诱导分化心肌细胞从液氮中取出，置于 37℃水浴中快速溶解将细胞管移到超净工作台中，用移液器将细胞轻轻转移至含有 5 mL 培养基中，200g 室温下离心 5min，去掉上清后有培养基重悬细胞；提前 24h 0.1% Gelatin 铺板，细胞接种于铺 12 mm 细胞玻片的 24 孔板内，密度 62500 个 / 孔；将种植细胞的 24 孔板放回 37℃，含有 5% 的 CO_2 的细胞培养箱中，每隔 2 天换一次培养液，大约 1 周后可观察到自发跳动的细胞，此时可以将细胞用于电生理记录。

3. 电生理记录

用微电极拉制仪（P97，Sutter Instruments）将毛细玻璃管（BF150-86-10，Sutter Instruments）拉制成记录电极。在倒置显微镜（IX71，Olympus&AE31E，Motic）下操纵微电极操纵仪（MP285，Sutter Instruments&86PW420600&，MCI）将记录电极接触到细胞上，给予负压抽吸，形成 GΩ 封接。形成 GΩ 封接后进行快速电容补偿，然后继续给予负压，吸破细胞膜，形成全细胞记录模式。然后进行慢速电容的补偿并记录膜电容及串联电阻。不给予漏电补偿。当全细胞记录的电流稳定后开始给药，每个药物浓度作用至 5min 后检测下一个浓度，在记录期间独立重复检测多个细胞。所有电生理实验均在室温下进行。各种通道使用细胞内外液以及检测方式见表 3-22。

表 3-22 各种通道使用细胞内外液以及检测方法

离子通道	细胞外液	电极液	刺激程序
hERG	140mM NaCl，3.5mM KCl，1mM $MgCl_2$，2mM $CaCl_2$，10mM Glucose，10mM HEPES，1.25mM NaH_2PO_4，pH=7.4（NaOH）	20mM KCl，115mM K-Aspartic，1mM $MgCl_2$，5mM EGTA，10mM HEPES，2mM Na_2-ATP，pH=7.2（KOH）	细胞膜电位钳制于 -80mV，钳制电压由 -80mV 除极至 +30mV 维持 2.5s，然后迅速保持在 -50mV 维持 4s，每隔 10s 重复采集数据，观察药物对 hERG 尾电流的作用
CaV1.2	140 Mm TEA-Cl，2mM MgCl2，10mM CaCl2，10mM HEPES，5mM Glucose，pH=7.4（TEA OH）	120mM CsCl，1mM MgCl2，10mM HEPES，4mM Mg-ATP，10mM EGTA，0.3mM Na2-GTP pH=7.2（CsOH）	细胞膜电压钳制于 -60mV。钳制电压由 -60mV 除极至 +10mV 维持 0.3 秒（具体除极电压参考先导的 IV 测试），每隔 20 秒重复采集数据，观察药物对 L 型钙通道电流峰值的作用
CaV3.2	140 Mm TEA-Cl，2mM MgCl2，10mM CaCl2，10mM HEPES，5mM Glucose，pH=7.4（TEA OH）	120mM CsCl，1mM $MgCl_2$，10mM HEPES，4mM Mg-ATP，10mM EGTA，0.3mM Na_2-GTP pH=7.2（CsOH）	细胞膜电压钳制于 -60mV。钳制电压由 -60mV 除极至 +10mV 维持 0.3 秒（具体除极电压参考先导的 IV 测试），每隔 20 秒重复采集数据，观察药物对 N 型钙通道电流峰值的作用
NaV1.5	140mM NaCl，3.5mM KCl，1mM MgCl2，2mM CaCl2，10mM Glucose，10mM HEPES，1.25mM NaH2PO4，pH=7.4（NaOH）	50mM CsCl，10mM NaCl，10mM HEPES，60mM CsF，20mM EGTA，pH=7.2（CsOH）	细胞膜电位钳制于 -120mV。钳制电压除极至 -30mV 维持 20ms，然后恢复至钳制电压 -120mV，每隔 20 重复采集数据，观察药物对 Nav1.5 钠通道电流峰值的作用
KV7.1	140 mM NaCl，2.5 mM KCl，1mM $MgCl_2$ 2 mM $CaCl_2$，5 mM Glucose，10 mM HEPES pH=7.4（NaOH）	120 mM K-Aspartic，5 mM $MgCl_2$，5 mM EGTA，10 mM HEPES，4mM Na_2-ATP，0.3 mM Na2-GTP，14 mM Phosphocreatine disodium salt，20 u/mL Creatine phosphor kinse pH=7.2（KOH）	细胞膜电压钳制于 -80mV。钳制电压由 -80mV 除极至 +60mV 维持 5 秒，然后迅速保持在 -40mV 维持 4 秒，可以检测到IKs通道的尾电流。每隔 20 秒重复采集数据，观察药物对 IKs 电流的作用

表 3-22（续）

离子通道	细胞外液	电极液	刺激程序
KV1.5	140mM NaCl，3.5mM KCl，1mM MgCl2，2mM CaCl2，10mM Glucose，10mM HEPES，1.25mM NaH2PO4，pH=7.4（NaOH）	20mM KCl，115mM K-aspartic，10mM HEPES，1mM MgCl2，5mM EGTA，2mM Na2-ATP，pH=7.2（KOH）	细胞膜电位钳制于 -80mV，阶跃至 +40mV，维持 1 秒。每隔 10 秒重复采集数据，观察药物对 Kv1.5 电流的作用
KV4.3	140mM NaCl，3.5mM KCl，1mM MgCl2，2mM CaCl2，10mM Glucose，10mM HEPES，1.25mM NaH2PO4，pH=7.4（NaOH）	20mM KCl，115mM K-aspartic，10mM HEPES，1mM MgCl2，5mM EGTA，2mM Na2-ATP，pH=7.2（KOH）	细胞膜电位钳制于 -80mV。钳制电压由 -80mV 阶跃至 +40mV 维持 0.5 秒。每隔 10 秒重复采集数据，观察药物对 Kv4.3 钾通道电流的作用
Kir2.1	140mM NaCl，3.5mM KCl，1mM MgCl2，2mM CaCl2，10mM Glucose，10mM HEPES，1.25mM NaH2PO4，pH=7.4（NaOH）	20mM KCl，115mM K-aspartic，10mM HEPES，1mM MgCl2，5mM EGTA，2mM Na2-ATP，pH=7.2（KOH）	细胞膜电位钳制于 -80mV，钳制电压由 -80mV 阶跃至 -150mV 维持 5ms，然后给予 200ms Ramp 刺激至 50mV，每隔 10 秒重复采集数据，观察药物对 Kir2.1 钾通道电流的作用
KATP	140mM NaCl，3.5mM KCl，1mM $MgCl_2$，2mM $CaCl_2$，10mM Glucose，10mM HEPES，1.25mM NaH2PO4，pH=7.4（NaOH）	20mM KCl，115mM K-aspartic，10mM HEPES，1mM MgCl2，5mM EGTA，pH=7.2（KOH）	细胞膜电位钳制于 -70mV，钳制电压由 -70mV 阶跃至 -110mV 维持 100ms，然后给予 1000ms Ramp 刺激至 10mV，每隔 10 秒重复采集数据，观察药物对 K^+-ATP 钾通道电流的作用
KAch	140mM NaCl，3.5mM KCl，1mM MgCl2，2mM CaCl2，10mM Glucose，10mM HEPES，1.25mM NaH2PO4，pH=7.4（NaOH）	20mM KCl，115mM K-Aspartic，1mM MgCl2，5mM EGTA，10mM HEPES，2mM Na2-ATP，pH=7.2（KOH）	细胞膜电位钳制于 -80mV，钳制电压由 -80mV 阶跃至 -150mV 维持 200ms，然后给予 500ms Ramp 刺激至 0mV，每隔 5 秒重复采集数据，观察药物对 KAch 钾通道电流的作用
HCN2	75mM NaCl，60mM KCl，10mM HEPES，10mM Glucose，1.25mM NaH2PO4，1mM MgCl2，2mM	1mM NaCl，140K-Gluconate，0.1mM CaCl2，1mM MgCl2，10mM HEPES，1mM EGTA，2mM Mg-ATP，pH=7.2（KOH）	细胞膜电位钳制于 -30mV，钳制电压由 -30mV 超极化至 -120mV 维持 1000ms，之后恢复至钳制电压 -30mV，观察药物对 HCN2 通道电流的作用

表 3-22（续）

离子通道	细胞外液	电极液	刺激程序
HCN4	75mM NaCl，60mMKCl，10mM HEPES，10mM Glucose，1.25mM NaH_2PO_4，1mM $MgCl_2$，2mM $CaCl_2$，pH=7.4（NaOH）	1mM NaCl，140K-Gluconate，0.1mM $CaCl_2$，1mM $MgCl_2$，10mM HEPES，1mM EGTA，2mM Mg-ATP，pH=7.2（KOH）	细胞膜电位钳制于 -30mV，钳制电压由 -30mV 超极化至 -120mV 维持 1000ms，之后恢复至钳制电压 -30mV，观察药物对 HCN4 通道电流的作用
NCX	130mM NaCl，1mM $MgCl_2$，2mM $CaCl_2$，10mM HEPES，10mM Glucose，5mM CsCl，pH=7.4（NaOH）。使用前加入 10μM Nifedipine，0.02mM Oubain	120mM CsCl，0.5mM $MgCl_2$，3mM $CaCl_2$，20mM HEPES，5mM Mg-ATP，5mM BAPTA pH=7.2（CsOH）	细胞膜电位钳制于 -40mV，钳制电压由 -40mV 阶跃至 +80mV 维持 50ms，然后给予 2000ms Ramp 刺激至 -120mV，每隔 20 秒重复采集数据，观察药物对 NCX 电流的作用
IPSC-CMS	NaCl 140，KCl3.5，MgCl2 1，CaCl2 2，Glucose 10，HEPES 10，NaH2PO4 1.25，pH 7.4	NaCl 5，K-Gluconate 140，MgCl2 1，CaCl2 0.1，EGTA 1，HEPES 10，Mg-ATP 2，pH 7.2	电流钳模式，细胞膜电流钳制于 0pA，连续记录心肌细胞自发动作电位，记录在 37℃生理温度下完成

4. 数据分析

（1）药物对离子通道电流抑制率：首先将每一个药物浓度作用后的电流和空白对照电流标准化（$\frac{Peak\ tail\ current\ compound}{Peak\ tail\ current\ vehicle}$或$\frac{Peak\ current\ compound}{Peak\ current\ vehicle}$），然后计算每一个药物浓度对应的抑制率（$1-\frac{Peak\ tail\ current\ compound}{Peak\ tail\ current\ vehicle}$）或（$1-\frac{Peak\ current\ compound}{Peak\ current\ vehicle}$）。对每一个浓度计算平均值和标准差。

（2）IPSC 诱导分化心肌细胞动作电位参数分析

动作电位各项参数用 PCLAMP（版本 10.6，Molecular Devices）软件进行分析。分析的动作电位参数包括：静息电位（resting membrane potential，RMP），动作电位幅度（action potential amplitude，APA），最大除极速度（maximum rate of depolarization，Vmax），复极 30 %，50 % 和 90 % 动作电位时程（action potential duration at 30%，50% and 90 % repolarization：APD30，APD50 and APD90）。浓度依赖性作用数据用各浓度下的作用与给药前的基线的比值表示。

APD30，APD50，APD90 和 Vmax 用给药后和给药前基线变化的百分比（△ %）计算，RMP 和 APA 用膜电位的变化值△ mV）计算。

5. 统计学分析

计量资料用（$\bar{x}\pm s$）表示，检测的离子通道电流及动作电位参数变化（对照和给药后自身前后对比）用配对 t 检验进行检验，以 $P < 0.05$ 具有统计学差异。

（二）结果

1. 调脉饮颗粒对心脏多种离子通道的作用

结果显示，0.1 mg/mL 调脉饮颗粒显著抑制 CaV3.2（18.94% ± 2.19%）和 NCX（28.46% ± 9.74%）电流，1 mg/mL 调脉饮颗粒显著抑制 hERG（43.29% ± 0.09%）、CaV3.2（34.72% ± 0.61%）、KATP（38.44% ± 2.67%）、HCN4（30.64% ± 1.94%）和 NCX（64.25% ± 25.29%）电流，并显著增加缓慢延迟复极钾通道 KV7.1（34.49% ± 4.53%），差异有统计学意义（$P < 0.05$），见表 3-23 和图 3-6。

表 3-23　0.1mg/mL 及 1 mg/mL 调脉饮颗粒对各离子通道的作用

离子通道	n	0.1 mg/mL 组抑制率（%）	1 mg/mL 组抑制率（%）
hERG	2	4.75% ± 1.08%	43.29% ± 0.09%[a]
Nav1.5	2	4.76% ± 0.95%	10.34% ± 2.85%
Kir2.1	2	0.84% ± 1.02%	6.36% ± 1.79%
KVI.5	2	1.13% ± 2.75%	7.50% ± 2.17%
KV4.3	2	0.06% ± 2.17%	9.98% ± 4.39%
KATP	2	14.47% ± 4.13%	38.44% ± 2.67%[a]
CaV3.2	2	18.94% ± 2.19%	34.72% ± 0.61%[a]
HCN2	2	3.50% ± 2.72%	6.41% ± 6.13%
HCN4	2	9.42% ± 2.57%	30.64% ± 1.94%[a]
NCX	2	28.46% ± 9.74%	65.25% ± 25.29%
CaV1.2	3	8.16% ± 4.27%	7.88% ± 6.55%
KV7.1	2	10.36% ± 4.63%	34.49% ± 4.53%[a]
KAch	2	16.71% ± 0.67%	0.71% ± 0.85%

注：与 0.1mg/mL 组比较，[a]$P < 0.05$。

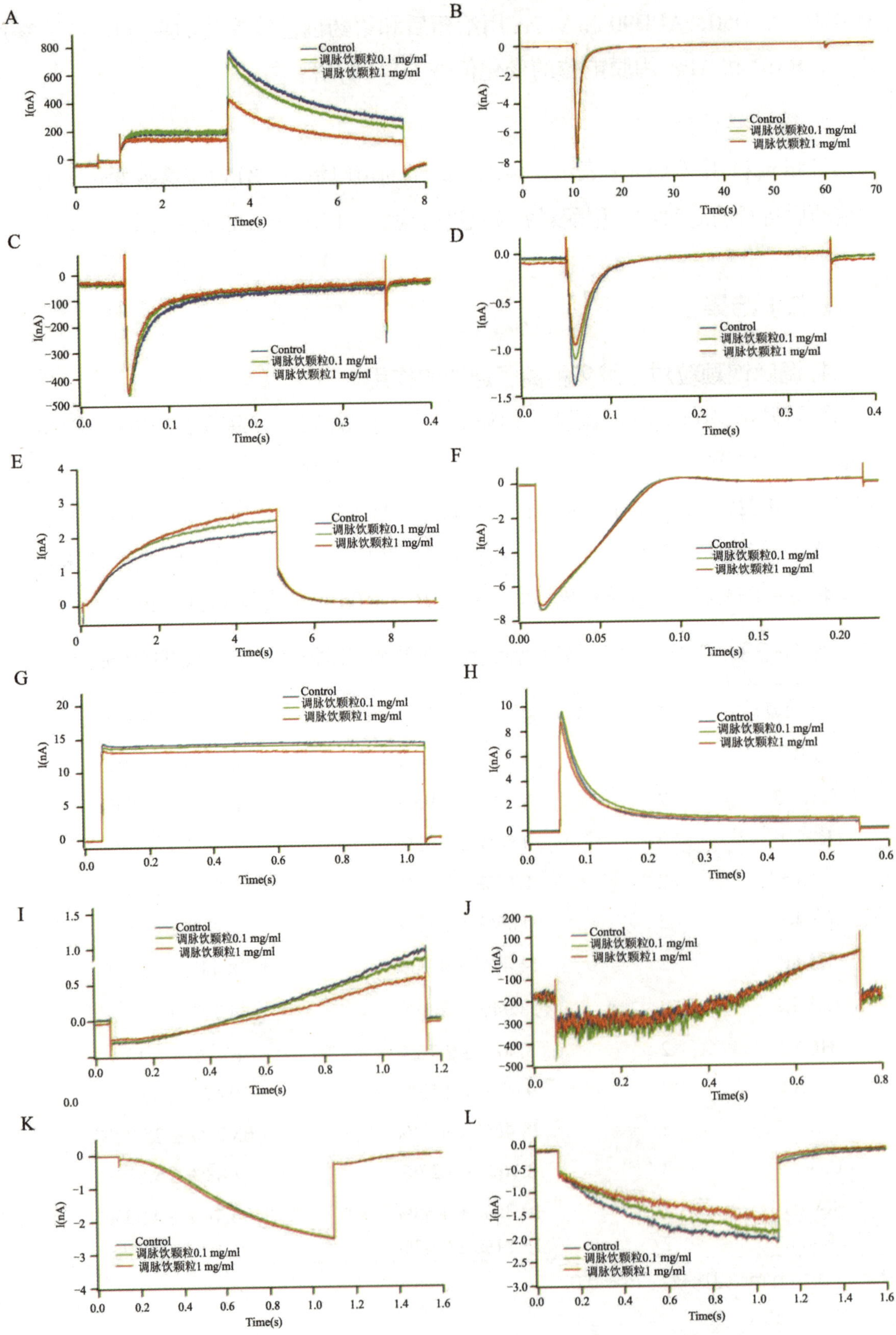
A
Control
调脉饮颗粒0.1 mg/ml
调脉饮颗粒1 mg/ml
I(nA)
Time(s)
B
Control
调脉饮颗粒0.1 mg/ml
调脉饮颗粒1 mg/ml
I(nA)
Time(s)
C
Control
调脉饮颗粒0.1 mg/ml
调脉饮颗粒1 mg/ml
I(nA)
Time(s)
D
Control
调脉饮颗粒0.1 mg/ml
调脉饮颗粒1 mg/ml
I(nA)
Time(s)
E
Control
调脉饮颗粒0.1 mg/ml
调脉饮颗粒1 mg/ml
I(nA)
Time(s)
F
Control
调脉饮颗粒0.1 mg/ml
调脉饮颗粒1 mg/ml
I(nA)
Time(s)
G
Control
调脉饮颗粒0.1 mg/ml
调脉饮颗粒1 mg/ml
I(nA)
Time(s)
H
Control
调脉饮颗粒0.1 mg/ml
调脉饮颗粒1 mg/ml
I(nA)
Time(s)
I
Control
调脉饮颗粒0.1 mg/ml
调脉饮颗粒1 mg/ml
Time(s)
J
Control
调脉饮颗粒0.1 mg/ml
调脉饮颗粒1 mg/ml
I(nA)
Time(s)
K
Control
调脉饮颗粒0.1 mg/ml
调脉饮颗粒1 mg/ml
I(nA)
Time(s)
L
Control
调脉饮颗粒0.1 mg/ml
调脉饮颗粒1 mg/ml
I(nA)
Time(s)

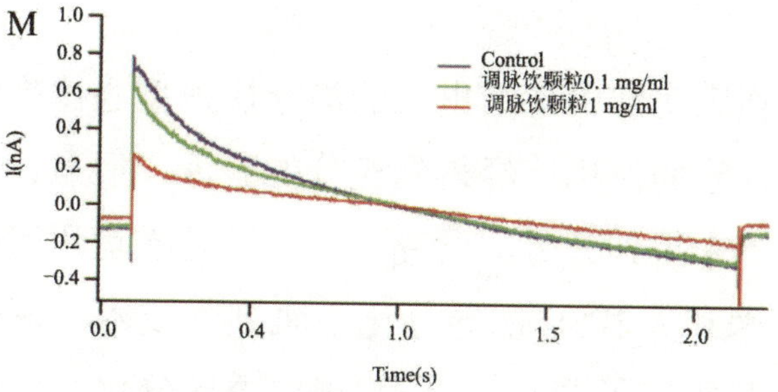

图 3-6　调脉饮颗粒对心脏离子各通道作用的原始电流图

注：（A）hERG 钾通道、（B）钠通道（NaV1.5）、（C）L－型钙通道（CaV1.2）、（D）T 型钙通道（CaV3.2）、（E）慢激活延迟整流钾通道（KV7.1）、（F）内向整流钾通道（Kir2.1）、（G）超快激活延迟整流钾通道（KV1.5）、（H）瞬时外向钾通道（KV4.3）、（I）ATP 敏感钾通道（KATP）、（J）乙酰胆碱依赖钾通道（KAch）、（K）超极化激活的阳离子流 HCN2、（L）超极化激活的阳离子流和 HCN4、（M）干细胞诱导分化心肌细胞 NCX 电流

2. 调脉饮颗粒对干细胞诱导分化心肌细胞动作电位的作用

0.1mg/L 和 1mg/L 调脉饮颗粒对心脏动作电位幅度（APA）和最大去极化速度（dv/dt max）均无显著影响。0.1mg/L 调脉饮颗粒对 APD30、APD50 和 APD90 无显著影响，但是 1mg/L 调脉饮颗粒显著延长动作电位时程 APD30、APD50 和 APD90。调脉饮颗粒引起的心肌动作电位时程延长，可以延长心脏的有效不应期，从而产生抗心律失常效应。0.1mg/L 和 1mg/L 调脉饮颗粒对心脏静息电位（RMP）无显著影响，轻微增加心肌细胞搏动频率（$P > 0.05$）。

表 3-24 不同浓度调脉饮颗粒对 IPSC 诱导分化心肌细胞动作电位的影响（$\bar{x} \pm s$，n=4）

组别	APA（mV）	dv/dtmax（V/s）	APD30（ms）	APD50（ms）	APD90（ms）	RP（mV）	HR（beats/s）
对照组	109.90 ± 9.13	192.98 ± 13.29	248.60 ± 11.62	305.84 ± 18.29	443.60 ± 51.94	−65.01 ± 4.19	24 ± 8
0.1mg/mL组	108.53 ± 7.70	168.78 ± 26.73	247.35 ± 13.59	307.74 ± 13.73	464.25 ± 24.67	−64.38 ± 4.05	32 ± 13.3
1mg/mL组	109.91 ± 6.21	157.59 ± 32.14	338.65 ± 23.67*	449.78 ± 25.99*	712.72 ± 48.77*	−60.86 ± 3.87	24.67 ± 7.51

注：*$P < 0.05$。

（三）讨论

调脉饮是长期临床实践中总结出来的治疗快速型心律失常的有效方剂，其在动物模型和心肌细胞的作用已经得到充分的验证，但是，其抗心律失常的作用靶点和作用机制尚未得到充分的研究。本研究首次运用膜片钳技术，重组心脏离子通道表达技术和人 IPSC 诱导分化心肌细胞技术，筛选了调脉饮抗心律失常作用的靶点，并研究了调脉饮对人 IPSC 诱导分化心肌细胞的影响，从而深入探讨调脉饮的抗心律失常机理。

心脏离子通道参与动作电位的形成，目前明确的与心肌动作电位发生相关的离子通道包括钠通道（电压门控钠通道亚型 –NaV1.5）、钙通道（电压依赖性 L 型钙离子通道 –CaV1.2、T 型钙通道 –CaV3.2）以及多种钾通道（KV1.5、KV4.3 Kir2.1、KATP）、Cav3.2、KAch 等。心脏动作电位的产生是心脏离子通道顺序活动产生的结果。因此，调节心脏离子通道的活动，是多数抗心律失常药物作用的最主要的机理。本研究利用膜片钳技术，发现调脉饮对 hERG（IKr）钾通道、NCX 钠钙交换电流具有明显的抑制作用；对 ATP 敏感钾电流、CaV3.2 钙电流和 HCN4 窦房结起搏电流，具有中度的抑制作用；同时可以增加缓慢延迟复极钾电流 IKs （KV7.1）。课题组推测调脉饮抗心律失常作用主要通过抑制 Na–Ca 交换蛋白（NCX）和抑制 hERG 通道发挥作用。由于其抑制 hERG 电流的同时显著增加 IKs 电流，IKs 电流的增加可能抵消抑制 hERG 通道引起的过度动作电位时程延长和 QT 间期延长。因此，从作用机制上，相对于一般的 III 类抗心律失常药物（钾通道阻断剂），调脉饮可能具有更好的安全性。由于其抑制 CaV3.2 电流和 HCN4 电流，可能引起心率降低，对心力衰竭患者可能有帮助作用。另外，调脉饮对 KATP 的抑制作用，可能还具有心肌缺血的保护作用。本研究中观察调脉饮对人源性干细胞诱导分化心肌细胞 iPSC–CM 动作电位的直接作用，结果显示调脉饮颗粒可引起心肌动作电位时程延长，延长心脏有效不应期，从而产生抗心律失常效应。本研究中应用的 iPSC–CM 研究，是评价药物对心肌细胞作用的新技术，其特点是人源性细胞，没有种属差异，因此更加能够预测药物对心律失常的作用；同时 iPSC–CM 比较容易获得，不受细胞来源限制，因此正在被广泛地用于心脏药物筛选及早期心脏复极毒性评价。结果提示，1mg/L 调脉饮颗粒显著延长动作电位时程

APD30、APD50 和 APD90。延长动作电位时程和动作电位有效不应期，是很多 III 类抗心律失常药物如多菲利特、胺碘酮等的主要作用机理，也可能是调脉饮发挥抗心律失常作用的机制。但是，Ⅲ类抗心律失常药物如多菲利特，由于强烈抑制 hERG 通道，因此同时具有较强的致 QT 延长及尖端扭转性室性心动过速的风险。而调脉饮颗粒是通过多离子通道靶点发挥作用，其抑制 hERG 通道的同时，增加缓慢延迟复极钾电流（KV7.1），从而可能抵消 hERG 通道引起的尖端扭转性室性心动过速的风险。

总之，传统方剂抗心律失常的靶点和机理发现，一直是一个研究难题。本研究发现调脉饮延长 ipSC-CM 动作电位时程和对 NCX、hERG 通道电流的抑制作用可能是其抗心律失常作用的主要机制，抑制 CaV3.2 钙电流和 HCN4 窦房结起搏电流，可能引起降低心率的作用，增强 KV7.1 电流可能抵消抑制 hERG 通道引起的过度动作电位时程延长和 QT 间期延长，其对 KATP 的抑制作用可能起到心肌缺血的保护作用。本研究进一步证明了调脉饮是通过抑制心肌多种离子通道，延长动作电位时程，延长有效不应期，从而发挥抗心律失常作用，为调脉饮的抗心律失常作用和临床应用提供了重要的理论依据。

（《环球中医药》，2020 年第 7 期）

九、“益气养心，理气通脉，凉血清热”法及其组方“调脉饮”治疗快速型心律失常的临床及实验研究概述

我国著名中医心血管病专家，现代中医心血管病专业及专科的奠基者、带头人，国家级名老中医魏执真教授自 1986 年至今 30 余年来，对其首创的辨证治疗快速型心律失常的“益气养心，理气通脉，凉血清热”法及其组方“调脉饮”连续未间断进行了大量、全面、深入地临床及实验研究，取得了具有领先水平、重要应用及学术价值、理论及技术创新性、对中医药科技发展有明显推动作用、属原创性的重要研究成果。该项目曾于 1991 年获北京市中医管理局科技进步一等奖，1997 年获北京市科技进步二等奖，成果被收录于 1994 年出版的《20 世纪中国医学首创者大辞典》及 1995 年出版的《中国实用科技成果大辞典》。“调脉饮”临床应用至今 30 余年来疗效显著。成果目前仍居领先水平，被国内外同行引用和运用，得到了国内外广泛的赞誉，产生了良好的社会影响，很值得进一步推广应用。

（一）“调脉饮”组方及其依据

魏执真教授 1962 年毕业于北京中医学院（现北京中医药大学），为我国首所中医学院的首届毕业生，并从师于当代著名临床家、教育家、学者秦伯未先生。毕业后就职于北京中医医院(现首都医科大学附属北京中医医院)，从事内科及心血管科临床、教学、科研工作至今。曾任内科副主任及心血管科主任。50 余年来站在心血管疾病医、教、研工作第一线，力行中医为主，中西结合，中医理论和临床实践紧密结合，勤勉治学，潜心钻研。临床经验丰富，疗效显著、稳定，深受患者信赖。

魏教授尤其对心律失常研究得更加深入。在长期大量诊治各种心律失常病人基础上，在中医经典理论及历代先师，特别是李时珍《濒湖脉学》和恩师秦伯未先生的学术思想和临床经验的指导下，分析、归纳、反复总结，从而在心

律失常的中医辨证论治的学术及技术方面做出了创新性的成绩与贡献。于30年前率先创建了独特的心律失常辨证论治纲领（以脉为主，四诊合参，以寒热为纲，分为两类、十型、三证候）及其相应的诊治方案和系列方药。针对快速型心律失常首创了“心脏亏虚，血脉瘀阻，瘀郁化热”“血热为发病关键，血脉瘀阻为必要环节，心脏亏虚为根本因素”的病机新学说，创立了“益气养心，理气通脉，凉血清热”的代表性治法及其代表性验方——调脉饮。调脉饮由太子参、麦冬、五味子、香附、香橼、佛手、牡丹皮、赤芍等组成。针对热可致数、急，瘀可致乱，所引起的脉数、促、疾、涩数等快速型心律失常，使之热清，瘀通，律齐。

（二）临床研究工作

自1986年起，于《中医杂志》第4期发表第一篇此研究项目前期工作的文章后，相继发表了一系列相关临床观察报告，并进行了长期系列的临床及实验研究工作，取得了丰硕的成果。

在大量的临床研究前期工作的基础上，于1989年以“调脉饮治疗快速型心律失常临床及实验研究”为题于北京市中医管理局立项进行了研究。该项目在临床研究方面，根据中医特色，运用循证医学方法，采用前瞻、对照、随机、单盲方法，纳入快速型心律失常病例250例（包括门诊及住院病人）。治疗组200例，对照组50例，对照组选用心律平。观察指标为症状、心电图、动态心电图、心律失常总有效率及副作用等。疗程为2个月。结果显示：两组总有效率及其他各项指标比较，经统计学处理，无显著差异（$P > 0.05$），但功能性者治疗组优于对照组。治疗组未出现明显不良反应病例。心律平为抗心律失常疗效确切、良好的西药，本试验结果显示，调脉饮的疗效与之比较无显著差异，证明调脉饮疗效确切良好，而且未出现不良反应。但因抗心律失常西药的致心律失常副作用，特别是可引起严重致命性心律失常的副作用被证实后，有效且安全的中医药疗法显示出其更加重要的意义。又因当时用中医辨证论治方法，口服复方制剂治疗快速型心律失常系统临床研究，并取得与西药心律平相当的疗效，本试验尚属首例。且因当时循证医学方法被我国引用时间不长，中医研究工作运用循证医学方法更为初始阶段，本试验根据中医特色选用循证医学方法进行快速型心律失常的研究也成为首例；又因调脉饮是根据魏执真教授首创的快速型心律失常的病机新学说——“心气阴虚，血脉瘀阻，瘀郁化热”，采用“益气养心，理气通脉，凉血清热”法则，选用太子参、麦冬、五味子、香附、香橼、佛手、牡丹皮、赤芍等组成。其理、法、方、药均为首创，具有重要学术价值。所以该项成果在科学性、先进性、实用性、学术价值方面均为领先水平，在防治重大疾病、提高人民健康水平方面有重要价值，对中医药科技发展有明显推动作用，故被评为“北京市中医局科技成果一等奖（1991 年），论文发表于《中国中医药学报》1992 年 7 卷第 3 期。此成果被国内外媒体广泛报道，产生了良好的社会影响。国内媒体如《光明日报》《北京日报》《中国工商报》《中华英才》以及中央电视台、北京电视台等均做了特别介绍，台湾《大成报》发表了《魏执真半甲子钻研各种心律不整》《调脉汤治疗心搏过速媲美西药》等文章介绍此学术成果，香港《文汇报》也进行了相关介绍。日本东洋医学专家小高修司先生于日本《中医临床》杂志以《魏氏调脉汤治疗心律不齐》（《魏氏調脈湯による不整脈の治療》）为题报告了他运用调脉汤治疗心律失常所取得的良好疗效；韩国《医林》杂志等也做了介绍。此外，本成果还被收录于 1994 年版《20 世纪中国医学首创者大辞典》及 1995 年版《中国实用科技成果大辞典》。

2. 调脉汤（糖心宁）治疗糖尿病性心脏病临床及实验研究

北京市中医管理局资助之项目，获得 1998 年度北京市科技进步二等奖。临床研究方面：采用前瞻、随机、双盲方法，选取糖尿病性心脏病病人 400 例（包括糖尿病冠心病、心肌病、微血管病变及心脏自主神经病变所致心动过速）。治疗组 300 例，对照组 100 例；治疗组服调脉汤，对照组服消心痛，疗程 2 个月。结果：①证候总积分。治疗组治疗前后对比 $P < 0.01$。治疗前组间对比 $P > 0.05$。治疗后治疗组与对照组对比 $P < 0.01$。说明调脉汤可明显改善症状。② 24 小时动态心电图平均心率。治疗组治疗前后 $P < 0.01$。治疗前组间对比 $P > 0.05$，治疗后治疗组与对照组对比 $P < 0.01$。说明调脉汤可明显减慢心率，对心脏自主神经功能有调整作用。③心脏缺血改变。心电图结果治疗组疗前后组间对比 $P > 0.05$，治疗后两组间对比 $P < 0.01$，说明调脉汤可改善冠脉及心肌和微血管病变供血。④超声心动图所测左心室射血分数。治疗组与对照组

前后对比及组间对比均 $P > 0.05$，说明对收缩功能无明显影响。⑤舒张功能。治疗前后对比 $P < 0.01$。对照组治疗前后对比 $P > 0.05$，治疗前后两组间对比均 $P > 0.05$，说明治疗组具有一定改善舒张功能的作用。⑥治疗组总有效率 92.3%，显效率 70.7%，对照组总有效率 79.0%，显效率 56.0%，两组对比有极显著差异（$P < 0.01$）。总之，试验结果显示：调脉饮对早期糖尿病心脏病、冠心病、微血管病变，特别是心脏自主神经病变所致的心动过速有明显改善作用。

3. 调脉饮（糖心宁）治疗糖尿病性冠心病的临床研究

本研究采用前瞻、随机、单盲法选取糖尿病合并冠心病心绞痛患者 60 名，治疗组 30 名，对照组 30 名。治疗组用调脉饮，对照组用鲁南欣康，疗程 4 周。结果显示：治疗组可改善心绞痛等临床症状，升高硝酸甘油停减率；可改善心电图心肌缺血状态，可明显降低 A/E 比值，升高 EF 斜率及左室舒张内径，对左室舒张功能有明显改善作用，并能提高射血分数及左室短轴缩短率，增高心排空量，对左室收缩功能也有良好影响；能降低血清总胆固醇、甘油三酯及载脂蛋白 A，升高高密度脂蛋白和载脂蛋白 A1。说明对脂肪代谢紊乱有一定调整作用。

4. 心律失常患者微量元素变化及调脉汤对其影响的临床研究

本试验经检测 106 例心律失常患者头发 5 种微量元素（铜、钼、锌、硒、铁）与健康者对比，显示铜偏低（$P < 0.05$），铜 / 锌比值下降（$P < 0.05$），钼偏高（$P < 0.01$）。检测 30 例属气阴两虚，血脉瘀阻，郁瘀化热型心律失常患者服用调脉汤治疗有效的患者头发中微量元素，发现治疗前与健康组比较显现铜降低（$P < 0.01$），铜 / 锌比值下降（$P < 0.05$），钼升高（$P < 0.01$）。治疗后铜较治疗前增高（$P < 0.05$），钼较治疗前降低（$P < 0.05$）。提示调脉饮对心律失常患者微量元素有调节作用。

5. 清凉滋补调脉汤治疗阵发性心房颤动的疗效观察

将 48 例阵发性心房颤动患者随机分为治疗组 25 例，对照组 23 例。在常规治疗原发病的基础上，治疗组选用魏执真教授自拟清凉滋补调脉汤，对照组予胺碘酮口服。疗程均为 3 个月。结果：2 组总有效率比较差异无统计学意义（P

> 0.05）。治疗组心悸、胸闷、气短、乏力、口干的中医症状积分均较治疗前明显改善（$P < 0.01$），中医症状总积分也有明显改善（$P < 0.01$）；治疗后组间比较，治疗组心悸、胸闷、气短、乏力、头晕及口干症状疗效优于对照组（$P < 0.05$，$P < 0.01$）。结论：清凉滋补调脉汤治疗阵发性心房颤动具有一定的临床疗效。

6. 魏执真学术思想与临床经验总结及对其治疗快速型心律失常证治规律的研究

可见于戴梅北京中医药大学 2011 年博士论文。

7. 魏执真学术思想与临床经验总结及从调脉饮拆方探讨凉血清热法在快速型心律失常的应用

可见于韩垚北京中医药大学 2016 年博士论文。

（三）实验研究工作特点

1. 时间跨度长

自 20 世纪 80 年代初开始不断进行，经 20 世纪 90 年代至 21 世纪初，跨越 2 个世纪，长达 30 余年之久，发表相关文章 10 余篇：

（1）第一篇相关文章发表于 1986 年《中医杂志》——《辨证治疗期前收缩 4 例》；同时尚有《中医药治疗快速型心律失常 20 例临床观察》1986 年发表于《北京中医学院学报》，《中医诊治老年心律失常 40 例临床观察》1989 年发表于《天津中医》，《中医药治疗心律失常 124 例临床观察》1991 年发表于《北京中医》等实验研究前期工作。

（2）《调脉饮治疗快速型心律失常临床及实验研究》，于 1991 年获得北京市中医管理局科技成果一等奖。

（3）《调脉汤治疗快速型心律失常研究》发表于 1992 年第 2 卷第 3 期《中国医药学报》。

（4）《实验性糖尿病大鼠的血浆 ATⅡ与 C 肽变化及糖心宁对其影响的实验研究》发表于《北京中医药大学学报》1997 年 20 卷 6 期。

（5）《糖心宁对实验性糖尿病大鼠心脏超微结构的影响》发表于《中国

中医基础医学杂志》1998 年 4 卷 1 期。

（6）《糖心宁治疗糖尿病性心脏病的临床及实验研究》发表于《北京中医》1998 年 17 卷 4 期。

（7）《调脉饮注射液对大鼠心肌细胞功能不应期(FRP)的影响》,发表于《中国医药学报》2000 年第 15 卷增刊。

（8）《调脉饮注射液抗心律失常的实验研究》发表于《中国医药学报》2004 年 19 卷增刊；

（9）《糖心宁治疗糖尿病性心脏病的实验研究》发表于《中国医药学报》2004 年 19 卷第 10 期；

（10）《中药糖心宁口服液对血管平滑肌细胞原癌基因 C-myc 和 C-fos 表达的影响》发表于《中医杂志》2004 年 45 卷第 4 期；

（11）《调脉饮注射液抗心律失常的实验研究》发表于《中国中药杂志》2006 年 5 月第 31 卷第 9 期。

（12）《调脉饮拆方抗心律失常作用的研究》发表于《中国实验方剂学杂志》2011 年 17 卷第 2 期。

（13）《清凉滋补调脉汤治疗阵发性心房颤动的疗效观察》发表于《北京中医药》，2015 年 34 卷 3 期。

（14）《调脉饮治疗气阴两虚兼瘀郁化热型快速型心律失常临床研究》发表于《国际中医中药杂志》，2016 年 38 卷 7 期。

（15）《基于 ROCK-MAPK 通路观察糖心宁干预糖尿病心肌病作用机制研究》发表于《中国中医急症》，2017 年 26 卷 1 期。

（16）《MMPs 和 TIMPs 与糖尿病心肌病心室重构的关系及糖心宁的干预作用》发表于《世界中医药》，2017 年 12 卷 1 期。

（17）《调脉饮及拆方对实验性室性心律失常的作用和分子机制研究》发表于《中华中医药学刊》，2017 年 35 卷 12 期。

（18）《调脉饮及其拆方对快速心律失常大鼠心肌 L 型钙通道 mRNA 表达的影响》发表于《中国实验方剂学杂志》2018 年 24 卷 20 期。

（19）《调脉饮及其拆方对快速型心律失常大鼠模型心肌 L 型钙通道 β_2 亚基表达的影响》发表于《中西医结合心脑血管病杂志》2018 年 16 卷 23 期。

2. 实验数量多

实验数量 30 余项，全面、系统、深入（广度、深度均为可观）。

（1）实验运用多种方法，几乎涵盖了目前各种实验手段。

1）经典药效学实验（生理学方法）：①氯仿所致小鼠室颤；②乌头碱诱发大鼠心律失常（VE，VT，VF，CA）；③乌头碱致猫、大鼠心律失常（VE，VT，VF，CA）并见 T 倒置恢复；④哇巴因致豚鼠心律失常（VE，VT，VF，CA）；⑤氯化钙；⑥麻醉大鼠 EKG；⑦糖心病大鼠 EKG；⑧心肌缺血再灌注大鼠心律失常（VE，VT，VF，CA）。

2）心肌细胞电生理（细胞电生理学）：①有效不应期；②离子通道。

3）形态学实验（解剖、病理生理、病理学）：心肌及微血管和冠脉外观及其微结构和超微结构。

4）神经体液、内分泌学实验（生化方法）：①血糖及 C 肽；②血管紧张素 II；③心钠素；④血液流变、血黏度；⑤ MDA 及 SOD；⑥微量元素。

5）分子生物学实验：①调脉饮对心肌血管平滑肌细胞血小板衍化因子、原癌基因（C-myc 和 C-fos）的表达的影响；②调脉饮拮抗高糖及对 ET-1 协同的 PDGF 自分泌作用的影响；③调脉饮拆方对实验性快速型心律失常动物 Na^{+}-K^{+}-ATP 酶及 $Ca2^{+}$-ATP 酶影响；④调脉饮对快速型心律失常大鼠模型心肌 L 型钙通道 mRNA 表达的影响；⑤基于 Amg Ⅱ介导 ROCK-P38MAPK 通路，调脉饮对糖尿病心肌病作用机制的研究；⑥调脉饮基于 ROCK-JNK 通路干扰糖尿病心肌病作用机制的研究。

（2）运用多种动物，如小鼠、大鼠、豚鼠、兔、猫。

（3）进行多层次实验。

1）整体：经典药效学实验。

2）器官：实验性糖心病大鼠心脏，微血管及冠脉解剖形态实验等。

3）系统：（神经、体液、内分泌系统）血糖、C 肽、血流改变、血黏度、血管紧张素 II、心钠素、血浆 SOD、MDA 等试验。

4）细胞：心肌细胞电生理（有效不应期、离子通道），形态学（心肌微血管等、冠脉细胞微结构及超微结构）。

5）分子：心肌血管平滑肌细胞、血小板生成衍化因子、原癌基因 C-myc 和 C-fos 表达；Na^{+}-K^{+}-ATP 酶及 Ca^{2+}-ATP 酶；心肌 L 型钙通道 mRNA 表达；Amg Ⅱ介导 ROCK-P38MAPK 通路、ROCK-JNK 通路。

（4）运用多项机制探索实验。

①有效不应期（折返）；②离子通道；③心肌供血（T 倒置）、心肌缺血再灌注；④血管紧张素、心钠素、C 肽、血糖、血流变、MDA、SOD；⑤心肌血管平滑肌细胞血小板生成衍化因子、原癌基因 C-myc 和 C-fos 表达、Na^{+}-K^{+}-ATP 酶及 Ca^{2+}-ATP 酶、心肌 L 型钙通道 mRNA 表达、Amg Ⅱ介导 ROCK-P38MAPK 通路、ROCK-JNK 通路。

3. 实验结果丰富

本实验充分显示了调脉饮对快速型心律失常肯定良好的疗效，并且显示出多途径的作用机制。

（1）调脉饮治疗实验性心律失常有良好、肯定的疗效：

1）调脉饮及调脉饮注射液对麻醉大鼠 EKG 及糖尿病性心脏病大鼠窦性心动过速的影响实验结果显示调脉饮能显著减慢其窦性心律。

2）调脉饮注射液对氯仿所致小鼠室颤有显著的对抗作用。

3）调脉饮对乌头碱诱发大鼠心律失常（VPB1/VE、VT、VF、CA）有显著的对抗作用。

4）调脉饮对哇巴因诱发大鼠心律失常（VE、VF、CA）有明显对抗作用。

5）调脉饮对氯化钙诱发的小鼠心律失常（VE、VT、VF、CA）有明显对抗作用。

6）调脉饮注射液对大鼠心肌缺血再灌注损伤心律失常（VE、VT、VF、CA）发生率及持续时间有明显保护作用。

（2）调脉饮对实验性心律失常具有多离子通道的调控作用：

1）膜片钳技术检测调脉饮对心肌细胞离子通道电流的影响显示：

①调脉饮显著抑制延迟整流钾通道电流（hERG）；

②显著增强缓慢延迟整流钾通道电流（Iks）；

③显著抑制钠钙交换电流；

④对 ATP 敏感钾通道电流有中度抑制作用；

⑤对 T 型钙通道电流有中度抑制作用；

⑥对窦房结起搏电流有中度抑制作用

⑦对心肌动作电位的影响：延长动作电位时程。

2）调脉饮及其拆方对实验性快速型心律失常大鼠心肌细胞 L 型钙通道 mRNA 基因及蛋白表达的影响显示：与模型组相比，调脉饮全方组、凉血组、西药组心肌 LTCC α1c 亚基 mRNA 表达降低，有显著性差异（$P \leqslant 0.005$）；与模型组相比，调脉饮全方组、凉血组、西药组心肌 LTCC β_2 mRNA 表达显著降低（$P \leqslant 0.005$），具有统计学意义。

对心肌细胞 L 型钙通道蛋白表达的影响：与模型组相比，调脉饮全方组、凉血组、西药组心肌 LTCC αlc 蛋白表达降低，有显著性差异（$P \leqslant 0.005$）；与模型组相比，调脉饮全方组、凉血组、西药组心肌 LTCC β_2 蛋白表达显著降低（$P \leqslant 0.05$），全方组与模型组相比具有更显著的统计学意义（$P \leqslant 0.005$）。

3）调脉饮及其拆方对实验性心律失常豚鼠心肌组织钠，钾－腺苷三磷酸酶（Na^+-K^+-ATP）、钙－腺苷三磷酸酶（Ca^{2+}-ATP）的影响显示：调脉饮全方组、凉血组与模型组对比，Na^+-K^+-ATP 酶及 Ca^{2+}-ATP 酶蛋白表达均降低，提示其对钠、钾、钙通道的抑制作用。

（3）调脉饮的非离子通道调控作用：

1）调脉饮治疗实验性糖尿病性心肌病大鼠结果显示：调脉饮可降低其左心室肥厚指数；减少 MDA 含量，升高 MMP-9/TIMP-1 和 MMP-2/TIMP-2 比值，降低心肌胶原含量。提示“调脉饮”具有逆转心室重构作用，具有改善氧化应激的效果。重新调整 MMP-9/TIMP-1 平衡，减弱 TIMP-1 对 MMP-9 的抑制，降低胶原含量，从而减轻心室重构的作用。

2）调脉饮治疗实验性糖尿病性心肌病大鼠结果显示：显著降低其心肌肥厚指数；显著改善心肌细胞微结构及超微结构的病理变化；明显抑制 ROCK 蛋白表达；明显抑制 JNK P38MAPK 蛋白表达。提示调脉饮能减轻心室心肌重构。其抑制可能与抑制 ROCK-MAPK 信号通路有关。

3）调脉饮对实验性糖尿病心脏病大鼠心肌、心脏微血管及冠脉的功能和形态学实验结果显示：调脉饮对心肌、微血管及冠脉的器官功能状态（过度紧张的收缩状态）及细胞微结构和超微结构的病理变化均有明显保护及治疗作用。另外，“调脉饮”对实验性糖尿病性心脏病大鼠空腹血糖有一定的降低作用；血浆 C 肽值明显升高；血浆 AT Ⅱ值明显升高；明显对抗心房心钠肽的升高；明显减少心肌细胞内脂质沉积等，从血流动力学、神经、体液、内分泌功能等方面对心室重构有积极影响。

（4）调脉饮治疗实验性豚鼠心肌缺血再灌注损伤实验结果显示：调脉饮对心肌缺血再灌注损伤所致心律失常有明显的保护和改善作用，并减少心肌 MDA 含量。明显提高 SOD 活性。提示其具有抑制脂质过氧化、减少自由基损伤的功能。

5）实验提示：调脉饮延长实验性心律失常动作电位时程；调脉饮注射液明显延长实验性心律失常大鼠心肌细胞有效不应期（FRP）绝对值及明显减慢其窦性心律，显示其对心肌细胞兴奋性传导性以及对由于自律、折返、触发激动所致的心律失常有积极的影响。具有影响 ROCK-MAPK 心肌细胞间信号传导通路；调整 MMP-9/TIMP-1 平衡，减弱 TIMP-1 对 MMP-9 的抑制，降低细胞外基质胶原含量等针对心肌细胞的电学和结构的重塑作用。

6）调脉饮对高糖及外源性内皮素 -1（ET-1）刺激下的实验性冠脉血管平滑肌（VSMC）的增殖有明显的抑制作用，且明显抑制 VSMC 自身血小板衍化生成因子的分泌及原癌基因 C-MYC 及 C-FOS 的表达。

（4）“调脉饮”具有调控离子通道间的平衡作用　钾通道抑制剂是Ⅲ类抗心律失常药物的主要作用成分，尤其是 hERG 钾通道阻滞剂。临床使用的一些抗心律失常药物，如多非利特、索他洛尔等，均选择性阻断 hERG 电流，从而发挥抗心律失常作用。但是这类药物具有显著的致心律失常作用，容易引起 QT 间期延长和尖端扭转型室速，严重限制了这类药物的应用。

IKS 是缓慢延迟整流钾电流，IKS 抑制剂对延长 QT 间期作用不显著，但是增加 IKS 电流可以显著对抗 hERG 电流抑制引起的心律失常。因此，IKS 靶点被认为是可以对抗药物致 QT 间期延长的靶点。“调脉饮”同时具有抑制

hERG 和增强 IKS 的作用，提示其具有一个比较好的平衡机制。治疗心律失常的同时，不容易引起新的心律失常，因此其安全性具有明显的优势。

（苏敬泽、魏执真）

第二节　诊治糖尿病性心脏病特色学术体系实验研究文章选录

一、实验性糖尿病大鼠的血浆 AT Ⅱ与 C 肽变化及糖心宁对其影响的实验研究

中药糖心宁是以魏执真教授三十多年临床实践总结出的经验方调脉饮为基础制成的中药制剂，对糖尿病性心律失常有较好的临床治疗效果。本实验通过检测血管紧张素Ⅱ（AT Ⅱ）、C 肽在糖尿病大鼠血浆中的变化，探讨它们在糖尿病心脏病并发症中的可能作用及中药糖心宁对糖尿病并发症的治疗作用。

（一）材料与方法

1. 动物分组、模型制造及处理

雄性 Wistar 大鼠 40 只，体质量 190 ~ 220g，随机分为 4 组：①正常组 10 只；②糖尿病模型组 10 只；③低剂量中药治疗组 10 只；④高剂量中药治疗组 10 只。正常组不做任何处理，模型组于禁食 12h 后，腹腔注射 0.6%STZ（用 0.1mol 柠檬酸缓冲液配制，60mg/kg 体质量，STZ 由 Serva 公司提供。治疗组于造模后 1 周灌服糖心宁（糖心宁由北京中医院提供）。其中低剂量组每只大鼠 3mL/d；高剂量组每只大鼠 6mL/d。对照组造模后 1 周口服蒸馏水 4 周。

2. 取材与标本处理

（1）于造模后 1 周、3 周和 5 周各组动物取静脉血，用葡萄糖氧化法测空腹血糖。

（2）于造模后 2 周、4 周各组动物取静脉血，加入抗凝剂和抑肽酶后迅速离心，（3000r/min 20min）取血浆低温保存待测。

（3）放射免疫分析测定：AT Ⅱ、C 肽药盒由北京福瑞生物工程公司提供。检测按药盒说明书。用顺序保和加样法。

（二）结果

（1）血糖与 C 肽值的变化

对照组及治疗各组的血糖值显著高于正常组（$P < 0.01$），而治疗组与对照组之间的各时期血糖值差异不明显（见表 3–25）。C 肽值在对照组和治疗组基本呈下降趋势，2 周下降明显高于 4 周（$P < 0.01$）。C 肽值的组间差异表现为治疗组（除高剂量组 4 周外）均高于对照组（$P < 0.01$）；治疗组之间也表现出显著性不同（$P < 0.01$）（见表 3–26）。此外，血糖值升高时 C 肽基本显示为下降。

（2）AT Ⅱ和 C 肽值的变化：

AT Ⅱ含量变化表现为对照组在各时期高于正常组（$P < 0.01$）。治疗组接近或低于正常组（$P > 0.05$）而显著性低于对照组（$P < 0.01$，见表 3–27）。C 肽与 AT Ⅱ关系表现为在 C 肽值降低时，AT Ⅱ升高，呈负相关趋势（见表 3–26，表 3–27）。

表 3–25 各组大鼠血糖值不同时期变化（$\bar{x} \pm s$，mmol/L）

组别	1 周	3 周	5 周
正常组	8.76 ± 0.57	9.35 ± 1.46	8.97 ± 3.62
对照组	31.29 ± 3.02*	36.89 ± 3.81*	29.64 ± 4.67*
低剂量组	37091 ± 3.41*	40.28 ± 4.97*	28.18 ± 2.38*
高剂量组	28.94 ± 2.85*	27.43 ± 7.44*	34.14 ± 0.81*

注：与正常组比 $^{*}P < 0.01$。

表 3-26 C 肽不同时期变化数值（$\bar{x} \pm s$，ng/L）

组别	2 周	4 周
正常组	1.366 ± 0.095	1.345 ± 0.079
对照组	0.455 ± 0.109	1.045 ± 0.139
低剂量组	0.753 ± 0.103*	1.408 ± 0.074*
高剂量组	1.308 ± 0.111*△	1.013 ± 0.089*△

注：与对照组比 $^{*}P < 0.01$；与低剂量组比 $^{\triangle}P < 0.01$。

表 3-27 AT Ⅱ不同时期变化数值（$\bar{x} \pm s$，ng/L）

组别	2 周	4 周
正常组	414.57 ± 40.78	450.41 ± 43.88
对照组	511.84 ± 66.87	594.42 ± 65.09
低剂量组	388.37 ± 40.83	469.16 ± 75.02*
高剂量组	300.03 ± 32.59	368.88 ± 59.64*

注：与对照组比 $^{*}P < 0.01$。

（三）讨论

本实验的结果显示出 AT Ⅱ在糖尿病大鼠是显著增高的，并且与 C 肽的分泌呈负相关趋势。这一结果说明，糖尿病心血管并发症的发生，可能与机体内分泌失衡后多种激素作用紊乱有关。其中 AT Ⅱ可能是一种潜在的导致心血管系统紊乱的因素。

中医中药在治疗糖尿病及并发症方面有其独到的效果，糖尿病的主要发病原理为肾阴虚和肺胃燥热所致，治疗以养阴生津、润燥清热为原则。糖心宁主要成分是牡丹皮、黄连、太子参、香附、丹参等，对于心气不足、血脉瘀阻、瘀郁化热所致快速型心律失常有较显著的临床疗效。本实验的结果表明，在治疗组的大鼠，无论在 2 周、4 周时期，均表现出比对照组 AT Ⅱ含量显著性下降。从 C 肽的数值来看，这种 AT Ⅱ含量的下降同时伴随着 β 细胞功能的改善，而且低剂量给药组的效果似乎优于高剂量给药组。根据 AT Ⅱ和 C 肽的变化，该药的治疗作用主要表现在治疗糖尿病心血管并发症方面，对血糖的作用不明显，我们认为糖心宁可能作用机制是综合性的，即通过改善β细胞的功能，进而通过多途径调节激素的分泌，使 AT Ⅱ的分泌得到控制，从而达到治疗并发症的目的，体现了中医标本兼治的治则。至于这种作用确切途径是通过直接作用于胰腺的 β 细胞和心血管系统的肾素系统，还是间接作用，有待进一步的实验证实。

（《北京中医药大学学报》，1997 年第 6 期）

二、糖心宁治疗糖尿病性心脏病的临床及实验研究

目前糖尿病性心脏病的发病率和病死率很高，但西药疗效不够理想，中医方面尚未见到对本病系统研究的报道及中药新药的上市，故临床急需疗效肯定且无毒副作用的疗法。魏执真教授经长期临床观察总结的经验方——糖心宁治疗本病有明显疗效，并通过预试验得到证实。本课题通过进一步的临床及实验研究，确定其临床疗效并探讨其作用机制，为防治该病提供新思路及方法，为研制具有广泛应用前景的新药提供依据。

本项目从临床和实验两方面进行，临床按照 DME 要求采用国际通用诊断标准，随机双盲对照观察，结果经统计学严格处理；实验研究选用 STZ（链脲佐菌素）致糖尿病性心脏病大鼠模型观察其治疗作用，探讨了其作用机制。

实验研究将模型动物分为正常对照组、消心痛对照组、模型组、糖心宁低剂量治疗组和高剂量治疗组 5 组进行形态学（光镜、电镜）、心率、血液流变学、血糖及血管紧张素Ⅰ、C 肽、心钠素观察。

临床研究选用符合糖尿病性心脏病诊断标准病例 400 例，糖心宁治疗组、消心痛对照组采用 3∶1 随机分组，双盲对照法给药。

研究结果表明：①糖心宁可减轻和阻止实验性糖尿病性心脏病大鼠的心肌纤维、微血管的损害，减少心肌内脂质沉积，减少冠状动脉内皮细胞、平滑肌细胞的增生，防止冠状动脉内皮和内皮下层增厚；降低模型组大鼠心率，降低血黏度、心钠素及血管紧张素Ⅰ水平；并能升高血浆 C 肽值，有一定的降糖作用。②临床按照 DME 要求观察治疗糖尿病性心脏病 300 例，总有效率 92.3%，显效率 70.7%。对照组用消心痛治疗 100 例，总有效率 79.0%，显效率 56.0%。两组疗效对比统计学处理有极显著差异（$P < 0.01$），特别是对糖尿病心肌病变、微血管病变、心脏自主神经病变所致之心动过速有明显改善。

糖心宁的研制为目前中医药尚无明显疗效的糖尿病性心脏病提供了一个有效的治疗方法，又因本病的研究目前尚属新兴领域、在中医药研究方面，本课

题所使用的形态学方法尚未见到报道，应属国内领先水平。

糖心宁作为院内制剂已在本院使用 10 年以上，治疗患者近万人次，取得很大社会、经济效益。研究论文于 1996 年发表以后，已被北京 5 所三级甲等医院引用，临床疗效已被验证。

（《北京中医》，1998 年第 4 期）

三、糖心宁对实验性糖尿病大鼠心脏超微结构的影响

糖尿病患者伴发心血管疾病的概率远高于非糖尿病患者，也是目前糖尿病患者的主要死亡原因之一。但关于实验性糖尿病大鼠心脏超微结构的变化国内外研究均较少。目前治疗糖尿病性心脏病还没有特效的药物，中药糖心宁口服液是魏执真教授经过三十多年的临床实践总结出的经验方，对治疗糖尿病性心脏病特别是心律失常疗效较显著，为了研究其作用机理，本文在超微结构水平观察了实验性糖尿病大鼠心肌组织、微血管的变化以及糖心宁对其的影响。

（一）材料和方法

1. 糖尿病大鼠模型的制造

Wistar 大鼠，雄性，体质量在 190 ~ 220g，禁食 12h 后，每只腹腔注射用 0.1M 柠檬酸缓冲液（pH4.2）配制的 0.6% STZ（60mg /kg 体质量，STZ 由 Serva 公司提供），1 周后采用葡萄糖氧化酶法（北京化工厂生产，批号 060424）尾静脉取血测空腹血糖，血糖高于 250mg/dL 为造模成功。

2. 动物的分组及处理

实验动物共分四组。①正常对照组（6 只）：不做任何处理。②糖尿病对照组（10 只）：造模一周的糖尿病大鼠每日灌喂自来水 4mL；③低剂量治疗组（10 只）：造模一周的糖尿病大鼠每日喂灌糖心宁口服糖（北京中医院制剂室生产，批号：950412）3mL，用自来水稀释一倍后灌喂。④高剂量治疗组（10 只）：造模 1 周的糖尿病大鼠每日喂灌糖心宁口服糖 6mL，用自来水稀释一倍分 2 次喂灌。

3. 动物的存活期

上述四组动物自造模之日起分别存活 3 周（给药 2 周）和 5 周（给药 4 周）。取材前用同样的方法测所有组别大鼠的空腹血糖。第一批取材时每组大鼠随机

各取 3 只；第二批是将每组剩余的大鼠都取材。

4. 动物取材及电镜步骤

动物的存活期满，分别用 10% 的水合氯醛腹腔麻醉后，再用 0.1M 磷酸缓冲液配制的 4% 多聚甲醛、2.5% 戊二醛经心脏升主动脉灌流固定，灌毕，取心室肌后并将其切成 $1mm^3$ 左右的小组织块，放入上述固定液中固定 12 ~ 24h 后，将组织块经锇酸缓冲液、醋酸双氧铀固定，丙酮梯度脱水，Epon812 环氧树脂包埋，LKB-V 型超薄切片机切片，然后用醋酸双氧轴 - 枸橼酸铅染色，透射电镜观察。

（二）结果

1. 动物的一般状况

造模后的实验性糖尿病大鼠都表现为食欲亢进，饮水量增多，后来食量减少，精神渐差，体重下降，毛发无光泽，但治疗组大鼠的精神要好于糖尿病对照组大鼠。

2. 动物的空腹血糖

动物空腹血糖见表 3-28。

表 3-28 各组大鼠不同存活期的空腹血糖（$\bar{x} \pm s$，mg/dL）

组别	造膜后 1 周（给药前）	鼠数	造膜后 3 周（给药后 2 周）	鼠数	造膜后 5 周（给药后 2 周）	鼠数
正常对照组	157.69 ± 10.36	6				
糖尿病对照组	563.26 ± 54.29**	10	664.15 ± 68.46	7	533.5 ± 83.96	2
低剂量治疗组	682.32 ± 61.32**	10	725.11 ± 89.42	8	507.16 ± 42.78△	5
高剂量治疗组	520.95 ± 51.28**	10	493.77 ± 31.91	9	614.54 ± 1038	5

注：与正常对照组比较，**$P < 0.001$；与给药前比较△$P < 0.05$。

（三）心脏的超微结构

1. 心肌的超微结构变化

造模后 3 周时，糖尿病对照组和两治疗组大鼠心肌的超微结构之间无明显差别，它们与正常组大鼠比较可见其心肌细胞的线粒体内有空泡出现，其他无明显异常。造模后 5 周，可见糖尿病对照组大鼠心肌出现灶性坏死，此处心肌肌丝排列紊乱、稀疏，明暗带不明显，有的表现为肌丝断裂，肌原纤维减少或丢失，也可见髓样物；坏死区域内心肌细胞的线粒体排列紊乱，有的肿胀、嵴变宽，其内形成空泡；有的线粒体变暗，其内结构不清。在心肌闰盘处，有的区域间隙变宽，连接紊乱或断裂。另外心肌和微血管内可见较多的脂滴沉积。两治疗组之间无明显差别，它们同糖尿病对照组比较，心肌灶性坏死仍存在，但未见髓样物，心肌细胞内脂滴沉积较少。

2. 心脏微血管的变化

造模后 3 周，各组别之间无明显差别。造模后 5 周，可见糖尿病对照组大鼠心肌细胞间毛细血管的数量增多，内腔狭小、扭曲，毛细血管的上皮细胞内吞饮小泡较多，糖原颗粒沉积也较多，但微血管的基底膜增厚不明显。而两治疗组大鼠心肌间毛细血管的数量、形态同正常对照组大鼠，增生不明显。

（三）讨论

近年来，临床和动物实验均已证明糖尿病性心肌病可作为原发病变出现而不伴有糖尿病性冠状动脉粥样硬化的改变。糖尿病除伴发原发性心肌病外，也可伴发心微血管的改变，大部分学者发现心肌微血管病变多出现在糖尿病病程较长时间以后。多数学者在发现糖尿病心肌改变时并没有观察到心脏微血管的变化，而我们的实验却发现心肌本身的改变和心肌微血管的改变可同时出现。微血管内皮细胞的基底膜增厚被认为是糖尿病引起的心脏微血管病变的特点，本实验观察发现糖尿病大鼠心肌内微血管的基底膜增厚并不明显，而主要表现为毛细血管的增生，这可能与糖尿病的病程有关，糖尿病大鼠早期以代偿性毛细血管的增生为主，后期由于大量糖原的沉积，使微血管的基底膜增厚。

糖尿病患者由于胰岛素功能不足导致三大代谢功能紊乱，特别是脂质代谢紊乱、血脂升高，这是产生动脉粥样硬化性心脏病的基础。本实验发现中药糖心宁有一定降低糖尿病大鼠血糖的作用，也可减少糖尿病大鼠心肌内脂质沉积的心脏微血管病变发生。这表明糖心宁可调节糖尿病大鼠体内糖和脂肪的代谢过程，并能改善心肌的微循环，这样可能减缓或抑制糖尿病性冠状动脉粥样硬化和微血管的病变的发生，从而改善心脏的功能。

（《中国中医基础医学杂志》，1998 年第 1 期）

四、中药糖心宁口服液对血管平滑肌细胞原癌基因 C-myc 和 C-fos 表达的影响

糖尿病性冠心病是指糖尿病（DM）患者所并发或伴发的冠状动脉粥样硬化性心脏病，是一种多因素引起的严重心血管疾病，其病理基础是动脉粥样硬化（AS）。动脉粥样硬化是一个多因素参与的复杂的病理生理过程，国内外学者对此进行了大量研究，其中以 Ross 提出的损伤应答学说为学者们所公认。对于糖尿病致动脉粥样硬化来说，包括高血糖、高血脂等多种因素所致的动脉内皮损伤是动脉粥样硬化发生的始动环节，其后在多种细胞因子共同作用下，动脉中膜的平滑肌细胞（SMC）迁移到内膜增殖、分泌，加之平滑肌细胞内外脂质沉积，形成了动脉粥样斑块。其中血管平滑肌细胞（VSMC）的增殖在病理过程中起着关键作用，所以糖尿病性冠心病是一种以细胞增殖为主要病变的疾病，而失去对血管平滑肌细胞增殖的抑制作用是糖尿病冠心病形成的关键和根本原因之一。

在细胞增殖的调控中，细胞增殖丝裂信号作用于细胞膜受体后，经 G 蛋白和蛋白磷酸化激酶传递给细胞增殖调控相关的核蛋白，后者通过促进与细胞分裂有关的基因进行表达而引起细胞增殖。在血管平滑肌细胞增殖研究中，原癌基因 C-myc、C-fos 的调控作用日益引起学者们的关注。原癌基因 C-myc、C-fos 属于早期基因范围，其表达产物是与细胞增殖调控有关的主要核蛋白，与细胞从 G0 期到 G1 期有关，它们的激活是平滑肌细胞增殖的一个始动因素。本实验采用 Northern 印迹杂交技术观察了中药糖心宁对高糖培养条件下血管平滑肌细胞原癌基因 C-myc 和 C-fos 表达的影响，从分子生物学水平探讨了其防止糖尿病源性动脉粥样硬化发生以及防治糖尿病性冠心病的作用机制。

（一）材料

1. 实验动物

实验所用纯种日本大耳白兔由北京大学医学部动物房提供。

2. 实验药物

实验用药糖心宁口服液（由太子参 6g，麦冬 3g，五味子 2g，香附 2g，丹参 6g，牡丹皮 4g，黄连 2g 等药物组成，每毫升含生药 0.2g）由北京中医医院制剂室提供，鲁南欣康（山东鲁南制药厂生产，批号 961018）由北京中医药大学东直门医院药房提供。

3. 实验试剂

GibCo BRL 公司：Hank's 液、DMEM 培养基、胎牛血清、甘氨酸、胰蛋白酶、 Trizol 试剂。Santa cruz 公司：抗 α－SM actin、抗 myosin 抗体。北京华美生物工程公司：MTT 溶液。 Promega 试剂公司：Wizard plus 质粒微量缺血试剂盒，核酸限制性内切酶、无 RNase 的 DNase Ⅰ。 Amersham-Pharmacia 公司：硝酸纤维素膜。 Boreigner 公司： High Prime 探针标记系统。 Serva 公司：丙烯酰胺。亚辉公司： P-dCTP。Kodak 公司：X 线片。

4. 主要仪器

96 孔细胞培养板（NUNC）、800mL 细胞培养瓶（NUNC）、二氧化碳培养箱（美国 Sella 公司）、低速离心机、Beckman DU650 紫外分光光度计、Kodak 凝胶成像分析系统。

（二）方法

1. 血管平滑肌细胞的培养与鉴定

取纯种日本大耳白兔胸主动脉，去除血管内膜及外膜后，置于含 Hank's 液的平皿中漂洗 3 次，将中膜剪成 1mm × 1mm 大小，贴于培养皿底部，用含 20% 胎牛血清（FCS）的 DMEM 液培养，细胞生长融合后，用 0.125% 胰蛋白酶消化传代细胞在光镜下呈典型的峰谷状表现，免疫细胞化学检查：抗 a- SM actin 和抗 myosin 抗体染色阳性，电镜检查显示细胞质内含有大量肌原纤维，以鉴定平滑肌细胞，实验采用第 4 ～ 8 代培养细胞。

2. 含药血清的制备

取纯种日本大耳白兔 15 只，随机分为 5 组（每组 3 只），即糖心宁组（设高、中、低 3 个剂量组）、鲁南欣康组和不含药血清组。糖心宁组每日依照分组分别按 8mL/kg、4mL/kg、1mL/kg（含生药量分别为 1.6g/kg、0.8g/kg、0.2g/kg）给予糖心宁口服液，将药液溶于蒸馏水中灌胃，连续用药 7 天；鲁南欣康组每日用鲁南欣康 2.4mg/kg 溶于蒸馏水中灌胃，连续用药 7 天；不含药血清组给予等量生理盐水灌胃，连续 7 天。以上各组均在最后一次灌胃 2h 后心脏采血，分离血清，56℃灭活 30 分钟，分装后于 –20℃保存。

3. 分组及处理

共设 6 组。①不含药血清（正常糖）组：培养基中加入不含药血清，终浓度为 20%。②高糖加不含药血清组：①组加入葡萄糖液，终浓度为 30mmol/L。③高糖加含糖心宁高剂量血清组：培养基中加入含糖心宁高剂量组血清，终浓度为 20%，再加入同②组等量的葡萄糖液。④高糖加含糖心宁中剂量血清组：培养基中加入含糖心宁中剂量组血清，终浓度为 20%，再加入同②组等量的葡萄糖液。⑤高糖加含糖心宁低剂量血清组：培养基中加入含糖心宁低剂量组血清，终浓度为 20%，再加入同②组等量的葡萄糖液。⑥高糖加含鲁南欣康血清组：培养基中加入含鲁南欣康血清，终浓度为 20%，再加入同②组等量的葡萄糖液。

4. 观测方法

（1）血管平滑肌细胞的收集：将浓度为 1×10^4 细胞 /mL 的血管平滑肌细胞悬液接种于铺有明胶的 96 孔培养板中（100ul/ 孔），37℃ 5%CO_2 培养箱中培养至生长融合后，倾去培养基，按分组的不同加入不同含药血清和刺激物的 DMEM 培养液 100uL/ 孔（每组 6 复孔），不加刺激物的血管平滑肌细胞作为正常对照，37℃ 5%CO_2 培养箱中共育，置于相差显微镜下观察各组细胞形态的变化，分别于 0.5h、2h 收集平滑肌细胞。

（2）Northern 印迹杂交（常规用 β–actin 做内参照）：①细胞总 RNA 的提取，分别将各时间点收集的平滑肌细胞于光镜下计数，取 2×10^6 平滑肌细胞用 Trizol 试剂提取总 RNA，完全按说明书加入适量 Trizol 试剂裂解细胞，进行 RNA 提取。总 RNA 最后以 DEPC 处理过的超纯水溶解，在紫外分光光度计上测定样品的 OD260 和 OD280 值，并通过琼脂糖凝胶电泳分析 28s 和 18s rRNA

的比例，确定总 RNA 的质量和浓度。② RNA 甲醛变性胶电泳、转膜和固定。15 ~ 20ug 的总 RNA 进行甲醛变性胶电泳，以 10×MOPS 缓冲液配制 1% 琼脂糖变性胶，100V 电压下电泳 2h。电泳完毕后，用 DEPC 水淋洗电泳胶，20×SSC 浸泡 45min，虹吸法 4℃持续转移过夜；转移完毕后，将膜在 6×SSC 溶液中浸泡 5min，用滤纸吸干后，80℃烘干 2h。③ cDNA 探针的制备和标记。将 C-myc、C-fos 重组质粒分别转化宿主菌后，抽提质粒 DNA。用相应的限制性内切酶切割，经电泳后，回收片段条带作为探针备用。取 25ng 探针 DNA，煮沸变性 10min，迅速于冰盐浴中冷却，依次加入 4 uL High Prime 溶液 5μl 3000Ci/mmol 的同位素水溶液，37℃孵育 10min 加入 2ul 0.2mol/L EDTA（pH8.0），65℃加热 10min 以终止反应。④预杂交和杂交、放射自显影，将已固定好的 NC 膜浸入 6×SSC 中 2min。将润湿后的 NC 膜装入杂交袋中，按 0.2mL/cm 加入预杂交液，在杂交箱中 68℃预杂交 2h，加入放射性标记探针，68℃杂交过夜。取出杂交膜洗膜，空气干燥滤膜后，以保鲜膜包好后与 X 线片一起置于暗盒内，置 -70℃冰箱进行放射自显影。

（三）结果

1. 原癌基因 C-myc 表达的测定

高糖刺激血管平滑肌细胞 2h 后，C-myc 表达量较不含药血清（正常糖）对照组明显增强。在含药血清组中，不同剂量组糖心宁药物血清可以呈药物剂量依赖性地抑制平滑肌细胞 C-myc 表达，表现为低剂量组糖心宁药物血清即可抑制 C-myc 基因的表达，中、高剂量组糖心宁药物血清则可以更好地抑制 C-myc 基因的表达；与含鲁南欣康药物血清的西药对照组相比，中剂量组糖心宁药物血清即可达到西药对照组对 C-myc 基因表达的抑制作用（以 β-actin 为内参照）。

2. 原癌基因 C-fos 表达的测定

高糖刺激血管平滑肌细胞 0.5h 后，C-fos 表达量较不含药血清（正常糖）对照组明显增强。在含药血清组中，不同剂量组糖心宁药物血清可以呈药物剂量依赖性地抑制平滑肌细胞 C-fos 表达，表现为低剂量组糖心宁药物血清即可抑制 C-fos 基因的表达，中、高剂量组糖心宁药物血清则可以更好地抑制 C-fos 基因的表达；与含鲁南欣康药物血清的西药对照组相比，中剂量组糖心宁药物血清即可达到西药对照组对 C-fos 基因表达的抑制作用（以 β actin 为内参照）。

（四）讨论

中药糖心宁是魏执真教授集 30 多年临床实践总结的治疗糖尿病性心脏病的经验方，由太子参、麦冬、五味子、香附、丹参、牡丹皮、黄连等药物组成，具有益气养心、理气通脉凉血清热的功效。既往的研究观察到，造模糖尿病性心脏病大鼠 13 周后，模型组大鼠冠状动脉内皮和内皮下层明显增厚，内皮细胞、平滑肌细胞增生活跃，并有坏死灶；而糖心宁治疗组则基本接近正常组，证实了糖心宁对糖尿病性心脏病冠状动脉病变的治疗作用。本研究即是在上述工作的基础上进的。

中药血清药理研究方法由日本学者田代真一提出，是指给动物经口用药一定时间后采血，取含药血清进行体外实验的一种研究方法。中药复方大多是经口服起作用，用中药粗制剂直接加入离体反应系统中（如细胞培养等）进行实验研究，方法学上还存在大量问题，如中药的杂质成分、各种电解质或鞣质、酸碱度等都会对细胞的成长造成一定影响；有时还会出现中药复方含有的有效成分没有经胃肠道吸收（如某些高分子化合物），或经体内吸收代谢后失活，或本身无直接作用而经体内代谢后产生作用，或通过刺激第二信使而间接起作用等各种情况，都会影响到实验结果的可靠性在徐浩等的研究中提出，中药血清药理学方采用中药粗制剂经口服吸收后用含药血清进行实验，可以有效排除上述影响因素的干扰，且更接近药物体内环境中产生药理效应的真实过程，从而提高实验结果的可信度因此，本实验亦采用了含药血清的实验方法，以排除外界影响因素的干扰，更接体内环境中产生药效的过程，提高结果的可信度。

本实验结果显示，当平滑肌细胞在培养中加入高糖持续刺激一定时间后，C-myc 和 C-fos 基因的表达星分别较正常对照组明显增强，提示高糖可促进原癌基因 C-myc 和 C-fos 的表达。在含药物血清组中，不同剂量组的含糖心宁药物血清可以呈药物剂量依赖性地抑制平滑肌细胞 C-myc 和 C-fos 基因的表达；

与含鲁南欣康药物血清的西药对照组相比，中剂量组糖心宁药物血清明被西药对照组对 C-myc 和 C-fos 基因表达的抑制作用，提示糖心宁药物血清可明显抑制高糖促原癌基因 C-myc 和 C-fos 表达的作用，并通过抑制 C-myc 和 C-fos 基因的表达而起到抑制血管平滑肌细胞增殖的作用，从而防止糖尿病病源性动脉粥样硬化发生、有效防治糖尿病性冠心病。

运用分子生物学方法和手段来研究中药复方还处于不断进步、不断完善的过程。本实验从一定角度探讨了中药糖心宁防止糖尿病病源性动脉粥样硬化发生及防治糖尿病性冠心病的作用机制，显示了糖心宁药物血清对高糖刺激下血管平滑肌细胞 C-myc 和 C-fos 基因表达的抑制作用，在分子生物学水平为治疗糖尿病性冠心病疗效显著的中药制剂——糖心宁的开发研制及临床应用提供了依据，也为中医药防治糖尿病性冠心病的研究提供了新的思路和方法。

（《中医杂志》，2004 年第 4 期）

五、糖心宁治疗糖尿病性心脏病的实验研究

糖心宁为笔者经多年临床验证的经验方，由太子参、麦冬、五味子、丹参、川芎、香附、香橼、牡丹皮、赤芍等组成，具益气养心、理气通脉、凉血清热之功。用于治疗糖尿病性心脏病疗效显著。为进一步探讨该方的作用机理，特进行以下研究，报告如下。

（一）糖心宁形态学实验研究

1. 糖尿病大鼠模型的制造及分组

Wistar 大鼠，雄性，体质量 190 ~ 220g，禁食 12h 后，每只腹腔注射用 0.1M 柠檬酸缓冲液（pH4.2）配制的 0.6% 链脲佐菌素（STZ，60mg/kg 体质量，Serva 公司提供），1 周后采用葡萄糖氧化酶法测空腹血糖，高于 250mg/d 者为造模成功。正常对照组不做特殊处理；模型对照组喂灌饮用水 6mL/d；中药低剂量治疗组喂灌糖心宁口服液（北京中医医院制剂室生产，批号：950412）3mL/d；中药高剂量治疗组灌喂糖心宁口服液 6mL/d。

2. 动物取材及处理根

据动物的不同存活期，取心室肌，用 10% 福尔马林固定，制成石蜡切片，进行 HE 染色和 PAS 染色，在光镜下观察；取心室肌，用 4% 的多聚甲醛及 2%、5% 的戊二醛固定后，组织块再经锇酸缓冲液、醋酸双氧铀固定，丙酮梯度脱水，Epon812 环氧树脂包埋，IKB-V 型超薄切片机切片，醋酸双氧铀 - 柠檬酸铅染色，透射电镜观察；取存活 12 周动物，在立体显微镜下取冠状动脉，其余处理同前，透射电镜观察。

3. 结果

（1）动物的空腹血糖　造模后各组大鼠的血糖均比正常对照组明显升高（$P < 0.01$），只有中药高、低剂量治疗组疗后比疗前有所下降（$P < 0.05$），说明糖心宁有一定降低血糖的作用。

（2）光镜观察　造模5周、治疗4周时，可见模型对照组大鼠心肌细胞肿胀，因肌丝丢失而变得排列稀疏，肌丝断裂、溶解，心肌出现大面积玻璃样变性及坏死灶；心肌间小血管增生活跃，血管壁增厚，管腔变窄。中药治疗低、高剂量组之间没有差异，基本同正常对照组，偶见心肌小面积玻璃样改变，血管正常，未见微血管增生及血管壁增厚。

（3）电镜观察　①心肌的超微结构变化：造模后5周，模型对照组大鼠心肌出现空泡样或灶性坏死，心肌肌丝排列紊乱、稀疏、明暗带不明显；有的肌丝断裂、肌原纤维减少或丢失；心肌细胞的线粒体排列紊乱、肥大肿胀、形成管状或空泡样变性及髓样变性，线粒体内有沉积物。另外还见到心肌内有较多的脂滴沉积。中药治疗低、高剂量组之间无明显差别，但较模型对照组病理改变明显减轻，唯可见线粒体增多，心肌间偶可见坏死灶，但未见髓样物，心肌间脂滴沉积也较少。②心脏微血管的变化：造模后5周，模型对照组大鼠心肌细胞内微血管内皮细胞肿胀，内质网扩张，内腔狭小、扭曲，心肌内微血管数量明显增多，但微血管的基底膜增厚不明显。中药治疗组大鼠心肌内的微血管数量及形态变化不大，基本同正常对照组。③冠状动脉的超微结构变化：造模后13周，模型对照组大鼠冠状动脉内皮及内皮下层均有不同程度的增厚，冠状动脉的中层平滑肌细胞出现坏死和增生，且几乎所有模型对照组大鼠的冠状动脉都处于紧张状态。而中药高、低剂量治疗组大鼠冠状动脉的内皮、内皮下层和中层平滑肌细胞形态、数量则变化不大，基本同正常对照。

（二）糖心宁分子生物学实验研究

1. 血管平滑肌细胞（SMC）的培养鉴定与实验分组

（1）VSMC的培养与鉴定　取纯种日本大耳白兔胸主动脉，去除血管内膜及外膜后，将中膜剪成1mm^{2}大小，贴于培养皿底部，用含20%胎牛血清（FCS）的DMEM液培养，细胞生长融合后，用0.125%胰蛋白酶消化传代。细胞在光镜下呈典型的峰－谷状表现，电镜检查显示细胞质内含有大量肌原纤维，免疫细胞化学检查抗α-CSM actin和抗myosin抗体染色阳性，故鉴定是VSMC。

（2）对体外高糖培养条件下SMC增殖影响的观测实验　共分5组。①不含药血清（正常糖）组：不含药血清终浓度20%。②高糖＋不含药血清组：

①组加入终浓度 30mm/L 葡萄糖液。③高糖 + 含糖心宁高剂量血清组：同②组等量的葡萄糖液 + 终浓度 20% 的含糖心宁高剂量组。④高糖 + 含糖心宁中剂量血清组：同②组等量的葡萄糖液 + 终浓度 20% 的含糖心宁中剂量组血清。⑤高糖含糖心宁低剂量血清组：同②组等量的葡萄糖液 + 终浓 20% 的含糖心宁高度 20% 的含糖心宁低剂量组血清。

（3）对高糖及外源内皮素 –1（ET–1）介导的 V SMC 增殖影响的观测　共分 8 组。①不含药血清（正常糖）+ET1 组：不含药血清终浓度 20%。②高糖 + 不含药血清 +ET 组：①组 + 终浓度 30mml/L 葡萄糖液。③高糖 + 含糖心宁高剂量血清组：同②组等量的葡萄糖液 + 终浓度 20% 糖心宁高剂量组血清。④高糖 + 含糖心宁中剂量血清组：同②组等量的葡萄糖液 + 终浓度 20% 糖心宁中剂量组血清。⑤高糖 + 含糖心宁低剂量血清组：同②组等量的葡萄糖液 + 终浓度 20% 糖心宁低剂量组血清。⑥高糖 + 含鲁南欣康血清组：同②组等量的葡萄糖液 + 终浓度 20% 鲁南欣康血清。⑦高糖 + 不含药血清组：终浓度 30mmol/L 葡萄糖液 + 不含药血清。⑧不含药血清（正常糖）组：终浓度 20% 不含药血清。

2. 含药血清的制备

取纯种日本大耳白兔 15 只，随机分为糖心宁高、中、低 3 个剂量组、鲁南欣康组和不含药血清组（每组 3 只）。糖心宁组每日依照分组分别按 8mL/kg、4mL/kg、1mL/kg 给予糖心宁口服液灌胃；鲁南欣康组每日按 2.4mg/kg 量灌胃；不含药血清组给予等量生理盐水灌胃。以上各组均连续用药 7 天，在最后 1 次灌胃 2h 后心脏采血，分离血清，56℃灭活 30min，分装后 –20℃保存备用。

3. 统计学方法

实验数据运用 SPSS 统计软件，进行组间比较。

4. 结果

（1）含糖心宁血清对体外高糖培养条件下的 VSMC 增殖的影响

1）SMC 增殖的测定结果—MTT 法　高糖刺激下 VSMC 24h 和 48h 值均升高（$P < 0.01$），说明在体外高糖培养条件下可以刺激 VSMC 的增殖；而加入含糖心宁药物血清组较对照组②组均低（$P < 0.01$），说明其对高糖刺激下

VSMC 的增殖有明显的抑制作用。

2）血小板衍化生长因子（PDGF）的测定　　高糖刺激 VSMC 24h 和 48h 后，PDGF 含量明显升高（$P < 0.01$），说明在体外高糖培养条件下可促进Ｖ SMC 自分泌 PDGF；而加入含糖心宁药物血清组较对照组②组 PDGF 含量均低（$P < 0.01$），说明其具有明显抑制高糖促平滑肌细胞（SMC）自分泌 PDGF 的作用。

3）原癌基因 C-myc 基因表达的测定—2h Northam Blot 结果　　高糖刺激Ｖ SMC 2h 后，C-myc 表达量较不含药血清（正常糖）对照组明显增强，提示高糖通过促进 C-myc 表达而促使 SMC 增殖。在含药血清组中，不同剂量组糖心宁药物血清可呈药物剂量依赖性地抑制 SMC 的 C-myc 的表达。

4）原癌基因 C-fos 基因表达的测定—0.5 h Northem Blot 结果　　C-fos 表达量较不含药血清（正常糖）对照组明显增强，提示高糖通过促进 C-fos 表达而促使 SMC 增殖。在含药血清组中，不同剂量组糖心宁药物血清可以呈药物剂量依赖性地抑制 SMC 的 C-fos 的表达，提示它是通过抑制 C-fos 的表达而起到抑制 VSMC 增殖的作用。

（2）含糖心宁血清对 ET-1 介导的 VSMC 增殖影响的观测

1）VSMC 增殖的测定　　高糖和 / 或 ET-1 刺激 VSMC 24h 和 48h 值均升高，与⑧组比较 $P < 0.01$，说明在体外培养条件下高糖和 / 或 ET-1 可以刺激 VSMC 增殖；而加入含糖心宁药物血清组较对照组②组值均降低（$P < 0.01$），说明其对高糖及 ET-1 协同促 VSMC 的增殖有明显抑制作用。

2）PDGF 的测定　　高糖和 / 或 ET-1 刺激Ｖ SMC 24h 和 48h 后，PDF 含量均明显升高，与对照组⑧组比较 $P < 0.01$，说明在体外高糖和 / 或 ET-1 可以促进 VSMC 自分泌 PDGF；而加入含糖心宁药物血清组较对照组②组值均降低 $P < 0.0l$，说明其具有明显抑制高糖及 ET 协同促 SMC 自分泌 PDGF 的作用。

3）原癌基因 C-myc 基因表达的测定—2hNortherm Blot 结果　　刺激 2h 后，不同剂量组糖心宁药物血清可以呈药物剂量依赖性地抑制 SMC 的 C-myc 的表达，说明它具有很好地拮抗高糖和 ET-1 协同促 SMC 的 C-myc 基因表达作用。

4）原癌基因 C-fox 基因表达的测定—0.5h Northam Blot 结果　　不同剂量组糖心宁药物血清可以呈药物剂量依赖性地抑制 SMC 的 C-fos 的表达，说明它具有很好地拮抗高糖和 ET-1 协同促 SMC 的 C-fos 基因表达作用。

（三）讨论

糖尿病性心脏病是指糖尿病人所并发或伴发的心脏病包括冠心病、糖尿病性心肌病、微血管病变和自主神经病变所致的心律失常。近年的研究表明，糖尿病性心脏病引起的死亡约占糖尿病人病死率的 70% ~ 80%，是糖尿病人病死的首位原因，也是糖尿病最重要的并发症之一。其发病机制十分复杂，参与因素很多，如高血糖、高胰岛素血症、高脂血症、高凝及血瘀倾向、自主神经病变、过氧化损伤、血管壁损伤、血管内皮素、心钠素等血管活性物质等，至今尚未完全阐明，近年来分子生物学的发展，为其研究开辟了新纪元。

糖尿病性心脏病病理组织学表明，在糖尿病性心脏病主要特异的心肌、微血管病变及冠脉粥样硬化改变中，平滑肌细胞增生起着重要的作用，它是一种以细胞增生为主要病变的疾病，其改变与 PDGF、癌基因的表达与调控关系十分密切，C–myc 基因和 C–fos 基因激活、PDGF 生成过多，促进平滑肌细胞增殖增生，失去对平滑肌细胞增殖的抑制作用是糖尿病性心脏病形成的关键和根本原因。

本研究证实，糖心宁可治疗实验性糖尿病性心脏病大鼠的心肌、微血管和冠状动脉病变；含糖心宁药物血清对于高糖及外源 ET–1 刺激下的血管平滑肌细胞增殖亦有较好的抑制作用，且显著拮抗高糖及 ET–l 协同的 PDGF 自分泌作用，并显著抑制 C–myc 及 C–fos 基因的表达，是糖心宁重要的作用机制。

（《中国医药学报》，2004 年第 10 期）

六、MMP_s 和 $TIMP_s$ 与糖尿病心肌病心室重构的关系及糖心宁的干预作用

糖尿病心肌病（Diabetic Ardiomyopathy，DCM）是指糖尿病患者心肌细胞原发性损伤引起广泛的结构异常，最终引起左心室肥厚、舒张和（或）收缩期功能障碍的一种疾病状态。DCM 主要病理改变表现为心室重构，而心室重构的形成不仅取决于心肌细胞本身，还包括心肌细胞外基质代谢失平衡导致 的心肌间质重构，最终诱发心力衰竭。基质金属蛋白酶（MMPs）是降解细胞外基质的关键酶，心肌中的 MMPs 能够降解除多糖以外的所有基质成分。糖尿病时高血糖诱导的氧化应激可通过调节基质金属蛋白激酶（MMPs）/基质金属蛋白酶组织抑制物 （TIMPs）的平衡参与 DCM 心室重构，糖心宁是我院国家级名老中医魏执真教授结合多年临床经验，潜心组方形成的经验方，既往实验研究结果表明：糖心宁对 DCM 心肌超微结构病理改变具有改善作用，可抑制血管平滑肌细胞的增殖、血小板衍化生长因子的生成和原癌基因 C–myc、C–fox 基因的表达，从而起到对糖尿病心脏的保护作用。本研究采用 STZ 诱导的 SD 雄性大鼠 DCM 模型，初步探讨糖心宁对 DCM 心室重构的影响，DCM 大鼠心肌组织中氧化应激反应及 MMP–2、MMP–9、TIMP–2、TIMP–1 表达情况以及糖心宁的干预作用。

（一）材料与方法

1. 材料

（1）动物　雄性 SD 大鼠［由中国食品药品检定研究院提供，SCXK（京）［2014–0013］36 只，SPF 级，体质量 180~220g，于 SPF 级动物房喂养，饲养条件为恒温 20~24℃，相对湿度 40~70，明暗交替 12h/12h，普通饲料，自由进食水。

（2）药物　糖心宁组成（太子参、麦冬、五味子、丹参、川芎、香附、香橼、佛手、牡丹皮、赤芍、黄连），由北京中医医院中药房提供。糖心宁制备成水煎剂，等效剂量为成人正常剂量按体表面积系数折算乘以 7，高剂量为等效剂量的 2 倍。

（3）试剂与仪器　链脲佐菌素（STZ 货号：S0130，Sigma）、糖原染色试剂盒（PAS 货号：MST-8037，迈新生物技术开发有限公司）、Masson 染色试剂盒（货号：D026，南京建成科技有限公司）、总超氧化物歧化酶试剂盒（T.SOD 货号：A001-1，南京建成科技有限公司）、丙二醛试剂盒（MDA 货号：A003-1，南京建成科技有限公司）、兔抗大鼠 MMP-2 单克隆抗体（货号：BA0569，武汉博士德生物公司）、兔抗大鼠 MMP-9 单克隆抗体（货号：PB0710，武汉博士德生物公司）、兔抗大鼠 TIMP-l 多克隆抗体（货号：BA0575，武汉博士德生物公司）、兔抗大鼠 TIMP-2 多克隆抗体等（货号：BA0576，武汉博士德生物公司）、脱水机、包埋机（Leica 公司，EGl140C）、石蜡切片机（Leica 公司，RM2135）生物图像分析软件 AON-STU-DIO。

2. 方法

（1）动物模型制备　采用链脲佐菌素（STZ）腹腔注射制作糖尿病大鼠模型。普通饲料适应性 喂养一周后，禁食 12h，期间自由饮水，随机分为空白对照组 9 只，造模组 27 只，造模组按 55 mg/kg 剂量单次腹腔内注射 STZ，空白对照组腹腔内注射等 体积柠檬酸缓冲液，分别于 72h、1 周后，采用葡萄糖氧化酶法尾静脉取血测定空腹血糖，两次空腹血糖均≥ 11.1 mmol/L，定义为糖尿病大鼠造模成功。第 5 周（STZ 注射后第 4 周），空白组随机抽取 1 只大鼠，造模组随机抽取 3 只大鼠取材，光镜下观察空白组及造模组的心肌组织，若造模组表现为心肌细胞肥大、心肌间质纤维化，且心肌过碘酸雪夫染色呈阳性，可认为 DCM 造模成功。

（2）实验分组及给药　大鼠 32 只，分为 4 组，其中包括空白对照组（Control）8 只，将造模组 24 只随 机平均分为 3 组，分别为模型组（Model）、糖心宁高剂量组（TXN-H）、糖心宁等效剂量组（TXN-L）。

糖心宁高剂量组和糖心宁等效剂量组每日中药灌胃 1 次，空白对照组、模型组予等量清洁饮用水灌胃，1 次 /d，按 1 mL/100 g 计算，共给药 8 周。

（3）一般情况　平时记录大鼠活动状态、毛色、精神状态、饮食、二便情况。每周测血糖和称重。

（4）标本采集　给药 8 周结束后，腹腔注射戊巴比妥钠（40mg/kg）将大鼠麻醉，腹主动脉取血，3 000r/min 离心 15 min，分离血清，处死动物，迅速取出心脏，称取动物心重、称取左心室游离壁湿重，计算左室肥厚指数（LVHI，左心室重量 / 全心湿重）。心脏保存于 10% 福尔马林溶液。

（5）生化法测定氧化应激指标　采用硫代巴比妥酸法测定 MDA 的含量。用可见分光光度计测量其吸收度，通过公式计算 MDA 含量。具体操作按试剂盒说明书进行。采用黄嘌呤氧化酶法（羟胺法）测定 T-SOD 活力，通过比色法可以测定被测样品具有的 T-SOD 活力。具体操作按试剂盒说明书进行。

（6）Masson 染色测定心肌胶原含量　心肌组织常规脱水、包埋、切片，按照 Masson 染色说明书操作，光镜下观察心肌细胞，在 200 倍镜下拍片，每张片选 10 个视野，采用生物图像分析软件 AON-STU-DIO2012 分析心肌组织胶原含量，测量胶原面积百分比（Percent）和积分光密度（IOD），结果用质量评分公式 Q=P/I（Q：Quality、P：Percent 阳性物质表达面积、I：IOD 值）来评价心肌胶原的含量。

（7）心肌 MMP-2、MMP-9、TIMP-2、TIMP-1 蛋白表达测定 采用免疫组化方法石蜡切片常规脱蜡至水，过梯度乙醇，PBS 清洗后甩干，内源性过氧化物酶封闭消除背景染色，PBS 清洗，浸入柠檬酸盐溶液，水浴锅加热法修复抗原，冷却至常温，正常山羊血清封闭非特异性抗原，PBS 清洗甩干，滴加一抗小鼠一抗，4℃过夜。PBS 泡洗、甩干，加入羊抗小鼠二抗，PBS 洗片，DAB 显色，封片，在 400 倍镜下拍片，每张片选 10 个视野。应用生物图像分析软件 AON-STU-DI02012 对 MMP-2、MMP-9、TIMP-2、TIMIP-1（细胞质中棕褐色颗粒为阳性）表达进行图像分析，测量阳性物质的面积百分比（Percent）和积分光密度（IOD），结果用质量评分公式 Q=P×Z（Q：Quality、P：Percent 阳性物质表达面积、I：IOD 值）来评价蛋白表达情况。

3. 统计学方法

采用 GraphPatd Prism6.01 软件进行数据分析，计算结果采用（$\bar{x}\pm s$）表示，采用单因素 ANOVA 分析各组组间差异，2 组间采用配对 t 检验，$P<0.05$ 为差异有统计学意义。

（二）结果

1. 一般情况

对照组大鼠体重随时间明显增加，精冲状况良好，毛皮有光泽，反应灵敏。模型组大鼠均出现多饮、多食、多尿及消瘦等症状，毛皮杂乱、失去光泽，倦怠少动，反应迟钝，灌服中药组大鼠整体状况虽不及正常组，但较模型组有所改善。

糖尿病心肌病大鼠成模后，空腹血糖比对照组空腹血糖明显升高（$P<0.01$），差异有统计学意义；给药期间，各组血糖数值尤明显波动；用药后，糖心组血糖与模型组血糖比较（$P>0.05$），差异无统计学意义见表 3-29。

表 3-29 各组大鼠空腹血糖的比较（$\bar{x}\pm s$，mmoL/L）

组别	鼠数	灌胃第 0 周	灌胃第 4 周	灌胃第 8 周
对照组	8	6.34 ± 0.58	5.89 ± 0.49	5.68 ± 0.53
模型组	8	25.17 ± 4.62**	25.02 ± 2.33**	24.77 ± 3.22**
糖心宁高剂量组	8	27.58 ± 2.15**	27.58 ± 3.57**	25.69 ± 2.92**
糖心宁等效剂量组	8	25.85 ± 3.27**	26.68 ± 3.33**	26.18 ± 5.03**

注：与模型组比较，$^{*}P<0.05$，$^{**}P<0.01$。

2. 左心室肥厚指数

模型组大鼠 LVHI（0.73 ± 0.08）明显高于对照组（0.6l ± 0.06）（$P<0.01$），糖心宁高剂量组 LVHI（0.64 ± 0.06）和糖心宁等效剂量组 LVHI（0.64 ± 0.06）均低于模型组（$P<0.05$）。

3.T-SOD 活力和 MDA 含量

模型组较对照组 T-SOD 活力显著下降，MDA 含量升高（$P<0.01$）；而

糖心宁高剂量和糖心宁等效剂量均可升高 T-SOD 活力（$P < 0.01$），降低 MDA 含量（$P < 0.05$）。见表 3-30。

表 3-30 糖心宁对糖尿病心肌病大鼠血清 T-SOD 及 MDA 的影响（$\bar{x} \pm s$）

组别	鼠数	T-SOD（U/mL）	MDA（mmol/mL）
对照组	8	$232.80 \pm 10.34^{**}$	$4.56 \pm 0.82^{**}$
模型组	8	199.18 ± 9.34	18.75 ± 10.90
糖心宁高剂量组	8	$239.83 \pm 5.32^{**}$	$6.87 \pm 3.19^{*}$
糖心宁等效剂量组	8	$214.70 \pm 9.69^{**}$	$9.08 \pm 4.85^{*}$

注：与模型组比较，$^{*}P < 0.05$，$^{**}P < 0.01$。

4.Masson 染色结果胶原蛋白分析

模型组大鼠心肌胶原较对照组显著增多（Q：0.06 ± 0.02 比 0.02 ± 0.01，$p < 0.01$）。糖心宁高剂量组（Q：0.02 ± 00.1 比 0.06 ± 0.02，$P < 0.01$）及糖心宁等效剂量组（Q：0.03 ± 00.03 比 0.06 ± 0.02，$P < 0.05$）均可降低心肌胶原。所有数值均采用科学计数（10^{-2}）法表示。见图 3-7。

5. 大鼠心肌 MMP-2、MMP-9、TIMP-2、TIMP-1 蛋白表达

大鼠心肌 MMP-2、MMP-9、TIMP-2、TIMP-1 蛋白表达情况见表 3-31，MMP-2 见图 3-8，MMP-9 见图 3-9，TIMP-2 见图 3-10，TIMP-1 见图 3-11。

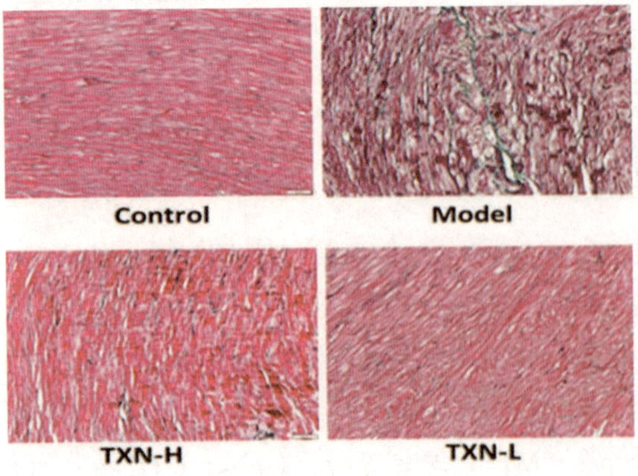

图 3-7 各组胶原纤维表达水平（×400）

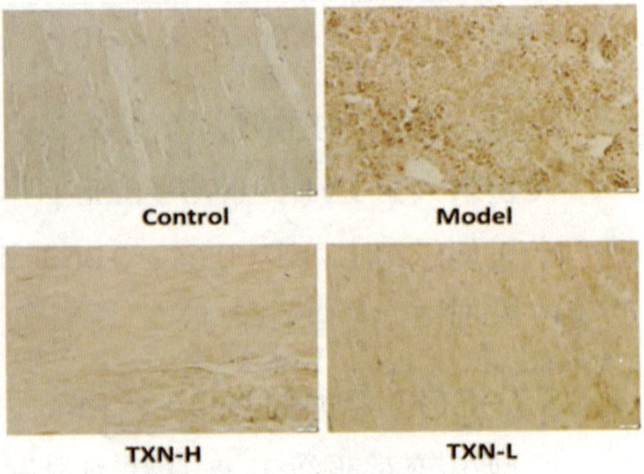

图 3-8 各组 MMP-2 蛋白表达水平（×400）

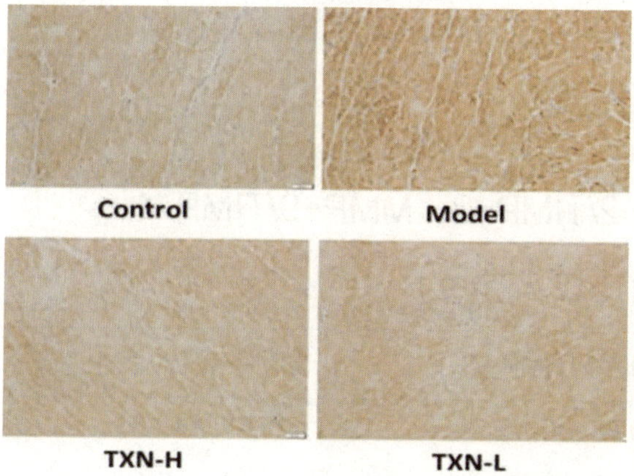

图 3-9 各组 MMP-9 蛋白表达水平（×400）

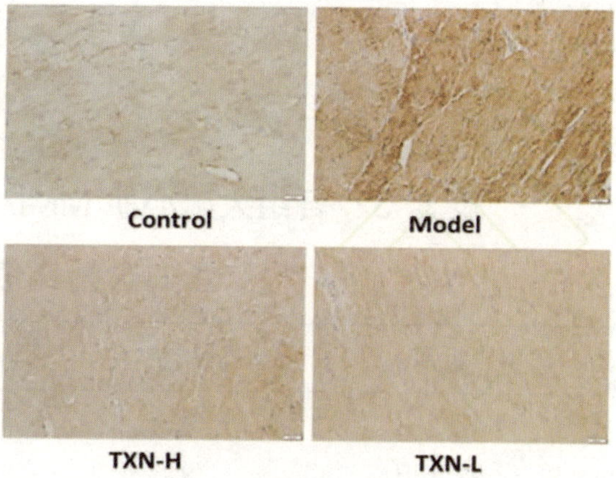

图 3-10 各组 TIMP-2 蛋白表达水平（×400）

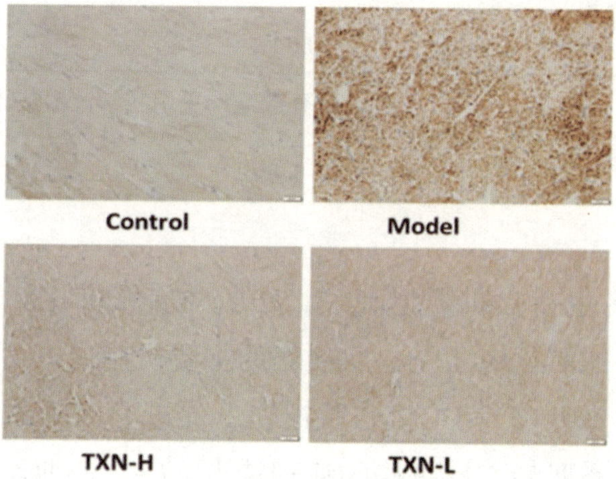

图 3-11 各组 TIMP-1 蛋白表达水平（× 400)

表 3-31 MMP-2、MMP-9、TIMP-2、TIMP-1 蛋白表达比较（$\bar{x} \pm s$）

组成	鼠数	MMP2	MMP-9	TIMP-2	TIMP-1
对照组	8	$0.29 \pm 0.06^{**}$	$5.54 \pm 2.22^{*}$	$0.40 \pm 0.06^{**}$	$0.23 \pm 0.07^{**}$
模型组	8	0.65 ± 0.14	8.79 ± 3.64	1.23 ± 0.25	0.79 ± 0.43
糖心宁高剂量	8	$0.35 \pm 0.15^{**}$	$5.51 \pm 1.98^{*}$	$0.41 \pm 0.11^{**}$	$0.24 \pm 0.22^{*}$
糖心宁等效剂量	8	$0.38 \pm 0.27^{*}$	4.37 ± 2.74	$0.51 \pm 0.22^{**}$	$0.34 \pm 0.33^{*}$

注：与模型组比较，$^{*}P < 0.05$，$^{**}P < 0.01$。所有数值均采用科学计数法（10^{-2}）表示。

6. 各组大鼠 MMP-2 与 TIMP-2、MMP-9 与 TIMP-1 蛋白含量比值

比较结果见表 3-32。

表 3-32 各组大鼠心肌 MMP-2/TIMP-2、MMP-9/TIMP-1 蛋白含量比值比较（$\bar{x} \pm s$）

组别	鼠数	MMP-2/TIMP-2	MMP-9/TIMP-1
对照组	8	0.78 ± 0.34	25.58 ± 12.33*
模型组	8	0.50 ± 0.34	11.80 ± 5.69
糖心宁高剂量	8	0.671 ± 0.13	19.57 ± 7.46*
糖心宁等效剂量	8	0.64 ± 0.35	22.37 ± 8.76*

注：与模型组比较，$^{*}P < 0.05$，$^{**}P < 0.01$。所有数值均采用科学计数法（10^{-2}）表示。

（三）讨论

DCM 心室重构包括心肌细胞肥大、心肌间质纤维化和心肌细胞凋亡，糖尿病时高血糖诱导的氧化应激是心肌损伤的主要机制之一，氧化应激可通过调节 MMPs/TIMPs 的平衡参与 DCM 心肌损伤，促进心肌间质纤维化，而心肌间质纤维化是糖尿病心肌病心室重构的病理特点之一。心肌细胞外基质最主要的成分是胶原，其中 I 型、Ⅲ型胶原占 90%以上，MMPs 是降解细胞外基质的关键酶，MMP-2 和 MMP-9 是心肌组织 I、Ⅲ型胶原完全降解的限速酶，决定Ⅰ、III 型胶原降解的速度。TIMPs 为 MMPs 内源性的特异性抑制剂，与 MMPs 共同构成体内调节细胞外基质动态平衡的最重要的系统，目前发现 与 MMP-2 和 MMP-9 关系密切而且在心脏表达较多的是 TIMP-1、TIMP-2；TIMP-1 主要抑制 MMP-9，TIMP-2 主要抑制 MMP-2。

现代医学目前尚无治疗 DCM 的特异性药物，临床主要以纠正糖、脂代谢紊乱，控制血压，保护心肌细胞等对症综合治疗为主，尤其是纠正糖、脂代谢紊乱是治疗 DCM 的关键环节 ，高额的治疗费用和化学药物所带来的不良反应使上述药物的临床获益受限，因此，加强传统中医药在相关领域的研究，具有重要临床意义。

中医虽无 DCM 的明确记载，但对其症状与病机的描述可见于“消渴”，并发“心悸”“怔忡”“胸痹心痛”“厥心痛”“真心痛”等证之中。“瘀血”在糖尿病心肌病的发生、发展中起着至关重要的作用。消渴病迁延日久，气阴两虚，气虚无力推动血行，阴虚脉道不充，则更易导致瘀血阻滞；瘀血一旦形成，即成为新的致病因素，如血瘀气滞可影响水津的输布和吸收，水液停蓄成痰，形成瘀痰互结，痹阻心脉，故目前多以益气养阴活血法为 DCM 基本治疗大法。糖心宁由太子参、麦冬、五味子、丹参、川芎、香附、香橼、佛手、牡丹皮、赤芍、黄连组成。方中以太子参、麦冬、五味子益气养心，以香附、香橼、佛手宽胸理气，配以丹参、川芎活血通脉，牡丹皮、赤芍凉血清热，黄连厚肠理气，诸药相伍，共奏益气养心、理气通脉、凉血清热之功，具有良好的临床疗效。

本研究发现，模型组大鼠左心室肥厚指数升高，MDA 含量增多、T-SOD 活力下降，提示氧化应激参与了糖尿病心肌病心室重构的发生和发展；而 MMPs/TIMPs 在模型组和对照组之间也存在差异，模型组比值有下降趋势，尤其以 MMP9/TIMP1 比值降低明显，提示 MMPs 和 TIMPs 失衡可能是糖尿病心肌病心室重构的发病机制之一，且氧化应激与 MMPs/TIMPs 平衡可能存在一定的联系。应用糖心宁后，能够降低左心室肥厚指数，提高 T-SOD 活力，减少 MDA 含量，升高 MMPs/TIMPs 比值，尤以 MMP9/TIMP1 比值升高明显，达到保护心肌的目的。

研究结果提示糖心宁可以降低左心室肥厚指数，减轻 DCM 心室重构，实现途径与改善氧化应激反应，减弱 TIMP-1 对 MMP-9 的抑制密切相关。至于糖心宁其他减轻心肌细胞损伤具体作用环节及其改善心室重构的分子通路机制尚有待进一步研究。

（《世界中医药》，2017 年第 1 期）

七、基于 ROCK-MAPK 通路观察糖心宁干预糖尿病心肌病作用机制研究

糖尿病心肌病（Diabetic cardiomyopathy，DCM）是糖尿病状态下排除其他引起心脏异常的因素后，出现心脏的一系列结构异常，并最终导致心肌重构的病理改变。它是一种独特的心肌病理状态，心肌肥大、心肌灶性坏死、广泛纤维化和心肌内小动脉内膜及内膜下增厚是糖尿病心肌病的特征性病理表现，现代医学认为多个信号传导通路参与了心室重构过程，目前认识到的介导心室重构的信号通路主要包括蛋白激酶 C（Protein kinase C，PKC）通路、钙调神经磷酸酶（Calcineurin，CaN）通路和丝裂素活化蛋白激酶（Mitogen-activated protein kinase，MAPK）通路等。本实验通过给予 ROCK 通路阻滞剂法舒地尔作为对照药，探讨糖心宁对 ROCK-MAPK 信号通路的影响及其减轻心室重构的作用机制。现报告如下

（一）材料

1. 动物

雄性 SD 大鼠［由中国食品药品检定研究院提供，SCXK（京）2014-0013］44 只，SPF 级，体质量 180 ~ 220g，于 SPF 级动物房喂养，饲养条件为恒温 20 ~ 24℃，相对湿度 40 ~ 70℃，明暗交替 12h/12h，普通饲料，自由进食水。

2. 药物

糖心宁组成（太子参、麦冬、五味子、丹参、川芎、香附、香橼、佛手、牡丹皮、赤芍、黄连），由北京中医医院中药房提供。糖心宁制备成水煎剂，等效剂量为成人正常剂量按体表面积系数折算乘以 7，高剂量为等效剂量的 2 倍。盐酸法舒地尔注射液（依立卢，旭化成制药株式会社，批准文号：H20100282）。

3. 试剂与仪器

链脲佐菌素（STZ 货号：S0130，Sigma）、兔抗大鼠 MMP-2 单克隆抗体（货号：BA0569，武汉博士德生物公司）、兔抗大鼠 MMP-9 单克隆抗体（货号：PB0710，武汉博士德生物公司）、兔抗大鼠 TIMP-1 多克隆抗体（货号：BA0575，武汉博士德生物公司）、兔抗大鼠 TIMP-2 多克隆抗体等（货号：BA0576，武汉博士德生物公司）、脱水机、包埋机（Leica 公司，EG1140C）、石蜡切片机（Leica 公司，RM2135）、生物图像分析软件 AON-STUDIO 2012 等。

（二）方法

1. 动物模型制备

采用链脲佐菌素（STZ）腹腔注射制作糖尿病大鼠模型。普通饲料适应性喂养 1 周后，禁食 12h，期间自由饮水，造模组 35 只大鼠按 55mg/kg 剂量单次腹腔内注射 STZ，空白组 9 只大鼠腹腔内注射等体积柠檬酸缓冲液，分别于 72h、1 周后，采用葡萄糖氧化酶法尾静脉取血测定空腹血糖，两次空腹血糖均≥ 11.1mmol/L，定义为糖尿病大鼠造模成功。第 5 周（STZ 注射后第 4 周），空白组随机抽取 1 只大鼠、造模组随机抽取 3 只大鼠取材，HE 染色，观察空白组及造模组的心肌组织，若造模组表现为心肌细胞肿胀，肌丝排列稀疏，肌丝断裂、溶解，心肌出现大面积玻璃样变性及坏死，可认为 DCM 大鼠造模成功。

2. 实验分组及给药

空白组大鼠 8 只，模型组大鼠 32 只。将模型组随机分为 4 组，分别为模型组（M）、法舒地尔组（F）、糖心宁高剂量组（TG）、糖心宁等效剂量组（TD）。空白组、模型组予等量清洁饮用水灌胃，每日 1 次，按 1mL/100g 计算，法舒地尔组给予法舒地尔 10mg/kg/d 腹腔注射，糖心宁高剂量组给予糖心宁 9g/kg/d 灌胃，等效剂量组给予 4.5g/kg/d 灌胃，每日 1 次，共给药 8 周。

3. 观察指标

（1）一般情况

平时记录大鼠活动状态、毛色、精神状态、饮食、二便情况。每周测血糖和称重。

（2）标本采集

给药8周结束后，腹腔注射戊巴比妥钠（40mg/kg）将大鼠麻醉，腹主动脉取血，3000r/min离心15min，分离血清，处死动物，迅速取出心脏，称取动物心重、称取左心室游离壁湿重，计算左室肥厚指数（左心室重量/全心湿重，LVHI）。心脏保存于10%福尔马林溶液。

（3）心肌组织形态学观察

HE染色光镜下观察大鼠心肌细胞肿胀程度，肌丝、肌纤维排列情况。

（4）免疫组化法检测心肌组织ROCK、JNK、P38MAPK蛋白表达

采用免疫组化方法石蜡切片常规脱蜡至水，过梯度酒精，PBS清洗后甩干，内源性过氧化物酶封闭消除背景染色，PBS清洗，浸入柠檬酸盐溶液，水浴锅加热法修复抗原，冷却至常温，正常山羊血清封闭非特异性抗原，PBS清洗甩干，滴加一抗小鼠一抗，4℃过夜。PBS泡洗、甩干，加入羊抗小鼠二抗，PBS洗片，DAB显色，封片，在400倍镜下拍片，每张片选10个视野。应用生物图像分析软件AON-STUDIO 2012对ROCK、JNK、P38MAPK（细胞质中棕褐色颗粒为阳性）表达进行图像分析，测量阳性物质的面积百分比（Percent）和积分光密度（IOD），结果用质量评分公式Q=P/I（Q：Quality、P：Percent阳性物质表达面积、I：IOD值）来评价蛋白表达情况。

4. 统计学分方法

数据采用Sigmastat 4.0软件对资料进行方差分析，各组间差异进一步采用LSD-*t*检验，以$P < 0.05$为差异有统计学意义。

（三）结果

1. 大鼠血糖、血脂水平比较

结果显示，模型组大鼠空腹血糖、甘油三酯明显高于空白组（均$P < 0.05$）；与模型组比较，法舒地尔组、糖心宁高剂量组、糖心宁等效剂量组甘油三酯水平明显降低（均$P < 0.05$），但空腹血糖未见明显变化（均$P > 0.05$）。结果见表3-33。

表 3-33 大鼠血糖、血脂水平比较（$\bar{x} \pm s$，mmol/L）

组别	鼠数	血糖	甘油三酯
空白组	8	5.68 ± 0.53	1.73 ± 0.69
模拟组	8	24.77 ± 3.22*	11.29 ± 6.31*
法舒地尔组	8	25.69 ± 2.92	4.01 ± 2.06△
糖心宁高剂量组	8	26.18 ± 5.03	5.38 ± 3.29△
糖心宁等效剂量组	8	25.20 ± 4.76	2.18 ± 1.43△

注：与空白组比较，$^*P < 0.05$，与模型组比较，$^{\triangle}P < 0.05$。

2. 大鼠 LVHI 比较

模型组大鼠 LVHI 明显高于空白组（$P < 0.05$）；与模型组比较，法舒地尔组、糖心宁高剂量组、糖心宁等效剂量组心肌肥厚指数均低于模型组（$P < 0.05$）。结果见表 3-34。

表 3-34 大鼠 LVHI 比较（$\bar{x} \pm s$）

组别	鼠数	CW（g）	LVW（g）	LVHI
空白组	8	1.28 ± 0.19	0.93 ± 0.12	0.64 ± 0.02
模拟组	8	1.77 ± 0.18	1.13 ± 0.09	0.73 ± 0.08*
法舒地尔组	8	0.99 ± 0.08	0.65 ± 0.09	0.65 ± 0.06△
糖心宁高剂量组	8	1.03 ± 0.18	0.67 ± 0.09	0.64 ± 0.06△
糖心宁等效剂量组	8	1.08 ± 0.19	0.69 ± 0.12	0.65 ± 0.06△

注：与空白组比较，$^*P < 0.05$，与模型组比较，$^{\triangle}P < 0.05$。

3. 心肌组织病理学变化

HE 染色光镜下观察，空白组大鼠心肌细胞肌节完整，肌丝、线粒体排列比较整齐。模型组大鼠心肌细胞肿胀，肌丝排列稀疏，肌丝断裂、溶解，心肌出现大面积玻璃样变性及坏死。糖心宁高剂量组、糖心宁等效剂量组、法舒地尔组大鼠心肌细胞肿胀，肌丝排列均较模型组有明显好转。具体见图 3-12。

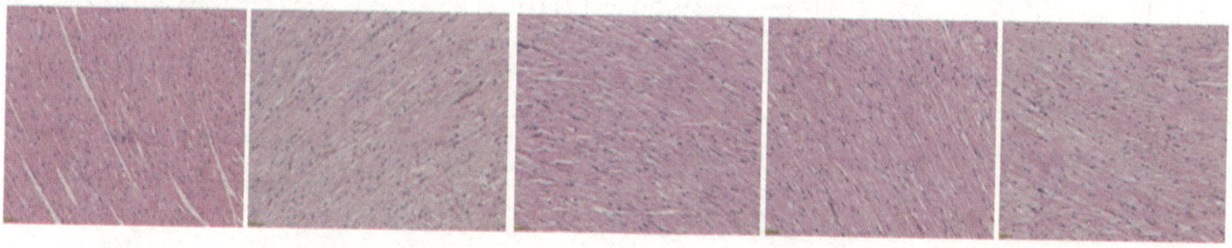

图 3-12 8 周末，糖尿病心肌病大鼠心肌组织 HE 染色（×200）

4. 免疫组化法检测心肌组织 ROCK1、ROCK2 蛋白表达

与空白组大鼠相比，模型组大鼠的 ROCK1 蛋白表达显著增加（$P < 0.05$），而 ROCK2 蛋白表达未见明显增加。与模型组大鼠相比，法舒地尔组、糖心宁高剂量组、糖心宁等效剂量组的 ROCK1 蛋白表达受到显著抑制（$P < 0.05$），ROCK2 蛋白表达未见明显改变。与法舒地尔组相比，糖心宁高剂量组明显抑制 ROCK1 蛋白表达（$P < 0.05$），而糖心宁等效剂量则并不明显。见表 3–35。

表 3–35 糖尿病心肌病大鼠 ROCK1、ROCK2 蛋白表达（$\bar{x} \pm s$）

组别	鼠数	ROCK1	ROCK2
K	8	146.17 ± 10.54	50.99 ± 10.79
M	8	187.21 ± 8.87 ☆	64.51 ± 11.74
F	8	89.14 ± 11.00 △	61.61 ± 6.78
TG	8	96.62 ± 14.28 △#	57.28 ± 10.79
TD	8	102.13 ± 8.54 △	56.97 ± 7.01

注：与空白组比较，☆$P < 0.05$；与模型组比较，△$P < 0.05$，与法舒地尔组比较，#$P < 0.05$。

5. 免疫组化法检测心肌组织 JNK、P38MAPK 蛋白表达

与空白组大鼠相比，模型组大鼠的 JNK、P38MAPK 蛋白表达均显著增加（$P < 0.05$），与模型组大鼠相比，法舒地尔组、糖心宁高、等效剂量组大鼠 JNK、P38MAPK 蛋白表达均明显受到抑制（$P < 0.05$），见表 3–36。

表 3–36 糖尿病心肌病大鼠 JNK、P38MAPK 蛋白表达（$\bar{x} \pm s$）

组别	鼠数	JNK	P38MAPK
K	8	62.88 ± 14.87	64.99 ± 11.42
M	8	157.19 ± 22.25 ☆	117.82 ± 12.70 ☆
F	8	129.36 ± 17.10 △	45.56 ± 7.99 △
TG	8	95.91 ± 13.94 △	51.63 ± 10.21 △
TD	8	126.60 ± 14.23 △	52.94 ± 7.44 △

注：与空白组比较，☆$P < 0.05$；与模型组比较，△$P < 0.05$。

（四）讨论

心室重构是心脏对损伤、负荷、神经体液激素等病理性刺激的代偿性、适应性变化，但是长期的病理性刺激会导致适应不良，产生心肌肥大、心肌细胞凋亡及间质纤维化等结构性改变，使心肌相对缺血、缺氧，进而发展成为心力衰竭，是糖尿病心肌病的特征性病理表现。

Rho 相关卷曲螺旋形成蛋白激酶（Rho associated kinase，ROCK）信号通路是机体各组织中普遍存在的一条信号传导通路，ROCK 与其下游效应分子是细胞内信号传导通路的重要成分，主要包括两种亚型：ROCK1 和 ROCK2。ROCK1 定位于第 18 号染色体，包含 1354 个氨基酸。ROCK2 定位于第 2 号染色体，包含 1388 个氨基酸。两者具有 65% 的氨基酸同源性和 92% 的催化结构域同源性。有研究显示 ROCK 在糖尿病心肌病的心肌重构中发挥了作用，心脏局限的 ROCK1 高表达能促使心肌纤维化和细胞凋亡，加速心室重构成为心力衰竭，而 ROCK1 基因剔除能抑制心肌纤维化和细胞凋亡，完全防止小鼠死亡，并阻止心室重构进展成为心力衰竭。而 ROCK2 能抑制心肌肌钙蛋白 T/I，故 ROCK2 可能参与调解细胞的收缩功能。

MAPK 是一组能被不同的细胞外刺激，如细胞因子、神经递质、激素、细胞应激及细胞黏附等激活的有丝分裂原活化蛋白激酶，主要包括 3 个亚族：ERK、JNK、p38MAPK。MAPK Zhang L 等研究发现抑制 P38MAPK 磷酸化后可减少心肌纤维化，减轻心室重构。Li CJ 等研究表明通过抑制 JNK 和 P38MAPK 的激活后可减轻 DCM 大鼠的心室重构。

MAPK 作为 ROCK 的下游通道，通过抑制 ROCK 通路，进而使 MAPK 通路的 JNK、P38MAPK 等蛋白表达受到抑制，能够减轻 DCM 大鼠的心肌重构。FAFierro C 等研究也发现，在左心室和主动脉壁中法舒地尔能降低 MYPT-1、ERM 及 P38MAPK 的磷酸化水平。本实验中法舒地尔组通过抑制 ROCK 进而抑制 JNK、P38MAPK 蛋白表达，进而减轻心室重构，与既往研究也是基本一致的。同时本实验研究显示糖尿病心肌病大鼠 ROCK1 蛋白表达显著增加，ROCK2 蛋白表达未见明显变化，说明主要通过激活 DCM 大鼠的 ROCK1 进而激活了 ROCK-MAPK 通路参与了心室重构。

糖心宁是我院国家级名老中医魏执真教授多年临床实践形成的经验方剂。

方以太子参、麦冬、五味子益气养心，以香附、香橼、佛手宽胸理气，配以丹参、川芎活血通脉，牡丹皮、赤芍凉血清热，黄连厚肠止泻，诸药相伍，共奏益气养心、理气通脉、凉血清热之功。既往实验研究结果显示：糖心宁能够治疗实验性糖尿病心脏病大鼠的心肌、微血管和冠状动脉病变；对糖尿病心肌病心肌超微结构变化病理改变具有明显改善作用，从而起到对糖尿病的心脏保护作用，延缓心室重构。本实验中，与法舒地尔组相比，糖心宁高剂量组、等效剂量组也通过抑制 ROCK 进而抑制 JNK、P38MAPK 蛋白表达，说明糖心宁可能通过与法舒地尔相同的机制即抑制 ROCK-MAPK 从而减轻 DCM 的心室重构。

综上，本实验通过给予 ROCK 通路阻滞剂法舒地尔作为对照药，研究糖心宁减轻糖尿病心肌病大鼠心室重构的信号转导通路，初步发现糖心宁高剂量组、等效剂量组抑制 ROCK1、JNK、P38MAPK 蛋白表达与法舒地尔组基本一致，其改善实验性糖尿病心脏病大鼠的心肌病变，延缓心室重构可能是通过 ROCK-MAPK 信号通路实现的。实验设计针对 ROCK-MAPK 通路中 MAPK3 个亚族中的 JNK、P38MAPK 进行了研究，但对 ERK 这一支通路尚未涉及；研究中还发现 ROCK2 蛋白表达未见明显变化，其在糖尿病心肌病大鼠心室重构中的作用有待进一步探讨。

（《中国中医急症》，2017 年第 1 期）

八、缓脾 1 号方对 STZ 诱导糖尿病大鼠糖脂代谢的影响及其机制研究

糖尿病是以慢性血糖水平升高为特征的代谢性疾病，近年来发病率已逐渐升高。缓脾方是国家级名老中医魏执真教授治疗糖尿病的经验方，临床研究显示，其在降血糖、改善糖尿病患者多食易饥症状方面取得了满意的效果。本研究用 STZ 腹腔注射加高脂饲料喂养建立糖尿病大鼠模型，观察缓脾 1 号方对 STZ 糖尿病大鼠糖脂代谢的影响，并探讨其可能的作用机制。

（一）材料

1. 动物

SPF 级纯系 SD 大鼠 70 只，购自北京维通利华，合格证号：SCXK（京）2007-0001，雄性，7 ~ 8 周龄，体质量 180 ~ 220g。饲养于中国中医科学院动物房，标准屏障系统。饲养条件：温度（23 ± 2）℃，湿度（55 ± 10）%，12/12 h 光照黑暗循环，自由摄食饮水，适应性喂养 1 周。

2. 药物及试剂

缓脾 1 号方：由玉竹等药物颗粒剂组成（颗粒剂购自四川绿叶制药股份有限公司，每 1g 颗粒剂相当于 5g 生药），并配置成 0.15g/mL 水溶配置液；吡格列酮（30 g × 7 片，北京太平洋药业有限公司，国药准字 H20040267）；链脲佐菌素（STZ，Sigma 公司，批号：S0130）。高脂饲料：基础饲料 65.75%、蔗糖 20%、猪油 10%、蛋黄粉 3%、胆固醇 1%、猪胆盐 0.25%，购自北京科奥协力饲料有限公司。超氧化物歧化酶（SOD）分型测试盒购自南京建成生物工程研究所 A001-3，丙二醛（MDA）测试盒购自南京建成生物工程研究所 A003-1。

（二）方法

1. 动物模型制备

70 只 SD 大鼠适应性喂养 1 周后，随机选取 10 只为空白组，给予普通饲

料喂养；其余 60 只高脂饲料喂养 4 周后造模。造模方法：大鼠禁食 12 h，STZ 加 0.1mol/L 枸橼酸缓冲液（pH4.4）配成浓度 1% 的溶液，按 55 mg/kg 一次性腹腔注射。72 h 后测定大鼠随机血糖，随机血糖≥ 16.7 mmol/L 者为造模成功。共 50 只大鼠造模成功。

2. 分组及给药

造模结束后，根据随机数字表法分为模型组、吡格列酮组及缓脾 1 号低剂量组、中剂量组、高剂量组，每组 10 只。以临床人正常剂量按体表面积系数折算后 ×7 作为缓脾 1 号方中剂量，低剂量为中剂量 ×0.5，高剂量为中剂量 ×2。吡格列酮组给予吡格列酮 17.5 mg/（kg·d），缓脾 1 号低剂量组给予缓脾 1 号 0.3 g/（kg·d），缓脾 1 号中剂量组给予缓脾 1 号中药 0.7 g/（kg·d），缓脾 1 号高剂量组给予缓脾 1 号 1.4 g/（kg·d）灌胃。空白组与模型组给予等量生理盐水（1 mL/100g）灌胃，1 次 /d。各组均连续给药 4 周。

3. 观察指标及方法

（1）大鼠空腹血糖（FPG）及口服葡萄糖耐量试验（OGTT）检测：分别于给药前及给药 4 周结束后禁食 6 h，静脉采血，检测并记录 FPG 值。给药 4 周结束后，禁食 12 h，取血测定 0 min 血糖值，葡萄糖溶液 2.0g/g 灌胃，分别于灌服后 30、60、120 min 测定血糖。

（2）大鼠游离脂肪酸（FFA）、总胆固醇（TC）、甘油三酯（TG）、低密度脂蛋白胆固醇（LDL）检测：给药 4 周结束后，用 0.35 g/kg 水合氯醛麻醉，腹主动脉取血，静置离心，应用全自动生化分析仪检测大鼠血清 FFA、TC、TG、LDL，严格按照测定试剂盒说明书操作。

（3）大鼠肝脏组织丙二醛（MDA）、超氧化物歧化酶（SOD）活性检测：给药 4 周结束后，大鼠经 0.35g/kg 水合氯醛麻醉后，迅速取新鲜肝脏组织并液氮冻存，ELISA 法检测肝脏组织 SOD、MDA 活性。严格按照 SOD、MDA 试剂盒说明书操作。

（4）肝组织形态学变化观察：采用 HE 染色法。给药 4 周结束后，大鼠经 0.35g/kg 水合氯醛麻醉后，迅速取新鲜肝脏组织，放入 4% 中性多聚甲醛固定 24 h，经程序脱水、石蜡包埋后，5 μm 切片，用于肝脏组织 HE 染色检测。

4. 统计学方法

采用 SPSS17.0 统计软件，计量资料用（$\bar{x} \pm s$）表示，组内不同时间点比较及多组间比较采用单因素方差分析，组间进一步两两比较采用 LSD 方法，$P < 0.05$ 为差异有统计学意义。

（三）结果

1. 各组大鼠 FPG 水平比较

给药前，与空白组相比，其余各组 FPG 均升高，差异具有统计学意义（$P < 0.01$）。给药 4 周后，与模型组相比，各组 FPG 差异无统计学意义（$P > 0.05$），但吡格列酮组及缓脾 1 号各剂量组 FPG 均有下降趋势，其中高剂量组降低最明显。见表 3–37。

表 3–37　各组大鼠给药前后 FPG 水平比较（$\bar{x} \pm s$，mmol/L）

组别	鼠数	FPG	
		给药前	给药 4 周后
空白组	10	4.44 ± 0.45	4.86 ± 0.41
模型组	10	26.95 ± 8.71**	24.07 ± 10.12
吡格列酮组	10	27.69 ± 7.78**	25.36 ± 7.95
缓脾 1 号低剂量组	10	26.84 ± 9.53**	25.51 ± 10.53
缓脾 1 号中剂量组	10	27.68 ± 7.80**	24.32 ± 9.63
缓脾 1 号高剂量组	10	27.49 ± 8.78**	19.78 ± 12.06

注：与空白组比较，$^{**}P < 0.01$。

2. 各组 OGTT 的比较

与空白组比较，模型组各时点血糖值均显著升高，差异有统计学意义（$P < 0.01$）。与模型组比较，缓脾 1 号高剂量组 30min、60min、120min 各时点血糖值均明显降低，差异具有统计学意义（$P < 0.01$，$P < 0.05$）。见表 3–38。

表 3–38　各组大鼠给药后 OGTT 的比较（$\bar{x} \pm s$，mmol/L）

组别	鼠数	OGTT 各时点血糖值			
		0 min	30 min	60 min	120 min
空白组	10	5.92 ± 0.89	5.92 ± 0.89	7.94 ± 1.47	6.04 ± 1.46
模型组	10	20.26 ± 7.33**	30.84 ± 2.85**	30.62 ± 3.78**	28.12 ± 5.24**
吡格列酮组	10	16.32 ± 2.86	26.48 ± 9.28	26.86 ± 7.32	18.90 ± 7.78
缓脾 1 号低剂量组	10	13.5 ± 5.69	24.68 ± 9.41	24.48 ± 8.67	18.90 ± 9.27
缓脾 1 号中剂量组	10	20.26 ± 8.27	23.26 ± 12.67	21.80 ± 9.87	17.94 ± 12.93
缓脾 1 号高剂量组	10	10.14 ± 5.50	15.68 ± 8.52△△	17.08 ± 8.83△△	14.34 ± 8.39△

注：与空白组比较，$^{**}P < 0.01$；与模型组比较，$^{\triangle}P < 0.05$，$^{\triangle\triangle}P < 0.01$。

3. 各组血清 FFA、TC、TG、LDL 的比较

与空白组比较，模型组血清 FFA、TC、TG、LDL 均升高，差异具有统计学意义（$P<0.01$）；与模型组比较，吡格列酮组、缓脾 1 号高剂量组及中剂量组血清FFA、TC、TG、LDL均降低，差异具有统计学意义（$P<0.01$，$P<0.05$）。缓脾1号低剂量组血清TC、TG、LDL水平降低，差异具有统计学意义（$P<0.01$）。见表 3–39。

表 3–39 各组大鼠给药后 FFA、TC、TG、LDL 的比较（$\bar{x}\pm s$，mmol/L）

组别	鼠数	FFA	TC	TG	LDL
空白组	10	0.526 ± 0.10	2.007 ± 0.43	1.359 ± 0.23	0.942 ± 0.22
模型组	10	$2.65\pm0.52^{**}$	$5.159\pm0.51^{**}$	$4.467\pm0.59^{**}$	$2.587\pm0.67^{**}$
吡格列酮组	10	$2.133\pm0.65^{\Delta}$	$2.858\pm0.41^{\Delta\Delta}$	$3.069\pm0.37^{\Delta\Delta}$	$1.616\pm0.49^{\Delta\Delta}$
缓脾 1 号低剂量组	10	2.361 ± 0.64	$3.298\pm0.56^{\Delta\Delta}$	$3.081\pm0.42^{\Delta\Delta}$	$1.75\pm0.49^{\Delta\Delta}$
缓脾 1 号中剂量组	10	$2.071\pm0.62^{\Delta}$	$3.04\pm0.56^{\Delta\Delta}$	$3.204\pm0.52^{\Delta\Delta}$	$1.662\pm0.21^{\Delta\Delta}$
缓脾 1 号高剂量组	10	$1.796\pm0.57^{\Delta\Delta}$	$2.731\pm0.37^{\Delta\Delta}$	$3.094\pm0.48^{\Delta\Delta}$	$1.764\pm0.36^{\Delta\Delta}$

注：与空白组比较，$^{**}P<0.01$；与模型组比较，$^{\Delta}P<0.05$，$^{\Delta\Delta}P<0.01$。

4. 各组大鼠肝脏组织 MDA、SOD 活性的比较

与空白组比较，模型组肝脏组织 SOD 活性降低，MDA 活性升高，差异具有统计学意义（$P<0.01$）；与模型组比较，吡格列酮组、缓脾 1 号各剂量组肝脏组织 SOD 活性升高，MDA 活性降低，差异具有统计学意义（$P<0.01$，$P<0.05$）。见表 3–40。

表 3–40 各组大鼠肝组织 SOD、MDA 活性的比较（$\bar{x}\pm s$）

组别	鼠数	SOD（U/mL）	MDA（nmol/mL）
空白组	10	64.649 ± 11.04	12.755 ± 2.28
模型组	10	$35.863\pm7.34^{**}$	$18.447\pm3.35^{**}$
吡格列酮组	10	$46.28\pm13.65^{\Delta\Delta}$	$15.22\pm2.21^{\Delta}$
缓脾 1 号低剂量组	10	$48.658\pm8.65^{\Delta}$	$15.643\pm2.31^{\Delta\Delta}$
缓脾 1 号中剂量组	10	$49.325\pm8.99^{\Delta\Delta}$	$13.292\pm2.16^{\Delta\Delta}$
缓脾 1 号高剂量组	10	$49.374\pm4.82^{\Delta\Delta}$	$13.718\pm2.76^{\Delta\Delta}$

注：与空白组比较，$^{**}P<0.01$；与模型组比较，$^{\Delta}P<0.05$，$^{\Delta\Delta}P<0.01$。

5. 各组大鼠肝组织形态学比较

光镜下观察可见，空白组见正常结构肝脏组织，以中心静脉为中心，肝细胞呈放射状，排列整齐，肝细胞大小形态正常，未见到肿胀、脂肪变性等异常病变。模型组糖尿病大鼠见肝脏组织中肝细胞空泡样变，脂肪变性明显，细胞核被挤向周边，由脂滴溶解形成脂肪肝。与模型组相比，缓脾 1 号各剂量组仍可见轻到中度的肝细胞空泡样变，但脂肪变性程度及细胞肿胀减轻，脂肪肝有所改善。见图 3-13。

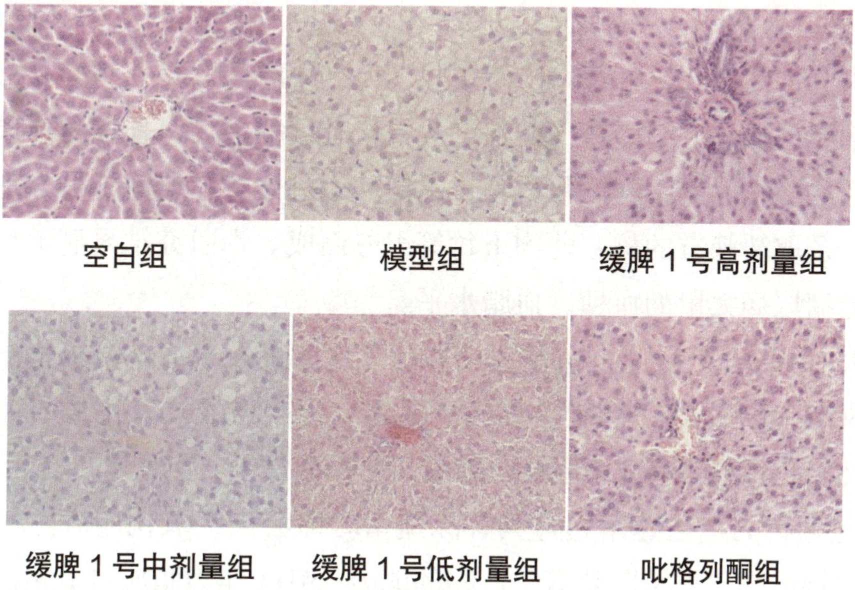

图 3-13 各组肝脏组织形态学变化（HE 染色，200×）

（四）讨论

糖尿病是一种以慢性高血糖和糖脂代谢、蛋白质代谢紊乱为主要特点的内分泌疾病，主要发病机制为胰岛素分泌缺乏和胰岛素抵抗。研究显示，氧化应激在糖尿病及其并发症发生发展中发挥重要作用。一方面，氧化应激可直接引起胰岛 β 细胞损伤，促进 β 细胞凋亡，还可以通过影响胰岛素信号转导通路包括过核因子 κB（NF-κB）通路等间接抑制 B 细胞功能，影响胰岛素的合成和分泌。另一方面，氧化应激还可以通过影响胰岛素信号传导通路蛋白如磷脂酰肌醇 3- 激酶（phosphatidylinositol 3-kinase，PI3K）、蛋白激酶 B（protein kinase B，PKB）和葡萄糖转运蛋白（glucose transporter，GLUT）等起负面作用，诱发胰岛素抵抗，最终引发糖尿病。缓脾法是国家级名老中医药专家魏执真教授治疗糖尿病的经验法。魏执真教授认为，糖尿病患者脾阳有余，脾运太过，致脾阴虚，燥热内生，加速了水谷化为精微的速度，故出现了多食易饥。依据《素问·脏气法时论》“脾欲缓，急食甘以缓之”，主张当运用“缓脾”之法治疗糖尿病尤其是具有消谷善饥症状者，创制了糖尿病的验方缓脾方（玉竹、生白术、竹叶、茯苓、火麻仁加减）。方中玉竹为君药，《质问本草》载玉竹可“缓脾养胃”，既能缓脾运太过，又可养阴生津；生白术为臣，既燥湿实脾，又缓脾升清；竹叶既可缓脾，又可专入胃经，以清胃中燥热，为臣药兼使药。茯苓和火麻仁为佐药，茯苓取淡渗缓脾之力，火麻仁取缓脾润燥以约脾，并佐竹叶清阳明内热。方中诸药于文献记载中均有缓脾之功，且多为甘味之品，取“甘以缓之”，以制约脾运化之功，不使其太过之意。缓脾1号方是缓脾方的精简方，乃取缓脾方的核心药物玉竹等组方而成。本研究结果显示，缓脾1号方可降低糖尿病大鼠的血糖、血脂水平。

SOD和MDA是反应自由基损伤和抗氧化防御系统清除自由基作用的敏感指标。SOD是机体内一种能够直接清除超氧化产物的抗氧化酶，会将超氧化产物催化转化成氧气和水。但在肥胖或高血糖条件下，超氧化产物会大幅增加，当超氧化产物的产生速率超过其移除速率时即会产生氧化应激。SOD活性的高低可间接反映机体清除超氧化产物的能力。MDA作为脂质过氧化的终产物，在组织中的活性可以反映生物体细胞过氧化的水平，反映机体细胞受自由基攻击的严重程度。MDA活性降低反映体内自由基累积水平下降。本研究结果显示，缓脾1号方可降低糖尿病大鼠肝组织MDA水平，升高SOD水平。提示缓脾1号方治疗糖尿病的作用机制可能与其改善氧化应激反应有关。

本研究仅对缓脾1号方治疗糖尿病大鼠糖脂代谢的作用机制做了初步探讨，对其如何参与氧化应激机制尚需进一步研究，以期寻找治疗糖尿病的有效作用靶点。

（《北京中医药》，2019年第1期）

附：

一、王永炎院士为本书所赠序言之亲笔手书

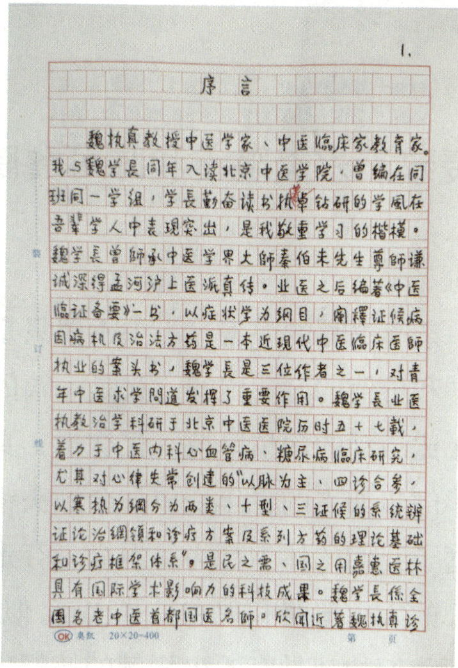

1.

序言

魏执真教授中医学家、中医临床家教育家。我与魏学長同年入读北京中医学院，曾编在同班同一学组，学長勤奋读书执卓钻研的学風在吾辈学人中表現突出，是我敬重学习的楷模。魏学長曾師承中医学界大師秦伯未先生尊師謙诚深得孟河沪上医派真传。业医之后编著《中医临证备要》一书，以症状学为纲目，阐釋证候病因病机及治法方药是一本近現代中医临床医師执业的案头书，魏学長是三位作者之一，对青年中医求学問道发揮了重要作用。魏学長业医执教治学科研于北京中医医院历时五十七載，着力于中医内科心血管病、糖尿病临床研究，尤其对心律失常创建的"以脉为主，四诊合参，以寒热为綱分为两类、十型、三证候的系统辨证论治綱领和诊疗方案及系列方药的理论基础和诊疗框架体系"。是民之需、国之用嘉惠医林具有国际学术影响力的科技成果。魏学長係全国名老中医首都国医名師。欣闻近著魏执真诊

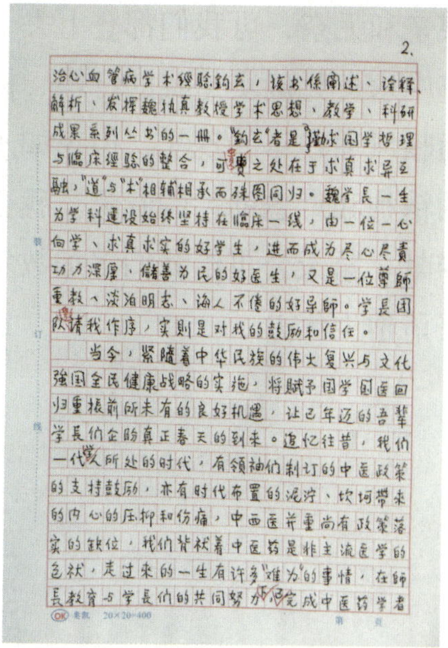

2.

治心血管病学术經验鈎玄，該书係阐述、诠释、解析、发揮魏执真教授学术思想、教学、科研成果系列丛书的一册。"鈎玄"者是擷求国学哲理与临床經验的整合，可贵之处在于求真求异互融，"道"与"术"相辅相承而殊圖同归。魏学長一生为学科建设始终坚持在临床一线，由一位一心向学、求真求实的好学生，进而成为尽心尽責功力深厚，儲善为民的好医生，又是一位尊師重教、淡泊明志、诲人不倦的好导師。学長团队請我作序，实则是对我的鼓励和信任。

当今，紧隨着中华民族的伟大复兴与文化強国全民健康战略的实施，将賦予国学国医回归重振前所未有的良好机遇，让已年迈的吾辈学長们企盼真正春天的到来。追忆往昔，我们一代人所处的时代，有領袖们制订的中医政策的支持鼓励，亦有时代布置的泥泞、坎坷带来的内心的压抑和伤痛，中西医并重尚有政策落实的缺位，我们背袱着中医药是非主流医学的色袱，走过来的一生有许多"难为"的事情，在師長教育与学長们的共同努力完成中医药学者

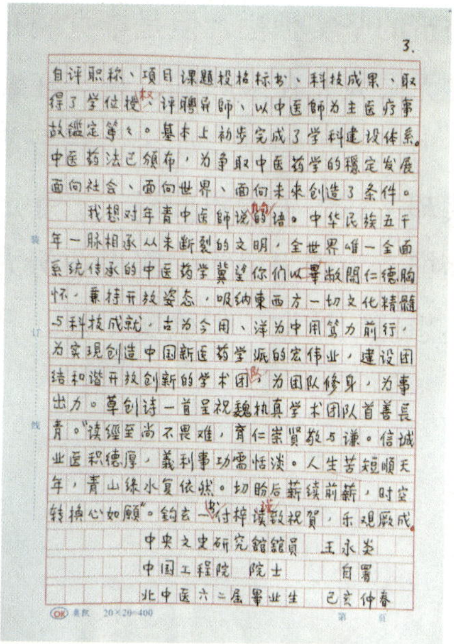

3.

自评职称、项目课题投枯标书、科技成果、取得了学位授权、评聘导師、以中医師为主医疗事故鑑定等等。基本上初步完成了学科建设体系。中医药法已頒布，为争取中医药学的穩定发展面向社会、面向世界、面向未来创造了条件。

我想对年青中医師说的话。中华民族五千年一脉相承从未斷裂的文明，全世界唯一全面系统传承的中医药学冀望你们以畢敞開仁德胸怀，秉持开放姿态，吸纳東西方一切文化精髓与科技成就，古为今用、洋为中用笃力前行，为实現创造中国新医药学派的宏伟业，建设团结和谐开放创新的学术团队，为团队修身，为事出力。草创诗一首呈祝魏执真学术团队首善長青。"读經至尚不畏难，育仁崇賢敬与谦。信诚业医积德厚，義利事功需恬淡。人生苦短順天年，青山绿水复依然。切盼后薪续前薪，时空转换心如願"。鈎玄一书付梓读致祝賀，乐观厥成。

中央文史研究館館員　王永炎

中国工程院　院士　自署

北中医六二届畢业生　己亥仲春

二、魏执真教授致王永炎院士和陈可冀院士的感谢信

永炎师兄：

拜读了你于百忙之中亲笔书写的序言，心中不仅只是感谢而且万分激动，因为序中包含着极高水平和价值的专业内容，又是一篇闪烁着金色星光的文学艺术杰作，充满着令我无比激动的深情厚谊。忆往事，真乃光阴似箭、日月如梭，转瞬间我们都从当年健步如飞的青年变成如今满头银丝的老翁了。但是，我确实认为虽然岁月消磨了我们的体力精力，但尚未夺走我们的精神和意志。时代所提供给我们这一辈的人生道路和现在一辈比较，似乎他们的是平坦宽阔、阳光灿烂的平安大道，而我们的却是有不少荆棘的崎岖山路，虽然有领袖和党给我们构筑的坚实护栏，但是毕竟满布艰辛和无奈，可我们都登上去了，享受到了欣赏无限风光在险峰的喜悦。在攀登中永炎兄确实是我的灯塔、标杆，也是勇气、力量的加油站。如今虽然吾辈面临风烛残年的现实，但正如永炎兄所言，时代却又赋予了为我们尚未被夺走的精神和意志助力的春天。我会继续以师兄为榜样，为国为民为中医事业努力奉献。愿天公再给我们多加数年甚至数十年。本想登门致谢，但确实不便，只好请学生代办了。

魏执真

2019.3.28

陈院士：

您于百忙之中，亲笔书写我的著作之题辞，我确实万分感激与感谢。本想登门致谢，但又确实不便，只好请学生代表了，非常抱歉！

祝健康如意

魏执真

2019.3.28

编后语

《全国名老中医 首都国医名师 魏执真 诊治心血管病学术经验钩玄》一书，是继魏执真教授《中医临证备要》《心律失常中医诊治》《中国现代百名中医临床家魏执真》《心律失常中医诊治——国家级名老中医药专家魏执真经验谈》《名老中医魏执真心血管病经验发挥》之后又一部专著。本书对国家级名老中医、首都国医名师、著名中医心血管病和糖尿病专家，我国现代中医心病学学科奠基者、带头人——魏执真教授的学术思想、临床经验、教学科研工作及成果予以阐述、诠释、解析和发挥。主要内容是科研工作及成果，即魏执真教授及其指导的传承团队对魏老独特的诊治心血管病学术体系的研究，其中也包含了魏执真教授及其弟子对现代中医著名临床家、教育家、中医学大家秦伯未先生的学术思想和治疗经验的传承和体会。

自己为能够参与本书的编写深感荣幸，也为能够受到大师魏执真教授言传身教而受宠若惊。魏执真教授对本书的编写大到全书整体的运筹帷幄，小到具体内容的字斟句酌，认真推敲，进行耐心细致指导。魏执真教授严格认真、诲人不倦、无私奉献的严谨治学态度让自己深深感动和钦佩。例如书稿中关于药物的剂量，魏执真教授恐怕读者不能针对具体情况辨证用药，以至对患者造成不利后果，嘱将书中药物剂量删掉，但考虑到为了更准确地中医药传承，最终决定病案举例中的药物剂量保留，供读者参考。一方一药潜心斟酌，彰显着魏执真教授道义在胸，责任在肩的悬壶之仁，“医乃仁术，大医精诚”。

在编写过程中，对有些文章或文章中的部分内容需要和作者进一步商榷，魏执真教授亲自帮助沟通协调，全书都渗透着魏执真教授的辛勤汗水，她既是医术精湛、医德高尚的楷模，又是诲人不倦的谆谆恩师。在中医园圃中一锄一镐辛勤耕耘，迎来医苑花繁叶茂，桃李芬芳。

此书也是魏执真教授整个传承团队共同努力的结果。在编写过程中，所有魏执真教授传承团队的编写者在百忙中克服各种困难积极参与撰写、补充修改和校对等工作。这种不计代价的奉献精神深深让人感动。

参与本书的编写，是自己从更深层次对中医大家学习的过程。魏执真教授精深的学术思想和为人师表的高尚品质让我终身受益；参与编写的其他各位老师的认真态度和奉献精神将会成为我生命中最宝贵的财富。

愿此书在中医百花园中比肩开放，更愿读者阅读本书有所裨益。

李雅君

2021 年 6 月 5 日